AF610204

MANUEL

D'ÉLECTROTHÉRAPIE

DU MÊME AUTEUR :

De l'excrétion urinaire. Quelques considérations sur le mode d'action des diurétiques. Paris, 1856. (Thèse de doctorat.)

Mém. sur la ventilation et l'éclairage des salles de spectacle (*Annales d'hygiène publique et de médecine légale*. 1858).

Note sur la ventilation des théâtres (*Annales d'hygiène publique et de médecine légale*. 1859).

Mém. sur la rupture du tendon du triceps fémoral, et description d'un appareil nouveau de Baudens (*Clinique européenne*. 1859).

De la longévité individuelle. Vie probable et vie possible (*Clinique européenne*. 1859).

De l'altération atrophique du tissu musculaire à fibres lisses par hyperplasie conjonctive, et de son traitement par l'électricité (*Comptes rendus de l'Académie des sciences* et *Clinique européenne*. Août 1859).

Médication hydro-carbonée dans le choléra (*Clinique européenne*. 1859).

Nouvel appareil d'induction voltaïque à hélices mobiles (*Comptes rendus de l'Académie des sciences*, 1860, et *Allgemeine Wiener medizinische Zeitung*. 1861).

CORBEIL, TYPOGRAPHIE DE CRÉTÉ.

MANUEL
D'ÉLECTROTHÉRAPIE

Exposé pratique et critique

DES

APPLICATIONS MÉDICALES ET CHIRURGICALES

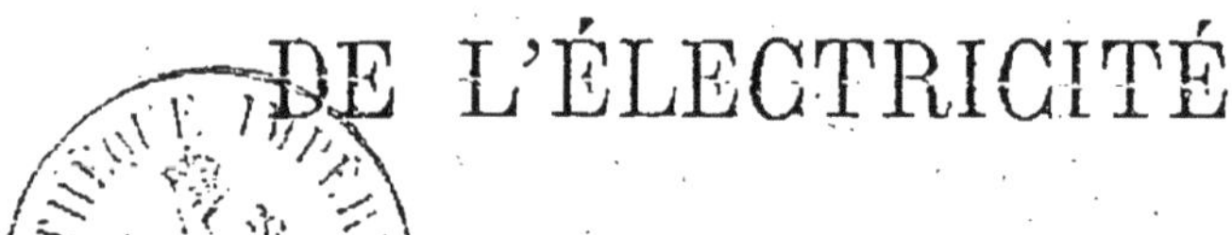

DE L'ÉLECTRICITÉ

PAR

LE Dr A. TRIPIER

Illustré de 89 planches intercalées dans le texte.

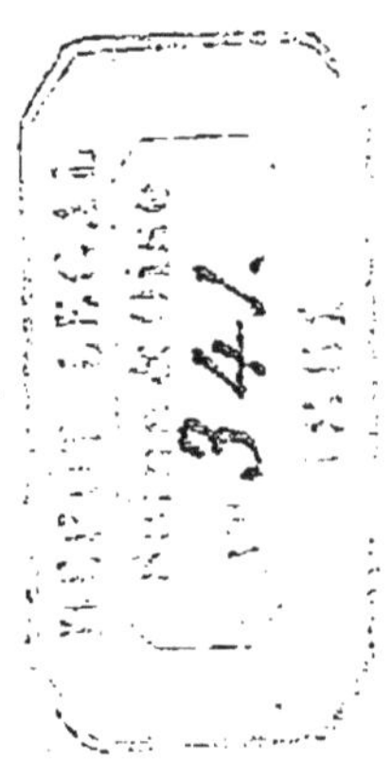

PARIS

J. B. BAILLIÈRE ET FILS

LIBRAIRES DE L'ACADÉMIE IMPÉRIALE DE MÉDECINE,

Rue Hautefeuille, 19.

LONDRES
HIPP. BAILLIÈRE, 219, REGENT-STREET.

NEW-YORK
BAILLIÈRE BROTHERS, 440, BROADWAY.

MADRID, C. BAILLY-BAILLIÈRE, PLAZA DEL PRINCIPE ALFONSO, 16.

1861

PRÉFACE

Les phénomènes si variés et si complexes qu'embrasse l'étude des êtres organisés peuvent être aujourd'hui rattachés par l'analyse physiologique à un nombre restreint de conditions élémentaires : d'une part, l'aptitude au *développement cellulaire* caractérise la VIE et assure sa part d'autonomie à l'élément histologique comme à l'individu; d'autre part, le *mouvement* la manifeste, réglant les relations nécessaires de la cellule ou de l'individu avec le milieu au sein duquel s'accomplit son évolution.

Ces deux conditions sont les seules qu'on puisse songer à influencer au moyen des agents thérapeutiques.

Les origines de la force qui préside au développement cellulaire sont complétement inconnues. On pense généralement qu'elles le seront toujours et la matière vivante ne saurait être formée par les procédés de synthèse dont nous disposons.

S'il en est ainsi, et tout jusqu'ici porte à l'admettre, on ne peut espérer modifier *directement* les phénomènes du développement.

Dans l'impossibilité de modifier directement cette force plastique initiale, il faut s'adresser au milieu dans lequel s'exerce son action, et chercher à la placer autant que possible dans les conditions qui lui permettraient de donner son maximum d'*effet utile*.

Au point de vue médical, l'*effet utile* est la *longévité*, tant du tissu que de l'individu.

Quant aux influences qu'il nous est donné d'exercer sur le milieu organique ou sur le milieu commun, elles sont exclusivement d'ordre physique ou chimique.

Les modificateurs physiques ont une action prochaine relativement facile à apprécier : ils favorisent ou retardent des transformations chimiques et produisent des mouvements.

Les réactions que donnent les agents chimiques en présence de l'élément histologique vivant sont plus obscures. On sait toutefois que l'influence, nécessairement médiate, de ces agents, est subordonnée à un concours de conditions physiques à la réalisation desquelles les phénomènes de motilité prennent la plus large part.

Laissant de côté, en raison de la difficulté ou même de l'impossibilité actuelle de leur solution et de leur application à la thérapeutique, les problèmes de la chimie interstitielle, pour nous attacher aux questions de *motilité* dont l'étude, plus accessible, doit précéder et préparer celle de la chimie vitale, nous pouvons dès à présent constater :

Que les phénomènes de motilité jouent en physiologie, et par suite en thérapeutique, un rôle d'une importance capitale ;

Que les agents les plus capables d'influencer cette expression fonctionnelle sont ceux dont l'étude offre aujourd'hui le plus d'intérêt et doit conduire au plus grand nombre d'applications médicales rationnelles ;

Que, parmi les modificateurs de la motilité, l'électricité est incontestablement celui qui exerce l'action la plus prononcée sur les propriétés élémentaires qui concourent à la production du mouvement : *sensibilité*, *motricité*, *contractilité* ;

Qu'aucun autre de ces modificateurs ne permet, enfin, d'obtenir une pareille variété d'effets, n'est aussi facile à localiser dans les diverses parties du corps, et, par suite, n'est en état de répondre à des indications aussi nombreuses.

Il résulte de là que l'électricité est, dans l'état actuel de nos connaissances, l'agent thérapeutique le plus intéressant à expérimenter et à étudier pour tous ceux qui tendent à éclairer des lumières de la physiologie les questions de pathologie et de thérapeutique.

Les vues générales qui viennent d'être indiquées nous ont donné la conviction que l'expérimentation sommaire des effets de l'électricité est appelée à rendre de grands services à la thérapeutique, avant même que la discussion et la systématisation des résultats obtenus aient fourni à la physiologie normale et pathologique les contributions que cette science doit en attendre. Aussi avons-nous espéré faire une chose utile en essayant de vulgariser, par un résumé méthodique des faits et des théories, les tentatives poursuivies jusqu'ici dans cette voie.

Malgré l'importance et l'étendue du sujet, les difficultés que présentent toutes les recherches qui touchent aux questions si complexes de la vie ont nécessairement circonscrit le champ de notre étude. Il appartient au temps d'élucider une foule de questions que nous n'avons pu qu'indiquer.

Dans l'appréciation des influences exercées sur

l'organisme par un modificateur physique, il faut tenir compte à la fois de l'action générale de ce modificateur sur la matière, des actions particulières qu'il peut exercer sur la matière organisée, et, enfin, des réactions propres à la matière vivante :

La *première partie* de cet ouvrage est consacrée une revue des circonstances dans lesquelles se manifeste l'état électrique des corps, tant dans la nature inerte que chez les êtres vivants, et à l'examen des effets par lesquels se manifeste son action sur les êtres organisés.

Nous avons décrit dans un chapitre séparé les appareils en usage dans la pratique médicale, et insisté sur le rôle trop peu apprécié de certains organes accessoires de ces appareils.

Une *seconde partie* comprend l'examen des applications médicales et chirurgicales de l'électrisation. Son premier chapitre renferme un historique de l'électro-thérapie dans lequel nous avons essayé de suivre le développement parallèle des progrès de la physique et des essais thérapeutiques. A cette occasion, nous avons dû examiner quelques méthodes tout à fait empiriques et qu'on pourrait regarder tout d'abord comme étrangères à notre sujet : les applications métalliques superficielles ou pénétrantes et les applications magnétiques. Nous espérons avoir montré que malgré les difficultés que soulève l'interprétation des résultats obtenus dans la pratique de la métallothérapie, il n'est pas nécessaire de recourir, pour en donner une explication provisoire, à des hypothèses extra-scientifiques. C'est encore dans ce chapitre que nous a paru devoir prendre place l'exposé des divers procédés employés, procédés dont l'adoption a toujours été subordonnée à la connaissance de quelque appareil nouveau.

Dans le chapitre consacré aux applications médicales, nous avons évité autant qu'il nous a été possible de reproduire les descriptions classiques des maladies, n'insistant sur les questions de pathologie qu'autant que cela nous a paru nécessité par les rapprochements à établir entre certains points de physiologie pathologique et les indications qui pourraient en découler.

Après avoir examiné les *paralysies*, les *névralgies*, les *états convulsifs* et quelques affections du système musculaire à fibres lisses et des surfaces absorbantes caractérisées symptomatiquement comme *lésions de nutrition*, nous avons rappelé certains états morbides que leur localisation imparfaite ne permet encore de faire rentrer dans aucune des catégories précédentes : l'*inflammation*, le *rhumatisme*, la *fièvre*. Dans le cours de cet exposé, nous nous sommes attaché à établir que, tandis que l'observation clinique s'est appliquée jusqu'ici à multiplier les espèces, à créer des individualités distinctes, l'analyse physiologique doit tendre à ramener les différentes expressions pathologiques à un nombre très-restreint de conditions fonctionnelles élémentaires. Cette analyse et la recherche du mode de localisation des modificateurs physiques ou chimiques doivent, suivant nous, précéder tout essai de thérapeutique vraiment rationnelle.

Dans un dernier chapitre sont passées en revue les applications chirurgicales.

La partie pathologique de ce travail nous obligeait à consulter un grand nombre de publications. En le faisant, nous n'avons pas perdu de vue que si l'autorité des faits s'impose entière, tout ce qui est interprétation doit être discuté, et que les essais de systématisation doivent être avant tout des instruments de recherche.

La plupart des résultats thérapeutiques obtenus l'ont été d'une manière empirique ; nous avons appelé sur eux l'attention des observateurs. Cependant il était impossible d'accueillir indistinctement tous ceux qui ont été annoncés : la superstition et la mauvaise foi en ayant singulièrement grossi le nombre, nous avons écarté avec soin tous les témoignages qui nous ont paru suspects à l'un ou l'autre de ces titres.

La prétention d'avoir interprété les faits dans une juste mesure, d'avoir jeté du jour sur quelques-uns et de ne nous être fait l'éditeur d'aucune erreur importante serait grande assurément. Nous avons fait notre possible pour la justifier; puissions-nous y avoir à peu près réussi.

31 Mai 1861.

ÉLECTROTHÉRAPIE

PREMIÈRE PARTIE

DE LA FORCE ÉLECTRIQUE ET DE SES ORIGINES. — APPAREILS DESTINÉS A EN DIRIGER L'ACTION SUR L'ORGANISME. — RÉACTIONS PHYSIOLOGIQUES PROVOQUÉES PAR LES APPLICATIONS ÉLECTRIQUES.

CHAPITRE PREMIER

ÉLECTROGÉNÈSE

Toute *modification des propriétés qui caractérisent la matière* est rapportée à une cause prochaine que les physiciens nomment une *force*.

Le milieu qui nous entoure nous offre le spectacle d'une continuelle action réciproque des forces ainsi comprises et de la matière qui les manifeste. Or, en examinant les choses d'un peu près, on voit que toute influence modificatrice ou *force* procède d'une force antérieurement manifestée et se résout en une autre.

Plusieurs physiciens pensent, d'après cela, que les forces diverses, probablement réductibles en une seule, représenteraient une propriété essentielle de la matière, variable dans son expression symptomatique, mais indestructible comme la substance qui la rend sensible (1).

Les physiciens qui ont émis cette vue sont très-disposés à regarder ces influences modificatrices de la matière ou forces, comme des modalités diverses du mouvement, dont la physionomie propre serait déterminée par les conditions dans lesquelles s'accomplit celui-ci.

Supposons, par exemple, qu'un homme lance une boule sur un plan horizontal :

Divers phénomènes, parmi lesquels des *actions chimiques* très-complexes, précèdent et accompagnent l'*effort musculaire*. Celui-ci transmet à la boule une certaine quantité de *mouvement*. Les résistances qu'éprouve la boule de la part de l'air, communiquent ensuite à ce fluide élastique une somme de mouvement dont l'esprit peut concevoir la transformation en *chaleur*, en *électricité*, etc., mais non l'anéantissement. Les résistances qu'éprouve la boule de la part du plan sur lequel elle roule diminuent aussi sa quantité de mouvement ; mais une *élévation de température* en est la conséquence, et, le plus souvent aussi, une production d'*électricité*. La force initiale qui, dans l'organisme, sem-

(1) W. R. Grove, *Corrélation des forces physiques*.

ble en rapport principalement avec une dépense chimique dont nous ne rechercherons pas ici la généalogie, subit donc une série de transformations dans lesquelles elle se dissémine, se partageant en forces d'apparences variées, capables elles-mêmes de transformations ultérieures, mais ne se détruisant pas.

Le mot *force* répond à cette notion générale que tout effet a une cause. C'est par un artifice de langage que, dans l'exposition des phénomènes physiques, on s'est trouvé conduit à considérer, ou du moins à désigner ces causes modificatrices comme des *entités* auxquelles on attribue un certain mode d'activité.

Les considérations qui précèdent devaient trouver place ici, parce qu'elles peuvent servir à dissiper des équivoques ayant leur origine dans les habitudes du langage. La plupart des expressions en usage représentent des *attributs* de la *force électrique*, regardée comme ayant une existence et une activité propres. Cette fiction a l'inconvénient de se faire accepter trop facilement comme une réalité, et de détourner de l'étude des *conditions* qui président à la transmutation des forces, conditions dont l'étude chez les corps bruts et chez les êtres vivants est l'objet de la physique générale.

Nous devrons, dans le même but, indiquer aussi brièvement que possible le sens des théories émises sur les propriétés attribuées à la force électrique.

Nous n'insisterons toutefois sur cet ordre d'idées qu'autant qu'il sera nécessaire pour donner la clef de locutions usuelles dont la signification est peut-être restée trop vague. Les théories venant à se modifier, certaines expressions changent de sens ou prennent des significations multiples ; de là des malentendus qu'il n'est possible d'éviter qu'en précisant la portée des différents termes.

La force électrique prend naissance dans des conditions variées. On voit se manifester ses effets, tantôt à la suite d'actions mécaniques ou physiques, tantôt à la suite d'actions chimiques. Elle se montre aussi chez les êtres vivants comme résultat de phénomènes complexes avec lesquels ses relations n'ont pu être encore déterminées d'une manière exacte, malgré les ingénieuses tentatives de l'électrophysiologie.

Quant aux effets par lesquels se manifeste la force électrique, ils offrent, malgré quelques traits de ressemblance, des différences importantes en rapport avec les conditions dans lesquelles cette force a pris naissance et avec les conditions dans lesquelles elle s'exerce ou se transforme. Aussi devons-nous passer en revue les principaux modes d'électrogenèse et rechercher quelles ressources particulières présente chacun d'eux au point de vue des applications médicales.

§ 1. — ÉLECTROGÉNÈSE PAR FROTTEMENT.

Deux corps que l'on frotte l'un contre l'autre s'échauffent : une partie du mouvement qui leur est communiqué se transforme en chaleur. Si ces deux corps sont de nature différente, et si l'on opère dans des conditions qui seront bientôt définies, la force mécanique dépensée dans le frottement subit une transformation plus complexe : indépendamment des effets calorifiques produits, les corps frottés ont acquis la propriété d'attirer les corps légers : on dit qu'ils sont électrisés.

L'électrisation donne donc à la matière un certain pouvoir d'attraction.

COMMUNICATION DE L'ÉLECTRICITÉ PAR LE CONTACT. — BONS ET MAUVAIS CONDUCTEURS.

Le pouvoir d'attirer les corps légers une fois développé dans un corps, celui-ci peut le communiquer à d'autres mis en contact avec lui. Dans cette communication par contact, il y a *partage* de la propriété électrique ; et le corps qui a cédé de son électricité possède à un degré moindre cette propriété.

Tous les corps électrisés ne se comportent pas de même lorsqu'ils sont mis en contact avec des corps non électrisés.

Les uns, électrisés et amenés au contact de corps non électrisés, ne perdent ou ne partagent leur pro priété électrique que dans les points qui ont subi le contact. Les mêmes corps ne s'électrisent que dans ces points lorsqu'on les amène, non électrisés, au contact de corps électrisés. Ils sont dits *mauvais conducteurs* ou *isolants*.

D'autres, au contraire, lorsqu'on leur enlève par le contact une partie de leur électricité, éprouvent une déperdition également répartie sur toute leur surface. Ces mêmes corps, lorsqu'on les met, non électrisés, au contact d'un corps électrisé, s'électrisent aussi dans toute leur étendue, quelque restreint qu'ait été le contact. On les dit *bons conducteurs* (1).

La facile propagation qu'offre à l'électricité la conductibilité des bons conducteurs rend nécessaire la précaution d'isoler, à l'aide de manches non conducteurs, les corps sur lesquels on veut développer de l'électricité par le frottement ou auxquels on veut communiquer une charge électrique.

TENSION ET RÉSISTANCE.

Cette aptitude de la propriété électrique à se répandre, aptitude manifestée par son envahissement de la surface des corps bons conducteurs, l'a fait comparer aux fluides élastiques et a fait dire qu'elle avait une *tension* (2).

(1) Les meilleurs conducteurs sont les métaux et le charbon ; l'eau acidulée ou saline vient ensuite, puis la terre et les tissus animaux ou végétaux humides. Les mauvais conducteurs sont les résines, le verre, le soufre, les gaz, les tissus organiques secs.

(2) Les conséquences de la *tension* de l'électricité sont les sui-

On devait, par contre, se trouver conduit à admettre que si, dans les corps mauvais conducteurs, la propriété électrique reste limitée à la portion de leur surface à laquelle elle a été directement communiquée, cela tient à ce qu'en vertu de leurs propriétés spécifiques, les molécules de ces corps opposent à la propagation de l'électricité une véritable *résistance*.

De même que la conductibilité, la résistance n'a rien d'absolu; et une tension un peu forte vaincra des résistances insurmontables pour une tension moindre. Aussi n'est-il pas possible d'augmenter indéfiniment la tension sur une surface donnée : l'air et les corps isolants qui la séparent des conducteurs voisins n'opposent à la propagation de l'électricité qu'un obstacle relatif (1).

Nous verrons plus loin, lorsqu'il sera question des actions à distance et des phénomènes de polarisation qui précèdent la décharge, quelles circonstances contribuent à limiter la tension que peut acquérir l'électricité à la surface des corps.

vantes : 1° la force électrique ne se manifeste qu'à la surface des corps conducteurs; 2° sur un corps de forme irrégulière, la force est irrégulièrement distribuée; elle s'accumule sur les parties saillantes où on lui trouve une tension d'autant plus considérable que ces parties figurent des pointes plus aiguës.

(1) Aussi les conducteurs armés de pointes sur lesquelles s'accumule l'électricité perdent-ils bientôt toute la charge qu'ils peuvent avoir reçue.

HYPOTHÈSE DE DEUX FLUIDES ÉLECTRIQUES.

Un corps électrisé par frottement ou par le contact attire les corps légers.

Deux corps qui ont partagé leur électricité se repoussent.

Parmi les corps électrisés séparément certains s'attirent, tandis que d'autres se repoussent (1).

Pour expliquer ces faits, on s'est trouvé conduit à recourir à l'hypothèse suivante : on a admis que des procédés semblables déterminaient des modifications de la matière, différentes quoique de même nature, modifications telles que les molécules affectées de la même manière se repoussent, tandis que celles affectées différemment s'attirent.

D'après cette hypothèse, tous les corps posséderaient originairement l'aptitude à manifester des propriétés électriques ; ils auraient à l'état latent une double capacité électrique. On admet ensuite que les puissances électrogéniques ont pour effet de rompre l'équilibre qui résulte de la neutralisation l'une par l'autre de ces deux aptitudes contraires, et de permettre ainsi la manifestation exclusive de l'une d'elles.

Ayant personnifié l'électricité dans un fluide impondérable, on donna une forme sensible à l'hypo-

(1) Les répulsions et les attractions entre deux corps électrisés sont en raison inverse du carré de la distance.

Ces mêmes forces sont en raison directe des quantités d'électricité que possèdent les deux corps.

thèse précédente en disant que tous les corps possèdent un fluide *neutre;* que ce fluide neutre est décomposable en deux fluides ; que les particules de chacun de ces fluides exercent sur les particules du même fluide une action répulsive; enfin que les particules de l'un des fluides attirent celles de l'autre.

On a appelé ces deux fluides *positif* et *négatif.* En vertu de l'attraction qu'ils exercent l'un sur l'autre, ils se réunissent toutes les fois que les circonstances favorisent leur transport ; et leur réunion a pour conséquence leur neutralisation réciproque, c'est-à-dire la cessation des effets par lesquels ils se manifestaient comme force électrique. C'est pour cela que toutes les fois qu'on veut manifester l'électricité développée par le frottement il faut opérer sur des corps non conducteurs; autrement, les deux forces électriques de signes contraires se neutraliseraient à mesure de leur séparation.

On a cherché à expliquer par d'autres hypothèses les diverses manifestations électriques. Mais nous ne rappelons ici que celle des deux fluides, parce qu'elle est généralement admise comme la plus satisfaisante, et parce qu'on y rattache aujourd'hui toutes les expositions théoriques.

§ 2. — ÉLECTROGÉNÈSE PAR ACTION CHIMIQUE.

Lorsque deux corps capables d'agir chimiquement l'un sur l'autre sont mis en présence, il y a production d'électricité à leur surface de contact. L'exercice de l'*affinité chimique* est donc une condition d'électrogénèse. Toutefois les circonstances de milieu dans lesquelles s'accomplit l'action chimique ne permettent pas toujours de rendre sensible la production d'électricité qui en est la conséquence; nous supposerons, pour le moment, ces conditions favorables réalisées, nous réservant d'examiner ensuite ce qui arrive lorsqu'elles ne le sont pas ou ne le sont qu'incomplétement.

Supposons qu'on mette une lame de zinc A (*fig.* 1) en présence d'un peu d'eau B très-légèrement acidulée avec de l'acide sulfurique. Supposons encore que pour rendre sensibles les traces d'électricité produites par l'action chimique, l'eau acidulée soit contenue dans une capsule de platine en communication métallique avec le plateau inférieur d'un électroscope condensateur, tandis que la lame de zinc porte un prolongement qui permet de la faire communiquer de la même manière avec le plateau supérieur de cet instrument. Enlevant la lame de zinc, après le contact, et séparant les plateaux du condensateur, on voit que le plateau inférieur a pris une charge positive, et le plateau supérieur une charge négative.

En renversant l'ordre des communications de la lame de zinc et de la capsule de platine avec le condensateur, on donne une charge négative au plateau inférieur et une charge positive au plateau supérieur.

Les phénomènes qui se produisent dans cette circonstance ont été analysés expérimentalement de manière à ne laisser subsister aucun doute sur l'origine de l'électricité manifestée et à permettre de

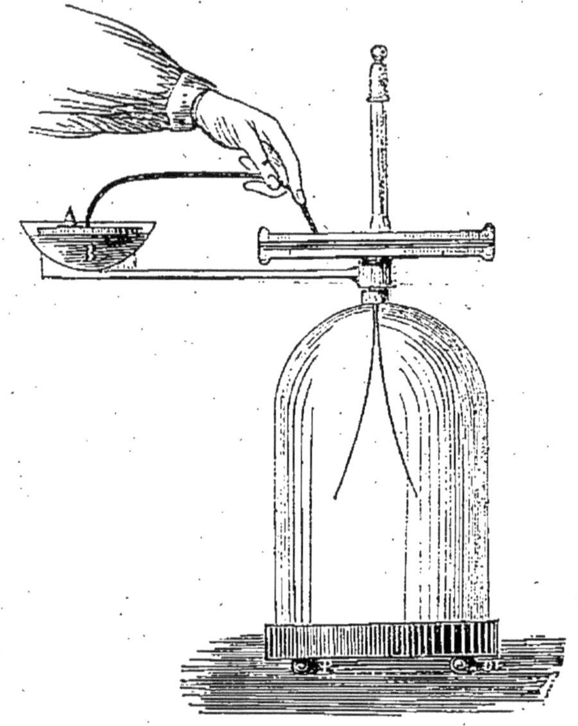

Fig. 1 (*).

conclure que, dans l'action chimique, les corps entre lesquels s'exerce l'affinité prennent des charges de signes contraires (1).

(*) Fig. 1. — *Électrogenèse par action chimique.* — A. Disque de zinc. — B. Eau acidulée contenue dans une capsule de platine. — Un électroscope à condensateur manifeste les charges électriques de signes contraires prises par le zinc et par l'eau acidulée.

(1) Les lois du dégagement de l'électricité par les actions chimiques, lois formulées par M. Becquerel, sont les suivantes :

1° Dans la combinaison de l'oxygène avec un autre corps,

COUPLE VOLTAIQUE.

La réunion des deux substances dont l'action chimique réciproque manifeste de l'électricité constitue ce qu'on devrait appeler le *couple électrogénique*. Dans l'exemple donné plus haut, le *couple* est formé par la réunion des *élément* zinc et eau acidulée.

Dans les couples *hydro-électriques*, formés par la réunion d'un métal et d'un liquide, couples qui nous occuperont seuls ici, on se sert, pour recueillir l'électricité du liquide, d'un conducteur solide inerte ou *collecteur* en platine, cuivre ou charbon. Ce collecteur, qui partage et transmet la charge du liquide, était, dans l'exemple rapporté plus haut, la capsule de platine en communication avec l'électroscope.

A l'époque où le mot *couple* a été introduit dans la langue des physiciens, on était arrivé empiriquement à constater les effets du couple hydro-électrique complet, c'est-à-dire constitué par les deux élé-

l'oxygène prend l'électricité positive, et le combustible l'électricité négative.

2° Dans la combinaison d'un acide avec une base, ou de corps se comportant comme tels, le premier prend l'électricité positive, et le second l'électricité négative.

3° Quand un acide agit chimiquement sur un métal, l'acide s'électrise positivement et le métal négativement, ce qui est une conséquence de la deuxième loi.

4° Dans les décompositions, les effets électriques sont inverses des précédents.

5° Dans les doubles décompositions, l'équilibre des forces électriques n'est point troublé.

ments actifs et par le collecteur. Seulement on méconnaissait le rôle de l'action chimique, attribuant l'électrogenèse au contact du métal attaqué et du collecteur.

Il en est résulté qu'on a considéré comme *éléments* du couple le métal attaqué et le conducteur inactif. Cette appellation vicieuse a été conservée ; mais assurément il est facile d'y renoncer, de considérer comme *éléments* les deux corps dont l'action réciproque manifeste l'électricité ; comme *couple*, la réunion de ces deux éléments, et d'envisager le métal inactif comme une annexe de l'élément liquide, destinée à en manifester la tension. Nous emploierons les mots *couple* et *élément* dans cette dernière acception.

Les surfaces extrêmes du couple, *sur lesquelles se manifestent les tensions*, prennent le nom de *surfaces polaires*. Elles appartiennent, l'une au métal attaqué, l'autre au conducteur solide inerte ou collecteur qui se charge de l'électricité du liquide.

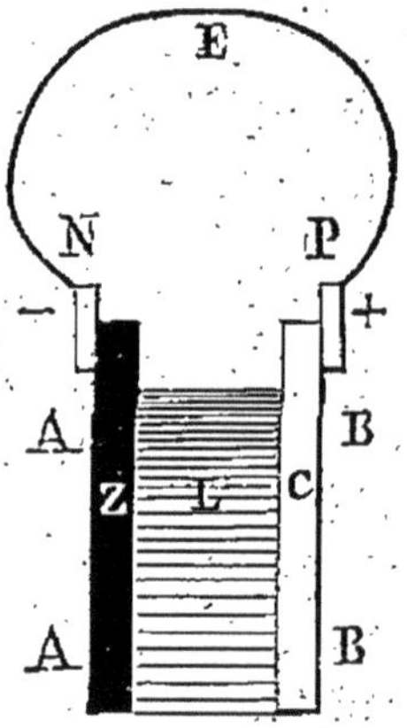

Fig. 2 (*).

Toujours, dans les couples hydro-électriques (*fig.* 2), la surface électrogénique résulte du contact d'une surface métallique appartenant à une lame d'une certaine épaisseur Z, avec

(*) Fig. 2. — *Couple hydro-électrique.* — Z. Lame de zinc. — L Liquide actif. — C. Collecteur en platine, en cuivre ou en charbon. — A, A, B, B. Surfaces polaires. — N, P. Extrémités polaires. — E. Fil conducteur réunissant les extrémités du couple et formant le *circuit extérieur* dans lequel s'opère la neutralisation des tensions polaires.

une couche de liquide L qui se prolonge jusqu'à l'élément conducteur inactif ou collecteur C. Aux deux surfaces extrêmes ou *polaires* AA, BB, du couple ainsi constitué sont fixées des pièces métalliques P, N, par lesquelles on recueille l'électricité produite.

Lorsque le couple est tel que nous venons de le décrire, on dit qu'il est *ouvert*.

En réunissant les surfaces polaires par des fils bons conducteurs ou *électrodes* E on *ferme* le couple. Les points P et N des surfaces polaires sur lesquels s'insèrent les électrodes prennent le nom de *pôles* du couple.

Couple ouvert. — Dans le couple ouvert, une petite quantité d'électricité se manifeste à l'état de tension sur les faces polaires. Mais nous verrons que, dans ces circonstances, l'électrogénèse s'exerce dans les conditions les plus défavorables au point de vue des quantités d'électricité qu'il lui est donné de manifester. L'action chimique électrogénique a son minimum d'activité et finit même par être nulle ; il semble que la *tension* produite mette obstacle à l'exercice de l'*affinité*. Aussi n'a-t-on jamais pu songer à utiliser le couple chimique comme source capable de produire des effets de tension comparables à ceux des machines à frottement.

Couple fermé. — Mais en fermant le couple, c'est-à-dire en réunissant ses faces polaires par des électrodes parfaitement conducteurs, on empêcherait toute production de tension. L'affinité chimique s'exercerait alors aussi librement que possible et l'électrogénèse déterminerait dans l'arc interpolaire le mouvement continu de neutralisation de quantités considérables d'électricités de signes contraires.

En fait, les pôles de la pile sont toujours réunis par un arc plus ou moins conducteur, plus ou moins résistant.

Il en résulte que la quantité d'électricité en circulation est toujours moindre que celle qui traverserait un arc interpolaire parfaitement conducteur, et toujours plus grande que celle qui serait manifestée à l'état de tension sur les faces polaires du couple ouvert parfaitement isolé.

La fermeture du couple par un circuit imparfaitement conducteur, en même temps qu'elle entraîne des variations mesurables dans la *quantité des manifestations électriques*, amène des modifications dans la *nature* de ces manifestations. On sait que la résistance au mouvement mécanique détermine des manifestations calorifiques; un fait analogue se présente dans les couples hydro-électriques en usage. L'électricité contrariée dans son mouvement de neutralisation par une résistance, montre une aptitude à donner des effets qui se rapprochent d'autant plus de ceux de l'électricité statique, de l'électricité de tension, que la résistance est plus grande.

La résistance du circuit, indépendamment de l'influence qu'elle exerce sur la quantité d'électricité en circulation, a donc pour effet de donner à cette électricité un certain degré de *tension;* ce qu'on a exprimé d'une manière peu exacte en disant que la tension d'un courant est le pouvoir qu'a ce courant de vaincre des résistances. La *résistance crée la tension* (1) en même temps qu'elle diminue la *quantité* fournie au courant *dans un temps donné* par une *surface active déterminée.*

En étudiant les effets de ce mouvement de neutralisation dans l'arc conducteur interpolaire on a vu qu'il pouvait être considéré comme un *courant* d'électricité dirigé, dans l'arc interpolaire, du collecteur non attaqué (pôle positif), au métal attaqué (pôle négatif). Le courant serait dirigé au contraire, dans le couple complet, du pôle négatif au pôle positif, de manière à compléter le circuit (2).

(1) En disant que la résistance crée la tension, nous ne voulons pas donner à supposer qu'une condition toute passive soit la cause d'un phénomène actif. La résistance ne fait, à ce point de vue, que changer la *forme* des manifestations d'une force dont l'origine est dans l'action chimique; et l'on pourrait définir la *tension : la manière d'être de l'électricité dont la propagation est contrariée ou empêchée.* Les propriétés que l'on rapporte à la condition désignée sous le nom de tension ne s'observent, en effet, que dans les circonstances où des résistances sont introduites dans la voie que parcourt l'électricité.

(2) Le métal attaqué se charge d'électricité négative et le collecteur d'électricité positive.

On appelle *pôle négatif* celui qui répond au métal attaqué et a dans le couple ouvert une tension *négative.*

On désigne comme *pôle positif* celui qui, appartenant au collecteur, manifeste dans le couple ouvert la tension *positive.*

On admet, enfin, pour faciliter les expositions théoriques, que

Dans la pratique, la surface qui représente le couple fait partie d'un ensemble constitué par deux éléments actifs d'une certaine épaisseur et par un conducteur solide plongé dans le liquide où il joue le rôle de collecteur. Les faces polaires sont réunies par un arc plus ou moins conducteur, par lequel s'écoulent des quantités d'électricité d'autant plus considérables que cet arc interpolaire est plus conducteur.

Or, l'arc interpolaire est plus étendu que ne le ferait supposer la dénomination de *pôles* appliquée aux *points d'insertion des électrodes* sur l'*élément* solide attaqué d'une part et sur le corps *collecteur* d'autre part. Cette portion du circuit est l'arc interpolaire *apparent* qu'il importe de ne pas confondre avec le circuit qui ferme le couple. Ce dernier commence des deux côtés à partir de la surface de contact des éléments chimiques électrogéniques ; et il est d'autant plus résistant que l'épaisseur du liquide qui sépare la couche active de la surface du collecteur est elle-même moins conductrice.

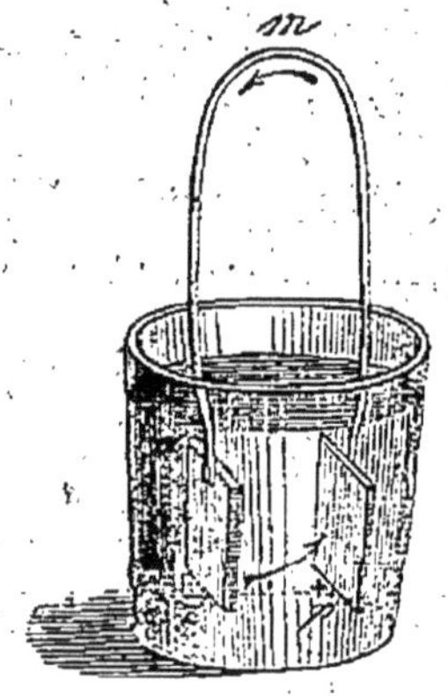

Fig. 3 (*).

Nous pouvons maintenant nous expliquer pourquoi le courant est dirigé dans l'arc interpolaire du pôle positif au pôle négatif, et en sens inverse dans le couple (fig. 3).

(*) Fig. 3. — *Direction du courant dans le couple et dans son circuit extérieur.* — *z.* Zinc. — *p.* Collecteur. — *m.* Arc interpolaire. Les flèches indiquent la direction du courant.

quoi on dit de certains couples à liquide peu conducteur, envisagés indépendamment des électrodes, qu'étant résistants ils donnent de la *tension* et peu de *quantité*.

En résumé : une quantité d'électricité que nous verrons être proportionnelle à la dépense chimique mesurable du couple circule dans le circuit qui ferme le couple.

Lorsque l'exercice de l'électrogénèse est contrarié par la *résistance* du circuit (comprenant le couple complet et les électrodes) la *quantité* d'électricité en circulation diminue et des signes de *tension* se manifestent. Cette tension ne constitue qu'une manière d'être particulière de l'électricité en mouvement, une aptitude à donner les effets de l'électricité dont la propagation est empêchée, de l'électricité statique, aptitude d'autant plus marquée que la résistance oppose aux phénomènes de propagation qui caractérisent l'électricité dynamique un obstacle plus prononcé.

INTENSITÉ DU COURANT.

La *quantité* d'électricité qui traverse un circuit représente l'*intensité* du courant.

On peut mesurer l'intensité d'un courant en plaçant un voltamètre sur son trajet. La quantité de la décomposition chimique produite dans ce voltamètre par le passage du courant, répond assez exactement à la dépense chimique apparente du couple pour qu'on soit fondé à adopter ce moyen de mesure de l'intensité.

Une aiguille aimantée placée sur le trajet du courant est déviée de sa position d'équilibre magnétique. Les actions de plusieurs courants sur une même aiguille aimantée sont constamment proportionnelles à la dépense chimique apparente des couples qui les fournissent. La déviation de l'aiguille aimantée donne donc encore la mesure de l'intensité d'un courant.

L'intensité d'un courant est la même dans tous les points de son circuit alors même que celui-ci n'est pas homogène (1).

Pour apprécier les conditions qui concourent à augmenter ou à diminuer la quantité d'électricité qui traverse le circuit dans un temps donné, c'est-à-dire l'intensité du courant, il nous faut examiner successivement celles de ces conditions qui se rattachent au couple et celles qui dépendent du circuit.

(1) On conclut de là que toutes les portions du circuit sont traversées, dans le même temps, par une même quantité d'électricité.

Les parties du circuit dont la section est moindre reçoivent donc, proportionnellement à leur masse, une quantité d'électricité plus considérable que celles dont la section est plus grande. On dit alors que l'électricité y a plus de *densité*.

La densité électrique relative des diverses parties d'un même circuit a une grande influence sur l'inégale distribution de la chaleur produite dans ce circuit par le passage du courant. Aussi l'observation du phénomène calorifique en un point du circuit ne peut-elle servir à mesurer l'intensité du courant comme servent à le faire les décompositions chimiques et l'action sur l'aiguille aimantée.

Du côté du couple, nous avons à tenir compte, d'une part, de l'influence de la nature des éléments actifs, de leur degré plus ou moins grand d'affinité; d'autre part, de l'étendue de la surface sur laquelle s'exerce l'action électrogénique.

Un couple fournira un courant d'autant plus intense que sa surface est plus grande et que ses éléments ont une tendance plus marquée à se combiner, que leur affinité est plus considérable.

De ces deux conditions, affinité des éléments électrogéniques et étendue de leur surface active, la dernière est indépendante de la nature du circuit. Mais il n'en est plus de même de la dépense chimique du couple qui détermine la quantité d'électricité fournie à l'état de courant par l'unité de surface : celle-ci est variable et se montre inversement proportionnelle à la résistance du circuit.

L'*intensité* du courant, ou la quantité d'électricité qu'il fait écouler dans l'unité de temps peut donc être regardée comme proportionnelle à la surface des éléments (1) et à leur degré d'affinité chimique.

(1) La considération de la surface n'est jamais entrée dans les théories de la pile qui ont cours dans l'enseignement. Cela tient à ce que toutes procèdent immédiatement des lois établies par Ohm, lois dans lesquelles aucun terme n'exprime d'une manière spéciale l'influence propre de la surface.

Il était, sans doute, extrêmement difficile de faire la part de cette condition. Dans le couple hydro-électrique, en effet, toutes les parties de la surface ne sont pas le siége d'un travail également actif, et la somme du travail n'est pas en rapport avec la somme des unités superficielles. En outre, les conditions variées de constitution des couples changent le mode de distribution du

Elle est inversement proportionnelle à la résistance du circuit.

Quant à la résistance du circuit, elle est subordonnée à des conditions complexes qu'il suffit d'énumérer pour mettre le lecteur à même de se faire une idée assez nette des conditions que doit remplir un couple pour fournir un courant d'une intensité voulue.

La résistance d'un fil métallique est proportionnelle à sa longueur et en raison inverse de sa section. Pareille chose a lieu pour les liquides lorsque la longueur de la colonne liquide est au moins cinq ou six fois plus considérable que son diamètre.

Quand la température ne varie pas, la résistance d'un métal paraît indépendante de l'intensité du courant. Les liquides sont bien plus résistants que les solides.

A mesure que la température des métaux s'élève, ils deviennent plus résistants.

Le contraire a lieu pour les liquides dont la résistance diminue quand leur température s'élève.

La nature des métaux a une grande influence sur leur degré de résistance à la conductibilité, sans que les différences qu'ils présentent à cet égard aient pu

travail. Enfin, dans un couple plus grand, offrant plus de surface, la résistance propre du couple diminue.

On s'en est généralement tenu à considérer l'augmentation de surface comme créant une diminution de résistance; mais elle contribue assurément d'une autre manière à augmenter l'intensité du courant.

être rattachées jusqu'ici à une condition générale bien définie.

La conductibilité des liquides, au contraire, semble liée au pouvoir que possède l'électricité de les décomposer.

Le changement de nature du conducteur est une cause d'affaiblissement du courant qu'on a désignée sous les noms de *résistance au passage* ou de *perte au passage*, suivant qu'on l'attribuait à une résistance d'une nature particulière ou à une action électrogénique provoquant un courant de direction inverse au courant principal. On a pu s'assurer que cette dernière condition est celle qui contribue le plus à affaiblir le courant dans les cas où le circuit n'est pas homogène.

La température des points où ont lieu les pertes au passage s'élève.

On voit, d'après ce qui précède, que le fait de la résistance représente un phénomène très-complexe. Aussi, dans son appréciation, n'a-t-on pas essayé de l'analyser. On évalue *en masse* la résistance du circuit ou de la portion de circuit que l'on veut apprécier à ce point de vue.

Il est facile, ensuite, de rapporter les diverses résistances à une commune mesure. On arrive ainsi à des expressions simples et comparables de la résistance des divers conducteurs, des divers circuits, qu'on appelle leur *longueur réduite*.

L'unité de résistance à laquelle nous ramènerons les estimations de ce genre est la résistance d'un kilomètre de fil de fer de 4 millimètres de diamètre.

ASSOCIATION DES COUPLES EN SURFACE.

Nous pouvons maintenant apprécier quelques-unes des conditions que doit remplir un moteur électro-chimique, suivant l'usage qu'on en veut faire.

En supposant invariable la partie du circuit formée par la réunion des électrodes, le moyen qui se présente tout d'abord d'avoir un courant plus intense, c'est-à-dire des effets de quantité, est d'augmenter la surface du couple et de diminuer sa résistance propre. Un procédé fréquemment employé pour augmenter la surface du couple, consiste à le former par la réunion de plusieurs couples dont les pôles de

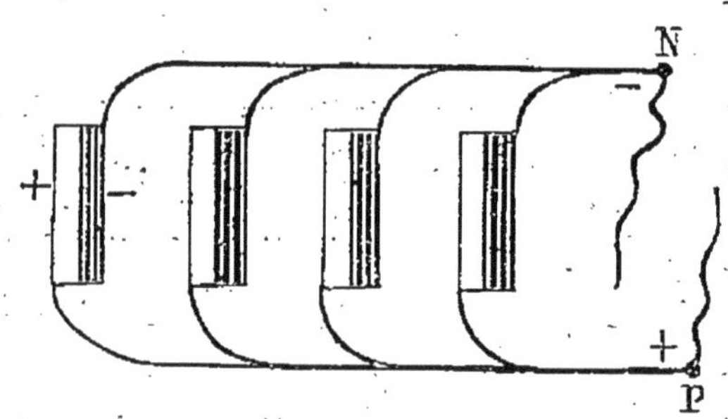

même signe sont réunis ensemble pour donner insertion à un seul électrode (*fig.* 4).

Cette combinaison augmente évidemment la sur-

(*) Fig. 4. — *Figure schématique de l'association des couples en surface.* — Les éléments de même signe sont tous réunis ensemble.

face du couple total en raison du nombre des couples qui contribuent à le former; en même temps la résistance se trouve diminuée, puisque la section de la portion du circuit que forme l'appareil moteur est devenue plus considérable. Tous les moyens capables d'augmenter la conductibilité du liquide actif concourent encore à diminuer la résistance.

Les courants fournis par ces couples à grande surface et à tension faible sont les plus propres à produire les effets calorifiques.

Le calcul et l'expérience ont établi que si l'on pouvait modifier à la fois la résistance du couple et celle des électrodes, l'intensité maximum, pour une résistance déterminée du circuit total, s'obtient en faisant la résistance du couple égale à celle de l'arc interpolaire.

Voilà pour les conditions qui sont en rapport avec l'intensité ou la quantité du courant.

Voyons maintenant comment on en modifiera les qualités.

ASSOCIATION DES COUPLES EN SÉRIE. — PILE.

A ce point de vue, on ne peut que donner au courant de la *tension*, c'est-à-dire l'aptitude à se manifester par des effets statiques.

Le moyen à employer pour cela est d'augmenter la résistance du circuit, en augmentant sa longueur, diminuant sa section, le faisant de matières peu conductrices, etc.

Mais tous ces procédés diminuent l'intensité du courant et on peut désirer lui donner de la tension sans trop l'affaiblir.

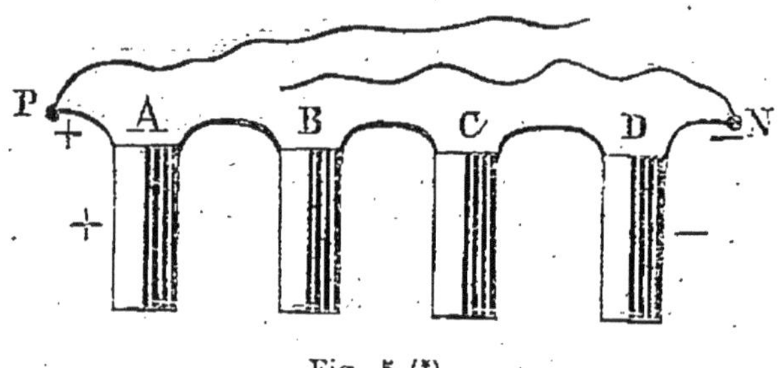

Fig. 5 (*).

Le moyen d'atteindre ce résultat est d'associer les couples *en série*, d'en former une *pile* (*fig.* 5).

La pile est formée lorsque des couples sont associés de telle manière que le pôle négatif de chacun d'eux soit lié au pôle positif de celui qui le précède, et que son pôle positif soit lié au pôle négatif de celui qui le suit. Les pôles libres des deux couples extrêmes sont nécessairement de signes contraires et deviennent les pôles de la pile.

Si le couple A était isolé, la manifestation du pouvoir électrogénique y serait empêchée par les tensions des faces polaires. La facilité de neutralisation de la tension positive du couple A par la tension négative du couple voisin B, opère au contraire une sorte de vide qui active l'action chimique et accroît dans la même proportion la somme d'électricité

(*) Fig. 5. — *Figure schématique de la pile* (association des couples en série).

manifestée sous forme de courant. Cette action s'exerce ainsi successivement sur tous les couples de manière à augmenter considérablement la production électrique du système.

Le calcul et l'expérience ont établi que, toutes conditions égales d'ailleurs, la quantité d'électricité fournie par une pile dans un temps donné, et se manifestant, soit par l'intensité du courant si la pile est fermée, soit par la tension des faces polaires extrêmes si la pile est ouverte, croît proportionnellement au nombre des couples.

Les épreuves par lesquelles on mesure l'intensité du courant montrent, comme cela peut d'ailleurs se prévoir, que les quantités d'électricité qui se neutralisent entre deux couples voisins activent l'action chimique par leur mouvement, mais sont perdues pour le courant.

On reconnaît en outre : que la dépense chimique est la même dans chaque couple ; — que l'activité de cette dépense chimique de chaque couple est proportionnelle au nombre des couples groupés en série; — que le travail extérieur utile dont la pile est capable représente en quantité la dépense chimique d'un couple.

L'association de n couples en série est donc un artifice qui permet, en perdant la dépense chimique de $n-1$ couples, de multiplier par n la dépense d'un couple unique et la quantité de travail utile qui s'effectue dans son circuit.

En même temps qu'elle multiplie la production d'électricité, en réalisant des conditions favorables à l'exercice de l'affinité chimique, l'association des couples en série introduit dans le circuit une résistance plus grande qui fait que le courant a de la tension.

Elle satisfait donc au desideratum mécanique exprimé plus haut : donner au courant voltaïque de la *tension* tout en lui conservant de l'intensité.

Dans la pile, comme dans le couple, l'intensité maximum du courant a lieu, pour une même résistance totale, lorsque la résistance de la pile est égale à celle de la partie extérieure du circuit.

CAUSES DES VARIATIONS DE L'INTENSITÉ ET DE LA TENSION DU COURANT FOURNI PAR LES COUPLES VOLTAÏQUES. — COUPLES A COURANT CONSTANT.

Nous avons envisagé jusqu'ici le fonctionnement des couples électrogéniques dans son plus grand état de simplicité et sans tenir compte de toutes les conditions qui, dans la pratique, viennent en modifier les résultats. Comme le mérite relatif des différentes combinaisons voltaïques est surtout en rapport avec la marche régulière de ces appareils, nous devons indiquer ici quelles conditions la rendent inégale et quels moyens permettent d'éviter l'influence de ces conditions.

Tout d'abord, l'intensité de la manifestation électrique est liée à la nature des éléments chimiques en présence. Il en résulte que les modifications de composition qu'ils éprouvent par suite de leur action réciproque doivent amener des modifications correspondantes dans le pouvoir du couple auquel ils appartiennent. Toutes conditions égales d'ailleurs, le courant fourni par un couple est d'autant plus égal et s'affaiblit d'autant moins vite que l'action chimique qui lui donne naissance est moins vive.

De là résulte l'indication de deux moyens différents de diminuer l'inconstance d'action d'un couple : 1° Faire concourir à sa formation des éléments dont l'affinité chimique soit peu considérable ; 2° augmenter la masse du liquide, pour rendre moins sensibles ses altérations de composition.

Afin de suivre d'une manière plus commode l'influence des causes qui font varier l'énergie du couple, prenons un exemple de combinaison voltaïque : Soit le couple zinc et acide sulfurique étendu, avec collecteur en cuivre.

Dans ce couple, l'eau est décomposée à la surface du zinc. Son oxygène se combine avec le zinc pour former de l'oxyde de zinc que l'acide sulfurique convertit en sulfate de zinc.

Quant à l'hydrogène de l'eau, il est transporté sur le cuivre à la surface duquel il forme de petites bulles qui montent ensuite crever dans la couche supérieure du liquide.

Le courant est fourni par la double oxydation qui

fait passer le zinc d'abord à l'état d'oxyde, puis à l'état de sulfate.

De l'influence électrogénique de ces deux *combinaisons* successives, il faut retrancher l'influence moindre, mais de sens contraire, exercée par la *décomposition* de l'eau.

Ainsi que nous l'avons indiqué plus haut, le courant s'affaiblira d'autant plus vite que, la liqueur acide étant plus concentrée, une plus grande quantité d'acide sulfurique sera tout d'abord neutralisée par le fait de sa combinaison avec l'oxyde de zinc.

Un autre ordre de causes de variations dans l'intensité du courant résulte des actions chimiques secondaires qui s'accomplissent dans le couple.

Les combinaisons qui s'y effectuent à la surface du zinc donnent naissance au courant; mais le courant qui traverse le couple y produit des décompositions et des *phénomènes de transport de matière* qui concourent à affaiblir l'intensité de l'effet résultant.

Le sulfate de zinc déjà formé est décomposé par le courant; une couche de zinc se dépose sur le collecteur de cuivre et y donne naissance à un courant de direction contraire au premier qu'il neutralise en partie.

Indépendamment de l'affaiblissement du courant qui résulte ici d'une action électrogénique contraire, le dépôt de zinc sur le cuivre diminue la conductibilité absolue du collecteur et crée à sa surface des résistances au passage.

L'hydrogène de l'eau décomposée agit de la même manière, formant à la surface du collecteur une couche gazeuse qui accroît la résistance d'une manière absolue et aussi en raison de ce qu'elle augmente l'hétérogénéité du circuit.

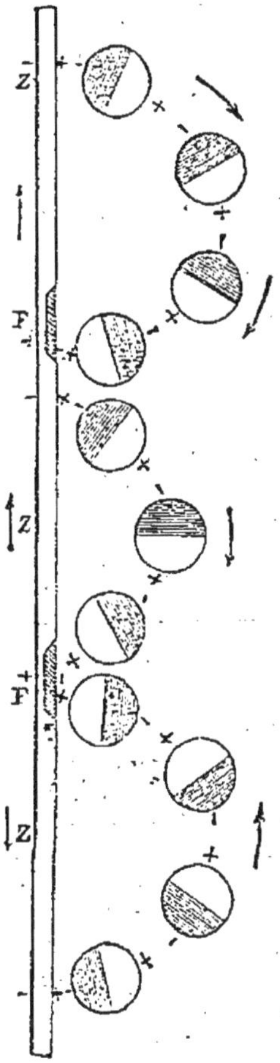

Fig. 6 (*).

Enfin le zinc employé dans les combinaisons voltaïques n'est jamais pur; il renferme toujours des parcelles conductrices, ordinairement de fer (F *fig.* 6), qui jouent à sa surface, à l'égard des molécules de zinc voisines, le rôle que joue dans le couple principal le collecteur de cuivre. Les éléments du couple se dépensent ainsi dans l'établissement et l'entretien d'un grand nombre de petits courants locaux, sans profit pour le courant principal. De plus, ils déterminent l'usure du zinc alors que le couple est ouvert, en constituant à sa surface un grand nombre de petits couples toujours fermés.

(*) Fig. 6. — *Couples accidentels à la surface du zinc.* — Z, Z, Z. Lame de zinc. — F, F. Parcelles de fer. L'épaisseur de la lame de zinc joue le rôle d'arc interpolaire pour les couples dont la surface est représentée par l'élément oxydé et le collecteur positif par les parcelles de fer. Cette direction des courants partiels est indiquée par les flèches. Les cercles moitié blancs, moitié noirs, figurent les molécules polarisées dans le liquide du couple.

Divers moyens ont été imaginés pour remédier à ces causes d'affaiblissement et d'inconstance du courant.

Une des innovations les plus heureuses à ce point de vue a pour but d'empêcher la formation à la surface du zinc des nombreux petits couples dont nous venons de parler, couples qui dépensent sans que leur travail puisse être utilisé. Un physicien anglais, M. Kemp, les a fait disparaître en donnant à la lame de zinc, par l'amalgamation, l'homogénéité qui lui manque.

L'amalgamation ne met d'ailleurs pas obstacle à la combustion du zinc.

Le transport du zinc et de l'hydrogène sur le collecteur étant une cause notable d'affaiblissement du courant par les courants de sens contraire dont ils favorisent l'établissement, on s'est appliqué à y mettre obstacle. Le procédé général qui permet d'atteindre ce but, consiste à faire des couples à deux liquides séparés par des diaphragmes perméables. Le zinc étant toujours plongé dans le liquide actif, le collecteur baigne alors dans un liquide destiné, soit à arrêter simplement l'hydrogène dans une combinaison chimique (acide azotique), soit à renouveler en même temps par sa décomposition la surface du collecteur (sulfate de cuivre).

Il suffit d'indiquer ici le but et la nature générale des procédés à l'aide desquels on augmente la constance des courants voltaïques; nous aurons à exposer en détail les principaux en décrivant les divers couples en usage.

Rappelons enfin que si la constance du courant ne s'obtient en partie qu'aux dépens de son intensité, l'association des couples en surface ou en série permet, suivant les indications, de compenser par le nombre ce qu'on perd comme puissance individuelle.

§ 3. — ÉLECTROGÉNÈSE PAR INDUCTION.

Jusqu'ici les phénomènes électriques n'ont été examinés que dans les circonstances où l'électrogénèse les manifeste dans la continuité de la matière soumise aux actions mécaniques ou chimiques. Nous devons examiner maintenant le cas des actions qui s'exercent ou semblent s'exercer à distance, cas dans lequel la matière électrisée ou magnétique peut se montrer capable de faire apparaître des manifestations électriques dans des corps desquels elle est séparée par un milieu isolant. Le *milieu isolant interposé* prend dans ces circonstances le nom de *diélectrique.*

La matière qui a reçu d'une machine à frottement une charge électrique, agit ensuite à distance sur les corps conducteurs. Dans ces circonstances, l'action inductrice a pour effet de décomposer le fluide neutre des corps conducteurs soumis à l'induction, d'attirer le fluide de signe contraire à celui de la source, et de repousser celui de même nom. L'équilibre électrique qui se traduisait par la neutralité du conducteur avant qu'il fût soumis à l'induction se trouve donc rompu, et les électricités positive et négative s'accumulent aux extrémités opposées d'un de ses diamètres, ce qu'on exprime en disant que le conducteur est *polarisé.*

Lorsqu'on a cherché à rendre compte du mécanisme général de l'induction, on s'est trouvé conduit à repousser l'hypothèse d'une action à distance et à attribuer un rôle au *diélectrique* interposé.

Supposons, par exemple, qu'un conducteur neutre B soit soumis à l'influence d'un corps A électrisé positivement. On admet que les molécules du diélectrique les plus voisines du corps A sont polarisées

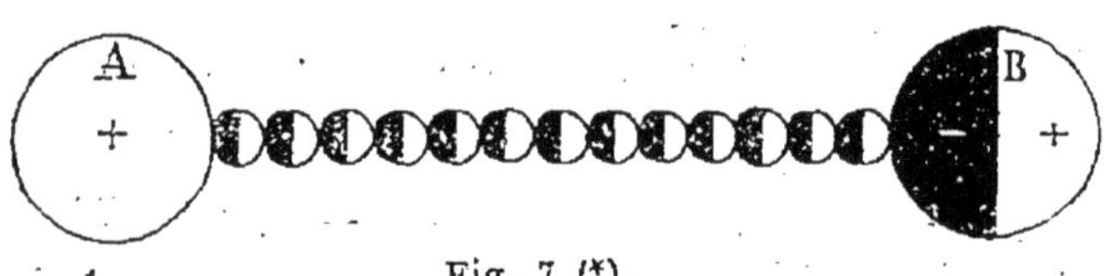

Fig. 7 (*).

d'abord ; qu'elles agissent ensuite de la même manière que la source sur les molécules voisines et déterminent ainsi entre le corps A et le corps B une chaîne de molécules polarisées. Quant au corps B,

(*) Fig. 7. — *Figure schématique de la polarisation des molécules du diélectrique dans l'induction.* — A. Source électrique positive. — B. Corps conducteur soumis à l'induction. — Les petites boules intermédiaires représentent les molécules du diélectrique interposé ; leur partage en sphères blanches et noires figure la séparation sur leurs faces opposées des fluides négatif et positif, c'est-à-dire leur polarisation. Les parties blanches sont celles qui prennent la tension positive ; les parties noires ont la tension négative.

tant qu'il se trouve dans la sphère d'activité de la source inductrice, il se comporte comme le diélectrique et se polarise à son tour.

En raison de leur non-conductibilité, les molécules du diélectrique peuvent rester polarisées en présence les unes des autres sans qu'une neutralisation de molécule à molécule en soit la conséquence. Il n'en est plus de même du corps B que nous avons supposé conducteur : les molécules voisines ne peuvent rester polarisées, et des tensions ne sont perceptibles que sur les points qui sont en rapport avec le diélectrique. On voit par là que la différence consiste en ce que le conducteur est polarisé en masse et accuse des tensions de signes contraires sur ses faces opposées, tandis que les molécules du diélectrique sont polarisées séparément et restent dans cet état tant que le corps A conserve sa charge.

Lorsque la tension positive de la source A devient assez considérable pour être capable de vaincre la résistance qu'oppose à la neutralisation le défaut de conductibilité des molécules du diélectrique, cette neutralisation a lieu subitement avec bruit, lumière et déplacement de la matière du diélectrique ; quelquefois même, avec transport de la substance de la source ou du conducteur.

Dans le cas où le diélectrique interposé est l'air atmosphérique, qui n'oppose qu'une résistance peu considérable à la neutralisation, les molécules les plus voisines de la source ressentent son influence dans une mesure suffisante pour devenir le siége d'une série de polarisations et de neutralisations qui opèrent un amoindrissement de la charge de la source A. Aussi dit-on que les corps électrisés perdent de leur charge dans l'air qui les environne et par les supports qui les isolent; et cela, dans une proportion d'autant plus forte que leur charge est elle-même plus considérable.

Si l'on vient à décharger brusquement le corps A, l'action inductrice cesse et la polarisation est détruite, tant dans les molécules du diélectrique que dans le conducteur B qui retombe ainsi à l'état neutre.

Mais si, pendant que s'exerce l'influence inductrice, on favorise l'écoulement dans le sol de l'électricité positive du corps B, celui-ci conservera un excès de fluide négatif qui se manifestera encore par les actions qui lui sont propres alors qu'aura cessé l'action inductrice de la source A.

Condensateur. — Lorsque le diélectrique interposé offre, sous une faible épaisseur, une assez grande résistance à la neutralisation, l'influence attractive réciproque des électricités accumulées sur les faces des corps A et B qui se regardent (*fig.* 8), apporte un obstacle à leur dispersion suivant les divers rayons de leur sphère d'activité. On peut alors donner au corps A une charge beaucoup plus considérable que celle qu'il pourrait conserver s'il n'appartenait au système formé par lui, le conducteur B et le diélectrique mince interposé C. Cet appareil, qui permet d'accumuler sur une surface donnée une grande quantité d'électricité, porte le nom de

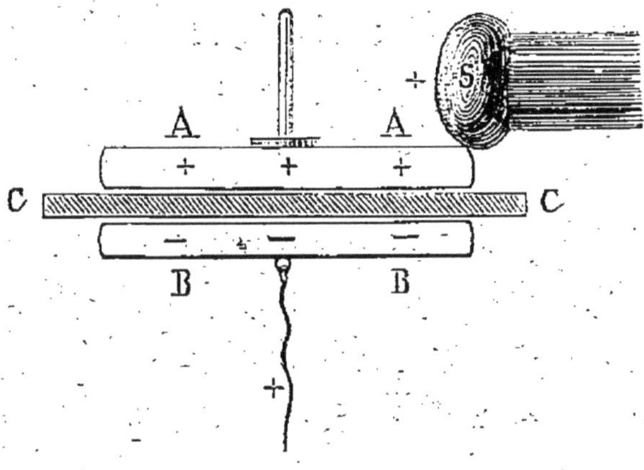

Fig. 8 (*).

condensateur. On lui a donné diverses formes ; la bouteille de Leyde est la plus connue.

Les phénomènes d'induction ou d'action à distance ne sont pas limités aux effets précédents.

Lorsque des corps conducteurs traversés par des courants électriques ou des corps magnétiques sont en présence, ils deviennent dans certaines circonstances le siége d'actions remarquables en rapport avec une influence qu'ils exercent les uns sur les autres.

Nous devrons examiner ici sommairement : 1° l'action des courants sur les aimants et sur le fer doux ;

(*) Fig. 8. — *Condensateur*. — A. Conducteur qui reçoit de la source une charge positive. — B. Conducteur prenant par induction une charge négative quand on facilite l'écoulement dans le sol de son électricité positive. — C. Lame diélectrique interposée.

— 2° l'action des aimants sur les courants et sur les conducteurs formant un circuit susceptible d'être traversé par un courant ; — 3° l'action des courants les uns sur les autres et sur les circuits conducteurs ; — 4° enfin, l'action des aimants sur les aimants et sur le fer doux.

ACTION DES COURANTS SUR L'AIGUILLE AIMANTÉE.

Lorsqu'un courant traverse un conducteur situé dans le voisinage d'un corps magnétique, il tend à dévier ce corps de sa position, et à mettre son axe magnétique en croix avec la partie du circuit la plus rapprochée de lui ; et cela tant que dure le passage du courant (*fig.* 9) (1).

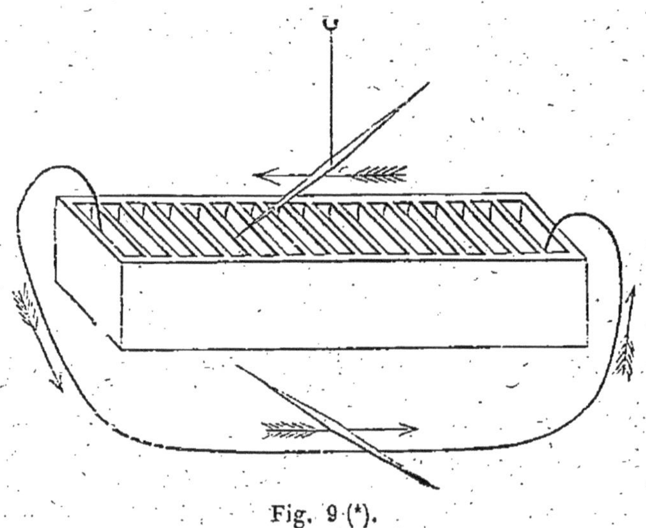

Fig. 9 (*).

Cette influence directrice du courant nous inté-

(*) Fig. 9. — *Déviation de l'aiguille aimantée placée dans le voisinage d'un circuit traversé par un courant.*

(1) Pour rendre facilement intelligible, en fixant les rapports de position et de direction du courant et de l'aiguille, la loi de la

resse surtout en raison du parti qu'on en a tiré dans la construction des boussoles galvanométriques, pour juger de l'intensité des courants d'après leur action sur l'aiguille aimantée.

En faisant porter l'aiguille aimantée mobile par un châssis autour duquel est enroulé un grand nombre de fois le fil conducteur isolé que doit traverser le courant (*fig.* 10), on fait agir sur elle une bien plus

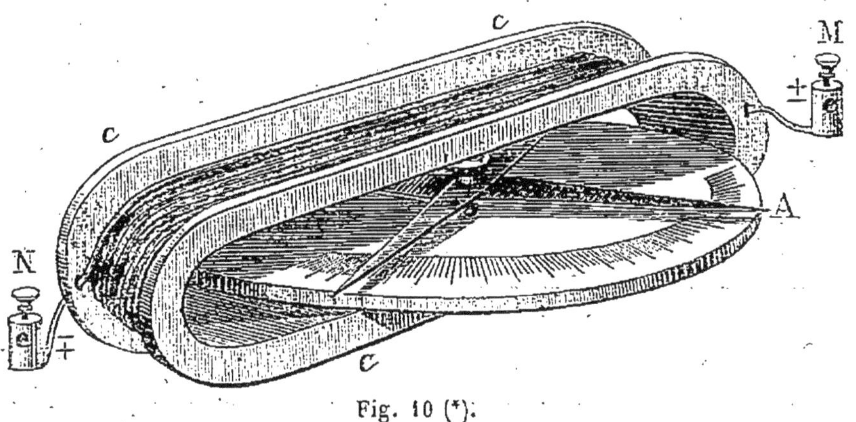

Fig. 10 (*).

grande longueur de circuit. L'instrument acquiert ainsi une sensibilité très-précieuse dans les recherches délicates.

(*) Fig. 10. — *Galvanomètre multiplicateur*. — A. Pôle austral d'une aiguille aimantée dont la pointe parcourt une circonférence graduée. Une aiguille de cuivre, perpendiculaire à l'aiguille aimantée, la suit dans ses déviations, et permet de faire toujours les lectures sur la partie du cercle gradué non recouverte par le cadre CC sur lequel est enroulé le fil parcouru par le courant. — M, N. Bornes servant à mettre le fil du galvanomètre dans le circuit du courant à mesurer.

déviation de celle-ci, Ampère suppose l'observateur couché sur le fil que traverse le courant entrant par les pieds et sortant par la tête. En même temps la face de l'observateur est tournée vers l'aiguille. Alors le courant tend à tourner l'aiguille en croix avec lui, le pôle austral à gauche.

ACTION DES COURANTS SUR L'ACIER ET SUR LE FER DOUX.

Si, dans l'axe d'une hélice (*fig.* 11) appartenant au circuit d'un courant électrique, on place un barreau d'acier non aimanté, ce barreau acquerra des propriétés magnétiques.

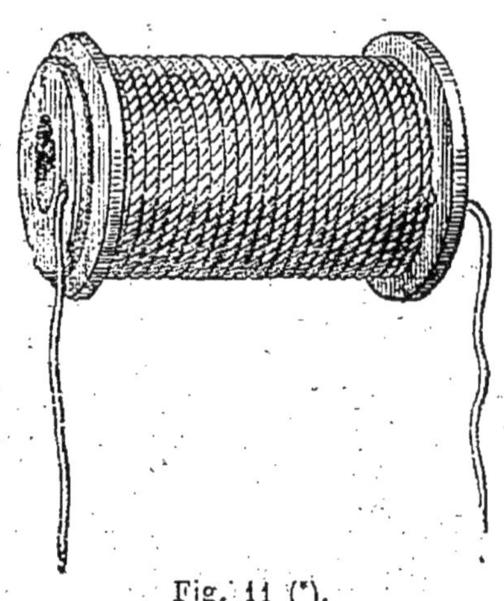
Fig. 11 (*).

Si le courant a passé un certain temps, et s'il a une intensité un peu considérable, le barreau d'acier aura acquis par cette opération des propriétés magnétiques très-notables, et il restera aimanté.

Si, au lieu d'un barreau d'acier, on met dans l'axe de l'hélice traversée par le courant un barreau de fer doux, ce barreau prendra des propriétés magnétiques, et deviendra capable d'attirer le fer, tant que le courant passera dans l'hélice. Mais aussitôt que le courant cesse de passer, le fer doux perd ses propriétés magnétiques, pour les reprendre quand le courant passera de nouveau.

Nous verrons plus loin, lorsqu'il sera question des appareils d'induction en usage dans la pratique médicale, quel parti on a tiré de cette influence du courant sur le fer doux pour doter les appareils d'*inter-*

(*) Fig. 11. — *Fil conducteur enroulé en hélice sur une bobine.*

rupteurs du courant que fait fonctionner le courant lui-même.

ACTION DES AIMANTS SUR LES COURANTS ET SUR LES CONDUCTEURS FORMANT UN CIRCUIT FERMÉ.

L'action des aimants sur les courants ne peut pas être séparée de l'action des courants sur les aimants indiquée plus haut.

Ce sont des influences réciproques qui n'ont été étudiées jusqu'ici que comme forces capables de changer la position relative des corps qui les manifestent.

Un aimant et un circuit traversé par un courant étant en présence, ils tendent à prendre des positions perpendiculaires. Si le circuit dans lequel passe le courant est fixe et l'aimant mobile, l'axe de l'aimant sera dévié du méridien magnétique ; si, au contraire, l'aimant est fixe et le circuit mobile, le circuit se déplacera et viendra prendre une position telle que sa direction soit perpendiculaire au plan du méridien magnétique. Cette influence directrice n'est utilisée que dans la construction des galvanomètres.

L'action des aimants sur les conducteurs formant un circuit fermé diffère des influences précédentes en ce qu'elle n'est pas permanente comme elles. Tandis que l'action directrice des aimants sur les courants, des courants sur les aimants, et des courants sur les courants, s'exerce tant qu'ils sont en présence, l'action des aimants et celle des courants sur les circuits conducteurs fermés est essentiellement passagère, et coïncide, non pas avec la persistance du phénomène magnétique ou galvanique, mais avec son apparition et sa cessation.

L'établissement et la cessation de la polarité magnétique agissent par induction sur les conducteurs voisins pour y déterminer des courants induits de sens contraires.

Les variations dans l'intensité d'action de l'induction magnétique agissent de même. Au contraire, tant que l'influence magnétique agit d'une manière uniforme et persistante, elle n'exerce aucune action inductrice.

Les aimants pouvant être comparés à des hélices traversées par des courants dont la direction est en rapport avec le sens de leur orientation, on les envisage comme des bobines sur lesquelles serait enroulé un fil traversé par un courant de direction déterminée. En les faisant agir sur le circuit fermé d'une bobine voisine, on appelle *direct* le *courant induit* dont le sens est le même que celui de l'aimant, et *courant inverse* le courant induit de direction contraire.

Cela posé, on reconnaît qu'un pôle magnétique qui se *rapproche*, un pôle magnétique qui s'*établit*, un pôle magnétique dont l'intensité *augmente*, développent dans le circuit fermé d'une bobine voisine un courant *induit inverse*. Un pôle magnétique qui s'*éloigne*, qui *cesse d'être*, ou dont l'*intensité diminue*, développe dans la même bobine un courant *induit direct*.

L'action inductrice atteint son maximum quand l'axe de l'aimant et celui de la bobine sont parallèles, ou mieux, coïncident; elle devient nulle quand les directions de ces axes sont perpendiculaires.

Il résulte de ce qui précède qu'une bobine sur laquelle est enroulé le fil d'un circuit fermé sera traversée par des courants induits alternativement directs et inverses : 1° lorsqu'elle renfermera dans son axe un barreau de fer doux soumis à des aimantations et à des désaimantations successives; 2° lorsqu'on fera mouvoir devant elle un aimant permanent, de manière que les pôles de cet aimant s'en rapprochent et s'en éloignent alternativement; 3° dans les cas où ces deux ordres d'influences s'exercent simultanément.

ACTION DES COURANTS SUR LES COURANTS ET SUR LES CONDUCTEURS FORMANT UN CIRCUIT FERMÉ.

Les courants, alors qu'ils traversent leur circuit, ont les uns sur les autres une influence directrice qu'on a pu étudier en faisant agir un courant fixe sur un circuit mobile. Cet ordre de phénomènes ne nous arrêtera pas ici.

Lorsqu'un *circuit traversé par un courant* se trouve dans le voisinage d'un *circuit conducteur fermé*, il n'exerce sur lui aucune action connue pendant que passe le courant. Mais, au moment où le courant s'établit, où il augmente d'intensité, au moment où il cesse, où il diminue d'intensité, des courants induits s'établissent dans le circuit voisin. Ces courants induits sont *directs* quand leur sens est le même que celui du courant inducteur ; ils sont *inverses* quand leur sens est contraire à celui du courant inducteur.

Quant aux variations de l'action inductrice qui sont liées aux changements de la position relative des deux circuits, elles agissent de même que les variations de l'intensité absolue du courant inducteur.

Tout courant qui *commence*, qui *augmente d'intensité*, qui se *rapproche*, développe dans un circuit conducteur voisin un courant induit *inverse*. Tout courant qui *cesse*, qui *diminue d'intensité*, qui s'*éloigne*, développe dans le circuit conducteur voisin un courant induit *direct*.

Ici encore l'action inductrice a son maximum lorsque, la distance du circuit inducteur au circuit induit restant la même, les directions des fils sont parallèles; elle devient nulle quand les directions des fils sont perpendiculaires. Les degrés d'intensité intermédiaires peuvent s'obtenir en faisant varier entre 90° et 0° l'angle formé par les directions des deux circuits.

En soumettant un troisième circuit à l'influence du circuit dans lequel naissent des courants induits, ce dernier agit sur le troisième de la même manière que le premier agit sur lui, pour y faire naître des courants induits de *second ordre*.

A chaque établissement du courant inducteur, on obtiendra dans le circuit induit un courant inverse, et, par suite, un double courant, direct d'abord, inverse ensuite, dans le circuit induit de deuxième ordre.

Ces deux courants presque simultanés se confondent dans un effet unique qui indique un courant résultant de direction contraire au courant induit de premier ordre, jouant le rôle de courant inducteur.

On pourrait multiplier la succession des actions inductrices ; mais on n'a pas encore recherché quel avantage pourrait en retirer la pratique médicale, et on s'en tient à l'induction de premier ordre.

M. Henry de Princeton, qui a étudié l'intensité apparente des courants de première induction, les a comparés au point de vue de leur action magnétisante, de leur action sur le galvanomètre, et de la force des commotions qu'ils donnent, aux êtres vivants. Ses recherches, qui doivent être indiquées ici en raison de l'importance physiologique de leur tendance, ont conduit cet ingénieux observateur aux conclusions suivantes :

1° Le courant *inverse*, produit par la fermeture du circuit inducteur, et le courant *direct*, produit par sa rupture, peuvent paraître égaux lorsqu'on les compare au moyen des déviations galvanométriques ; tandis qu'ils sont très-différents si on les compare au moyen de la commotion, celle du second étant très-rude, et celle du premier presque imperceptible.

Ces deux courants induits se montrent très-différents aussi lorsqu'on leur fait traverser la spire magnétisante, le premier n'aimantant pas l'aiguille, et le second l'aimantant à saturation.

2° En variant convenablement les conducteurs du courant inducteur, soit en longueur, soit en épaisseur, et en augmentant suffisamment le nombre des couples de la pile, on peut rendre les courants induits direct et inverse sensiblement égaux entre eux, soit qu'on les compare au moyen du galvanomètre, de la commotion ou de la spire magnétisante.

3° Le courant direct, apprécié par la commotion, augmente en général avec le nombre des couples, sans que le courant inverse éprouve des augmentations pareilles.

Les fils des circuits inducteur et induit sont ordinairement enroulés en hélices sur des bobines creuses de bois ou de verre disposées de manière à pouvoir entrer l'une dans l'autre (*fig.* 12). Or, on a remarqué que si l'on vient à séparer les deux bobines par une surface cylindrique continue en métal, ou même si l'on entoure d'une pareille enveloppe la bobine extérieure, certaines propriétés des courants induits sont profondément modifiées.

M. Henry de Princeton a reconnu que sous l'influence d'une surface métallique continue interposée ou même extérieure au système des bobines, les commotions procurées par les courants induits s'affaiblissent notablement. Dans ces conditions, l'aiguille située dans la spire magnétisante reçoit une aimantation beaucoup moindre ; cependant les indications galvanométriques restent sensiblement les mêmes.

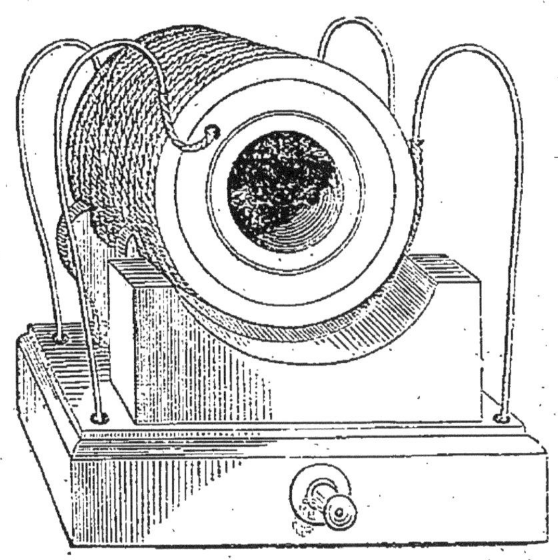

Fig. 12 (*).

Nous verrons plus loin quel parti on a tiré de ces observations pour diminuer l'énergie des courants d'induction fournis par les appareils électro-médicaux.

Une enveloppe isolante, ou une enveloppe métallique selon la longueur de laquelle on a opéré une solution de continuité, paraissent, au contraire, n'avoir aucune influence sur l'induction des circuits voisins.

ACTION DES AIMANTS SUR LES AIMANTS ET SUR LE FER DOUX.

Cette action se réduit à des phénomènes qu'il nous suffira d'énoncer sans nous y arrêter autrement :

(*) Fig. 12. — *Système de deux bobines.*

Deux aimants en présence s'attirent par leurs pôles de noms contraires et se repoussent par leurs pôles de même nom.

En présence d'un aimant, l'état de neutralité magnétique du fer doux disparaît, et celui-ci se trouve polarisé.

Dans la polarisation du fer doux soumis à l'influence inductrice d'un aimant, le pôle qui regarde l'aimant est celui de nom contraire au pôle inducteur.

La polarisation du fer doux fait qu'il se comporte comme un aimant tant que dure l'action inductrice ; c'est-à-dire qu'il est attiré par l'aimant inducteur et se comporte comme lui vis-à-vis des aimants, des masses de fer doux et des circuits voisins. Toutefois ces aptitudes disparaissent dès que cesse l'action inductrice.

ACTION INDUCTRICE D'UN COURANT SUR SON PROPRE CIRCUIT.

Un circuit d'une longueur un peu considérable étant traversé par un courant voltaïque d'une certaine intensité, une étincelle se produit dans le point où l'on vient à rompre la continuité de ce circuit.

Faraday a démontré que cette étincelle *à la rupture* est due à la production instantanée d'un courant *induit direct* développé, au moment de la rupture du circuit, dans le conducteur même que traversait le courant de la pile.

Au moment de la *fermeture* du circuit, il y a bien aussi production dans ce circuit d'un courant *induit inverse* ; mais celui-ci, traversant le fil en sens contraire du courant de la pile et en même temps que lui, n'a pour effet sensible qu'un affaiblissement momentané du courant inducteur.

On a appelé le courant induit *direct*, qui apparaît dans l'arc conducteur interpolaire d'une pile au moment de la rupture du circuit, tantôt *extra-courant* et tantôt *intra-courant*. Le dernier de ces noms est sans doute plus convenable, mais le premier a prévalu.

L'énergie de l'extra-courant est plus grande quand le fil qui unit les deux pôles de la pile est enroulé en hélice.

Ce fait doit être attribué à l'action inductrice que les spires exercent alors les unes sur les autres.

On augmente encore considérablement la force de l'extra-courant en introduisant un barreau de fer doux dans la bobine. Ce barreau de fer doux, aimanté par le passage du courant, subit, au moment de sa rupture, une désaimantation qui produit dans le circuit un courant induit instantané de même direction que l'extra-courant auquel il s'ajoute.

§ 4. — ÉLECTROGÉNÈSE CHEZ LES ÊTRES VIVANTS.

Diverses manifestations physiques des êtres vivants indiquent très-nettement que l'organisme est, au moins dans certaines conditions, le siége d'une production plus ou moins considérable d'électricité. Il n'y a là rien de surprenant : le double travail d'assimilation et de désassimilation qui s'effectue constamment dans les tissus offre, en effet, une série d'actes chimiques dans lesquels on ne saurait méconnaître une cause incessante d'électrogénèse. Toutes les fois que les conditions extérieures seront favorables, l'électricité produite se manifestera par des phénomènes caractéristiques, ainsi que cela a lieu dans la nature inanimée. Quant à l'influence de la vie, elle intervient pour régler les conditions mécaniques auxquelles sont subordonnés la production d'électricité et les effets par lesquels elle se révèle.

COURANT MUSCULAIRE.

L'emploi d'appareils galvanoscopiques très-sensibles a permis à M. Matteucci (1) et à M. Du Bois-Reymond (2), de constater que les tissus musculaire et nerveux sont le siége d'un mouvement électrique incessant.

Pour constater l'existence du courant musculaire ou du courant nerveux, on place le tissu en observation entre deux coussinets de papier humide (*p*, *fig.* 13) sur lesquels il repose. Il complète ainsi un circuit formé extérieurement par deux vases V, V contenant chacun une solution de sulfate de zinc, dans

(1) *Traité des phénomènes électro-physiologiques des animaux*. Paris, 1844.

(2) *Untersuchungen über thierische Electricität*. Berlin, 1848-18...

laquelle plonge une lame de zinc Z ; les deux lames de zinc sont réunies par le fil du galvanomètre G.

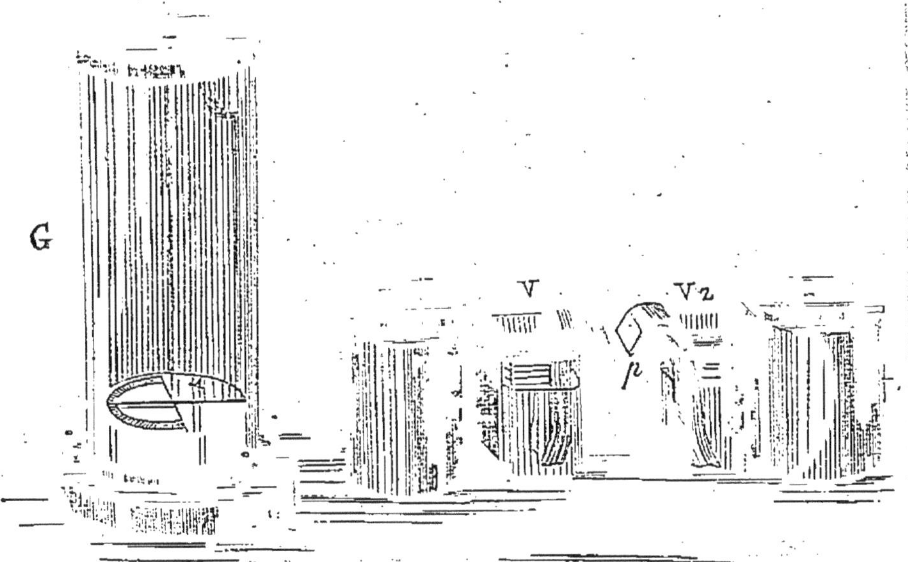

Fig. 13 (*).

Courant musculaire de nutrition. — M. Du Bois Reymond a reconnu ainsi que le tissu musculaire est traversé par un courant électrique continu; que chaque point de la surface longitudinale naturelle ou artificielle d'un muscle est positif par rapport aux points de la section transversale naturelle ou artificielle de ce muscle (*fig.* 14); qu'ainsi, la déviation de

(*) Fig. 13. — *Appareil de Du Bois-Reymond pour constater les propriétés électriques des tissus.* — G. Galvanomètre. — V, V. Vases dans lesquels plongent des lames de platine en communication avec le fil du galvanomètre, et des coussinets *p* de papier humide sur lesquels on place le tissu à l'étude. — S, S. Supports en bois.

A la solution de sel de cuisine dans laquelle M. Du Bois-Reymond faisait plonger ses lames de platine, M. J. Regnault a substitué une solution de sulfate de zinc dans laquelle plongent des lames de zinc.

l'aiguille galvanométrique peut être rapportée à un courant dirigé de la surface du muscle à sa coupe ou à son centre à travers le circuit extérieur (*fig.* 14), courant dirigé au contraire, dans l'intérieur du mus-

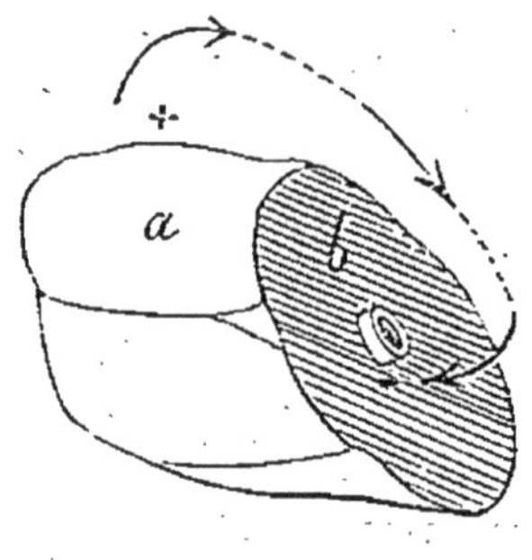

Fig. 14 (*).

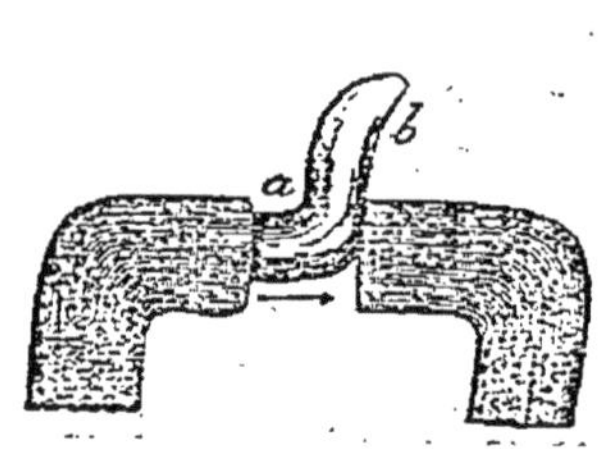

Fig. 15 (**).

cle, de son centre ou de sa coupe à sa surface (*fig.* 15, 16 *et* 17).

Les points les plus rapprochés du centre de la section transversale sont négatifs par rapport à ceux

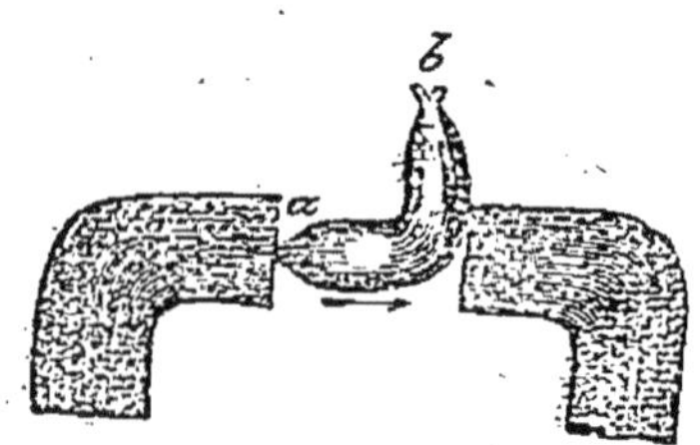

Fig. 16.

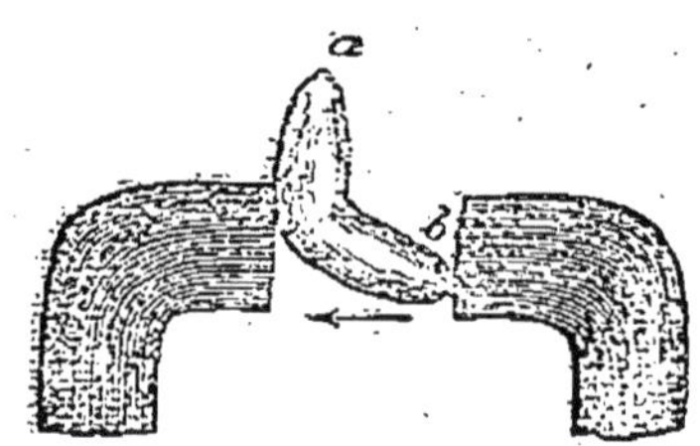

Fig. 17.

qui en sont plus éloignés. Il en est de même des

(*) Fig. 14. — *Direction du courant musculaire*, de la surface longitudinale *a* à la coupe transversale *b* extérieurement au muscle ; et, par conséquent, de *b* en *a* dans le muscle.

(**) Fig. 15, 16 et 17. — *Muscles de grenouille déposés sur les coussins de l'appareil galvanométrique pour l'observation des courants musculaires.* Les flèches répondent à la direction intra-musculaire du courant. — 15. Courant d'une coupe transversale artificielle à la surface extérieure du muscle. — 16 et 17. Courants dirigés des extrémités ou tranches naturelles du muscle à sa surface longitudinale.

points les plus rapprochés du milieu de la surface longitudinale qui sont négatifs par rapport aux autres (*fig.* 18).

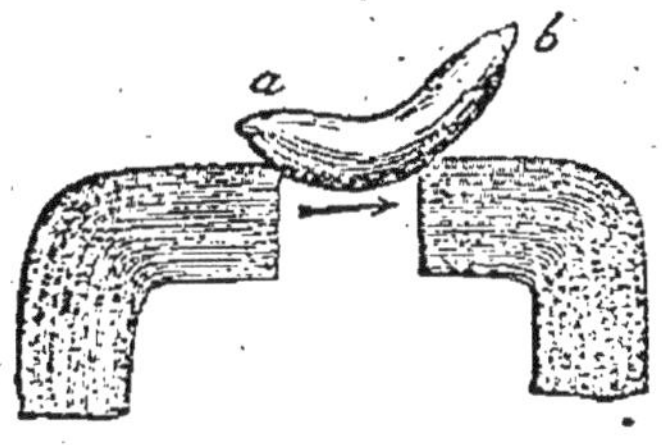

Fig. 18 (*).

Ce courant musculaire est fourni par un muscle en repos déposé convenablement sur les coussinets de l'appareil.

Courant de contraction.— Si l'on vient à faire alors

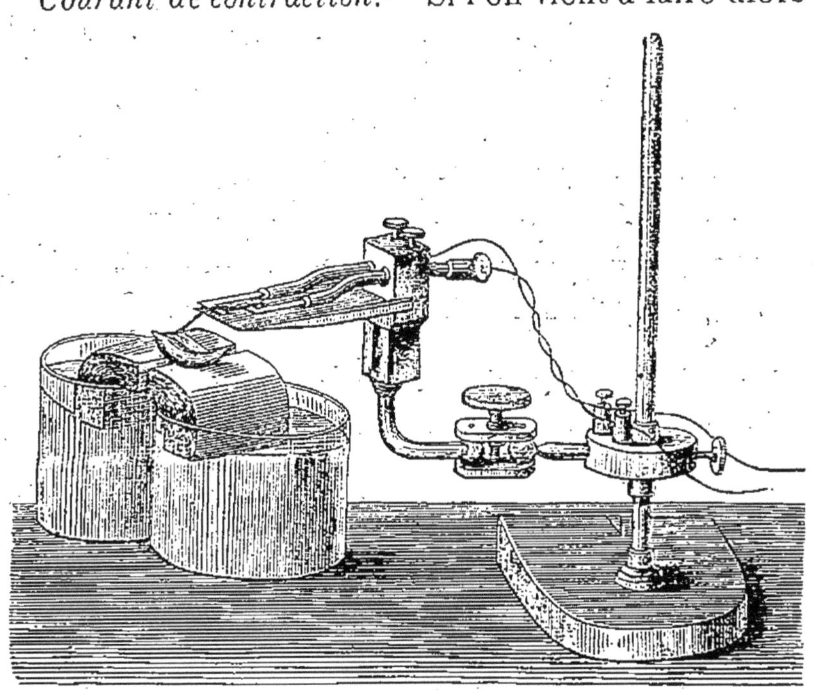

Fig. 19 (**).

contracter le muscle par une excitation portée sur

(*) Fig. 18. — *Direction de la partie intra-musculaire du courant manifesté entre deux points de la surface longitudinale d'un muscle a b.*

(**) Fig. 19. — On place un muscle gastrocnémien de grenouille sur les coussinets ordinaires de façon que son nerf vienne reposer sur deux petites lames de platine qu'il réunit comme un pont, et qui, recourbées à angle droit, sont soudées par une de leurs extrémités chacune à une tige de

son nerf (*fig.* 19), on reconnaît : que la déviation de l'aiguille galvanométrique devient moindre qu'elle n'était quand le muscle était en repos ; que cette diminution du courant musculaire est due à ce que la contraction a déterminé dans le muscle le passage d'un courant de direction opposée.

Diverses explications ont été données pour rendre compte du phénomène du courant musculaire ; nous indiquerons ici celle qui nous paraît la plus satisfaisante, et nous essaierons d'expliquer en même temps le contre-courant qui se produit dans le muscle au moment où il se contracte.

Chez l'animal vivant, le muscle est, comme tous les tissus, le siége d'un double mouvement chimique en rapport avec les phénomènes nutritifs d'assimilation et de désassimilation. A l'état physiologique, le mouvement assimilateur prédomine dans le muscle en repos ; le contraire a lieu dans le muscle en action. Or, à chacune de ces phases correspond un aspect différent du phénomène chimique : combinaison et formation d'un composé organique plus ou moins stable, dans la première ; décomposition

laiton ; ces tiges traversent à frottement juste une pièce d'ivoire qui sert à les isoler et à les fixer en même temps, et elles sont susceptibles d'être mises en mouvement, de façon qu'on puisse disposer les lames suivant les besoins de l'expérience, et en particulier comme elles sont disposées dans la figure. Des fils conducteurs communiquant avec les tiges permettent de mettre la portion de nerf comprise entre les deux lames de platine dans le circuit d'un courant électrique d'une nature quelconque. Une petite plaque de verre sur laquelle reposent les lames de platine sert à prévenir tout contact possible entre les lames et le muscle gastrocnémien. (De la Rive, *Traité d'électricité théorique et appliquée*, t. III, p. 28.)

de composés organiques en produits excrémentitiels dans la seconde. Ces deux actes chimiques doivent donner naissance à des courants de signes contraires; aussi le courant déterminé par la contraction qui active le mouvement désassimilateur est-il de direction opposée au courant déterminé par le travail nutritif qui s'accomplit dans le muscle en repos.

Lorsque les muscles ont été séparés du corps de l'animal, ils contenaient une certaine quantité de sang; la vie chimique s'y prolonge tant qu'ils n'ont pas épuisé les matériaux nutritifs qu'ils renfermaient : c'est dans ce sens qu'il faut comprendre la conservation de leurs propriétés physiologiques. La persistance de cette vie interstitielle permet de constater, pendant quelque temps après que le muscle a été séparé de l'animal, l'existence du courant musculaire dû aux combinaisons assimilatrices et celle du courant de contraction dû aux décompositions excrémentitielles.

Les tissus survivent d'autant plus à l'individu; ils conservent pendant un temps d'autant plus long la vie interstitielle et leurs aptitudes fonctionnelles, qu'ils se trouvent placés dans des conditions qui en retardent davantage l'usure chimique. C'est pour cela que les expériences sur le tissu musculaire peuvent être prolongées davantage chez les animaux à sang froid, par une température basse, lorsqu'on ne sollicite pas des contractions énergiques ou fréquentes, etc., dans toutes les circonstances enfin qui tendent à conserver ou à ménager la provision d'aliments que le muscle a emportée avec lui lorsqu'on l'a détaché.

Nous n'abandonnerons pas ce sujet sans rattacher aux considérations qui précèdent les vues intéressantes émises par M. Matteucci, relativement à la transformation successive des forces dans le phénomène de la contraction musculaire. Les actes chimiques de la désassimilation, généralement désignés sous le nom de *respiration musculaire*, peuvent se mesurer jusqu'à un certain point par la quantité d'acide carbonique qu'abandonnent les muscles en contraction; or, en partant des récentes déterminations de l'équivalent mécanique de la chaleur, M. Matteucci est arrivé à constater que le travail mécanique effectué dans la contraction musculaire mesuré directement ne diffère pas sensiblement de la quantité de travail à laquelle conduit le calcul partant de l'excès d'oxygène *consommé par les muscles en contraction.* M. Matteucci conclut de là que le phénomène chimique de la respiration musculaire pendant la contraction engendre la force développée dans les muscles en se transformant probablement d'abord en électricité.

COURANT NERVEUX.

M. Du Bois-Reymond a constaté que les nerfs séparés de l'animal sont, ainsi que les muscles, traversés par un courant dirigé de leur centre à leur surface; ou, lorsqu'on envisage ce courant dans un circuit extérieur aux nerfs, de leur section longitudinale, superficielle, à leur coupe transversale (*fig.* 20 *et* 21).

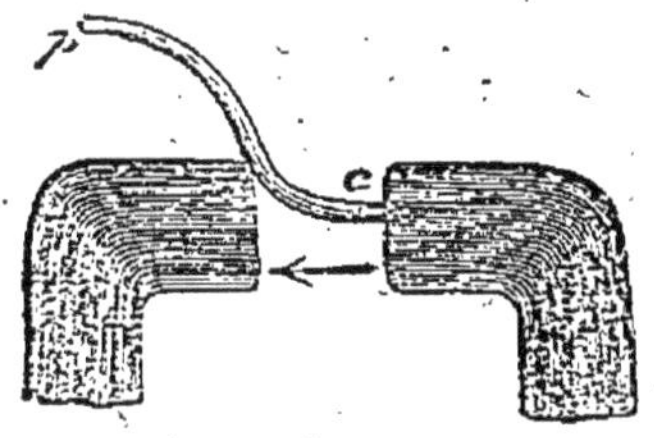

Fig. 20 (*).

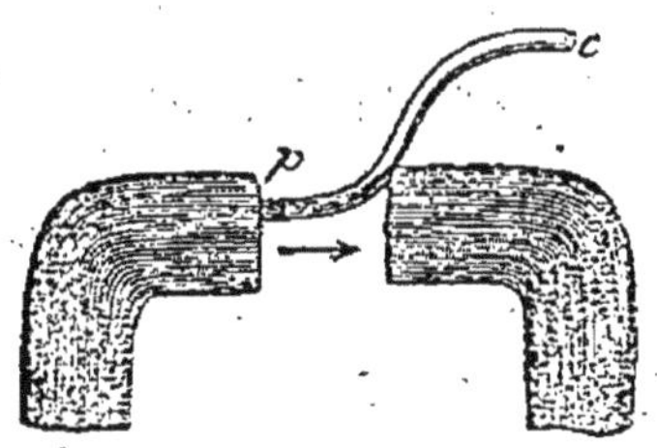

Fig. 21 (**).

En mettant en rapport avec les coussinets de l'appareil galvanométrique deux points non symétriques de la surface longitudinale d'un nerf (*fig.* 22) on constate l'existence d'un faible courant indiquant que les points les plus rapprochés du milieu du fragment nerveux sont positifs par rapport à ceux qui sont plus voisins des extrémités.

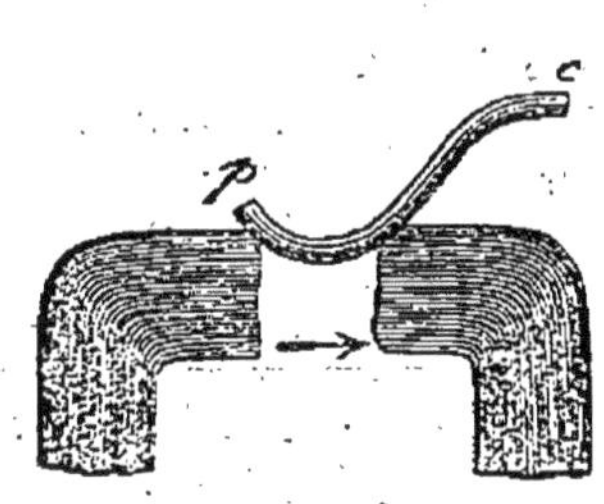

Fig. 22 (***).

L'excitation artificielle des nerfs éveille leur activité physiologique. Lorsqu'on excite un nerf par un courant discontinu, on produit une diminution du *courant nerveux*, quelle que soit la direction du courant excitateur. Le nerf se comporte donc à cet

(*) Fig. 20 et 21. — *Courant nerveux dirigé dans le nerf de sa coupe à sa surface.* — Cette direction est indépendante de celle du nerf, et le courant nerveux est dirigé, dans le nerf séparé de l'animal vivant, tantôt du centre à la périphérie, quand la coupe répond au bout central (fig. 20), tantôt de la périphérie au centre, quand la coupe répond au bout périphérique (*fig.* 21).

(**) Fig. 22. — *Direction, dans l'intérieur du fragment nerveux p, c, du courant manifesté entre deux points de sa surface longitudinale inégalement distants de ses extrémités.*

égard comme le muscle dont le courant propre diminue sous l'influence des contractions.

COURANTS MUSCULO-CUTANÉ ET CUTANÉ.

Opérant sur des grenouilles, dont l'épiderme offre peu de résistance au passage des courants, M. Claude Bernard a constaté :

1° Qu'un courant musculo-cutané est dirigé exté-

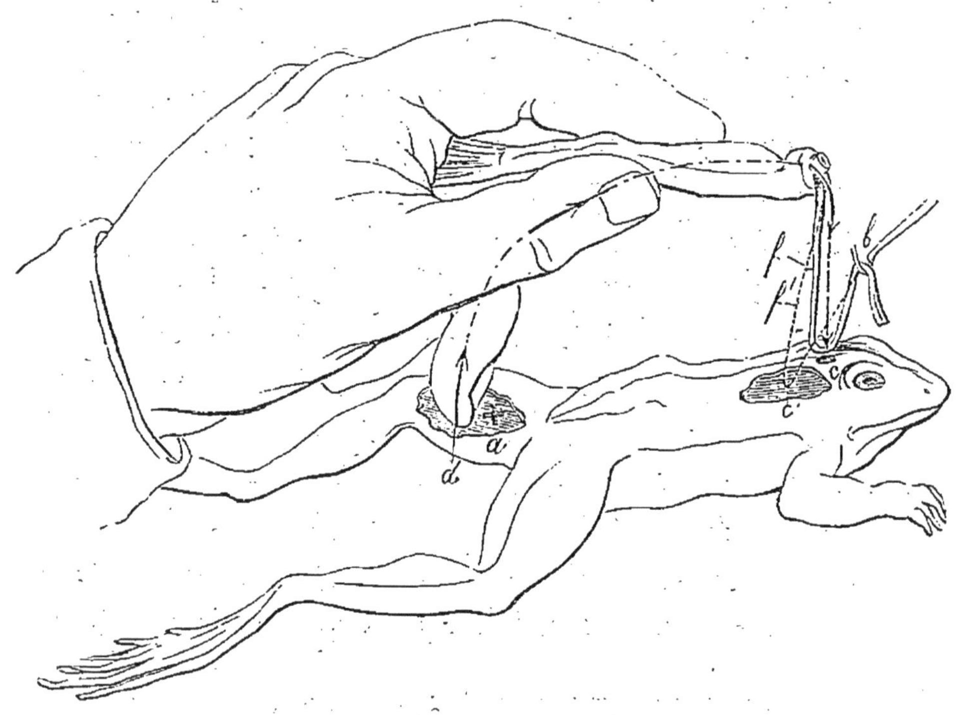

Fig. 23 (*).

rieurement de la surface longitudinale des muscles, positive, à la surface de la peau, négative (*fig.* 23);

(*) Fig. 23. — *Courant musculo-cutané de la grenouille.* — Sur une grenouille vivante, on a enlevé sur la cuisse un petit lambeau de peau pour mettre à nu la surface musculaire *a* qui a une électricité positive, tandis que toute la surface de la peau possède une électricité négative. De sorte que si l'on place une patte galvanoscopique dans le trajet d'un arc conduc-

2° Qu'un courant cutané est dirigé, dans l'arc qui réunit les faces extérieure et profonde de la peau, de la face profonde, positive, à la surface extérieure, négative.

COURANTS PHYSIOLOGIQUES.

L'existence des courants musculaire, nerveux, cutané, musculo-cutané, étant constatée sur des tissus séparés de l'animal vivant, il y a lieu de se demander : 1° quelle est, chez l'animal vivant, la résultante de ces manifestations dynamiques complexes ; 2° quelle est la destination physiologique de l'électricité produite dans l'organisme.

Relativement à cette dernière question, nous ne possédons encore aucune donnée ; mais des expériences ont été faites qui donnent de la première des solutions partielles.

Les premières observations qu'on rencontre dans l'histoire de l'électro-physiologie ont précisément trait à l'existence de ce *courant résultant* observé dans les membres postérieurs de la grenouille. Une série d'expériences, dont nous ne rappellerons pas ici

teur allant de la surface musculaire positive *a* à la surface de la peau *c* négative, par exemple, on aura une contraction à l'entrée du courant. Le courant se dirigeant de *a* passe par le doigt de l'expérimentateur, puis par la patte de la grenouille, puis par le nerf lui-même *f*. Au moment où l'anse du nerf, dont le bout est relevé en *b*, vient à toucher la peau, il y a convulsion dans la patte, parce qu'il y a reconstitution des deux électricités. Si, au lieu de faire toucher l'anse du nerf en *c* sur la face extérieure de la peau, on la fait toucher de *f'* en *c'* sur une autre surface musculaire, on n'aura pas de convulsions dans la patte galvanoscopique, parce que, les deux surfaces se trouvant positives, il ne peut y avoir de courant. (Cl. Bernard, *Leçons sur la physiologie et la path. du système nerveux*, t. I, p. 311.)

l'historique tracé de la façon la plus intéressante par M. Matteucci (1) avait amené Galvani à admettre qu'un courant d'électricité animale était dirigé chez la grenouille de l'extrémité inférieure des membres vers leurs nerfs.

L'existence de ce courant fut établie d'une façon décisive, en 1827, par Nobili qui lui donna le nom de *courant propre de la grenouille*. Préparant à la manière de Galvani une patte postérieure de grenouille avec ses nerfs, et la faisant plonger par ses extrémités dans deux capsules remplies d'eau pure ou mieux d'eau salée (*fig.* 24), Nobili reconnut que si

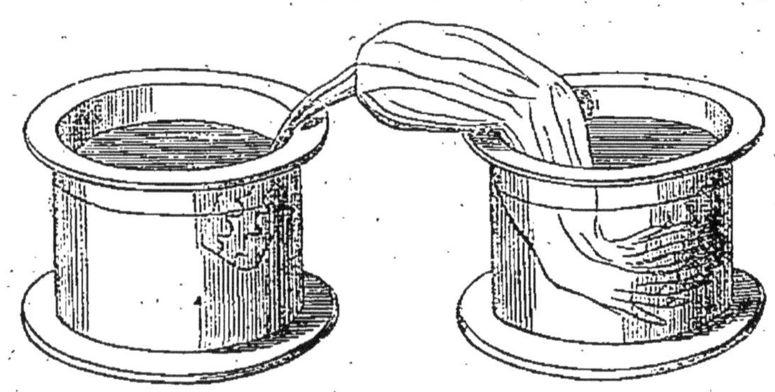

Fig. 24 (*).

l'on plongeait dans chacune de ces capsules l'une des extrémités du fil d'un galvanomètre, l'aiguille de celui-ci accusait constamment l'existence d'un courant dirigé, dans la patte postérieure de la grenouille, des pieds à la tête ou des muscles aux nerfs.

Depuis, MM. Matteucci, Du Bois-Reymond, Cl. Bernard, ont établi que ce courant résultant partiel n'é-

(*) Fig. 24. — *Pattes de grenouilles disposées pour l'observation du courant résultant dans ces membres.*

(1) *Loc. cit.*

tait pas propre à la grenouille, et qu'il pouvait se retrouver chez les animaux à sang chaud. Nous ne citerons de leurs expériences que celle dans laquelle M. Du Bois-Reymond a déterminé la direction du courant physiologique dans le membre supérieur de l'homme vivant.

Le sujet en expérience plongeant une main dans chacun des vases de l'appareil galvanométrique figuré page 50, l'aiguille n'est pas déviée, ce qui tient à ce que l'arc formé par les bras est constitué par deux électro-moteurs opposés l'un à l'autre. Mais on peut cependant se rendre compte de la direction des courants en tirant partie de la contraction musculaire pour affaiblir l'un d'eux et reconnaître ainsi le sens du courant physiologique, qui deviendra, dès lors, prédominant dans le membre immobile.

Au moment donc où l'aiguille est arrêtée, le patient contracte énergiquement les muscles de l'un des bras, en évitant que les doigts plongés dans le liquide ne prennent part au mouvement. Aussitôt l'aiguille du galvanomètre éprouve une déviation qui indique que *le courant du bras resté en repos chemine dans ce membre de l'épaule vers la main.* Des épreuves comparatives ont permis de s'assurer d'ailleurs que le résultat obtenu ne pouvait être attribué à aucune des conditions inhérentes au procédé expérimental.

Le courant physiologique est également descendant ou centrifuge dans le membre pelvien de l'homme vivant.

POISSONS ÉLECTRIQUES.

Chez certains poissons, il existe un organe électrogénique que ses caractères anatomiques et son rôle physiologique ont dû faire regarder jusqu'ici comme un appareil spécial. Nous l'examinerons chez la *torpille*, indiquant simplement les dispositions différentes qu'il affecte chez les autres poissons électriques, notamment chez le malaptérure et chez le gymnote.

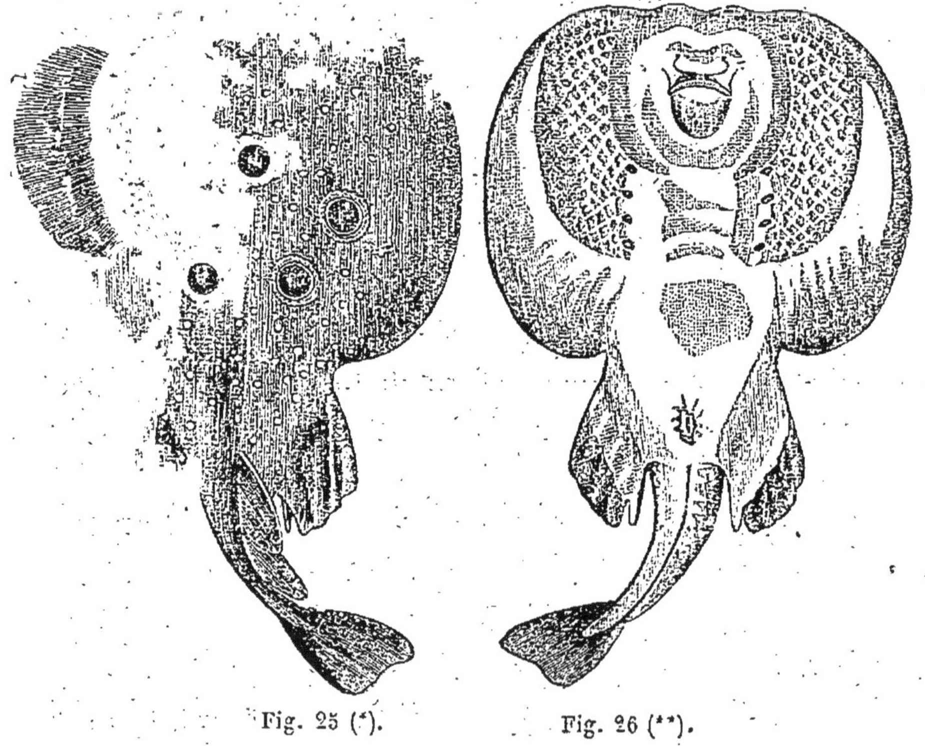

Fig. 25 (*). Fig. 26 (**).

L'organe électrique de la torpille est disposé de

(*) Fig. 25. — *Face dorsale de la torpille.* — L'organe électrique gauche est mis à découvert.

(**) Fig. 26. — *Face ventrale de la torpille.*

chaque côté de la tête de l'animal, entre les nageoires pectorales et les branchies, sous forme d'un croissant épais aux cornes arrondies (*fig.* 25 et 26).

Il est constitué par l'accolement d'un grand nombre de prismes membraneux dont les axes, parallèles, sont dirigés de la face dorsale à la face ventrale de l'animal. Chaque prisme est ensuite subdivisé par des diaphragmes horizontaux en un grand nombre de disques plats (*fig.* 27).

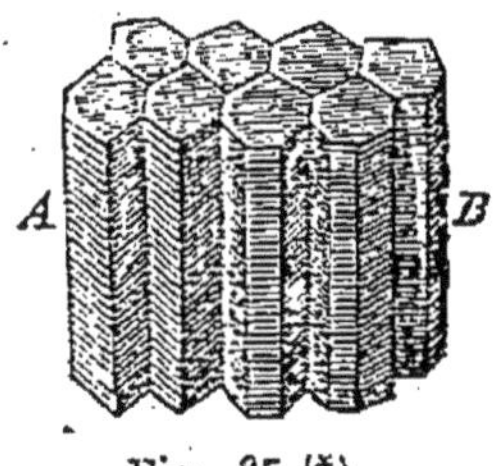

Fig. 27 (*).

Telle est au moins la configuration des prismes généralement admise. On évalue à 2,000 environ le nombre de ces disques dans chaque colonne prismatique, longue de 4 centimètres. Celles-ci étant, d'après Hunter, au nombre de 470 de chaque côté, il faudrait admettre que l'organe entier, en supposant que chaque disque représente un couple électro-moteur, est une pile formée de 1,880,000 couples ou plutôt de 940 piles de 2,000 couples.

De grandes divergences existent parmi les anatomistes qui ont étudié l'appareil électrique de la torpille, Hunter, M. Savi, M. Pacini, M. Jobert de Lamballe.

Ces divergences portent sur la nature des disques qui forment les prismes et de la membrane qui les sépare, sur l'origine et la distribution des nerfs de

(*) Fig. 27. — *Colonnes prismatiques qui constituent l'organe électrique de la torpille.*

l'organe électrique, sur le mode de distribution des vaisseaux dans cet organe.

Relativement au contenu des prismes, tous les auteurs, depuis Hunter jusqu'à M. Savi, l'ont donné comme un liquide gélatineux ou albumineux remplissant les cavités formées par un système de cloisonnement aponévrotique, qui, pour la plupart de ces auteurs, représenterait un prolongement de la face interne de l'aponévrose de recouvrement. Suivant M. Jobert (1), « tout l'espace compris entre les membranes inférieure et supérieure est occupé par une masse d'apparence homogène; elle est formée par la réunion d'un grand nombre de petites colonnes prismatiques *solides*. Ces colonnes sont simplement accolées, et si l'on excepte les gros troncs nerveux et leurs ramifications déliées, il n'existe entre elles ni tissu cellulaire, ni filament tendineux ou aponévrotique, ni liquide gélatineux ou muqueux épanché dans leur intervalle. »

Quant à la membrane enveloppante commune, M. Jobert repousse la comparaison avec les aponévroses ; il la considère comme une membrane séro-albuginée dont la face interne, onctueuse, sécréterait la substance des disques.

MM. Savi et Matteucci font venir les nerfs de l'appareil électrique d'un quatrième lobe encéphalique qui est comme un renflement de la moelle allongée.

Ils ont fait cesser les commotions en détruisant ce

(1) *Des appareils électriques des poissons électriques*, avec Atlas. Paris, 1858.

lobe, tandis qu'elles persistaient, ce lobe étant intact, lorsqu'on détruisait les autres. Néanmoins, M. Jobert croit pouvoir repousser cette origine et les faire naître d'un sillon oblique de substance blanche placée latéralement au-dessous du quatrième lobe. Mais la divergence des opinions ne porte que sur un malentendu, car Savi (1) avait déjà signalé l'origine apparente indiquée par M. Jobert ; seulement il avait suivi les nerfs dans la masse nerveuse centrale jusqu'au quatrième lobe duquel ils naissent.

On admet que ces nerfs appartiennent partie à la cinquième paire et partie à la huitième (Carus). Quant à la terminaison de ces nerfs dans l'organe, elle aurait lieu *en anses*, d'après M. Savi et M. Jobert. M. Pacini, qui admet que les prismes sont cloisonnés par des diaphragmes entre lesquels existe un liquide albumineux, pense que les filets nerveux se subdivisent et s'appliquent sur la surface inférieure de chaque diaphragme, les uns se perdant par leur extrémité dans la substance du diaphragme, pendant que les autres se terminent à sa surface même. La surface supérieure des diaphragmes ne recevrait aucune fibre nerveuse. Les faces supérieure et inférieure de chaque disque se trouveraient ainsi dans des conditions d'innervation bien différentes.

Tous les auteurs ont, depuis Hunter, signalé l'appareil vasculaire de l'organe électrique comme étant

(1) *Actes du congrès de Florence*, 1840, et *Études anatomiques sur le système nerveux et sur l'organe électrique de la torpille*. Paris, 1844.

extrêmement riche ; M. Savi dit même que la quantité des vaisseaux capillaires de l'organe électrique est immense. Contrairement à cette opinion de ses devanciers, M. Jobert déclare qu'*on n'aperçoit dans l'appareil électrique que des traces de vaisseaux sanguins.*

On voit qu'il existe sur les points fondamentaux des divergences capitales. Celle relative à la richesse du réseau vasculaire tient vraisemblablement à des différences dans les conditions de l'observation et dans les procédés employés.

Les théories de l'électrogénèse chez les poissons électriques peuvent être ramenées à deux.

D'après la première, l'organe électrique serait un appareil condensateur recevant sa charge des nerfs qui s'y distribuent. Le lobe électrique serait alors la source électrogénique. On admet que le système nerveux déterminerait ensuite la décharge de l'appareil en établissant certains contacts par lesquels se trouveraient réunies les deux armatures du condensateur.

A l'appui de cette théorie, on a invoqué le volume considérable des nerfs de l'appareil électrique, leur mode de terminaison soit en anses, soit sur une seule des faces de chaque disque, et l'abolition de la fonction par la section des nerfs.

Il nous semble plus satisfaisant d'admettre que l'appareil électrique de la torpille doit être considéré comme une pile. L'électrogénèse serait la conséquence du mouvement chimique de nutrition de l'organe, mouvement réglé par l'activité de la circulation. On aurait là une pile à action chimique intermittente, pile d'un nombre de couples immense et capable de donner sur ses faces polaires des tensions assez considérables pouvant se neutraliser brusquement à travers le milieu liquide dans lequel se trouve l'animal.

Une objection d'une grande valeur pourrait être opposée à cette manière de voir : c'est le témoignage de M. Jobert sur le faible calibre des voies circulatoires dans l'organe électrique.

Mais les observations contraires d'anatomistes compétents nous portent à penser que les deux cas peuvent se présenter, et que sous des influences nerveuses non encore définies, la circulation peut être presque complétement arrêtée ou prendre une activité considérable.

S'il en était ainsi, la théorie de l'électrogénèse par action chimique localisée dans l'appareil électrique et réglée par le système nerveux, trouverait dans les opinions jusqu'ici contradictoires des anatomistes ses arguments les plus puissants (1).

(1) Une expérience fort curieuse de M. Matteucci établit l'influence qu'exerce le système nerveux sur la nutrition de l'organe électrique.

« J'ai coupé trois nerfs de l'organe droit à une torpille femelle très-petite et très-vivace. Après l'opération, la peau fut réunie et cousue, et le poisson lié par la queue fut mis dans le canal de Cesenatico : c'était le 27 juillet, à trois heures après midi. L'animal

Dès l'antiquité, on avait constaté le pouvoir de la torpille de donner des décharges et des commotions à travers l'arc qui réunit ses faces dorsale et ventrale. Les travaux des physiciens ont établi ensuite la nature électrique de ces décharges.

Walsh (2) avait reconnu que le dos et le bas-ventre de la torpille sont dans des états électriques contraires. John Davy, en faisant aboutir des électrodes aux faces opposées de l'animal, avait pu aimanter une aiguille d'acier placée dans le circuit et consta-

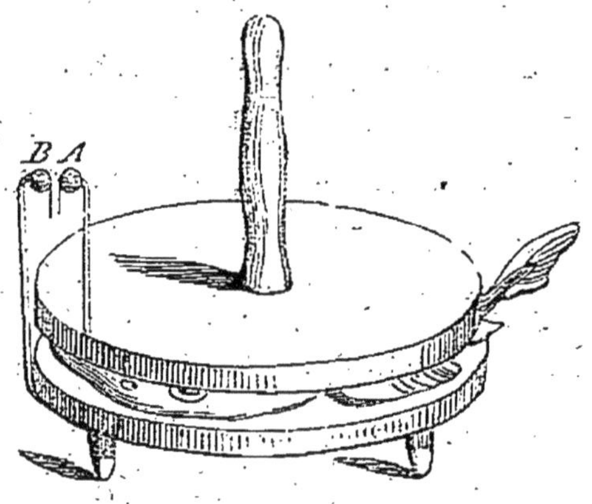

Fig. 28 (*).

ter la déviation de l'aiguille galvanométrique ; il

(*) Fig. 28. — *Appareil de M. Matteucci pour obtenir l'étincelle dans la décharge de la torpille.* — La torpille est légèrement comprimée entre deux disques métalliques isolés. Lorsqu'on irrite l'animal, des étincelles partent entre les feuilles d'or suspendues aux boules A et B.

mourut dans la soirée du 28, après environ trente heures. « Le changement apporté dans la substance de l'organe était grand dans la partie où se ramifient les trois nerfs coupés : elle y était tellement amincie et atrophiée, qu'il était impossible de la reconnaître ; la substance des troncs nerveux était devenue pultacée ; le reste de l'organe était intact. » (*Loc. cit.*)

(1) *Transactions de la société royale de Londres*, t. LXIII (1773).

avait même pu décomposer l'eau salée, et avait reconnu par ces divers procédés que la face supérieure du poisson est positive et l'inférieure négative. Depuis, M. Matteucci et le P. Linari ont répété les expériences de Davy ; ils ont, de plus, obtenu l'étincelle, soit directement (*fig.* 28), soit par induction ; enfin, ils ont pu constater la production d'effets calorifiques.

Les décharges des poissons électriques sont déterminées, soit par l'influence de la volonté, soit par mécanisme reflexe, lorsqu'une influence extérieure agit sur la sensibilité de ces animaux. Quant au rôle du système nerveux moteur, il est complexe et se trouve à la fois en rapport avec la production de l'électricité et avec sa manifestation. L'appareil électrique des poissons peut être, à cet égard, comparé à la plupart des organes sécréteurs, dans lesquels, ainsi que l'a établi M. Claude Bernard, un appareil nerveux préside à la nutrition durant la période du repos, tandis qu'un autre, alors qu'arrive la période d'activité apparente de l'organe, détermine l'expulsion du produit sécrété. « L'action des nerfs sur l'organe électrique, dit M. Matteucci (1), s'exerce de deux manières différentes : l'action nerveuse, comme si elle déterminait la sécrétion des matières qui forment l'appareil électro-moteur, tient cet appareil

(1) *Sur le pouvoir électro-moteur de l'organe de la torpille.* (*Compte rendu des séances de l'Académie des sciences*, t. L, nº 21 ; et t. LI, nº 6, 1860.)

constamment chargé ; d'un autre côté, les nerfs agissent pour déterminer la décharge instantanée. » Mais nous ne possédons encore aucune donnée qui permette d'établir à quelle partie de l'appareil nerveux de l'organe électrique est dévolue chacune de ces fonctions. Nous manquons également de documents sur les conditions physiologiques de la circulation dans l'organe électrique ; cette dernière lacune serait sans doute la plus intéressante à combler.

M. Matteucci (1) ayant soumis des parties de l'organe électrique de la torpille à des épreuves calquées sur ses expériences antérieures relatives au courant musculaire, s'est trouvé conduit aux conclusions suivantes :

1° Le pouvoir électro-moteur de l'organe de la torpille, tel qu'il a été défini, existe indépendamment de l'action *immédiate* du système nerveux ;

2° Le pouvoir électro-moteur de l'organe de la torpille augmente notablement et persiste pendant un certain temps dans cette augmentation, lorsqu'on a excité plusieurs fois de suite les nerfs de l'organe, de manière à obtenir un certain nombre de décharges successives ;

3° Le pouvoir électro-moteur de l'organe de la torpille est indépendant de la nature du milieu gazeux dans lequel on l'a laissé pendant vingt ou trente heures.

(1) *Loc. cit.*

Dans ce travail, M. Matteucci tend à repousser cependant les actions chimiques qui s'accompliraient dans l'organe électrique comme la cause de l'électrogénèse. Il se fonde sur ce que l'organe ne s'échauffe pas lorsqu'il est en activité, sur ce que son action sur l'air, toujours très-faible, ne varie pas lorsqu'il agit; enfin, sur ce que sa composition chimique ne varie pas. Ces différentes circonstances, notamment la dernière, qui est assurément la plus importante, sont d'une appréciation bien difficile; les substances protéiques peuvent, en effet, subir des transformations chimiques que les procédés actuels d'analyse sont impuissants à dévoiler. En l'absence de preuves décisives, il nous semble difficile d'assigner à l'électrogénèse une origine autre que l'action chimique, surtout après les expériences qui établissent que le pouvoir électrogénique de l'organe électrique de la torpille existe indépendamment de l'action immédiate du système nerveux.

Parmi les poissons électriques autres que la torpille, le gymnote et le malaptérure ont seuls été l'objet d'un examen attentif.

Les données les plus précises sur l'anatomie du gymnote sont dues à Hunter (1) et à M. Pacini (2). Walsh avait constaté quelques-unes des conditions physiques de la décharge de ce poisson; cette étude

(1) *Transactions philosophiques*, t. LXXV, 1775.

(2) *Organes des poissons électriques.* (*Archives des sciences physiques. — Bibl. univ.*, t. XXIV.)

a été depuis complétée par Faraday (1) et par M. Matteucci (2).

L'organe électrique du gymnote s'étend, suivant la longueur de l'animal, de la tête à la queue. Il est contenu dans un dédoublement de l'aponévrose sous-tégumentaire, et se trouve constitué par une série de prismes longitudinaux cloisonnés perpendiculairement à leur axe. Cet organe se rapproche donc beaucoup, sinon par son aspect général, du moins par sa structure, de celui de la torpille ; il forme 94 piles de 4,000 couples que les nerfs abordent encore par leur surface négative.

L'extrémité céphalique est positive et l'extrémité caudale négative. De deux points pris sur les côtés de l'animal, le plus rapproché de la tête est positif par rapport à l'autre. Quant aux effets physiques du courant fourni par la décharge du gymnote, on a pu s'assurer qu'ils étaient de nature électrique en recueillant la décharge de manière à obtenir l'étincelle, à produire la déviation de l'aiguille galvanométrique, l'aimantation d'une aiguille d'acier et des décompositions chimiques.

M. Pacini, qui voit dans l'action nerveuse la source immédiate de l'électricité dans la torpille, admet qu'il en est autrement chez le gymnote et que chez ce poisson l'action nerveuse détermine l'effet chimique d'où résulte la manifestation électrique.

Cette dernière interprétation nous paraît devoir

(1) *Bibl. univ. de Genève*, t. XXIV, 1839.
(2) *Loc. cit.*

être appliquée aussi bien aux phénomènes présentés par la torpille qu'à ceux observés chez le gymnote. Nous avons insisté suffisamment, à l'occasion de la torpille, sur le mécanisme très-probable de l'électrogénèse, pour n'avoir pas à revenir ici sur les raisons qui nous le font regarder comme identique chez les divers individus et dans les divers tissus.

Le *malaptérure* a été étudié au point de vue anatomique par Geoffroy Saint-Hilaire, par M. Pacini et par M. Jobert, de Lamballe.

Chez ce poisson, l'appareil électrique forme immédiatement sous la peau une couche d'apparence lamelleuse étendue de la tête à la queue et séparée en deux moitiés symétriques par un raphé dorsal et un autre ventral. M. Pacini le regarde comme constitué par l'entre-croisement, dans des directions différentes, de membranes formant un grand nombre d'alvéoles octaédriques pleines d'un liquide albumineux.

CHAPITRE II.

APPAREILS ÉLECTRIQUES.

§ 1. — APPAREILS DONNANT L'ÉLECTRICITÉ A L'ÉTAT STATIQUE OU DE TENSION.

Nous verrons plus tard comment on utilise, dans le but de produire des effets physiologiques, les tensions accumulées sur des conducteurs isolés. Il suffit d'indiquer ici à quels appareils on les demande quand on veut en faire usage.

Machines à frottement. — La machine ordinaire à plateau de Van Marum, successivement modifiée par Ramsden et Cuthbertson, est le plus répandu des appareils qui fournissent l'électricité statique.

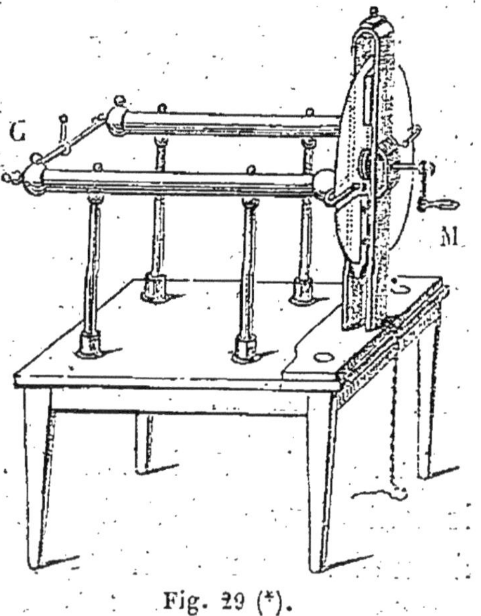

Fig. 29 (*).

Dans cette machine, un plateau de verre frotte contre des coussins de cuir mince enduits d'or mussif (deutosulfure d'étain); il se charge ainsi d'é-

(*) Fig. 29. — *Machine électrique à frottement de Van Marum et Ramsden.*

lectricité positive pendant que les coussins se chargent d'électricité négative.

L'électricité positive développée sur la roue de verre agit par induction de manière à faire écouler, par les pointes métalliques d'un double peigne entre les dents duquel elle passe, le fluide négatif d'un système de conducteurs isolés qui se trouve ainsi électrisé positivement.

Tant qu'a lieu la rotation de la roue, ce système de conducteurs peut être utilisé comme source d'électricité positive, soit pour fournir des étincelles, soit pour électriser par communication d'autres conducteurs isolés : le corps humain, par exemple.

Dans cette machine, l'électricité négative dont se chargent les coussins s'écoule dans le sol. On tend à substituer aujourd'hui aux coussins de cuir les anciens frottoirs de Van Marum, qui donnent une tension bien supérieure. Ils consistent en une plaque de bois pressée sur le plateau par un double ressort. Cette plaque de bois est recouverte d'un cuir épais et souple, sur lequel on étend une feuille d'étain recouverte elle-même d'un morceau de taffetas enduit d'or mussif.

La machine de Nairne (*fig.* 30), imaginée spécialement dans le but d'électriser des malades (1), donne les deux électricités.

Elle consiste en un manchon de verre qu'on fait

(1) *The description and use of* Nairne's *patent electrical machine, with the addition of some philosophical experiments and medical observations.* London, 1783.

tourner entre deux conducteurs isolés et indépendants l'un de l'autre.

L'un de ces conducteurs porte un frottoir, et reçoit

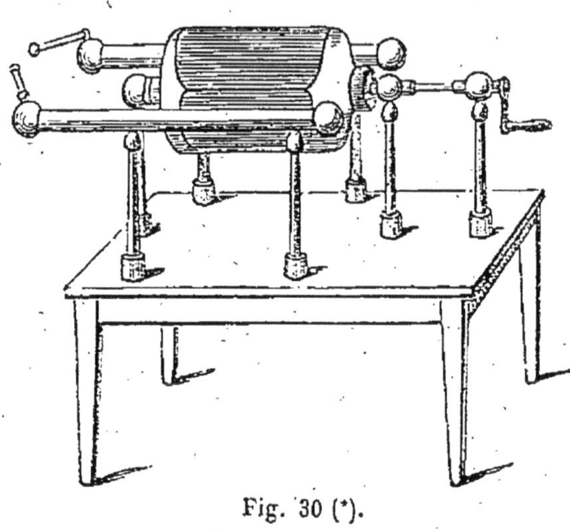

Fig. 30 (*).

de lui l'électricité négative. L'autre porte un peigne métallique qui, en présence du manchon de verre électrisé positivement, laisse écouler son électricité négative. Ce conducteur reste ainsi électrisé positivement.

Une machine électrique (*fig.* 31), qu'on voit à l'Institution royale polytechnique de Londres et au Conservatoire des arts et métiers de Paris, offre une heureuse modification de la construction de la machine de Nairne.

Au cylindre de verre, fragile et difficile à remplacer en cas d'accident, on a substitué une roue de verre pareille à celle de la machine ordinaire. Un

(*) Fig. 30. — *Machine de Nairne.*

conducteur vertical isolé est placé de chaque côté

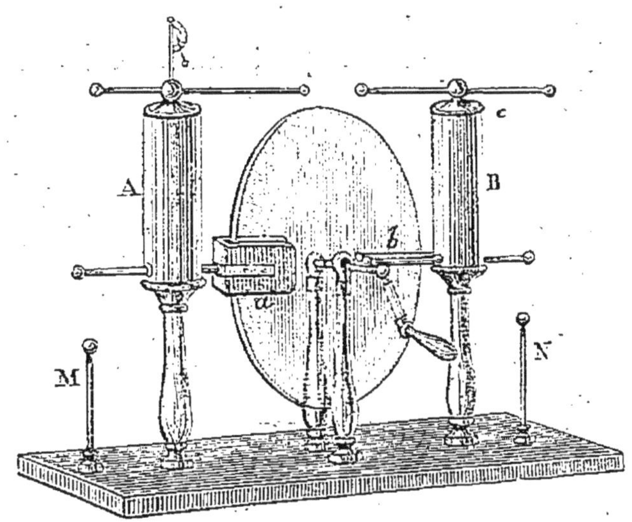

Fig. 31 (*).

de la roue, en regard de sa tranche. L'un de ces conducteurs, armé d'un peigne métallique entre les dents duquel passe la roue, prend un charge positive. L'autre prend une charge négative par le fait de sa communication avec les frottoirs.

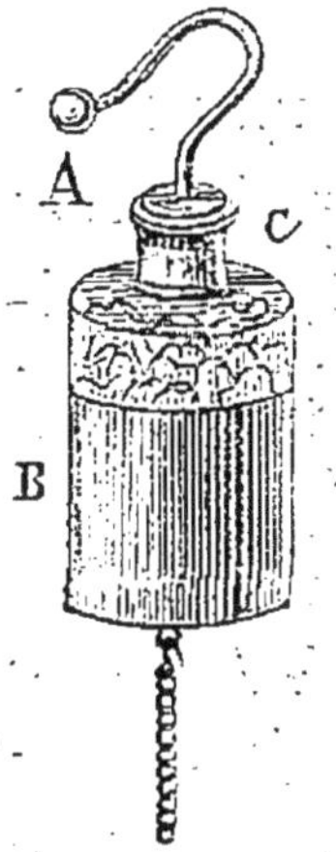

Fig. 32 (**).

CONDENSATEURS.

Bouteille de Leyde. — Au siècle dernier, on faisait dans la pratique médicale un emploi très-fréquent de la *bouteille de Leyde* (*fig.* 32). La construction de cet appa-

(*) Fig. 31. — *Machine à plateau fournissant les électricités positive et négative.* — *a* frottoir prenant une charge d'électricité négative qu'il communique au conducteur isolé A. — *b* peigne métallique par lequel s'écoule le fluide négatif du conducteur isolé B qui conserve une charge positive. — M, N tiges métalliques, mobiles dans le sens de leur longueur, et servant à mettre au besoin l'un des conducteurs A et B en communication avec le sol.

(**) Fig. 32. — *Bouteille de Leyde.* — A armature interne. — B armature externe. — C bouteille de verre (diélectrique).

reil est trop connue pour que nous ayons à le décrire ici.

En faisant communiquer une des armatures de la bouteille de Leyde avec une source électrique, tandis que l'autre communique avec le sol, ses deux armatures prennent des charges de signes contraires. Ces charges existent sur chacune d'elles à l'état latent ou dissimulé. On peut les manifester en les neutralisant l'une par l'autre, lorsqu'on réunit les deux armatures par un arc conducteur. Une étincelle longue et brillante éclate alors un peu avant que la réunion soit complète.

La dissimulation réciproque des charges accumulées sur les armatures de la bouteille de Leyde ne porte pas sur leur totalité.

Une certaine quantité d'électricité libre demeure toujours sur l'armature qui a été en communication avec la source. On peut donc tirer une étincelle de cette armature. Cette décharge partielle rend libre une portion de l'électricité précédemment dissimulée sur l'autre armature, de laquelle on peut alors tirer aussi une étincelle, et ainsi de suite jusqu'à épuisement des charges.

La décharge subite et simultanée des deux armatures a été autrefois très-employée. La décharge lente, par étincelles tirées alternativement de chaque armature, paraît ne l'avoir jamais été ; faute peut-être d'un appareil qui aurait rendu cette opération commode.

Électromètre de Lane. — Une addition ingénieuse à la bouteille de Leyde a permis à Thomas Lane d'en tirer des décharges répétées d'une force donnée.

Un bras de verre courbe *mn* (*fig.* 33), porte un conducteur métallique *bb'* pouvant être mis en communication avec l'armature externe par un conducteur indépendant de l'appareil. La tige métallique *bb'* glisse dans la partie tubulaire de son support et

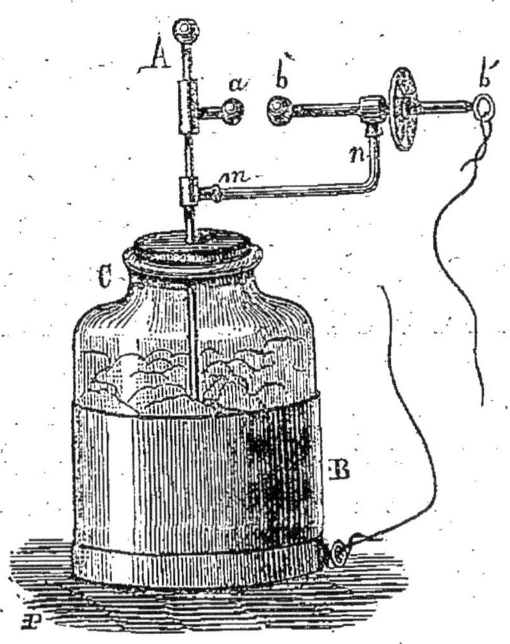

Fig. 33 (*).

peut être ainsi plus ou moins rapprochée du bouton *a* appartenant à l'armature interne.

(*) Fig. 33. — *Électromètre de Lane.* — A bouton appartenant à l'armature interne. — B armature externe. — C bocal de verre jouant le rôle de diélectrique. — *a* bouton appartenant à l'armature interne. — *b* bouton qui appartient à l'armature externe lorsqu'on fait communiquer l'anneau *b'* avec cette armature. — *mn* support isolant.

Le bouton A, appartenant également à l'armature interne, étant mis en communication avec les conducteurs d'une machine en mouvement, et l'anneau *b'* communiquant avec l'armature externe B, la décharge a lieu entre les boules *a* et *b* toutes les fois que l'appareil a pris une charge suffisante. La charge de l'appareil, et, par suite, l'intensité de la décharge qu'on veut obtenir, se règle en modifiant l'écartement des boules *a* et *b*.

L'électromètre condensateur de Lane, étant en communication avec une source permanente, peut donc fournir une série d'étincelles de force égale et facile à régler.

§ 2. — APPAREILS DONNANT L'ÉLECTRICITÉ SOUS FORME DE COURANT. COUPLES ET PILES.

C'est aux actions chimiques qu'on demande le courant électrique. Les appareils qui le fournissent offrent entre eux des différences notables, et ne sauraient être, comme nous le verrons dans le chapitre suivant, substitués les uns aux autres dans la pratique médicale. Nous verrons, à l'occasion de chacun, quels peuvent être ses avantages et ses inconvénients, à quelles indications il satisfait plus particulièrement. Il suffit d'indiquer ici que les appareils donnant un courant *constant* sont aujourd'hui employés presque exclusivement, soit qu'on utilise directement le courant, soit qu'on l'emploie à déterminer dans son circuit ou dans des circuits voisins des courants d'induction.

PILES A COURANT VARIABLE.

Les plus anciennement employées sont les diverses formes de la pile de Volta. L'électricité y est produite par l'action de l'acide sulfurique étendu sur le zinc ordinaire.

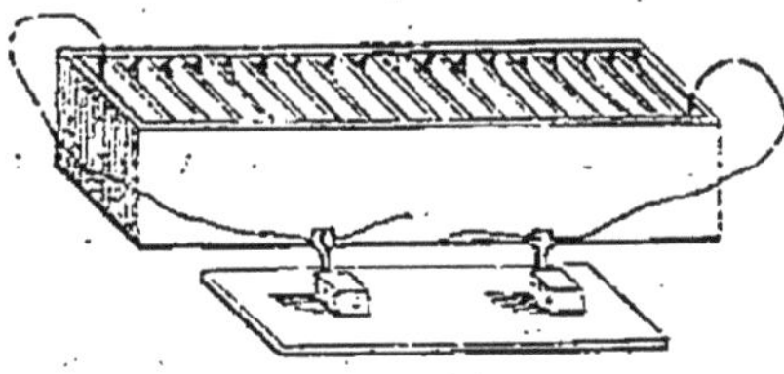

Fig. 34 (*).

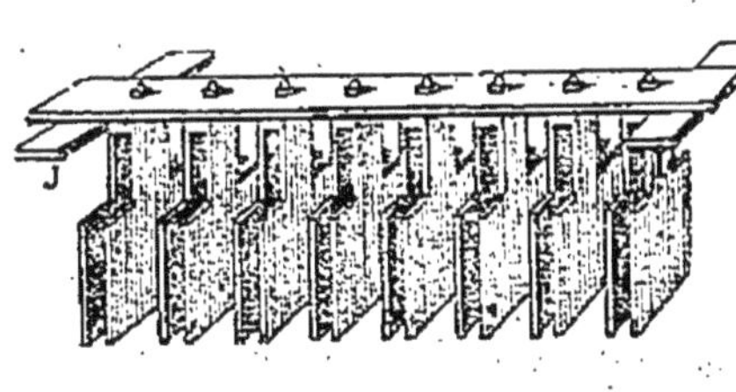

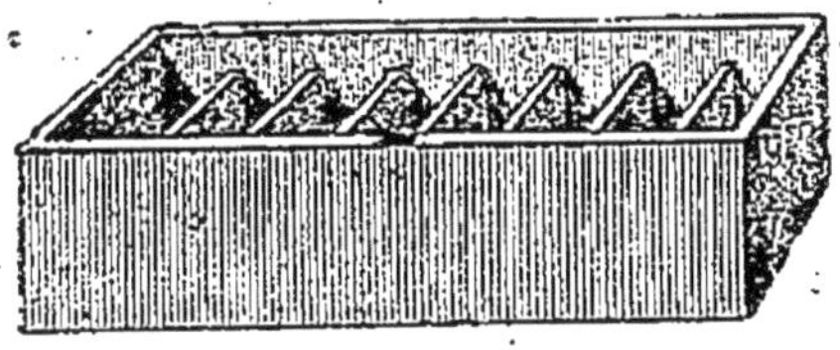

Fig. 35 (**).

L'élément collecteur est une lame de cuivre.

Dans les piles à couples voltaïques, on a toujours associé les éléments en tension, en leur donnant trois dispositions principales.

Dans la *pile en colonne*, les couples, formés par des rondelles de zinc, de drap ou de carton imbibé de la solution acide, et de cuivre, sont superposés. Cette pile a été abandonnée parce qu'elle est longue à monter et que les rondelles mouillées se dessèchent trop rapidement, d'où une diminution prompte de l'intensité du courant.

(*) Fig. 34. — *Pile à auge.*

(**) Fig. 35. — *Pile à auge modifiée.* Disposition intermédiaire à celle de la pile à auge proprement dite et à celle de la pile en couronne de tasses.

En divisant la capacité d'une auge rectangulaire par un nombre plus ou moins grand de cloisons formées d'une lame de zinc et d'une lame de cuivre soudées ensemble, on a la *pile à auge* (*fig.* 34).

Pour la mettre en activité, il suffit de remplir avec la solution acïdulée les intervalles des cloisons. Cette pile est longue à charger et à décharger ; de plus, des communications s'établissent à la longue entre les liquides des cellules voisines, communications qui diminuent la quantité de l'effet utile.

Ce dernier inconvénient est évité dans la *pile en couronne de tasses* (*fig.* 36). Les lames de cuivre et de zinc contiguës y sont réunies par une anse métallique et plongent dans des vases différents.

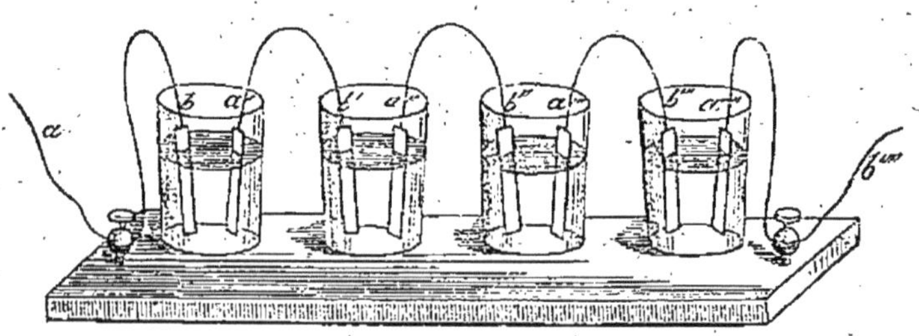

Fig. 36 (*).

Les couples de Volta donnent un courant d'autant plus intense que la solution acide est plus concentrée, c'est-à-dire que l'action chimique est plus vive, et la résistance propre du couple moindre. Dans cette condition d'un liquide acide concentré, la tension est très-faible en raison de la grande conductibilité du liquide. La concentration du liquide actif

(*) Fig. 36. — *Pile en couronne de tasses.*

étant une condition qui rend la pile peu constante, l'intensité ne s'obtient ici qu'au prix d'une très-grande étendue des couples, d'une tension faible, et d'une grande inconstance de l'appareil.

Divers perfectionnements ont été apportés à la pile de Volta sans en changer notablement l'économie générale.

La *pile de Wollaston* (*fig.* 37) est une pile en couronne de tasses. Les couples, fixés à une tige transversale non conductrice par l'anse qui réunit le zinc et le cuivre de deux couples voisins, peuvent être à volonté immergés ou retirés du liquide. De plus, la lame collectrice en cuivre de chaque couple enveloppe sans la toucher la lame de zinc de ce couple, la regardant ainsi par ses deux faces. Cette disposition augmente la surface active du couple et diminue en même temps sa résistance.

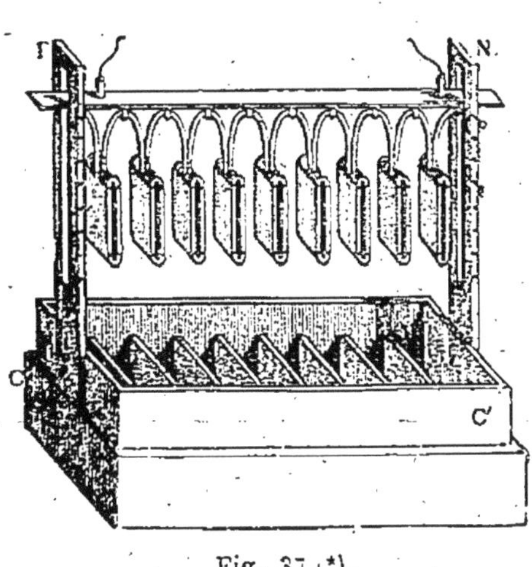

Fig. 37 (*).

Faraday a rendu la pile de Wollaston d'un emploi plus commode en faisant plonger les lames métalliques, non plus dans des vases séparés, mais dans une auge unique. Lorsque le liquide n'est pas trop acidulé, l'affaiblissement du courant qui résulte des

(*) Fig. 37. — *Pile de Wollaston.*

recompositions qui ont lieu à travers le liquide n'est pas considérable.

Enfin quelques précautions, dont l'avantage a été exposé dans le chapitre précédent, permettent de donner une plus grande constance d'action à la pile voltaïque.

L'addition au liquide d'une petite quantité d'acide azotique que réduit l'hydrogène naissant, diminue l'affaiblissement du courant dû au contre-courant produit par la polarisation des surfaces métalliques.

L'amalgamation du zinc (piles de Young et de Munch) le préserve des dépôts d'oxyde, prévient la formation de petits couples accidentels à sa surface, et augmente la constance de l'appareil.

En recouvrant la lame de cuivre d'une couche de poussière de platine, on facilite encore le dégagement de l'hydrogène à la surface de cette lame (pile de Smée).

Enfin, l'expérience a montré qu'en ajoutant à l'eau le quarantième de son volume d'acide sulfurique et un soixantième d'acide azotique on obtenait le liquide le plus convenable pour charger les piles dont nous venons de faire l'énumération.

D'autres piles à courant non constant ont été établies en vue d'applications diverses.

Le docteur Hare a construit, pour obtenir des effets calorifiques intenses, un couple d'une très-grande surface connu sous le nom de *pile en hélice* (*fig.* 38

et 39), qui serait vraisemblablement d'un usage commode dans la pratique de la galvanocaustique.

Deux larges lames métalliques, l'une de zinc, l'autre de cuivre, sont, pour former ce couple, enroulées autour d'un cylindre de bois (*fig.* 38). Le contact immédiat entre les deux lames est empêché

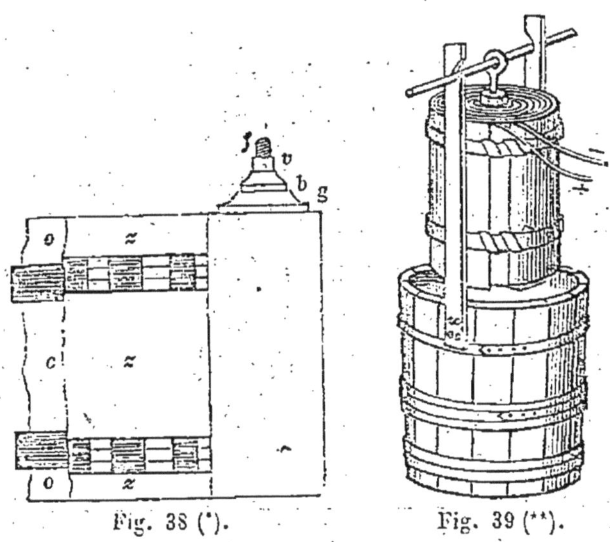

Fig. 38 (*). Fig. 39 (**).

par l'interposition de bandes de drap maintenues dans leur position par un réseau de ficelles.

L'enroulement étant maintenu par des liens extérieurs, on plonge le cylindre ainsi formé dans un seau de bois mastiqué à l'intérieur et contenant de l'acide sulfurique convenablement étendu (*fig.* 39).

Les piles de Pulvermacher (*fig.* 40 et 41) offrent un grand nombre de couples, de très-petite surface il est vrai, sous un volume peu considérable. La partie solide de chaque couple consiste en un petit billot

(*) Fig. 38. — *Établissement de la pile en hélice.*
(**) Fig. 39. — *Pile en hélice montée.*

de bois sur lequel sont enroulés parallèlement en hélice un fil de zinc et un fil de cuivre.

Les deux chefs du fil de zinc d'un couple donné

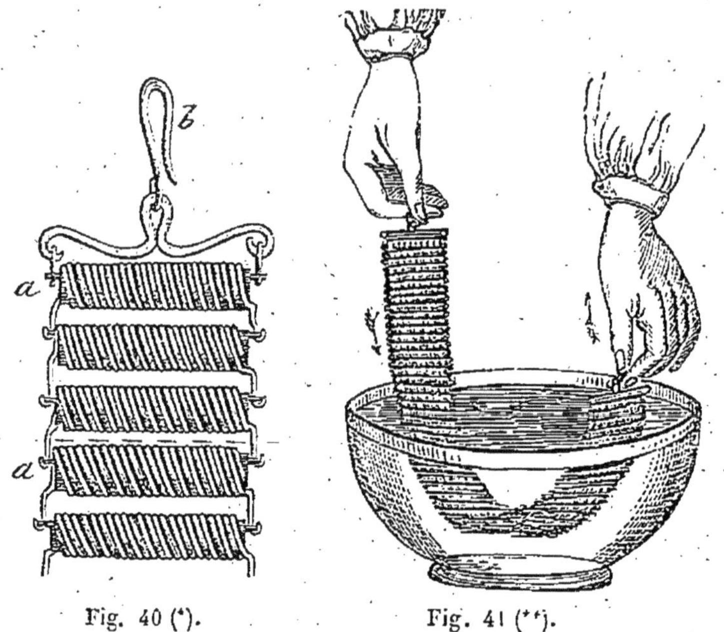

Fig. 40 (*). Fig. 41 (**).

sont liés aux chefs correspondants du fil de cuivre du billot précédent ; les deux chefs de son fil de cuivre sont liés de la même manière au fil de zinc du billot suivant. On charge la pile en la mouillant avec de l'eau vinaigrée.

Son énergie est d'autant plus forte d'abord que la solution est plus concentrée ; mais elle s'affaiblit rapidement en raison de l'oxydation du zinc et du dessèchement de l'appareil. Ces piles, à forte tension, donnent, malgré leur surface relativement minime, des effets chimiques d'une activité notable.

(*) Fig. 40. — *Pile de Pulvermacher.*
(**) Fig. 41. — *Mise en activité de la pile de Pulvermacher.*

Les couples au deutosulfate de mercure de M. Marié Davy forment des piles très-répandues aujourd'hui dans la pratique médicale.

Le deutosulfate de mercure y est posé dans une petite auge de charbon qui fait l'office d'élément collecteur. On ajoute un peu d'eau et on recouvre d'un plateau de zinc. La position du charbon fait que l'hydrogène ne s'accumule pas à sa surface. De plus, la réduction du sel de mercure maintient constamment amalgamé l'élément zinc.

Cette pile, d'un entretien fort simple, est la plus commode que nous ayons pour faire fonctionner les appareils d'induction dont on ne fait pas un usage fréquent, ou qui ne sont pas établis à poste fixe.

Deux très-petits couples au deutosulfate de mercure fournissent le courant inducteur des appareils de M. Ruhmkorff et de M. Gaiffe.

Récemment, M. Gaiffe a construit un couple de cette nature (*fig.* 42) dans lequel l'élément zinc peut être à volonté rapproché ou éloigné du fond de charbon, selon qu'on veut diminuer ou augmenter la résistance intérieure de la pile, ou en suspendre l'action. Nous avons employé ce couple avec de très-bons résultats à faire fonctionner les appareils de M. Duchenne et de MM. Legendre et Morin.

M. Grenet a proposé, en vue surtout de la galvanocaustique, une pile d'une grande énergie sous un volume relativement peu considérable. C'est une pile à auge dans laquelle, le métal attaqué étant toujours le zinc amalgamé; les collecteurs sont des plaques de charbon. Le liquide actif est un mélange d'eau avec

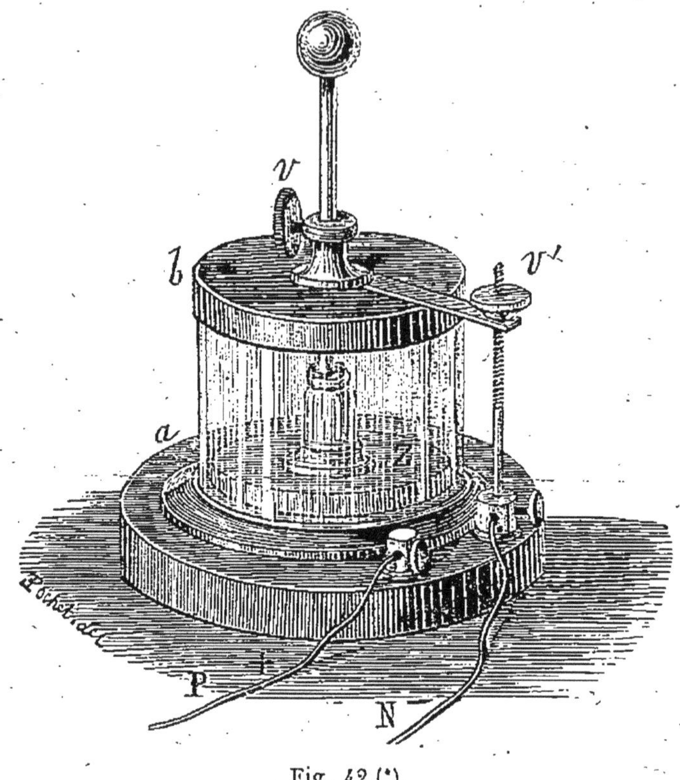

Fig. 42 (*).

un sixième d'acide sulfurique auquel on ajoute 100 grammes de bichromate de potasse par litre de liquide. Cette pile, en raison de sa grande énergie, serait la plus inconstante de toutes celles qui ont été employées sans une ingénieuse disposition qui permet de maintenir le liquide dans une continuelle

(*) Fig. 42. — *Couple au deutosulfate de mercure à résistance intérieure variable.* — Z disque de zinc. — *a* base en gutta percha portant le fond de charbon sur lequel est déposé le deutosulfate de mercure. — *b* couvercle en gutta percha. Le disque de charbon communique avec la borne qui donne attache à l'électrode positif P. La communication du zinc avec la borne où s'insère l'électrode négatif N est assurée par les vis *v* et *v'*.

agitation par l'insufflation d'une petite quantité d'air. Grâce à cette insufflation, la pile Grenet peut conserver pendant un temps suffisant une puissance considérable.

Elle a contre elle de s'encrasser très-vite et d'exiger, chaque fois qu'on en fait usage, un nettoyage et une nouvelle amalgamation du zinc.

Le même constructeur a fait faire des couples de même nature contenus dans un bocal et pouvant être à volonté remontés dans le goulot de ce bocal. Ils ont tous les inconvénients de sa grande pile sans en avoir l'énergie et ne nous paraissent susceptibles d'être employés utilement dans aucun cas.

PILES A COURANT CONSTANT.

Les conditions qui tendent à rendre constant le courant fourni par un couple ou par une pile ont été énumérées précédemment. Elles se résument dans un petit nombre d'indications :

1° Employer des *éléments électrogéniques* dont l'affinité chimique ne soit pas trop grande, si l'on ne veut pas faire entrer dans chaque couple une quantité considérable de liquide;

2° Amalgamer le zinc pour éviter une dépense inutile des éléments de la pile, toujours préjudiciable à la quantité de son effet utile;

3° Prévenir le transport sur le collecteur, du zinc réduit par le courant et de l'hydrogène qui provient de la décomposition de l'eau.

Ces indications sont remplies plus ou moins dans les divers couples que nous allons avoir à examiner.

Les couples à courant constant peuvent, au point de vue de l'usage qu'on se propose d'en faire, être divisés tout d'abord en deux catégories suivant qu'ils donnent un courant intense ou un courant faible. Dans les couples à courant intense, que nous examinerons d'abord, la constance du courant est moins grande et surtout moins prolongée ; ils peuvent cependant rendre de grands services lorsqu'on les emploie à porter à une haute température des fils métalliques et quelquefois aussi comme moteurs d'appareils d'induction.

Le premier, en 1836, Daniell avait construit un couple à deux liquides, séparant ceux-ci par un diaphragme poreux qui mettait obstacle au transport de la matière du métal attaqué sur le collecteur. Cette disposition a été conservée dans presque tous les couples à courant constant qui ont été imaginés depuis.

Dans le couple de Grove (*fig.* 43), le zinc amalgamé est attaqué par de l'acide sulfurique étendu de 10 à 20 fois son volume d'eau.

Le collecteur P, en platine, est plongé dans de l'acide azotique pur ou étendu d'un demi-volume d'eau. Un diaphragme poreux D, de forme variable suivant la disposition donnée au couple, sépare les deux bains acides autant qu'il est nécessaire pour les empêcher de se mélanger. Ce diaphragme poreux met obstacle au transport du zinc sur la lame de platine; quant à l'acide azotique, il est désoxydé par l'hydrogène naissant qu'il empêche ainsi d'arriver jusqu'au collecteur.

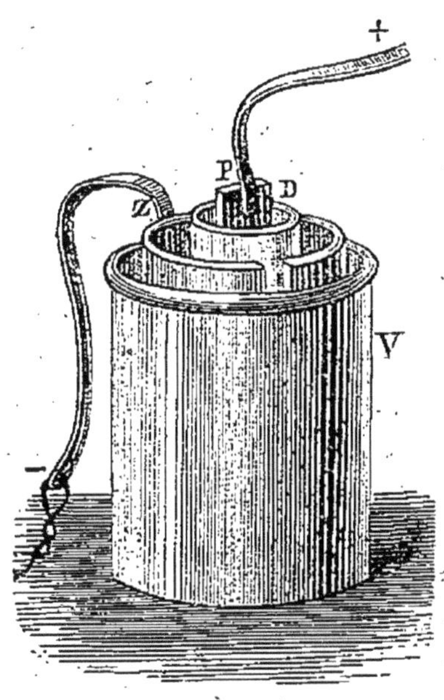

Fig. 43 (*).

Le couple de Grove est le plus énergique des couples à courant constant; mais la constance de ses effets ne se maintient que pendant un temps peu considérable. L'acide azotique finit par s'échauffer, par donner des vapeurs nitreuses abondantes et par bouillir; il faut alors retirer du circuit le vase poreux et son contenu, et arrêter ainsi la marche de l'appareil. Cet inconvénient peut s'éviter en étendant l'acide azotique de son volume d'eau ou en y ajoutant une proportion assez notable d'acide sulfurique concentré; mais le courant perd alors en intensité ce qu'il gagne en constance.

Le prix élevé du platine fait qu'on emploie peu le couple de Grove, auquel on substitue, dans les opérations qui exigent une grande intensité du cou-

(*) Fig. 43. — *Couple de Grove.* — Z lame de zinc. — V vase extérieur. — P collecteur de platine. — D vase poreux.

rant, le couple de Bunsen (*fig.* 44). Ce dernier ne diffère du couple de Grove que par la substitution du

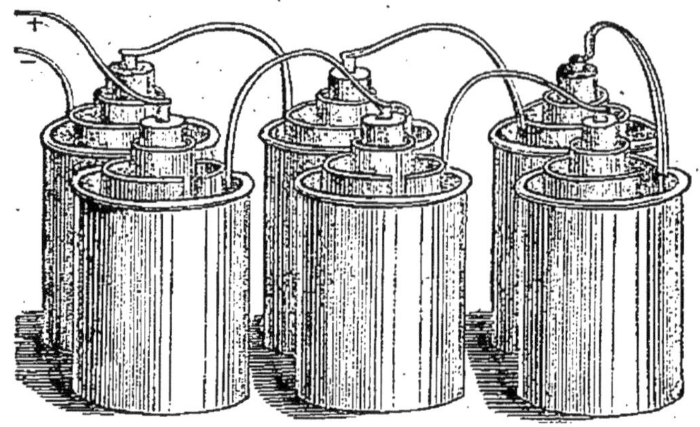

Fig. 44 (*).

charbon des cornues à gaz au platine. Le charbon étant moins conducteur que le platine, le courant est moins intense; l'acide azotique ne s'échauffe pas aussi promptement; il finit cependant par bouillir.

Dans la pratique médicale, on renonce tous les jours à l'usage des couples de Grove et de Bunsen à cause des vapeurs nitreuses qu'ils dégagent et de la détérioration inévitable des appareils métalliques situés dans leur voisinage. Ils peuvent cependant, en raison de la grande intensité du courant qu'ils fournissent, rendre des services à la galvanocaustique. M. le docteur Zeigmondy, de Vienne, assure qu'il emploie très-avantageusement, pour faire rougir des fils métalliques, un seul couple de Grove dont il a modifié certaines dispositions, de manière à augmenter considérablement les surfaces métalliques, tout

(*) Fig. 44. — *Pile de Bunsen.*

en laissant à l'appareil un petit volume. Dans cet appareil, dont la figure ci-contre montre une coupe ho-

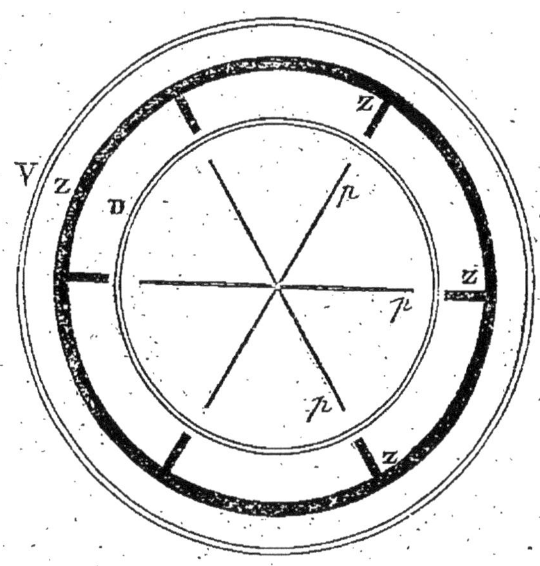

Fig. 45 (*).

rizontale, le collecteur est formé par six feuilles de platine p, p, p, de 0m,057 de long sur 0m,013 de large. Ces feuilles, réunies ensemble par un de leurs côtés longitudinaux, forment une étoile d'une grande surface. Quant au cylindre de zinc Z, de 0m,060 de haut sur 0m,042 de diamètre, sa surface intérieure est augmentée par six bandes de zinc de 0m,060 de haut sur 0m,005 de large, fixées normalement à sa paroi interne. Le vase poreux D entre à frottement dans la gaîne formée par ces arêtes saillantes. Le volume total de l'appareil est très-peu considérable. Quand la pile ne fonctionne pas, on retire le vase poreux pour le porter avec son cou-

(*) Fig. 45. — *Coupe horizontale du couple de Grove modifié* — *zz* zinc. — *pp* lames de platine. — D vase poreux. — V vase extérieur.

vercle dans un bocal contenant de l'acide azotique. L'appareil peut ainsi être tenu à l'abri des causes de détérioration, toujours prêt à fonctionner.

Dans la pratique de la galvanocaustique, un couple en hélice, une pile de Grove, de Bunsen, la pile Grenet et le couple de M. Zeigmondy sont les appareils qu'on emploiera de préférence. Lorsqu'il s'agit de produire un courant inducteur pendant un temps peu prolongé, on se trouvera bien de recourir à un ou deux couples de M. Marié Davy au deutosulfate de mercure. Mais dans les applications ordinaires, lorsqu'on emploie le courant constant ou un appareil d'induction à demeure et qui fonctionne souvent, les piles formées d'un nombre variable d'éléments à courant constant peu intense sont seules d'un usage commode.

La pile à courant constant la plus ancienne dont il soit fait mention est dans ces conditions ; on la doit à Alizeau (1).

Chaque couple consistait en une assiette de cuivre au fond de laquelle était soudée une rondelle de zinc. Le zinc était couvert de sel marin ou de chlorhydrate d'ammoniaque et d'eau. Les couples se superposaient ensuite comme dans la pile en colonne de Volta.

Cette pile fut examinée comparativement avec une

(1) Académie des sciences et arts de l'Institut, séance du 8 messidor an XI. L'appareil avait été présenté le 30 ventôse.

pile en colonne d'un même nombre de couples (40), et essayée seulement au point de vue des commotions qu'elle procurait à l'observateur qui en réunissait les pôles à l'aide de ses doigts mouillés. Elle parut donner les mêmes effets, seulement avec une constance bien plus grande, puisqu'au bout de 53 jours ceux-ci n'avaient pas sensiblement faibli.

La pile d'Alizeau, qui existait autrefois dans les collections de l'École de médecine de Paris, paraît ne devoir sa grande durée d'action qu'au peu d'activité de l'action chimique qui s'y produit.

Le couple le plus constant, couple dont la constance dure pendant un temps assez long, est celui de *Daniell* (*fig.* 46). Il est contenu dans un bocal de verre ou de terre vernissée V, séparé en deux cavités concentriques par un long godet en porcelaine dégourdie D. Le vase poreux est à peu près rempli d'une solution saturée de sulfate de cuivre dans laquelle plonge le collecteur C qui est en cuivre.

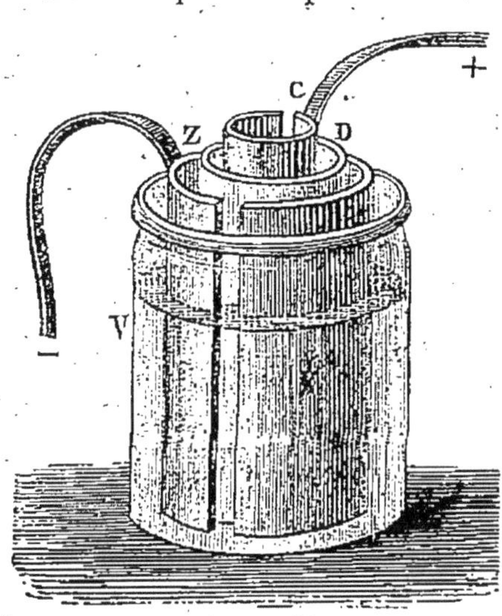

Fig. 46 (*).

La cavité annulaire extérieure reçoit le zinc amal-

(*) Fig. 46. — *Couple de Daniell.* — Z zinc. — C collecteur de cuivre à godet contenant du sulfate de cuivre. — D diaphragme poreux. — V vase extérieur.

gamé Z, contourné en forme de cylindre évidé, et baignant dans de l'eau très-légèrement acidulée, ou salée, ou, plus communément, dans de l'eau ordinaire.

L'hydrogène naissant arrivant au vase poreux y réduit le sulfate de cuivre et est empêché par là d'arriver jusqu'au collecteur, dont la surface est d'ailleurs constamment révivifiée par le dépôt du cuivre précipité de son sulfate.

En faisant porter au collecteur une petite capsule qu'on charge de temps en temps de sulfate de cuivre pour maintenir la solution saturée, on obtient des courants d'une constance remarquable.

L'intensité du courant que fournit le couple de Daniell est peu considérable; mais le peu de soins qu'il réclame, sa constance et la longue durée de son action, font qu'il est aujourd'hui employé presque exclusivement dans toutes les applications qui n'exigent pas un courant d'une très-grande intensité. La résistance des couples de Daniell qu'on trouve dans le commerce varie, suivant leurs dimensions, entre 2 et 4 kilomètres du fil de fer étalon de 4^{mm} de diamètre; elle est notablement plus grande que celle des couples de Grove ou de Bunsen de mêmes dimensions. Ce couple donne donc un courant d'une faible intensité et d'une assez forte tension.

Récemment, M. Marié Davy a proposé un couple qui joint aux mérites du couple de Daniell l'avantage d'exiger encore moins d'entretien. Le collecteur C, en charbon, est enfoncé dans une bouillie de protosulfate de mercure que contient le vase poreux D. Le zinc extérieur est entouré d'eau. La solubilité très-faible du protosulfate de mercure est suffisante cependant pour qu'il en passe en dehors du vase poreux une petite proportion dont la réduction amalgame le zinc et le maintient amalgamé.

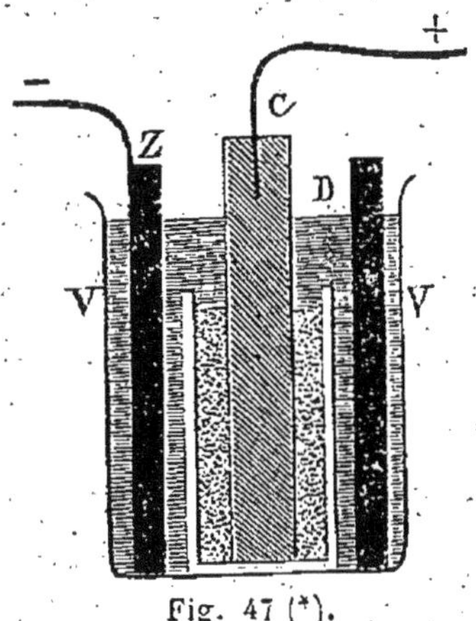

Fig. 47 (*).

Les produits de la décomposition du sulfate de mercure sont de l'acide sulfurique, de l'oxygène dont s'empare l'hydrogène naissant, du mercure métallique et un oxyde de mercure qu'on trouve au fond du vase poreux.

Ce couple donne un courant notablement moins intense que celui de Daniell ; sa résistance est plus grande, bien qu'on puisse la diminuer en donnant peu de hauteur au vase poreux, de manière qu'il plonge tout entier dans le liquide extérieur. Pour ces raisons, il faut suppléer par le nombre des couples à l'insuffisance de leur action.

Par contre, les piles au protosulfate de mercure ont sur celles de Daniell un avantage très-marqué. Les couples de Daniell, si l'on veut qu'ils ne s'usent pas quand le circuit est ouvert, doivent être amal-

(*) Fig. 47. — *Couple de M. Marié-Davy au protosulfate de mercure.* — Z zinc. — C collecteur en charbon. — D diaphragme poreux contenant du protosulfate de mercure. — V vase extérieur.

gamés souvent. Ceux de M. Marié Davy s'amalgament tout seuls; on n'a besoin de s'en occuper que pour y ajouter de l'eau quand l'évaporation en enlève, et, à des intervalles très-éloignés, un peu de sel mercuriel.

Deux piles dans lesquelles la constance du courant paraît due surtout, comme dans la pile d'Alizeau, au peu d'activité de l'action chimique, doivent nous arrêter en raison des services qu'elles sont appelées à rendre aux médecins qui emploieront les courants continus :

Dans la pile du prince de Bagration, le zinc et le collecteur, en cuivre ou en charbon, sont enfoncés dans un vase plein de terre qu'on arrose avec une solution de chlorhydrate d'ammoniaque.

La *pile à eau* de M. Gassiot ne donne que des courants très-faibles, mais ayant une tension considérable. Les couples sont chargés avec du zinc et de l'eau pure; le collecteur est en cuivre; le vase qui contient chaque couple est en verre ordinaire recouvert d'un vernis isolant.

Une pile de 3,500 couples, montée depuis plusieurs années, et n'exigeant d'autre entretien que l'addition d'eau pour suppléer aux pertes par évaporation, a une tension suffisante pour donner des étincelles à chacun de ses pôles qui sont isolés.

Tout récemment, M. Marié Davy a proposé l'emploi du sulfate de plomb pour absorber l'hydrogène dans les couples. Les avantages de ce sel, qu'on peut employer, soit en le substituant à l'acide azotique ou au sulfate de cuivre des couples de Bunsen ou de Daniell, soit en le substituant à l'eau salée ou chlorurée ammoniacale des couples d'Alizeau, ressortiront du passage suivant que nous empruntons à la communication de M. Marié Davy (1) :

« M. de la Rive est, je crois, le premier qui ait appliqué des substances insolubles à l'absorption de l'hydrogène dans les piles électriques. Il fit usage, à cet effet, de l'oxyde pur de plomb et du peroxyde de manganèse.

« L'oxyde de manganèse est mauvais conducteur de l'électricité; il donne aux piles une très-grande résistance intérieure et ne fournit que de faibles courants. L'oxyde de plomb ne présente pas cet inconvénient, mais il donne comme résidu un produit insoluble peu conducteur; il est d'un prix élevé. L'un et l'autre, enfin, exigent l'emploi d'un acide libre. Pour toutes ces raisons, ils n'ont point été adoptés dans la pratique, et l'opinion paraît s'être répandue que pour qu'une pile fonctionne régulièrement, il faut que la substance destinée à absorber l'hydrogène et à fournir au zinc l'acide qui doit le dissoudre soit elle-même soluble dans l'eau. Cette opinion serait une erreur : la seule condition, c'est qu'elle soit bon conducteur, en même temps que réductible.

« J'ai construit, en effet, une pile en zinc, eau pure et chlorure d'argent fondu dans un creuset d'argent; elle a marché avec une régularité parfaite. Sa résis-

(1) *Comptes rendus de l'Académie des sciences*, t. XLIX, 1859.

tance intérieure, d'abord très-grande, a diminué graduellement à mesure que le chlorure de zinc formé s'est dissous dans l'eau. Le chlorure d'argent se réduit d'une manière complète jusque dans ses parties centrales en conservant exactement sa forme. L'insolubilité du sel réductible devient dès lors un avantage, car il dispense des vases poreux qui, outre leurs autres inconvénients, opposent toujours une grande résistance au courant.

« En partant de cette expérience, j'ai cherché parmi les substances que l'industrie livre au plus bas prix, celles qui peuvent être le plus avantageusement employées dans les piles. Celles qui m'ont le mieux réussi jusqu'à ce jour sont le sulfate et le chlorure de plomb.

« Le chlorure de plomb fondu ne présente pas l'inconvénient du sulfate. Il est tellement conducteur, qu'au lieu de se réduire par les points qui touchent directement le métal, comme le fait le sulfate de plomb, il se réduit par les points les plus rapprochés du zinc.

. . . .

« L'insolubilité complète du sulfate de plomb et presque complète du chlorure de plomb permet de supprimer les vases poreux et de revenir à la disposition des piles à colonne.

« Mes piles sont formées de plats de fer battu étamé fabriqués pour les usages domestiques.

« Le fond de ces vases est doublé intérieurement d'une rondelle de zinc de même dimension. Chacun d'eux est garni d'une couche de sulfate de plomb de quelques millimètres d'épaisseur et rempli d'eau pure ou salée tenant du sel de zinc en dissolution; puis ils sont placés parallèlement en colonne verticale les uns au-dessus des autres, de manière que le zinc d'un élément plonge dans l'eau de l'élément inférieur. 40 éléments ainsi disposés forment une colonne de 1 mètre au plus de hauteur..... »

A l'époque de cette communication, 20 couples au sulfate de plomb faisaient à l'administration des télégraphes le service de 20 couples Daniell. Deux couples au sulfate de plomb de grande dimension faisaient marcher l'appareil d'induction de Ruhmkorff. Le peu d'activité de l'action chimique était compensé, au point de vue de l'intensité des courants, par la faible résistance de ces couples, due surtout à la suppression du vase poreux.

Depuis, plusieurs modifications ont été apportées dans la confection de ces piles. L'assiette de fer battu, qui était attaquée assez fortement, a été remplacée par une capsule de cuivre étamé. Au fond de cette capsule, dont l'étage inférieur est rempli d'eau salée, on dépose une rondelle de zinc. Le vase poreux a été rétabli et son fond baigne dans l'eau salée. C'est dans l'intérieur du vase poreux, préalablement imbibé d'eau salée, qu'on met le sulfate de plomb, en couche suffisamment épaisse pour qu'il soit en contact avec le collecteur représenté par la capsule de cuivre placée au-dessus.

Nous avons fait figurer ici une pile formée de

cinq de ces couples ; la nécessité d'avoir un collecteur à chaque extrémité de la pile fait que le nom-

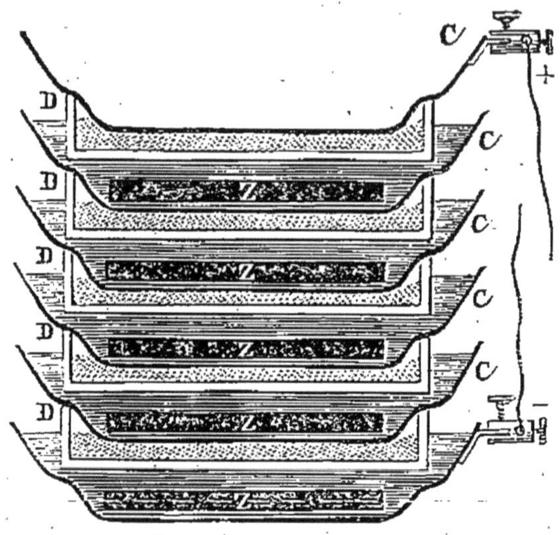

Fig. 48 (*).

bre des capsules de cuivre dépasse d'un le nombre des disques de zinc.

Cette pile, peu embarrassante, d'un entretien facile et peu coûteux, fournit un courant d'une assez grande constance et nous paraît appelée à rendre de grands services dans la pratique médicale. Lorsque nous employons le courant constant dans un but thérapeutique ou expérimental, nous avons recours à cette pile, chargée soit avec de l'eau salée, soit avec de l'eau pure ; ou à des couples de zinc et charbon semblables à ceux de Bunsen, très-petits, chargés d'eau pure, et dont le vase poreux est rem-

(*) Fig. 48. — *Pile de M. Marié Davy au sulfate de plomb.* — Z rondelles de zinc. — C assiettes de cuivre étamé. — D vases poreux contenant le sulfate de plomb. Le vase poreux ne doit pas poser immédiatement sur l'assiette de cuivre ; car alors les gaz provenant de la décomposition de l'eau seraient retenus sous lui, et l'appareil cesserait rapidement de fonctionner.

6.

pli d'une bouillie de sulfate de plomb ou de proto-sulfate de mercure.

M. Prud'homme, qui fabrique les piles en assiettes de M. Marié Davy, nous a montré une disposition de cette pile qui pourra sans doute rendre des services dans les cas où il sera indiqué d'agir pendant un temps très-long avec des courants continus sensiblement constants.

L'appareil forme un rouleau cylindrique du diamètre d'une pièce de 2 francs environ et d'une longueur qui varie avec le nombre des couples. Chacun de ceux-ci est constitué par un disque de zinc, un anneau de carton dont l'intérieur est rempli d'une bouillie de sulfate de plomb, et un disque très-mince de cuivre. M. Prud'homme nous a dit que la pile ainsi montée donnait des effets très-appréciables pendant quatre ou cinq jours au bout desquels elle se trouve hors de service et doit être remplacée. Ce petit appareil, que les malades peuvent porter sur eux, nous paraît destiné à remplacer très-avantageusement les chaînes de Pulvermacher dont l'action est trop inconstante et trop peu prolongée.

§ 3. — APPAREILS D'INDUCTION.

Les appareils d'induction sont de deux ordres : *volta-faradiques* ou *magnéto-faradiques* (1).

(1) Ces dénominations, créées par M. Duchenne (de Boulogne), n'ont généralement pas été adoptées par les physiciens. Nous les

Dans les premiers, l'induction est produite par la fermeture et la rupture alternatives du circuit que traverse le courant fourni par une pile.

Dans les seconds, l'induction est produite par un mouvement de rotation qui place alternativement un circuit fermé en présence des pôles de noms contraires d'un aimant.

APPAREILS VOLTA-FARADIQUES.

La partie fondamentale de ces appareils consiste dans la pile A, et dans son conducteur interpolaire enroulé sur une bobine B (*fig.* 49).

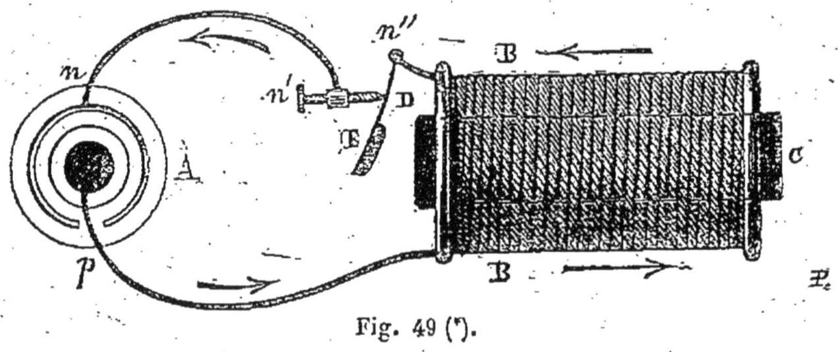

Fig. 49 (*).

Les interruptions du courant pourraient être dé-

(*) Fig. 49. — *Mécanisme de l'interruption du courant voltaïque.* — A pile. — B bobine sur laquelle est enroulé le conducteur interpolaire $pBn''n'n$. — C barreau de fer doux placé dans l'axe de la bobine. — D ressort faisant partie du conducteur interpolaire. — L'extrémité libre de ce ressort est armée d'une petite masse de fer doux E. — n' vis appuyant sur le ressort de manière à fermer le circuit.

conserverons cependant, parce que les expressions d'*appareils électro-magnétiques* et *magnéto-électriques*, qu'on leur substitue quelquefois, ne nous paraissent pas plus satisfaisantes, et sont, à cause de leur ressemblance, une source de confusion.

terminées par des mécanismes interrupteurs variés ; mais on a recours presque exclusivement aujourd'hui à une disposition due à Næff, de Francfort, disposition dans laquelle l'action même du courant sert à produire les interruptions.

Pour atteindre ce résultat, on place un barreau de fer doux C dans l'intérieur de la bobine sur laquelle s'enroule le fil qui constitue le circuit interpolaire. En outre, le circuit est fermé en un point de son trajet par un ressort métallique D auquel est soudée une petite masse de fer doux E. Pendant que le courant passe, le barreau C, situé dans l'axe de la bobine B, prend des propriétés magnétiques, attire la petite masse de fer doux E en surmontant la faible résistance du ressort métallique D auquel elle est fixée. Du moment où le ressort a cédé, le circuit n'est plus fermé ; le courant cesse de passer ; le barreau de fer doux perd son aimantation et cesse d'attirer la petite masse de fer, qui est ramenée dans sa position première, au contact de la vis *n'*, par l'élasticité du ressort qui la porte. Dès lors le circuit est fermé de nouveau ; le courant recommence à le traverser, et les mêmes phénomènes se produisent.

Chaque fois que le courant passe, l'aimantation du fer doux ouvre donc le circuit, qui se referme bientôt, parce que le barreau perd son aimantation dès qu'elle a déterminé l'ouverture du circuit.

C'est ainsi que l'action inductrice qu'exerce le courant lui-même sur un barreau de fer doux placé dans son trajet est utilisée pour imprimer à un trembleur un mouvement de va-et-vient qui rompt et rétablit alternativement la continuité de l'arc interpolaire.

Nous savons qu'à chaque fermeture du circuit celui-ci est traversé par le courant de la pile, affaibli dans le premier instant par l'extra-courant inverse de fermeture (p. 47).

A chaque rupture, le fil est traversé, au contraire, par un extra-courant direct d'une énergie relativement considérable.

La rapidité des oscillations du trembleur est assez grande pour que l'action du courant de la pile, diminuée de celle de l'extra-courant inverse, soit négligeable; l'effet qu'il est donné d'utiliser doit donc être attribué presque exclusivement à l'extra-courant direct de rupture.

Pour recueillir cet extra-courant, on fixe un fil de dérivation aux deux points n'' et p' du circuit primitif (*fig.* 50). Ce fil de dérivation est toutefois interrompu de manière à présenter quatre chefs. Les deux chefs extrêmes répondent aux points de dérivation. Quant aux chefs intermédiaires, ils sont représentés par deux bornes métalliques P, N (*fig.* 50). Le circuit de dérivation est fermé par le sujet soumis à l'action du courant quand on le fait communiquer simultanément avec les deux boutons N et P qui répondent à la solution de continuité du fil de dérivation.

A chaque oscillation du trembleur, le patient est ainsi traversé par un courant direct instantané qui est l'*extra-courant direct*.

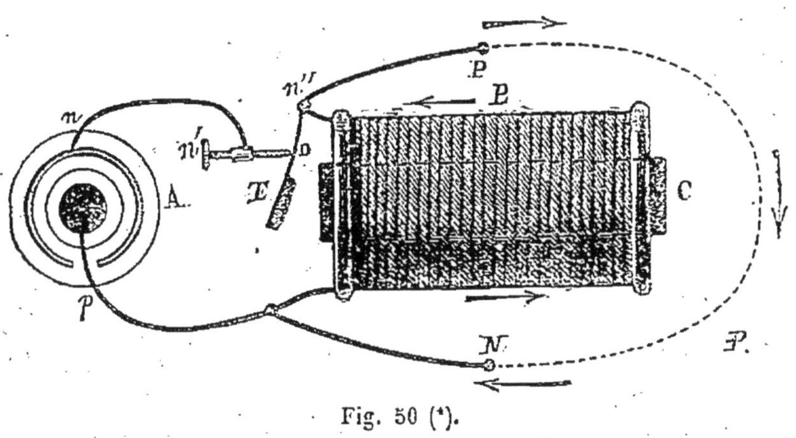

Fig. 50 (*).

Il importe de tenir compte d'une condition qui, dans l'appareil précédent, contribue à augmenter l'énergie des extra-courants inverse et direct. Nous voulons parler des actions inductrices qu'exercent sur la bobine l'aimantation et la désaimantation de la tige de fer doux située dans son intérieur. Ces actions inductrices sont de même sens que celles produites par l'ouverture et la fermeture du circuit ; elles s'ajoutent donc à elles pour accroître la force des extra-courants. Or, si l'on considère que l'extra-courant de fermeture, courant induit *inverse*, contrarie l'effet que pourrait donner le courant de la

(*) Fig. 50. — *Utilisation de l'extra-courant.* — A pile. — *nn'* D*n''* électrode négatif. — *pp'* électrode positif. — B bobine. — C barreau de fer doux. — DE trembleur. — *n''*P, *p'*N fils de dérivation. — *n''*PN*p'* trajet de l'extra-courant direct ou de rupture. — Les flèches figurent le trajet de l'extra-courant direct dans le circuit constitué, au moment de la rupture des communications en D, par le fil enroulé sur la bobine, les fils dérivateurs et le corps du sujet en expérience.

pile, on reconnaîtra que la présence du barreau de fer doux dans l'intérieur de la bobine, en même temps qu'elle augmente l'énergie de l'extra-courant direct ou de rupture, tend à rendre son influence exclusive en aidant à la neutralisation des effets qui pourraient être en rapport avec la fermeture du circuit.

Dans les appareils volta-faradiques aujourd'hui en usage, l'action inductrice du courant voltaïque n'est pas employée seulement dans le but d'obtenir les commotions données par l'extra-courant. On utilise aussi les courants induits développés dans un circuit métallique voisin.

Si l'on recouvre la bobine appartenant au circuit voltaïque ou inducteur d'une seconde bobine (*fig.* 51), cette dernière sera traversée par un courant induit *inverse* au moment où le courant de la pile commence à passer dans la première, et par un courant induit *direct* au moment où le courant inducteur cesse de passer.

Aux actions inductrices du courant voltaïque sur le circuit de la seconde bobine s'ajoutent celles exercées dans le même sens par les aimantations et désaimantations du barreau central. Ces dernières sont encore les plus fortes.

Il résulte de là que le circuit auquel appartient la bobine induite B′ est traversé par des courants instantanés alternativement inverses et directs. L'apparition des courants inverses, qui coïncide avec les établissements du courant voltaïque, est due à l'influence combinée de l'établissement du courant et de l'action inductrice du barreau central; elle est contrariée par l'influence inductrice de l'extra-courant inverse, que nous savons être d'une importance relativement faible. Quant à l'apparition des courants directs, qui coïncide avec les interruptions du courant voltaïque, elle est liée à la fois à la rupture du circuit inducteur et à l'influence inductrice du barreau central; enfin elle est contrariée

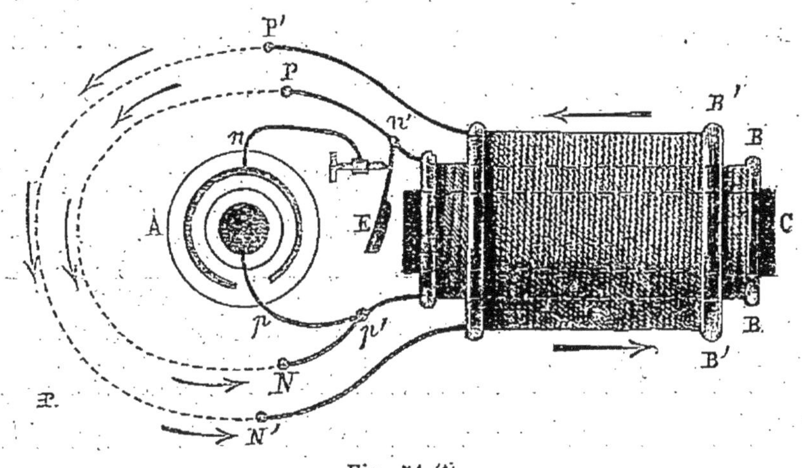

Fig. 51 (*).

par l'influence de l'extra-courant direct ou de rupture. Toutefois celle-ci doit être de peu d'impor-

(*) Fig. 51. *Circuit parcouru par l'extra-courant direct, et circuit parcouru par le courant induit de rupture (direct).* — A pile. — *nn'* électrode négatif. — *pp'* électrode positif. — B bobine sur laquelle est enroulé le fil interpolaire. — *n'*P, *p'*N fils de dérivation. — *n'*PN*p'* trajet de l'extra-courant direct. — B' bobine sur laquelle est enroulé le fil long et fin du circuit induit. — P', N' bornes pour recueillir les courants induits. — Les flèches qui accompagnent les lignes ponctuées PN et P'N' répondent à la direction des courants de rupture dans la partie du circuit extérieure à l'appareil; celles figurées en dehors de la bobine extérieure indiquent la direction de ces courants dans chacune des bobines.

tance lorsqu'on la compare à la précédente; car, si l'on observe comparativement les courants induits inverse et direct, c'est-à-dire de fermeture et de rupture, ce dernier agit bien plus vivement sur la sensibilité et la contractilité; il est même le seul que nous ayons perçu en employant plusieurs des appareils médicaux en usage.

Il serait intéressant d'isoler expérimentalement ces influences contraires pour arriver à apprécier avec quelque exactitude le rôle de chacune d'elles et à asseoir sur des bases rationnelles les préceptes encore empiriques qui dirigent la pratique des constructeurs.

Le fil de la seconde bobine ne forme pas un circuit métallique complet; il présente deux chefs arrêtés à des boutons métalliques P', N' avec lesquels le patient doit être mis en communication.

Il est enfin une disposition qui, indépendamment des effets à attendre de ces deux courants employés séparément, permet de les faire concourir simultanément au but que l'on poursuit dans la pratique de l'électrisation.

Dans les appareils à deux bobines, à faisceau central de fer doux, les courants déterminés par l'induction dans chacun des fils sont dirigés dans le même sens. Il en résulte que leur action s'ajouterait par la juxtaposition des fils bout à bout, si cette opération ne modifiait pas la résistance du circuit à parcourir par les courants résultants. Quoi qu'il en soit, lorsqu'au moyen d'un conducteur métallique on réunit deux des bornes qui répondent aux extrémités des fils, de manière que les deux autres bornes représentent les extrémités d'un fil unique parcouru dans un moment donné par des courants de même direction, on perçoit, en réunissant avec les mains les deux bornes qui représentent les extrémités libres du fil total, les effets d'un courant notablement plus fort que chacun des courants élémentaires (*fig.* 52).

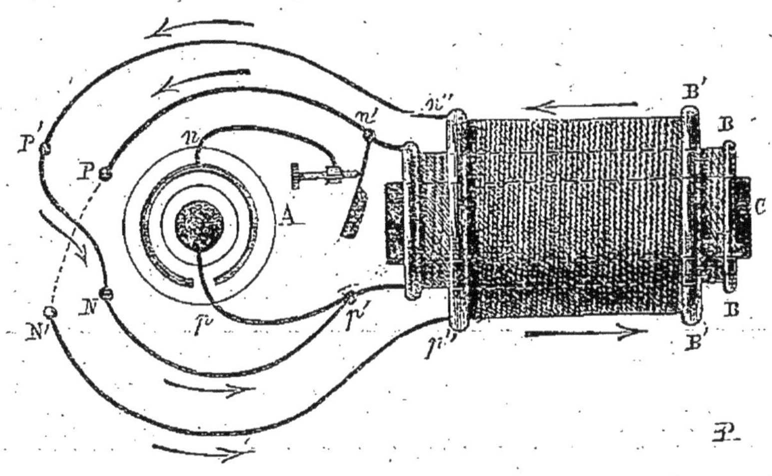

Fig. 52 (*).

Dans la figure ci-jointe, nous supposons réunis par une tige métallique les chefs P' et N, appartenant, l'un au circuit induit, l'autre au circuit parcouru par l'extra-courant. Les flèches indiquent le trajet par-

(*) Fig. 52. — *Emploi simultané de l'extra-courant et des courants du circuit induit.* (Les flèches indiquent la direction des courants qui traversent le système au moment de la rupture.) — A pile. — B bobine inductrice. — B' bobine induite. — C barreau central de fer doux. — N'p''B'n''P'Np'Bn' P direction dans l'appareil du courant de rupture obtenu par la réunion bout à bout (P'N) des deux circuits.

couru, au moment de la rupture, par chacun des courants élémentaires et par le courant total.

Les bornes P et N' représentant les chefs du fil formé par la réunion des deux circuits, le courant ira de N' en p'', de p'' en n'' à travers la bobine extérieure, de n'' en P', de P' en N par le conducteur ajouté, de N en p', de p' en n' par la bobine intérieure, de n' en P, et enfin de P en N' à travers le corps du patient interposé.

L'addition d'un conducteur P'N, qui réunit deux bornes convenablement choisies, permet donc de percevoir trois ordres de courants, qui diffèrent au moins par leur énergie.

Au lieu de réunir par un conducteur spécial deux des bornes qui répondent aux extrémités des fils inducteur et induit, on peut faire aboutir à une même borne une extrémité de chacun de ces fils. Le nombre des points d'insertion des conducteurs destinés à distribuer les courants se trouve ainsi réduit à trois.

Graduateurs. — L'intensité et la tension des courants fournis par les appareils dont nous venons d'exposer la conformation générale varient suivant des conditions multipliées et complexes. Tels sont la puissance de la source électrogénique, la longueur et le diamètre absolus et relatifs des fils métalliques des bobines, leur isolement plus ou moins parfait, la résistance du circuit extérieur, variable dans des limites très-étendues, etc. Or la plupart de ces conditions auxquelles est liée l'intensité du courant ne peuvent être modifiées dans une circonstance donnée de manière à donner des effets gradués. D'un autre côté, il importe, dans la pratique médicale, de pouvoir régler facilement la dispensation de la force qu'on emploie. Plusieurs dispositions permettent d'écarter les limites entre lesquelles varie l'énergie d'un appareil donné; nous indiquerons les principales.

On sait qu'une enveloppe métallique continue qui sépare le faisceau central de fer doux des fils de la bobine induite, diminue considérablement l'action inductrice de ce fer doux sur le circuit auquel appartient la bobine. Cette propriété est utilisée pour diminuer l'intensité des courants induits : un tube de cuivre recouvre, dans la plupart des appareils, le faisceau central de fer doux.

En tirant plus ou moins au dehors ce tube de cuivre, auquel on donne le nom de *graduateur*, on découvre une partie du barreau de fer, et on augmente l'intensité des courants induits en raison de l'étendue du barreau qui, étant mise à nu, agit sur les bobines sans intermédiaire.

L'influence d'un cylindre métallique extérieur aux bobines est du même ordre que celle d'un cylindre métallique interposé; seulement elle est moins prononcée. Dans un certain nombre d'appareils, le tube graduateur enveloppe, non plus le fer doux, mais la bobine extérieure. On accroît toujours l'énergie des courants induits de la même manière, en tirant au dehors ce cylindre conducteur et découvrant une étendue plus ou moins grande de la bobine induite.

Cette dernière disposition le cède peu à la précédente lorsque le diamètre de la bobine enveloppée n'est pas considérable ; mais il n'en est plus de même lorsque ce diamètre est tel que la surface du graduateur se trouve notablement éloignée du faisceau de fer central, comme cela a lieu dans l'appareil volta-faradique de M. Duchenne.

Indépendamment du graduateur dont le retrait sert à augmenter l'énergie de l'action inductrice exercée sur les fils des bobines par le faisceau de fer doux, on peut affaiblir l'intensité des courants en augmentant la résistance du circuit qu'ils ont à traverser.

Pour cela, on place dans le circuit un tube de verre plein d'eau, terminé à ses extrémités par des montures métalliques dans lesquelles jouent à frottement dur des tiges conductrices qui se continuent par leur partie extérieure avec les électrodes, tandis qu'on peut rapprocher plus ou moins leurs extrémités internes.

La mobilité longitudinale de ces tiges conductrices est utilisée pour introduire dans le circuit une colonne d'eau qui en augmente d'autant plus la résistance qu'elle est plus longue.

Examinons maintenant les appareils volta-faradiques les plus répandus.

Appareils de M. Bonijol. — On doit à M. Bonijol deux appareils.

Dans celui qui est figuré ici (*fig.* 53), les pôles

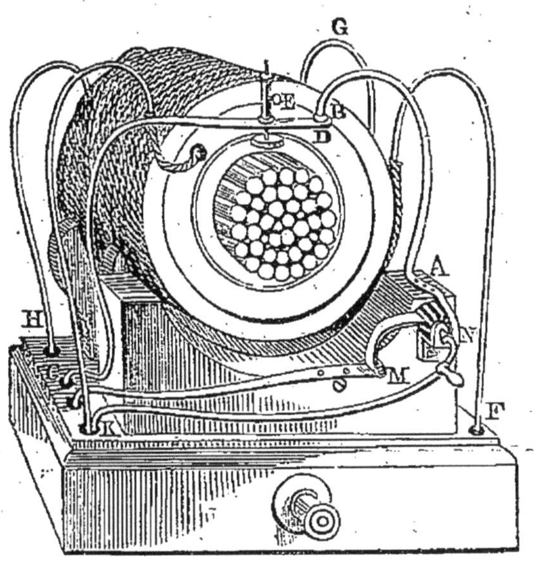

Fig. 53 (*).

de la pile sont mis en communication avec des godets H et C contenant du mercure.

Partant de H, le fil inducteur s'enroule sur la bobine intérieure; après quoi il vient en K, pour être continué par la tige KAB, fixe à partir de A, et le ressort DC qui ferme le circuit.

Le ressort DC porte un petit disque de fer E susceptible d'être éloigné plus ou moins du faisceau

(*) Fig. 53. — *Appareil volta-faradique de M. Bonijol.*

central de fer doux par lequel il est attiré dès que le courant passe. Au moment où le disque de fer E obéit à cette attraction, l'extrémité D du ressort abandonne la tige AB; le courant cesse de passer; le faisceau central perd son aimantation et n'attire plus le disque E; le ressort se détend et rétablit le contact BD. Dès que ce contact est rétabli, le courant passe de nouveau et la même succession de phénomènes se reproduit. Le courant règle ainsi lui-même ses interruptions.

En vue des cas où on pourrait désirer avoir des interruptions moins fréquentes, on peut substituer à ce mécanisme automatique un rhéotome à lame élastique M et à roue dentée N. Pour en faire usage, il suffit de remonter en E le disque de fer qui, éloigné du faisceau central, ne sera plus assez attiré pour faire cesser le contact en DB. On devra en même temps amener dans le godet qui reçoit la queue du ressort M, le fil qui précédemment venait en K au sortir de la bobine. De cette façon, la partie ABDC du circuit n'éprouve plus de solution de continuité, et les interruptions auront lieu en N lorsqu'on fera tourner la roue dentée, le courant venant de la bobine en A par une nouvelle voie.

Les effets de l'extra-courant seront perçus en réunissant les godets H et K; ceux du courant induit, en réunissant le godet F à celui dans lequel vient plonger le fil G.

Les appareils de M. Bonijol ne sont plus en usage aujourd'hui; la raison en est vraisemblablement dans l'incommodité que présente l'emploi du mercure chargé d'y assurer les contacts.

Appareil du conseil de santé des armées. — On a agité et résolu dans des sens opposés la question de savoir si l'extra-courant diffère par les réactions physiologiques qu'il provoque des courants développés dans la bobine induite.

Cette discussion ne pouvait rouler de part et d'autre que sur des équivoques. Prenant naissance dans des conditions différentes, dans des fils de grosseur et de longueur dissemblables, ces courants diffèrent assurément par leurs propriétés physiques, ce qui entraîne nécessairement des différences dans leur action sur l'organisme.

Or, ne sachant pas encore suffisamment comment se traduisent physiologiquement ces différences de propriétés physiques, on est mal fondé à rejeter l'emploi d'un de ces courants pour s'en tenir exclusivement à l'usage de l'autre. C'est cependant ce qu'a cru devoir faire le conseil de santé des armées. Son appareil n'utilise que les courants du fil induit ; seulement il est disposé de façon à utiliser à volonté les courants développés dans une moitié du fil seulement, ou ceux développés dans le fil entier. Telle est la seule disposition originale de cet appareil d'induction, un des moins satisfaisants quoique des plus récents. Il fonctionne au moyen d'un couple de Bunsen.

Appareil de M. Duchenne, de Boulogne (*fig.* 54). — Cet appareil est fort commode lorsqu'on n'a pas à le déplacer. Il donne l'extra-courant et les courants induits de premier ordre (1).

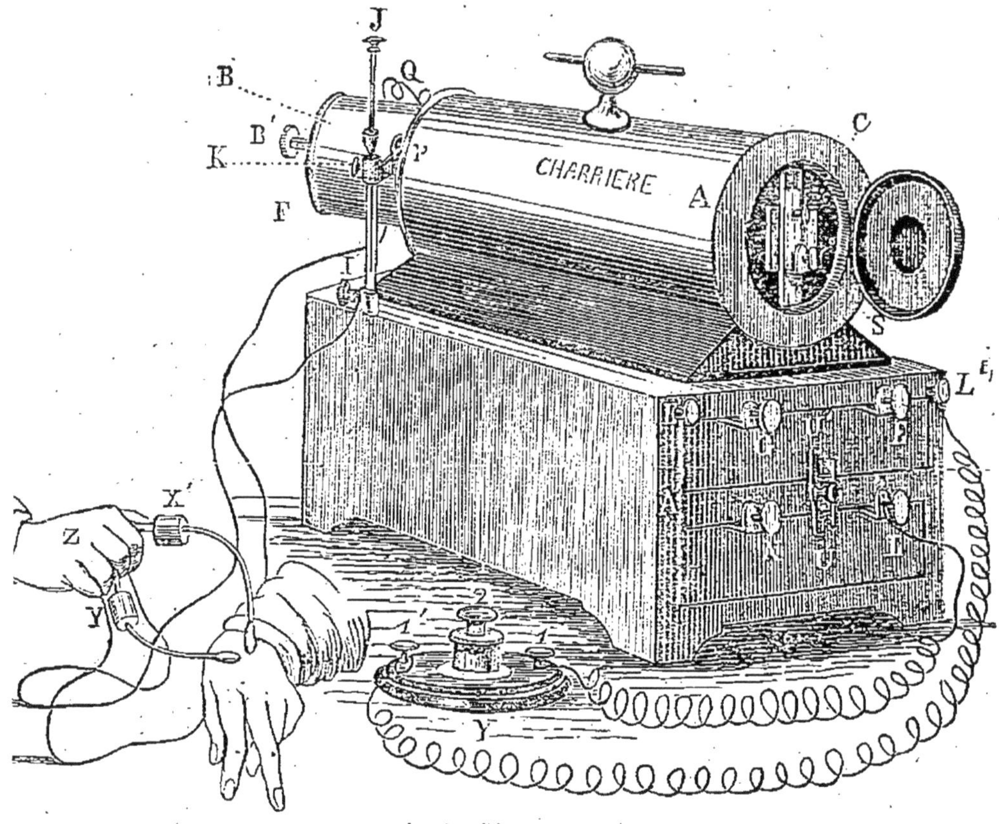

Fig. 54 (*).

Son cylindre graduateur B est extérieur à la bobine induite, circonstance défavorable en raison du

(*) Fig. 54. — *Appareil volta-faradique de M. Duchenne, de Boulogne.*

(1) M. Duchenne désigne ces courants sous les noms de courants induits de premier et de second ordre pour exprimer que, dans les conditions particulières où il les a expérimentés, ils ont sur l'organisme une action différente. Mais ces dénominations ne sauraient être conservées sans usurpation : lorsque M. Duchenne les a adoptées, elles avaient un sens bien défini dans le vocabulaire des physiciens.

grand diamètre de cette bobine. Un tube à eau IJ peut être facilement annexé à l'appareil et permet d'affaiblir considérablement l'intensité du courant qu'on emploie.

Les rhéophores s'attachent à deux bornes par lesquelles ils continuent tantôt le fil qui donne passage à l'extra-courant et tantôt le fil induit. Le changement s'opère au moyen d'un commutateur dont le bouton est extérieur.

Le trembleur A peut être découvert et facilement réglé. Pour le cas où l'on voudrait n'en pas faire usage, M. Duchenne avait doté ses premiers appareils d'une roue interruptrice, qu'il a remplacée depuis par une pédale Y, dans le but de laisser à l'opérateur le libre usage de ses deux mains.

L'appareil de M. Duchenne porte avec lui une pile de trois couples plats, zinc amalgamé et acide sulfurique, avec collecteur de charbon poreux. Cette pile est d'un entretien très-compliqué; son énergie s'épuise rapidement; et on simplifierait heureusement l'appareil en l'en débarrassant.

En somme, l'appareil de M. Duchenne est un bon instrument de cabinet, à la condition de le faire fonctionner, non pas avec sa pile, mais avec trois couples à grande surface de Daniell, ou de Marié-Davy au protosulfate de mercure.

Appareil Siemens et Halske (*de Berlin*). — Le plus commode et le mieux conçu des appareils peu portatifs (*fig.* 55).

Deux bornes A, A' situées en avant, sur le plancher de l'appareil, sont en communication, d'une part

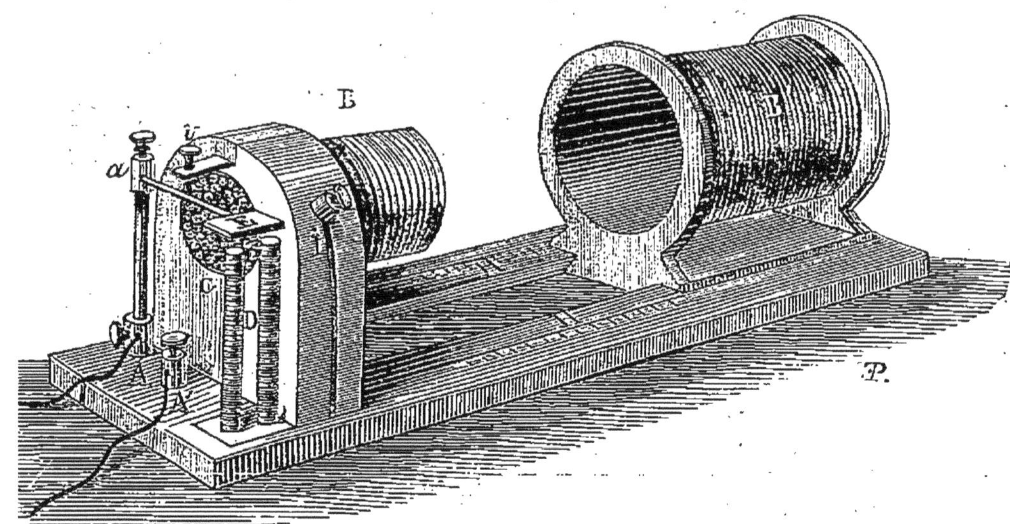

Fig. 55 (*).

avec les pôles de la pile, d'autre part avec les extrémités du fil inducteur.

Le trajet du courant inducteur dans l'appareil est représenté par la tige qui surmonte la borne A, par le ressort tremblant, la vis *v*, la bobine B. Après

(*) Fig. 55. — *Appareil Siemens et Halske.* — A, A' extrémités du fil inducteur armées de bornes pour recevoir le courant de la pile. — Le fil inducteur s'enroule sur la bobine B et entoure les branches de l'électro-aimant D. — Le circuit est fermé par le contact avec la vis *v* d'un ressort horizontal fixé à la partie supérieure de la colonne A*a*. — Ce ressort porte à son extrémité libre le marteau E, dont l'attraction par l'électro-aimant rompt le circuit. — C faisceau de fer doux remplissant l'axe évidé de la bobine B.

Deux bornes, situées sur la tranche du cadre en bois qui porte la bobine B, servent à recueillir l'extra-courant. Une seule de ces bornes se voit, en I, sur la figure.

B' bobine dans le fil de laquelle se produisent les courants induits. Les extrémités du fil aboutissent à deux bornes situées derrière la bobine, et qui ne peuvent se voir ici. La bobine B' glisse entre deux règles graduées H, H.

s'être enroulé autour de la bobine B, le fil vient envelopper la double colonne de fer doux D; après quoi il vient se terminer à la borne A′.

Un aimant temporaire spécial, distinct du fer doux central, fait donc marcher l'interrupteur par l'attraction et l'abandon alternatifs de la petite plaque de fer E.

Il résulte de là que le faisceau de fils de fer, situé dans l'intérieur de la bobine B, sert uniquement à produire des courants induits dans les fils des bobines. Dans l'appareil de MM. Siemens et Halske, on peut diminuer cette action en retirant quelques-unes des tiges de fer qui concourent à former le faisceau inducteur, ou en le ramenant en masse au dehors de la bobine. Les fils de dérivation qui servent à recueillir l'extra-courant viennent aboutir à deux bornes, dont une seule, I, se voit dans la figure.

Le fil fin, dans lequel doivent se développer les courants induits, est enroulé sur une bobine B′, évidée à sa partie centrale de manière à pouvoir y loger la bobine B. Cette seconde bobine B′ est mobile, reposant sur un chariot qui glisse sur le plancher de l'appareil entre deux règles graduées. Grâce à cette disposition, il est possible, l'action inductrice restant la même, de recueillir, au niveau de bornes situées sur le chariot et répondant aux extrémités du fil induit, des courants induits dont l'intensité peut offrir toutes les variations intermédiaires à zéro et à un maximum déterminé par l'énergie de l'action inductrice et par la construction de la bobine B'. Pour obtenir les courants les plus forts, on amènera la bobine B' à recouvrir complétement la bobine B. Ensuite, pour affaiblir les courants induits, on éloignera la bobine B' ou on lui donnera des positions obliques. Toute action inductrice cesse d'être sensible lorsqu'on la place transversalement sur l'appareil, ce qui tient à ce que la direction de ses spires est alors perpendiculaire à celle des courants inducteurs.

L'appareil de MM. Siemens et Halske est le seul qui se prête aux recherches délicates sur l'action physiologique des courants d'induction.

Appareil Legendre et Morin. — Malgré sa construction grossière, cet appareil a été longtemps presque seul employé en France. La faveur dont il a joui s'explique par ses dimensions qui le rendent à peu près portatif, et parce que son prix était alors relativement peu élevé.

L'appareil Legendre et Morin donne l'extra-courant, les courants induits, et présente la réunion bout à bout des fils des deux bobines.

Le trembleur, dont le mouvement alternatif détruit et rétablit successivement la continuité du circuit parcouru par le courant de la pile, est établi dans des conditions éminemment défectueuses. Il est lourd, caché dans une partie inaccessible de l'appareil, et ne peut être directement surveillé. C'est là un grave défaut; car, toutes les fois qu'un galvanomètre n'est pas placé dans le circuit, les battements de l'interrupteur sont les seuls indices du passage du courant. Si donc on n'a pas le trembleur sous les yeux, le moindre dérangement dans son jeu peut faire croire à une avarie de la pile ou à une interruption des communications métalliques.

Le jeu du trembleur est rendu possible ou suspendu par la rotation d'un bouton extérieur.

L'appareil Legendre et Morin fonctionne au moyen d'un ou deux couples de Bunsen qu'il porte avec lui. Ces couples répandent dans la boîte des vapeurs nitreuses qui oxydent rapidement les pièces métalliques.

En somme, cet appareil est facile à détériorer, difficile à réparer, d'une forme cubique incommode; sa pile, qui doit être souvent chargée à nouveau, donne des vapeurs nitreuses et a besoin d'être surveillée. La vogue dont il a joui ne nous paraît explicable que parce qu'à l'époque où il a été construit on manquait d'un instrument qui répondît aux exigences de la pratique habituelle.

Appareils de M. Ruhmkorff et de M. Gaiffe. — L'appareil électro-médical de M. Ruhmkorff et celui de M. Gaiffe (*fig.* 56) sont récents. Ils offrent la plus grande analogie quant à leur disposition, et satisfont au plus haut degré aux conditions de commodité qu'on demande à un appareil portatif.

Tous deux fonctionnent à l'aide de deux couples au deutosulfate de mercure. Ces couples, formant des godets cylindriques distincts dans l'appareil de

M. Ruhmkorff, sont réunis dans celui de M. Gaiffe en une petite auge rectangulaire en gutta-percha à fond de charbon.

Dans tous deux le trembleur est à découvert, la

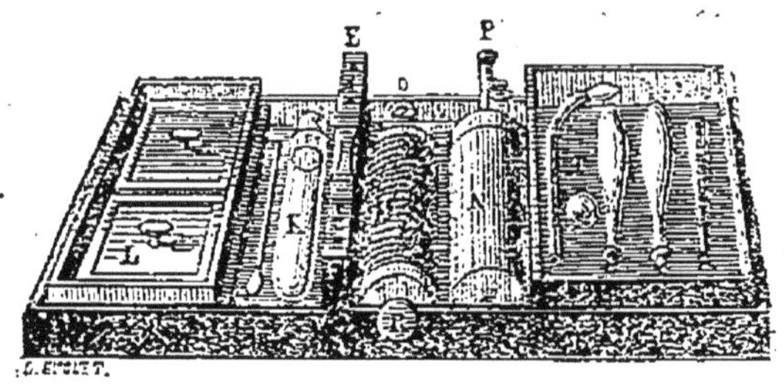

Fig. 56. (*)

résistance de son ressort se réglant au moyen d'une vis.

En desserrant suffisamment la vis, on éloigne assez le marteau de fer doux pour empêcher l'interruption automatique. La rotation d'une roue dentée pressant sur un ressort d'acier, dans l'appareil de M. Ruhmkorff; la pression sur un bouton porté par une bande élastique de cuivre, dans celui de M. Gaiffe, permettent alors d'avoir des interruptions dont on règle à volonté la fréquence.

Pour réduire le diamètre des bobines sans avoir à diminuer la longueur des fils, M. Ruhmkorff emploie deux paires de bobines que recouvre plus ou moins, suivant les exigences, un tube graduateur extérieur à double cylindre métallique. Le tube graduateur de

(*) Fig. 56. — *Appareil volta-faradique de M. Gaiffe.* — L pile de deux couples aux deutosulfate de mercure. — M bobine. — O vis réglant le trembleur. — Q ressort du trembleur. — P tête d'un ressort par lequel s'effectuent les interruptions à la main. — K tube contenant une petite provision de sel mercuriel. — N et T excitateurs divers.

M. Gaiffe pénètre entre le barreau central de fer doux et la bobine inductrice.

Ces deux appareils sont enfin plus portatifs qu'aucun de ceux précédemment décrits.

Celui de M. Ruhmkorff a le format d'un volume in-8°. Le seul reproche qu'on puisse lui adresser est d'avoir conservé saillants à l'extérieur les boutons auxquels se fixent les rhéophores, la vis du trembleur et le mécanisme interrupteur à roue dentée.

Dans l'appareil de M. Gaiffe, qui n'a que le format d'un petit in-12, aucune pièce ne fait saillie.

Les rhéophores, au lieu de s'attacher à des bornes métalliques, sont reçus dans de petits tubes de cuivre enfoncés dans l'épaisseur du bois. C'est tout à fait un instrument de poche, aussi peu embarrassant qu'une trousse ordinaire.

Appareil de l'auteur. — Ce volume était déjà sous presse lorsque nous avons été conduit, par l'examen des propriétés des appareils volta-faradiques, à faire construire aussi le nôtre. Cet appareil, qui sera décrit et discuté quand nous examinerons les procédés généraux de faradisation, a toujours deux bobines, l'une à fil gros et court, l'autre à fil long et fin. Seulement les contacts y sont disposés de façon que chacune des bobines puisse jouer à volonté le rôle de circuit inducteur ou de circuit induit. On verra plus loin (chap. IV, § 3) quels avantages résultent de cette disposition.

APPAREILS MAGNÉTO-FARADIQUES.

Les détails dans lesquels nous sommes entré à l'occasion des appareils *volta-faradiques*, nous permettront d'abréger la description des appareils *magnéto-faradiques.*

Avec ceux-ci, les parties que l'on soumet à l'action de l'électricité ferment encore un circuit métallique auquel appartient une bobine traversée alternativement par des courants induits de sens contraires.

Mais les phénomènes d'induction reconnaissent ici un autre mécanisme.

Les appareils volta-faradiques nous offraient des courants induits, produits dans des circuits fixes par l'aimantation et la désaimantation alternatives d'un barreau de fer doux immobile (1). Ces courants sont provoqués, dans les appareils magnéto-faradiques, par les modifications qui surviennent dans l'état magnétique d'une armature de fer doux et d'un aimant permanent que l'on fait mouvoir en regard l'un de l'autre.

Une armature de fer doux AB (*fig.* 57), étant placée en regard des pôles d'un aimant permanent ou d'un

(1) L'influence inductrice de l'établissement et de la rupture du circuit de la pile est, nous l'avons vu, moins considérable que celle exercée par les aimantations et les désaimantations du barreau de fer central.

électro-aimant A'B', prend une aimantation temporaire sous l'influence de celui-ci. Cette aimantation atteint son maximum lorsque l'axe du barreau de fer doux est parallèle à la ligne A'B' qui joint les pôles de l'aimant; elle s'affaiblit à mesure que ces deux axes s'éloignent davantage du parallélisme; enfin, elle cesse tout à fait lorsque leurs directions sont rectangulaires, lorsque, par exemple, le barreau AB est amené dans la position *ab*.

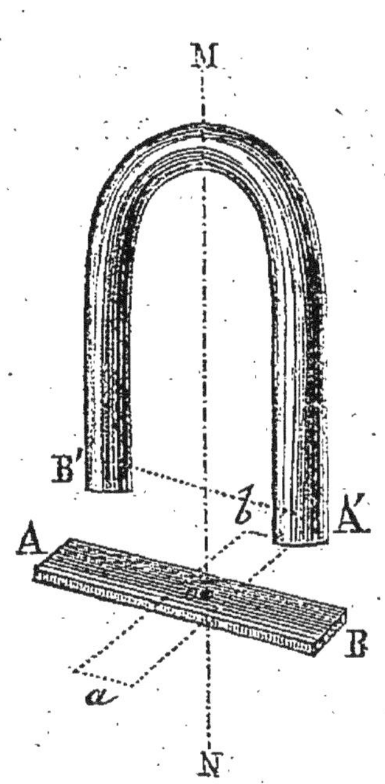

Fig. 57 (*).

Si donc on fait tourner l'une de ces pièces autour de la ligne MN qui réunit les milieux de leurs axes, l'armature de fer doux éprouvera à chaque révolution deux aimantations de signes contraires et deux désaimantations.

Si maintenant on enveloppe l'armature de fer doux AB d'une hélice métallique appartenant à un circuit fermé, des courants induits se développeront dans cette hélice sous l'influence des aimantations et des désaimantations successives du fer doux produites par la rotation de celui-ci ou de l'aimant.

La polarisation magnétique d'un barreau de fer le

(*) Fig. 57. — *Rotation d'un barreau de fer doux en regard des pôles d'un aimant permanent.* — AB barreau de fer doux. — A'B' aimant permanent. — La ligne MN réunit le milieu de l'axe magnétique de l'aimant A'B' au milieu de l'axe du barreau AB.

rendant comparable à une hélice parcourue par un courant, chaque aimantation développe dans les bobines qui enveloppent ses extrémités un courant induit inverse ou d'établissement, tandis que chaque désaimantation développe dans les mêmes bobines un courant induit direct ou de rupture. La polarité magnétique du barreau changeant de signe à chaque demi-révolution, deux courants d'aimantation (inverses, ou de désaimantation (directs) consécutifs sont de directions opposées.

L'action inductrice de l'aimant sur l'armature de fer doux, et, par suite, de celle-ci sur le circuit qui l'enveloppe, est d'autant plus énergique que l'aimant inducteur et l'armature de fer doux sont plus rapprochés l'un de l'autre.

Quant aux courants induits développés dans l'hélice par la désaimantation du fer doux, leur tension augmente avec la vitesse du mouvement de rotation, une même action inductrice totale s'exerçant dans un temps beaucoup plus court. Toutefois on voit qu'il est un certain degré de vitesse au delà duquel la tension des courants induits cesse de devenir plus considérable, et diminue plutôt à cause de la non-instantanéité de leur production, et, par suite, du chevauchement de courants de directions contraires.

Les appareils magnéto-faradiques les premiers employés furent ceux de Pixii, de Clarke et de Saxton.

Dans l'appareil de Pixii, l'armature de fer doux, contournée en fer à cheval, est fixe. Autour d'elle, s'enroule en hélice un fil de cuivre isolé dont les extrémités sont en communication métallique avec les boutons destinés à recevoir les rhéophores à l'aide desquels se ferme le circuit. Une manivelle sert à imprimer à l'aimant permanent un mouvement de rotation autour d'un axe qui passe entre ses pôles.

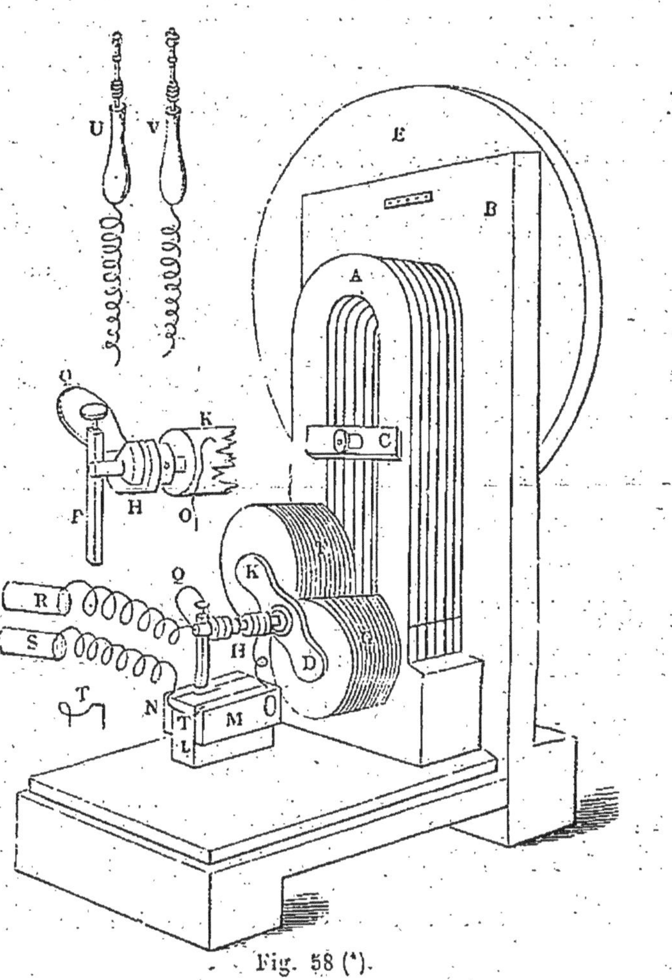

Fig. 58 (*).

Dans les appareils de Clarke (*fig.* 58) et de Saxton

(*) Fig. 58. — *Appareil de Clarke.* — A aimant permanent. — KD armature de fer doux en fer à cheval. — F et G bobines enveloppant les extrémités de l'armature de fer doux. — E volant de la manivelle qui sert (*fig.* 59), l'hélice induite est toujours portée par l'armature de fer doux; seulement cette armature est mobile et tourne devant les pôles de l'aimant qui reste fixe.

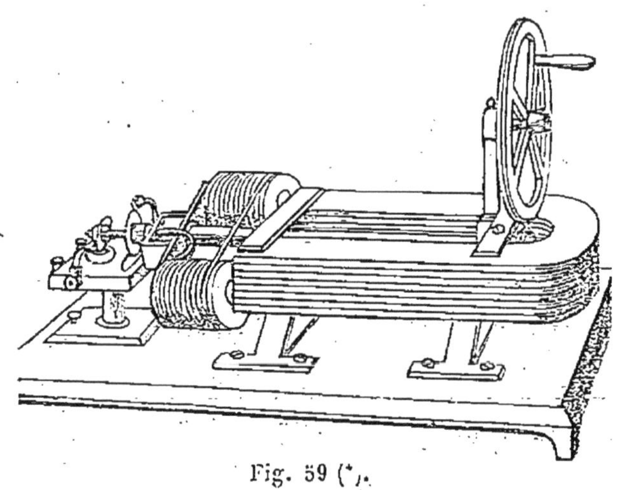

Fig. 59 (*).

Ces appareils, dont la disposition fondamentale est la même, diffèrent par l'arrangement de quelques-unes de leurs parties, par la forme de la pièce de fer doux, par la manière dont les spires du circuit induit sont enroulées sur elle, par l'agencement des pièces destinées à mettre les extrémités du fil induit, qui tourne avec l'armature, en communication avec les bornes auxquelles se fixent les rhéophores. Mais la différence la plus importante qu'ils présentent consiste en ce que l'armature de fer doux portant les bobines, qui, dans l'appareil de Clarke,

à mettre en mouvement l'armature de fer doux avec les bobines qu'elle porte. — Les autres pièces sont destinées à établir, au moyen de ressorts, des contacts permanents entre les bornes au niveau desquelles on recueille les courants et les fils des bobines mobiles F et G.

(*) Fig. 59. — *Appareil de Saxton.* — La manivelle fait, dans cet appareil, tourner autour de son axe l'armature de fer doux qui porte les bobines.

tourne devant une des faces de l'aimant permanent, tourne, dans celui de Saxton, devant ses tranches polaires. Cette dernière disposition est aujourd'hui préférée.

La plupart des instruments magnéto-faradiques aujourd'hui en usage dans la pratique médicale sont construits dans des conditions différentes.

Un physicien des États-Unis, M. Page, a constaté que lorsqu'une armature de fer doux et un aimant permanent tournent en face l'un de l'autre, les phénomènes d'induction qui se produisent ne sont pas bornés à la polarisation magnétique de l'armature de fer doux. Il se produit en même temps des modifications passagères de l'état magnétique de l'aimant permanent, modifications sous l'influence desquelles des courants induits de directions alternativement contraires se développent dans une hélice qui enveloppe cet aimant.

M. Dujardin a construit sur cette donnée un instrument destiné aux usages médicaux, dans lequel les bobines recouvrent les extrémités polaires d'un aimant permanent en fer à cheval, tandis que l'armature de fer doux est réduite à une plaque rectangulaire.

Cette disposition est aussi celle des appareils de MM. Breton frères et Duchenne, de Boulogne.

Dans l'appareil de MM. Breton (*fig.* 60), une vis de rappel rapproche ou éloigne à volonté l'aimant de l'armature de fer doux qui tourne devant ses pôles. Cette vis de rappel agit, dans l'appareil de M. Duchenne (*fig.* 61), sur l'armature mobile.

Deux cylindres creux en cuivre recouvrent encore,

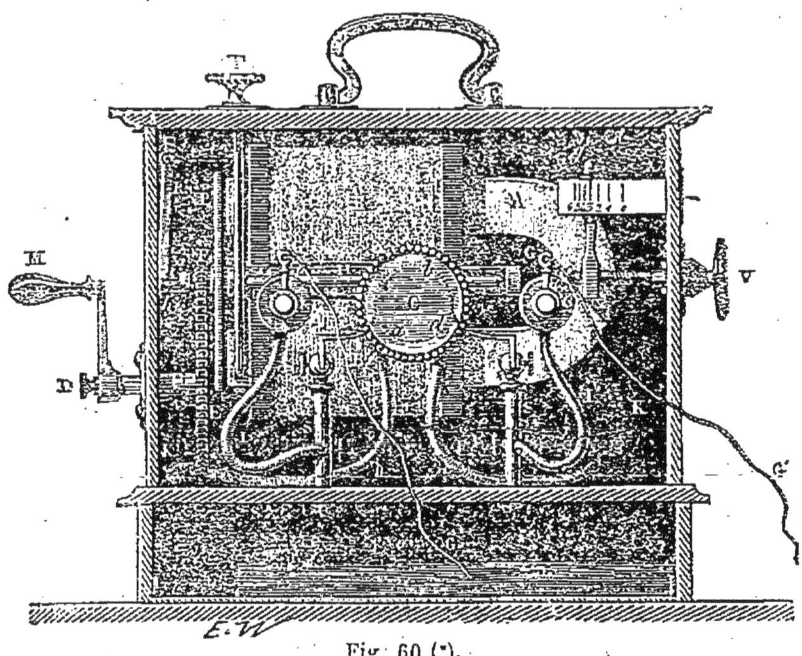

Fig. 60 (*).

dans l'appareil de M. Duchenne, les bobines qui entourent l'aimant.

Cette addition permet de diminuer la puissance des courants induits en recouvrant d'une enveloppe conductrice les fils dans lesquels ils se produisent. Mais ces cylindres graduateurs seraient assurément beaucoup plus efficaces s'ils glissaient entre l'aimant et les bobines au lieu d'être extérieurs à celles-ci.

(*) Fig. 60. — *Appareil de MM. Breton frères.* — A aimant permanent en fer à cheval, dont les extrémités polaires sont recouvertes par les bobines B, B. — P barreau de fer doux tournant devant les pôles de l'aimant permanent, et mû par une manivelle MD, avec transmission EF. — La vis V sert à éloigner plus ou moins l'aimant permanent du barreau de fer doux. — G, G' bornes où se fixent les rhéophores. — C commutateur. — Les autres pièces sont des conducteurs rigides ou flexibles destinés à établir les communications nécessaires entre les parties précédentes.

Nous avons vu que, dans les appareils volta-faradiques, on utilise généralement l'extra-courant direct développé dans l'hélice inductrice par la rupture

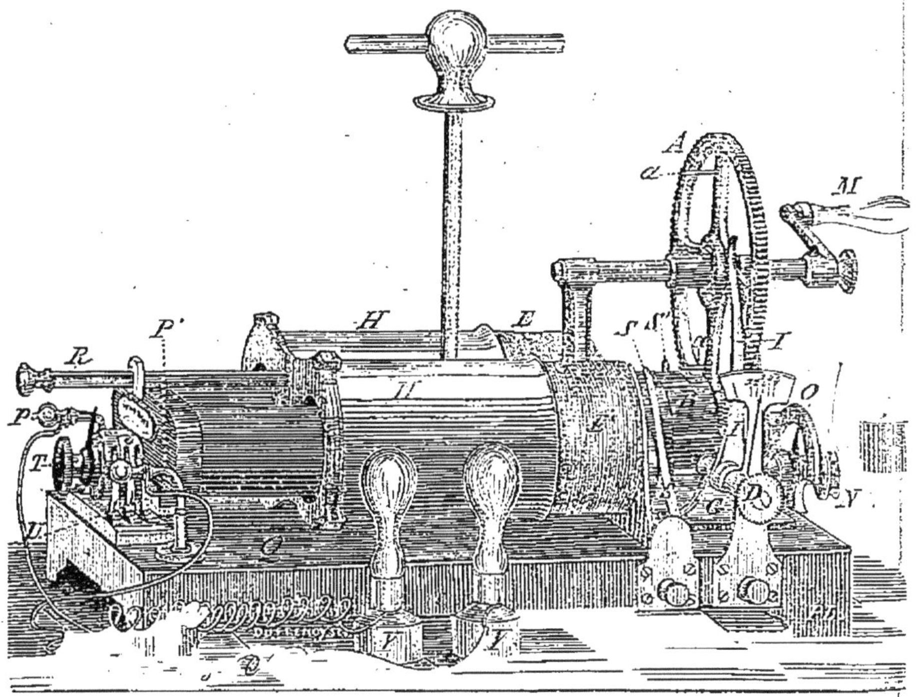

Fig. 61 (*).

du circuit voltaïque, et les courants induits développés dans un circuit extérieur à fil long et fin. M. Duchenne et MM. Breton ont cherché à reproduire quelque chose d'analogue dans leurs appareils magnéto-faradiques. La force inductrice y agit en même temps sur deux bobines superposées, l'une à

Fig. 61. — *Appareil magnéto-faradique de M. Duchenne.* — La manivelle M sert à déterminer la rotation de l'armature de fer doux, qu'une vis de rappel N permet d'éloigner plus ou moins des tranches polaires de l'aimant permanent. — E bobines recouvrant les branches de l'aimant permanent. Une tige R permet de faire glisser sur ces bobines, de manière à les recouvrir plus ou moins, les tubes graduateurs extérieurs H, H. — Y, Y excitateurs.

fil gros et court, l'autre à fils long et fin, et développe dans ces bobines des courants de tensions et d'intensités différentes entre lesquels on peut faire un choix.

Enfin, M. Gaiffe a eu l'heureuse idée de combiner les dispositions des appareils de Saxton et de Page. Il a pu ainsi augmenter notablement la puissance de ces instruments sans leur donner un plus grand volume.

M. Gaiffe a entouré d'hélices conductrices, non-

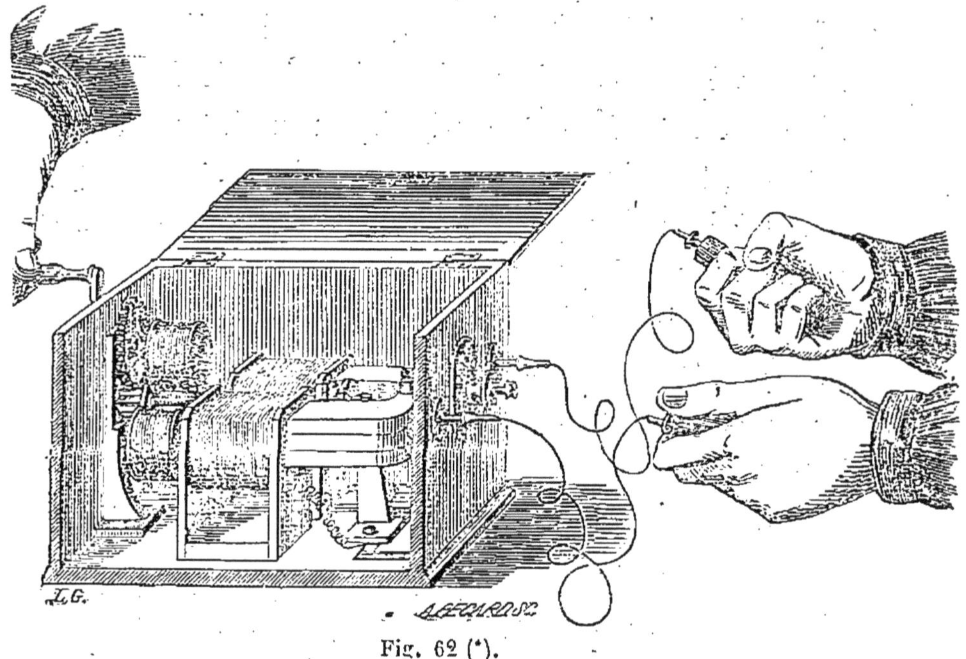

Fig. 62 (*).

seulement les extrémités de l'aimant permanent qui est fixe, mais encore les extrémités de l'armature mobile en fer doux. De nouveaux courants d'induc-

(*) Fig. 62. — *Appareil magnéto-électrique de M. Gaiffe.* — Réunion des deux dispositions fondamentales adoptées dans les appareils précédents.

tion sont ainsi produits, dont l'action s'ajoute à celle des courants développés dans les spires qui entourent l'aimant.

L'appareil magnéto-faradique de M. Gaiffe est en somme celui qui réalise le mieux les conditions d'énergie et de commodité qui commandent aujourd'hui la préférence des praticiens.

Pour ne pas compliquer la description des appareils magnéto-faradiques, nous nous sommes contenté, dans les pages qui précèdent, de signaler leurs dispositions fondamentales et les divers courants qui se produisent dans les fils de leurs bobines. Il est nécessaire d'indiquer maintenant quel parti on tire de ces courants, quels sont ceux que l'on néglige d'employer, quels sont ceux que l'on utilise et comment on les utilise.

Le circuit des bobines peut être fermé de deux manières : soit extérieurement à l'appareil par les rhéophores et le corps du patient, soit dans l'intérieur de l'appareil par un arc métallique. Lorsque ce dernier mode de fermeture est appliqué, les courants produits dans les fils des bobines sont perdus pour la partie extérieure du circuit. Or il est facile de disposer sur l'axe de rotation de l'armature mobile un mécanisme qui ferme périodiquement le circuit dans l'appareil et supprime ainsi les effets extérieurs d'un ou de plusieurs courants ou portions de courants.

Un autre mécanisme, dont les pièces sont également mises en mouvement par la rotation de l'axe de l'armature mobile, peut opérer un renversement périodique des communications métalliques intérieures, de telle façon que la direction d'un courant donné soit changée dans la portion extérieure du circuit, à laquelle appartient le patient. Il est possible de faire traverser ainsi la partie extérieure du circuit par des courants toujours dirigés dans le même sens ou par des courants de directions alternativement contraires, alors que ces courants sont alternes ou tous de même sens dans les fils des bobines.

Ces deux ressources sont employées dans les divers appareils de manière à en changer très-notablement l'économie et à faire différer complétement leur action de celle qu'on pourrait leur attribuer d'après la connaissance des principes généraux qui ont présidé à leur construction.

Et d'abord, on a reconnu que l'énergie des courants de désaimantation (courants induits directs), énergie appréciée par leur action sur la sensibilité et la contractilité, était beaucoup plus grande que celle des courants induits produits par l'aimantation (courants inverses). Ces derniers ont été supprimés dans tous les appareils magnétiques médicaux.

Il ne passe donc plus dans la partie du circuit extérieure à l'appareil que les courants induits directs ou de désaimantation.

Or ces courants directs, au nombre de deux pour chaque révolution, sont de directions opposées dans les appareils de Pixii, de Saxton et de Clarke, où ils répondent, l'un à la perte d'une polarité boréale, l'autre à la perte d'une polarité australe (1).

Dans les appareils construits d'après le système de Page (Breton, Duchenne, etc.), les courants directs, développés dans les bobines qui enveloppent les extrémités polaires d'un aimant permanent, sont en rapport avec le retour de cet aimant à sa condition normale après que ses propriétés magnétiques ont été momentanément surexcitées par le passage d'une armature de fer doux devant ses pôles. Ici les courants de désaimantation (directs) sont tous deux de même sens, parce que tous deux reconnaissent pour cause une modification physique identique.

Dans l'appareil de M. Gaiffe, les courants inverses sont encore supprimés. Restent les courants directs développés dans deux paires de bobines par des conditions différentes. Dans la paire qui recouvre les extrémités de l'aimant permanent, ces deux courants sont de même sens; mais il n'en est plus de même dans la paire de bobines que porte l'armature. M. Gaiffe a alors renversé le sens d'un des cou-

(1) Un même fil est enroulé sur deux bobines recouvrant des pôles de signes différents; mais en l'enroulant *dextrorsùm* sur l'une, et *sinistrorsùm* sur l'autre, on obtient le même résultat que si le fil était enroulé d'une façon semblable sur deux pôles de même signe.

rants de cette dernière paire de bobines de manière que tous deux aient extérieurement une même direction et puissent se confondre avec ceux de l'autre paire.

Les appareils magnéto-faradiques anglais, américains et allemands, qui reproduisent généralement les dispositions de celui de Saxton, diffèrent donc notablement des appareils français construits d'après le type de Page. Les premiers, en effet, donnent une succession de courants de directions alternativement opposées (1), tandis que les courants des derniers se succèdent tous de même sens.

Enfin il est possible de soustraire un courant au circuit extérieur pendant une partie seulement de la durée de son passage. Le procédé ne diffère de celui employé pour éliminer la totalité de ce courant qu'en ce que la pièce tournante qui établit les communications métalliques intérieures présente une solution de continuité sur un point de sa circonférence.

Pendant un quart de révolution de l'axe, le courant croît, atteint son maximum et décroît. Si l'on fait en sorte que l'arc métallique qui élimine les courants inverses reste fermé pendant le premier et le dernier tiers du quadrant qui correspond au passage du courant direct, on ne percevra celui-ci que pen-

(1) Quelques constructeurs cependant renversent l'un de ces courants directs, de manière à les avoir tous deux de même sens mais ce n'est pas une pratique générale.

dant le tiers moyen de son passage, qui répond à sa plus grande intensité. De plus, on le percevra immédiatement doué d'une certaine intensité, d'où naîtra une impression subite produisant la secousse; celle-ci manque ou est très-faible lorsque l'intensité de ce courant est graduellement croissante, même dans un temps fort court.

Comme on demande aux constructeurs des appareils qui donnent des commotions, ils éliminent du circuit extérieur, en même temps que les courants inverses, les premiers et les derniers tiers des courants directs.

M. Gaiffe a eu l'obligeance de nous faire essayer, avec un de ses excellents appareils magnéto-faradiques, les effets que donnent à percevoir dans la portion extérieure du circuit les combinaisons diverses du jeu des commutateurs.

Cette épreuve permet de reconnaître très-nettement :

1° Que les courants directs tronqués donnent les commotions fortes et douloureuses généralement recherchées; et cela, qu'ils soient de même sens ou qu'ils se succèdent dans des directions opposées;

2° Que lorsque les courants directs et inverses passent intégralement, il n'est perçu, même pour une assez grande vitesse de rotation de l'armature mobile, qu'un fourmillement non douloureux;

3° Qu'il en est de même quand les courants inverses sont seuls éliminés, les courants directs passant intégralement.

Nous reviendrons, dans la deuxième partie, sur les différences qui peuvent résulter de ces conditions; mais nous devons constater ici qu'il n'en a été tenu aucun compte par les auteurs qui ont écrit sur l'action des appareils magnéto-faradiques. C'est donc une étude à reprendre entièrement.

Il n'est pas sans intérêt d'examiner maintenant comparativement les deux systèmes d'appareils d'induction, les similitudes ou les différences qu'ils présentent au point de vue purement physique devant entraîner très-vraisemblablement des analogies ou des dissemblances dans les réactions physiologiques par lesquelles se traduit leur influence sur l'organisme.

Les appareils volta-faradiques diffèrent des appareils magnéto-faradiques par la rapidité des intermittences et par l'instantanéité des courants. Ils en diffèrent encore par la conservation des courants inverses, insignifiants dans le circuit de l'extra-courant, mais dont l'influence est très-appréciable dans le circuit auquel appartient la bobine induite. Les courants directs fournis dans le même sens par les appareils magnéto-faradiques exercent en outre une action électrolytique qui les rapproche des courants continus, action qu'on ne retrouve pas, ou qu'on ne retrouve qu'à un degré infiniment faible dans les courants fournis par les appareils volta-faradiques.

Si maintenant nous cherchons en quoi ces appareils se ressemblent, nous voyons que les uns et les autres sont des appareils magnéto-électriques; que dans la bobine induite d'un appareil volta-faradique, les choses se passent de même que dans les bobines d'un appareil magnéto-électrique de Page, Breton, Duchenne ou Gaiffe. Dans les deux cas, l'aimantation et la désaimantation successives d'une pièce de fer doux agissent comme cause inductrice.

Les appareils auxquels conviendrait tout à fait le nom de volta-faradiques sont ceux dans lesquels les courants induits, développés soit dans le fil traversé par le courant de la pile, soit dans un circuit voisin, seraient dus exclusivement à l'action de la pile. On les obtiendrait en supprimant le faisceau central de fer doux des appareils volta-faradiques décrits plus haut; mais nous ne sachons pas que cette modification ait été essayée (1).

N'a-t-on pas cependant, sans le savoir, fait un fréquent usage des courants d'induction, à une époque où ces courants n'étaient pas connus? — Cela aurait pu arriver quand on a voulu employer les courants interrompus. Tant que le circuit de la pile est fermé, le patient est traversé par un courant continu; mais à l'instant où on ferme le circuit et à l'instant où on le rompt, le patient qui fait partie de ce circuit est traversé par des extra-courants inverse et direct qui sont de vrais courants d'induction voltaïque. Toute-

(1) On la trouvera dans notre appareil, où elle est facultative. (*V.* Chap. IV.)

fois l'énergie de ces extra-courants est vraisemblablement très-faible en raison de la grande section et du peu de longueur du conducteur dans lequel ils devraient naître.

Le jour où l'action de ces courants sur l'organisme sera assez bien connue pour qu'il y ait un intérêt pratique à constater toutes les circonstances dans lesquelles ils se produisent, on pourra y arriver en faisant entrer le corps du sujet en expérience dans une bobine à fil long et fin, et étudiant les phénomènes d'induction produits dans le fil de cette bobine lorsqu'on ferait agir sur le patient des courants fournis par des piles variées.

§ 4. — PARTIES ACCESSOIRES DES APPAREILS ÉLECTRIQUES.

ÉLECTRODES ET RHÉOPHORES.

On confond généralement sous les noms d'*électrodes* (1) ou de *rhéophores* (2) les conducteurs solides inertes qui concourent à former la partie extérieure aux appareils des circuits traversés par des courants.

Cependant l'usage tend à établir une distinction entre ces deux expressions.

Dans les applications du courant voltaïque aux arts, les appareils qu'on emploie présentent toujours, dans le circuit extérieur de la pile, une partie

(1) De ἤλεκτρον et ὁδὸς, voie.

(2) De ῥεῖν, couler, et φέρειν, porter : porte-courant.

relativement fixe, représentant la voie que suit le courant depuis les faces polaires de la pile jusqu'aux points où il est repris pour être utilisé ; c'est aux conducteurs qui constituent de part et d'autre cette première partie du circuit qu'on réserve plus particulièrement le nom d'*électrodes*. On donne habituellement le nom de *rhéophores* aux conducteurs variables de forme, ordinairement flexibles, qui continuent les électrodes et servent à porter le courant sur les différents points où on veut le faire agir. Dans les appareils destinés à opérer des décompositions chimiques, la partie solide du circuit est constituée seulement par les électrodes; les rhéophores représentent, au contraire, la partie la plus considérable du circuit inerte dans les appareils construits en vue des applications médicales.

MÉCANISMES INTERRUPTEURS.

Lorsqu'on emploie le courant d'une pile, on peut désirer interrompre périodiquement son circuit sans être obligé de l'ouvrir ou de le fermer avec la main. Divers interrupteurs satisfont à cette indication.

Nous avons déjà décrit le marteau trembleur de Næff (*fig.* 63) dont les mouvements alternatifs sont déterminés par le courant lui-même. L'aimantation par le courant d'un barreau de fer doux C, ouvre le circuit en déterminant le déplacement d'une petite masse de fer E qui est fixée à une partie flexible D de son parcours. Dès que le circuit est ouvert, le barreau perd son aimantation ; la petite masse de fer qui n'est plus attirée retourne dans sa position première et la même succession de phénomènes se reproduit.

Généralement le trembleur de Næff est établi de

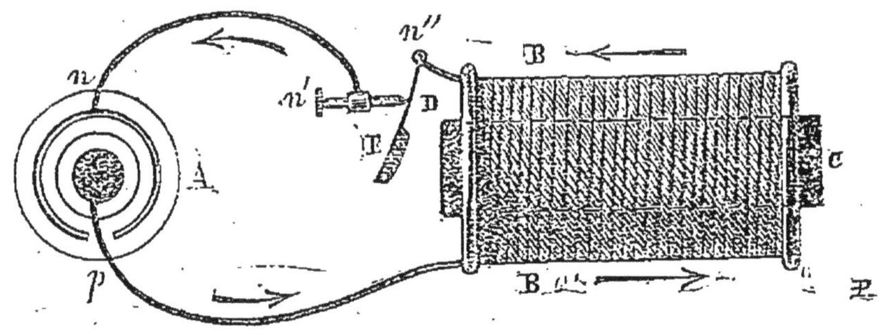

Fig. 63 (*).

manière à ne donner que des intermittences très-rapides. On peut cependant le disposer de façon à avoir au besoin des interruptions relativement rares. Pour cela il suffit de faire porter la pointe de la vis qui ferme le circuit (*n'*, *fig.* 63) non plus sur la tige même qui porte le marteau, mais sur une languette métallique perpendiculaire à cette tige. De cette façon, le marteau peut se rapprocher jusqu'à un certain point du barreau central de fer doux sans que le circuit soit ouvert, ce qui prolonge notablement la durée de chaque passage du courant.

Il est facile de tirer plus ou moins parti de cette disposition en se réservant de faire porter l'extrémité de la vis sur des points du levier additionnel plus ou moins éloignés de la tête du marteau.

(*) Fig. 63. — *Interrupteur automatique de Næff.* — A pile. — B bobine. — C barreau de fer doux. — DE trembleur. — D ressort du trembleur. — E marteau du trembleur.

L'interrupteur le plus simple, mais non le plus commode, est la roue dentée dont la construction offre deux variétés.

Au niveau du point où doivent s'opérer les interruptions, le fil que traverse le courant présente une solution de continuité. L'un des chefs du fil aboutit à un ressort métallique, tandis que l'autre est fixé à l'axe métallique d'une roue dentée en cuivre dont la tranche tourne devant le ressort. Pendant la rotation de la roue, le circuit se trouve fermé chaque fois qu'en passant une dent accroche le ressort.

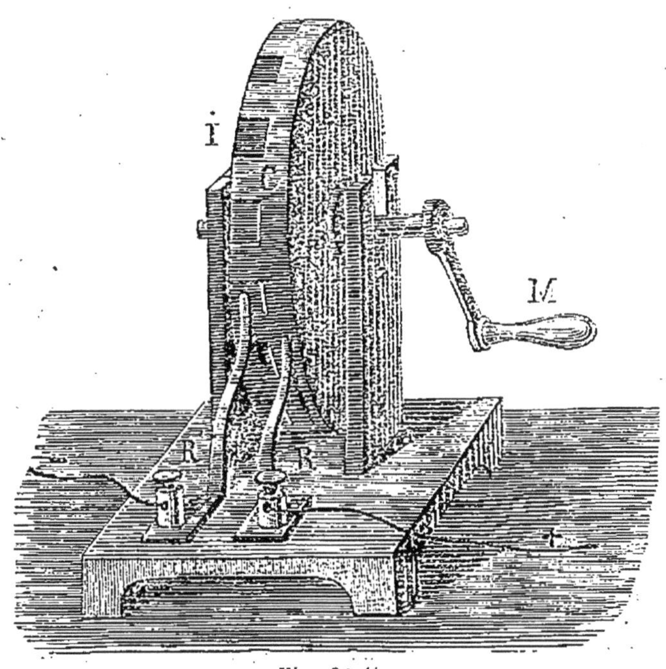

Fig. 64 (*).

Plus souvent on emploie un disque épais de verre, d'ivoire ou de bois (*fig.* 64) dont la tranche unie est

(*) Fig. 64. — *Roue à interruption des courants.* — C tranche métallique. — I surfaces isolantes. — R, R' ressorts métalliques. — M manivelle.

revêtue d'un anneau métallique, continu dans une moitié de sa largeur, tandis que dans l'autre moitié il présente des solutions de continuité I qui laissent à nu la substance isolante dont est formée la masse du disque. Deux ressorts plats en cuivre R,R', communiquant avec les deux chefs du circuit à interrompre ou à fermer, appuient, l'un sur la partie métallique de la tranche, l'autre sur la partie alternativement métallique et isolante. Dès lors, le disque étant en mouvement, le circuit est fermé quand le second ressort appuie sur une dent de métal; le circuit est ouvert, au contraire, quand ce ressort porte sur la matière isolante dont est faite la roue.

On met ces interrupteurs en mouvement à l'aide d'une manivelle M ou d'une pédale.

Fabré Palaprat se servait, pour interrompre les courants, du métronome des musiciens, sorte de pendule renversé dont les oscillations peuvent être réglées de manière à offrir des durées variables.

Le pendule ordinaire a été aussi employé. En faisant varier la hauteur de son point de suspension, on peut en obtenir des interruptions plus ou moins rapides.

Enfin, M. Pulvermacher a construit des interrupteurs mus par des mouvements d'horlogerie, qui sont extrêmement commodes.

COMMUTATEURS.

Les commutateurs sont des appareils destinés à renverser le sens d'un courant dans une partie de son circuit.

Pour que ce renversement puisse s'opérer, la partie dans laquelle on veut le produire doit être limitée par deux interruptions. De cette double solution de continuité résultent quatre chefs, dont deux appartiennent à la partie fixe du circuit tandis que les deux autres appartiennent à l'anse qui doit pouvoir être parcourue dans les deux directions opposées. Le commutateur a pour but de faciliter ensuite la réunion deux à deux de ces quatre chefs par un entre-croisement des extrémités de l'un d'eux qui les fait se correspondre dans un ordre inverse.

Soient, par exemple, deux plaques métalliques *ab'* et *a'b* (*fig.* 65), qui, recevant en P et en N les électrodes positif et négatif d'une pile, représentent les deux chefs terminaux de la portion fixe du circuit. Soient encore A et B, des boutons métalliques destinés à recevoir les rhéophores qui serviront à mettre le corps humain dans le circuit. La partie mobile du circuit, représentée par les rhéophores et le corps du patient, sera transversée par le courant de A en B, suivant la ligne ponctuée *amb*, ou de B en A, suivant *b'na'*, selon que la pièce AB, dont la partie moyenne est isolante, aura tourné autour de son centre *o* de manière à prendre les positions *ab* ou *a'b'*.

Dans d'autres commutateurs, dans celui de Ruhmkorff par exemple, les quatre bornes A, B, P, N

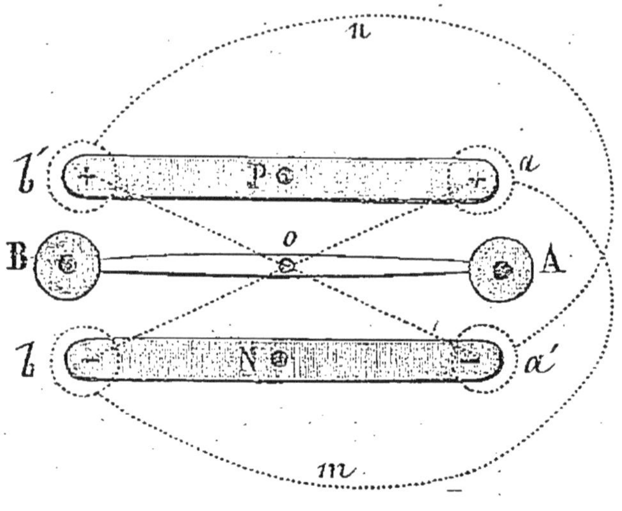

Fig. 65 (*).

sont fixes. La partie mobile de l'appareil est alors un cylindre de verre, de résine ou d'ivoire, qui tourne autour de son axe sur deux tourillons métalliques communiquant chacun d'une façon permanente avec l'une des bornes P et N. Sur deux de ses arêtes opposées, le cylindre isolant porte des lames métalliques étroites se continuant chacune avec l'un des tourillons. Ces bandes métalliques longitudinales, en rapport par les tourillons avec les bornes P et N, servent,

(*) Fig 65. — *Commutateur.*—A, B bornes métalliques donnant attache aux rhéophores. — P, N points d'interruption des électrodes. — *ab'* lame métallique en rapport avec le pôle positif. — *a'b* lame métallique en rapport avec le pôle négatif. — O centre autour duquel tourne la pièce AB. — *bma* direction du courant dans les rhéophores quand la tige AB est amenée en *ab*. — *b'na'* direction du courant dans les rhéophores quand la tige AB est amenée en *a'b'*.

pendant que le cylindre tourne sur son axe, à établir et à varier les communications électriques entre les bornes qui terminent les électrodes et celles A et B où s'insèrent les rhéophores. Pour cela, il suffit de joindre à ces dernières un ressort de cuivre qui, pressant continuellement contre le cylindre, établira la continuité métallique avec l'un ou l'autre des électrodes quand la rotation amènera sous lui l'arête métallique correspondant à cet électrode.

On a donné aussi le nom de *commutateurs* à des mécanismes analogues aux précédents, qui permettent, étant donnés plusieurs circuits incomplets appartenant à un même appareil, de greffer sur chacun d'eux isolément, ou sur plusieurs à la fois, l'anse formée par les rhéophores et le patient, et de constituer ainsi des circuits complets.

ROUES A SÉPARATION DES COURANTS.

Avec les appareils volta-faradiques répandus dans la pratique médicale on emploie les courants induits tels qu'ils sont produits dans les circuits, c'est-à-dire dirigés dans des sens alternativement opposés. Mais il est telles circonstances où, comme cela a lieu pour les appareils magnéto-faradiques, on peut désirer ne laisser passer dans le circuit que les courants directs ou les courants inverses. Les roues à séparation des courants donnent le moyen de transmettre exclusivement les uns ou les autres.

Le plus simple de ces appareils consiste en deux roues, semblables à la roue d'interruption décrite plus haut (p. 145, *fig.* 64), tournant ensemble autour d'un axe commun. L'une de ces roues entre par sa paire de ressorts dans le circuit de la bobine inductrice; l'autre appartient au circuit de la bobine induite. De plus, la position de l'une des roues sur l'axe peut être modifiée de façon que ses dents métalliques correspondent tantôt à celles de l'autre roue et tantôt aux intervalles isolants qui les séparent.

Lorsque les dents métalliques des deux disques se correspondent, les deux circuits sont fermés et rompus en même temps. Le courant induit inverse ou de fermeture est alors évidemment le seul qui puisse circuler.

Lorsqu'au contraire les dents métalliques de l'un des disques répondent aux intervalles isolants de l'autre disque, le circuit induit est rompu toutes les fois que le circuit inducteur est fermé, et il est fermé toutes les fois que le circuit inducteur est rompu. Les courants induits directs ou de rupture sont alors seuls transmis.

Il est inutile de rappeler que l'appareil séparateur des courants qui vient d'être décrit ne saurait s'appliquer aux instruments qui portent avec eux leur interrupteur, comme c'est le cas pour la plupart des appareils médicaux.

EXCITATEURS.

Les excitateurs sont les pièces de formes variées qui, s'attachant à l'extrémité libre des rhéophores dont elles font partie, doivent être mises en rapport avec la matière vivante.

On maintient ordinairement les excitateurs appliqués contre les tissus en les portant sur un manche isolant (1, *fig.* 66) tenu à la main. Ce manche renferme un axe métallique qui met en communication les cavités A ou A', destinées à recevoir les goupilles

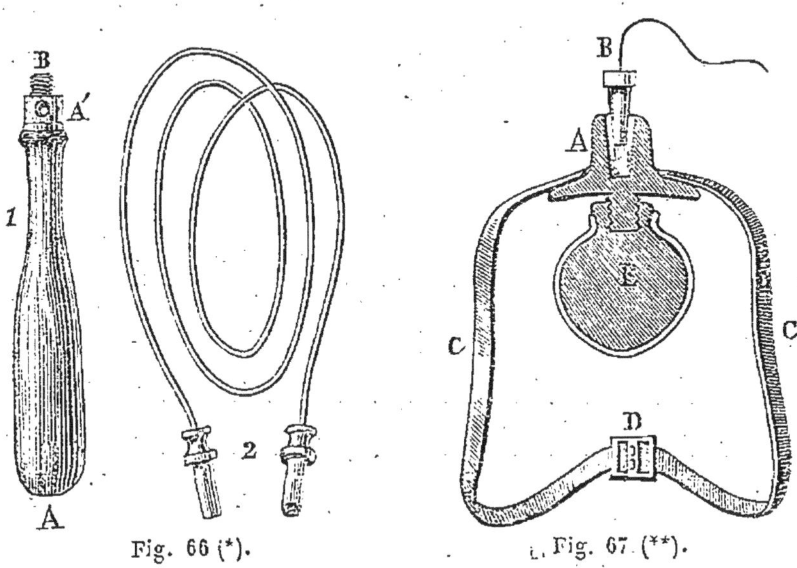

Fig. 66 (*). Fig. 67 (**).

terminales des rhéophores (2, *fig.* 66), avec la vis B

(*) Fig. 66. — 1. *Manche à porter les excitateurs.* — 2. *Rhéophore.*
1. A, A' cavités cylindriques dont l'une quelconque reçoit l'une des goupilles terminales du rhéophore correspondant. — B vis sur laquelle se fixent les excitateurs.

(**) Fig. 67. — *Excitateur à demeure.* — A borne remplaçant le manche de la figure précédente. — B extrémité du rhéophore. — C courroie de caoutchouc. — E excitateur sphérique.

sur laquelle viennent s'insérer les divers excitateurs.

En vue des cas où il est nécessaire d'agir longtemps sur une même partie, nous avons fait faire des bornes à base large et plate (A, *fig.* 67), recevant dans leur sommet évidé la goupille terminale B du rhéophore, et portant sous leur base un pas de vis qui donne attache à l'excitateur proprement dit E. Le contact de celui-ci avec les tissus est maintenu par une bande de caoutchouc C, percée d'un trou qui donne passage à la tête de la borne, et entourant la partie sur laquelle on veut agir. Cette disposition a l'avantage de rendre à l'opérateur la liberté d'une de ses mains et d'exercer sur les tissus une compression uniforme bien que prolongée.

La figure des excitateurs peut varier à l'infini ; nous nous contenterons d'indiquer ici ceux dont l'usage est le plus répandu.

Lorsqu'on veut faire entrer ou sortir un courant par une des mains, on donne à tenir au patient un manipule (*fig.* 68), cylindre *creux de cuivre, facile à bien saisir et* propre à établir un contact étendu. Les manipules sont employés surtout comme porte éponges dans les applications où une éponge mouillée est mise en rapport avec les tissus.

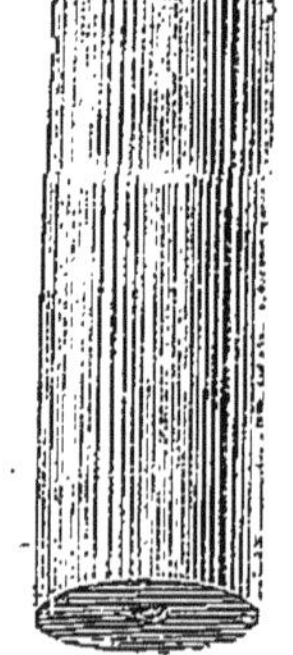

Fig. 68 (*).

On fait encore des excitateurs en forme de boutons plats ou sphériques (*fig.* 69), de plaques

(*) Fig. 68. — *Manipule.*

minces de formes variées (*fig.* 70) susceptibles de se mouler sur les parties, de boutons oli-

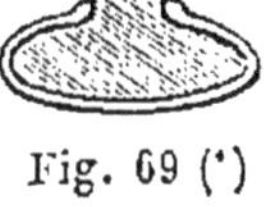

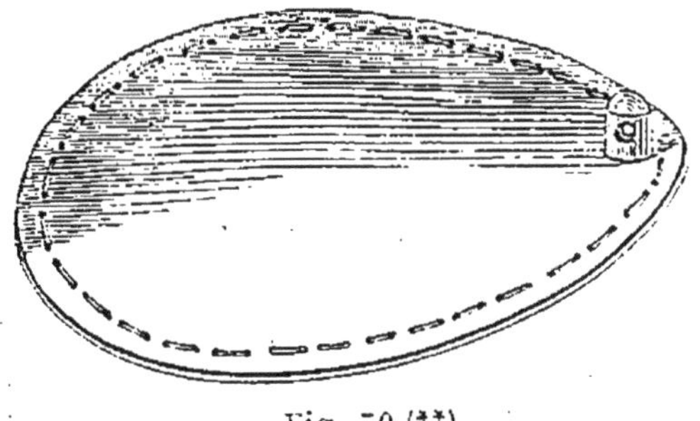

Fig. 69 (*)

Fig. 70 (**).

vaires ou coniques portés sur une tige (*fig.* 71); ces derniers sont d'un emploi commode lorsqu'on veut localiser le courant dans des parties peu étendues.

Enfin le balai métallique (*fig.* 72) sert à produire de la douleur dans les cas où l'on emploie l'électrisation comme agent révulsif. Cet excitateur satisfait au plus haut degré aux deux conditions que nous verrons produire les manifestations douloureuses : section faible des fils conducteurs donnant au courant de la

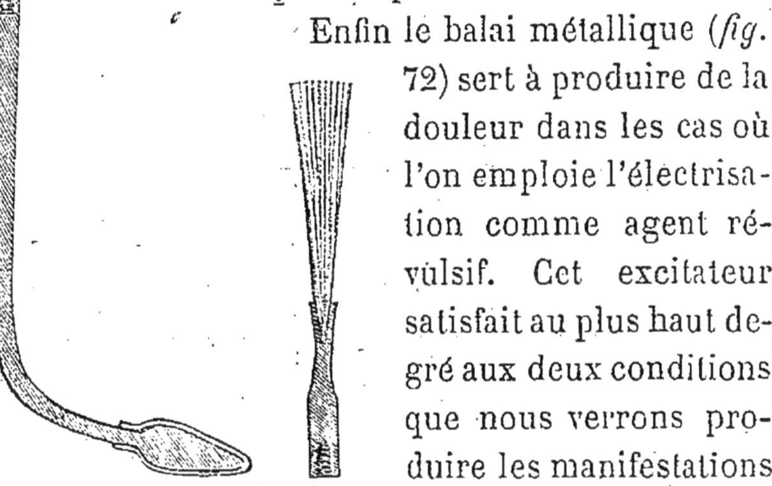

Fig. 71 (***). Fig. 72 (****).

(*) Fig. 69. — *Excitateurs sphérique et en forme de bouton.*
(**) Fig. 70. — *Plaque métallique doublée de peau.*
(***) Fig. 71. — *Excitateur conique.*
(****) Fig. 72. — *Balai métallique.*

densité, et nature métallique de ces fils causant au niveau de l'épiderme sec une *résistance au passage* très-marquée.

Lorsque nous avons opposé l'électrisation localisée de l'utérus et de la prostate aux lésions de nutrition communément décrites sous le nom d'engorgement chronique de ces organes, nous avons fait faire par M. Mathieu des excitateurs urétral, rectal et utérin consistant en des olives vissées sur des mandrins métalliques recouverts d'une sonde (*fig.* 73 et 74). L'olive de l'excitateur urétral est petite et la courbure de son mandrin très-prononcée. *L'excitateur* utérin est droit, ainsi que l'excitateur rectal dont l'olive est seulement plus volumineuse.

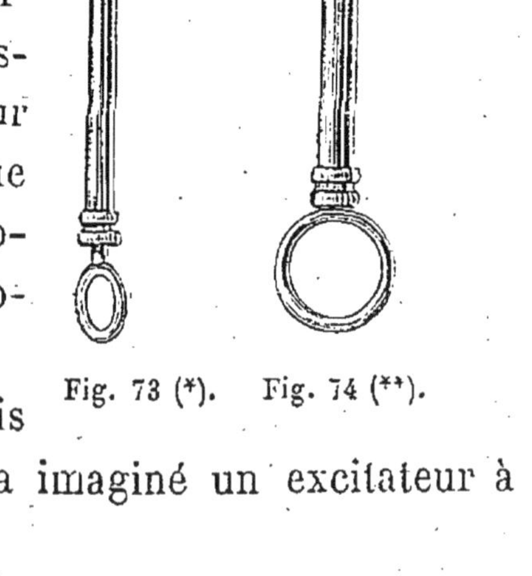

Fig. 73 (*). Fig. 74 (**).

Pour exciter les parois vésicales, M. Duchenne a imaginé un excitateur à

(*) Fig. 73. — *Excitateur urétral.*
(**) Fig. 74. — *Excitateur rectal.*

deux branches isolées l'une de l'autre et contenues dans une enveloppe isolante commune (*fig.* 75). L'instrument, au moment de l'introduction, ressemble à notre excitateur urétral. Lorsque son extrémité libre a pénétré dans la vessie, on fait saillir les deux branches qui vont s'appli-

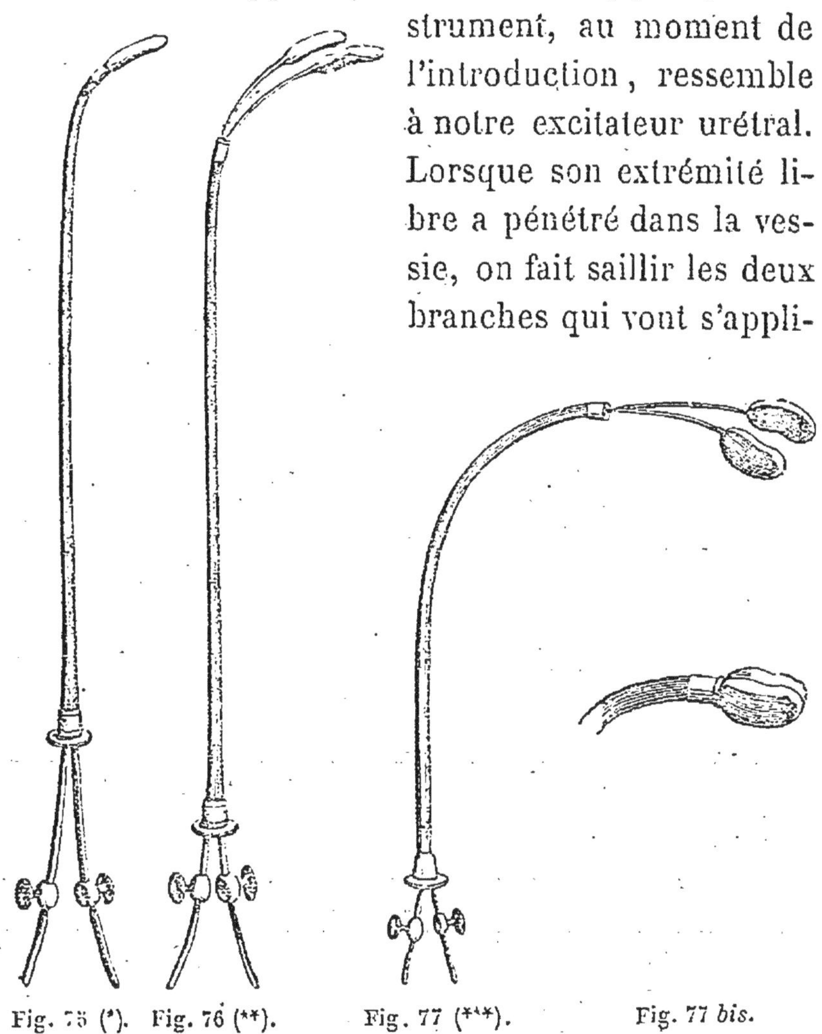

Fig. 75 (*). Fig. 76 (**). Fig. 77 (***). Fig. 77 *bis*.

quer en divergeant (*fig.* 76) sur la paroi interne de l'organe; celui-ci entre en contractions dès que l'on fait communiquer chacune des branches de l'excita-

(*) Fig. 75. — *Excitateur vésical de M. Duchenne.*
(**) Fig. 76. — *Le même, ouvert après son introduction.*
(*** Fig. 77 et 77 *bis*. — *Excitateur utérin de M. Duchenne.*

teur avec l'un des pôles d'un appareil à courant discontinu ou d'intensité variable.

Pour exciter l'utérus en agissant sur deux points opposés de son col, M. Duchenne fait usage d'un excitateur analogue à son excitateur vésical, qu'on trouve figuré ici fermé et ouvert (*fig.* 77 et 77 *bis*).

On a enfin employé comme excitateur le liquide d'un bain dans lequel le patient plonge soit l'extrémité d'un ou de plusieurs membres, soit le corps tout entier. En raison de la surface considérable par laquelle il agit, ce genre d'excitateur laisse au courant une assez grande intensité et diminue autant qu'il est possible les résistances au passage. Lorsque le corps du patient réunit deux bains en rapport chacun avec l'un des électrodes, il est traversé par la totalité du courant. Lorsqu'au contraire, comme cela se fait quelquefois d'une manière tout à fait empirique, les électrodes plongent tous deux dans le liquide d'un bain entier, le corps du malade ne représente qu'une voie de dérivation par laquelle passe seulement une fraction minime du courant.

Il serait nécessaire, toutes les fois qu'on ne cherche pas à produire de la douleur, c'est-à-dire dans la presque universalité des cas, de recouvrir de peau mouillée les excitateurs métalliques dont on fait usage. On choisira autant que possible une peau qui s'imbibe facilement : l'agneau ou le chamois non glacés conviennent parfaitement.

Toutefois cette précaution peut à la rigueur être

négligée quand les contacts s'établissent par de larges surfaces, sans arêtes. On est forcé d'y renoncer encore pour les excitateurs qui doivent être introduits dans l'urètre. Cette pratique a le grand avantage de ménager la sensibilité, avantage que sont loin de compenser les très-légers inconvénients qui en résultent.

Le passage du courant à travers une membrane mouillée y détermine la décomposition du liquide qui l'imbibe. Cette action électrolytique a pour effet d'affaiblir l'intensité du courant, et de l'affaiblir davantage quand la peau est imbibée d'eau salée que quand elle est imbibée d'eau pure. Mais ce léger inconvénient est compensé et au delà, au point de vue même de l'intensité du courant perçu, par la diminution des pertes au passage qui résulte de l'humidité de l'excitateur.

En même temps que la décomposition de l'eau, le courant produit l'oxydation de la surface métallique en rapport avec la peau mouillée. Celle-ci doit donc être fréquemment nettoyée. Il serait bon, pour éviter cette dernière altération et les variations d'intensité du courant qui en sont la conséquence, de pouvoir recouvrir les excitateurs d'une feuille mince de platine, sinon dans les appareils destinés aux applications thérapeutiques, du moins dans ceux qui servent aux recherches physiologiques (1).

(1) Nous avons essayé de substituer aux excitateurs métalliques des excitateurs en charbon poreux des cornues à gaz; notre but était d'éviter ainsi l'oxydation de la surface en rapport avec

Dans certaines circonstances, l'introduction du corps dans le circuit ou la rupture de celui-ci causent une sensation douloureuse assez vive. Pour éviter autant que possible cet inconvénient, dans les cas où la sensibilité paraît devoir être plus particulièrement ménagée, il faut introduire dans le circuit un tube à eau qui en augmente la résistance autant qu'on peut le désirer. La meilleure forme à donner à la tige métallique de ce tube modérateur est celle d'un piston de seringue percé de trois ou quatre trous pour laisser passer l'eau. Ce piston et sa tige seront, autant que possible, en un métal peu oxydable. Le tube sera rempli d'eau distillée.

En n'enfonçant la tige dans le tube que lentement et lorsque l'excitateur est appliqué, on évite les fortes oscillations qui agissent vivement sur le système nerveux sensitif. MM. Matteucci et Farina avaient déjà, en 1838, employé ce procédé pour introduire chez un tétanique un courant constant dirigé du sacrum à la nuque. Nous avons eu recours à la même précaution dans des cas où il nous avait paru convenable d'essayer *les applications du courant continu* à la face.

Lorsque le courant employé doit présenter une

les tissus. Ces excitateurs, préalablement mouillés d'eau, pure, salée ou vinaigrée, sont excessivement douloureux, en raison sans doute de l'inégalité de leur surface due à la porosité du charbon. Recouverts de peau mouillée, ils font un très-bon service, et, une fois pénétrés des produits salins de la décomposition de l'eau, donnent vraisemblablement des effets bien constants.

grande constance, comme cela est nécessaire dans les expériences d'électro-physiologie, il faut atténuer autant que possible les oscillations du courant produites par le dessèchement des excitateurs ou leur inégale application. On atteindra ce résultat d'une manière assez satisfaisante en adoptant pour excitateurs des tubes à eau semblables au précédent quant à la tige conductrice, mais beaucoup plus courts. Au niveau de l'extrémité qui doit être appliquée sur les tissus, les bords du tube sont renversés de manière à permettre de fixer un obturateur en baudruche qui maintient simplement le liquide. Ces excitateurs humides doivent être maintenus appliqués par une bande de caoutchouc.

CHAPITRE III.

ACTION DE L'ÉLECTRICITÉ SUR LES ÊTRES VIVANTS

La partie de l'électro-physiologie qui a pour objet l'étude des phénomènes électriques qui se produisent chez les êtres vivants dans l'accomplissement des actes organiques, a été examinée dans le chapitre premier, lorsque, passant en revue les sources d'électricité, nous avons dû signaler les manifestations qui caractérisent la production de cette force chez les animaux.

Il nous reste maintenant à rechercher quelles sont les réactions de l'organisme soumis à l'influence des modificateurs électriques.

§ 1. — ACTIONS PHYSIQUES GÉNÉRALES.

Il importe ici de ne pas perdre de vue que toutes les fois qu'un modificateur physique ou chimique s'adresse à l'organisme, il agit sur sa matière pour l'affecter physiquement ou chimiquement.

L'organisme réagit ensuite d'une façon spéciale en vertu des propriétés qui caractérisent la matière vivante. Mais ce n'est que par les phénomènes de réaction que les êtres vivants sont caractérisés tels et différenciés des corps bruts. Si l'influence d'un même agent paraît produire chez les êtres vivants des effets autres que ceux qu'elle produit sur la matière brute, cela tient à ce qu'en vertu de ses propriétés élémentaires (force de développement, sensibilité, contractilité), l'élément histologique est capable de modifier, en réagissant, les conditions dans lesquelles s'exerce l'influence des agents modificateurs, et, par suite, leurs effets apparents.

Partant de cette donnée générale, la méthode la plus rationnelle à suivre, lorsqu'on se propose d'étudier l'action de l'électricité sur l'organisme, consisterait à placer comparativement des corps bruts et de la matière vivante en présence d'influences physiquement identiques, et à varier ensuite les conditions dans lesquelles s'exercent ces influences de manière à décomposer artificiellement des phénomènes complexes en leurs éléments, et à analyser le mécanisme des réactions vitales. Or, pour entreprendre utilement ce travail, il est nécessaire de posséder des connaissances physiques suffisantes pour savoir ce qu'on fait, et des connaissances physiologiques suffisantes pour permettre d'apprécier sainement les réactions dont on est témoin.

Nous commençons à peine à posséder, à ce double point de vue, les données capables de fournir aux recherches un point de départ positif.

Caractères des courants fournis par les diverses

sources. — Qu'elle s'adresse aux corps bruts ou aux corps vivants, la force électrique agit en vertu de deux conditions : 1° de sa quantité, 2° de sa tension.

Ces deux ordres de causes modificatrices se montrent rarement isolées, et on ne peut juger de l'influence de chacune que par l'examen des cas où la *quantité* est considérable, la *tension* étant faible, et de ceux où la tension est grande, la quantité étant minime. La comparaison des effets obtenus dans l'une et l'autre circonstance permet, d'après le phénomène réactionnel prédominant, d'attribuer à la quantité et à la tension la part qui leur revient dans les actions produites.

Or nous pouvons faire prédominer jusqu'à un certain point une qualité déterminée de l'agent électrique et faire varier indépendamment l'une de l'autre sa quantité et sa tension.

Les machines ordinaires à frottement, les piles formées par un grand nombre de couples à action chimique peu énergique (pile à eau, piles sèches, pile d'Alizeau, piles au sulfate de plomb ou au protosulfate de mercure chargées avec de l'eau pure, pile de Bagration), les bobines à fil long et fin sur le circuit desquelles s'exerce une action inductrice faible, fournissent une faible quantité d'électricité se présentant avec une grande tension.

Au contraire, les piles à action chimique énergique et à grande surface (couples de Grove, de Bunsen, en hélice, etc.) donnent une grande quantité d'électricité sous une tension d'autant plus faible que l'augmentation de la surface des couples permet d'obtenir une intensité donnée du courant à l'aide d'une pile d'un moins grand nombre de couples.

Enfin, si l'on voulait obtenir une grande quantité d'électricité sous une tension assez considérable, on aurait recours aux machines à frottement puissantes, aux bouteilles et batteries de Leyde, aux piles formées de couples nombreux à action chimique vive et à grande surface. Mais rien ne milite en faveur de l'introduction dans la pratique médicale de ces appareils qui résument tous les genres d'action du courant et ne permettent que très-difficilement, et à la condition de perdre beaucoup de travail moteur, de provoquer la manifestation isolée d'un ordre donné de réactions.

État physique des circuits traversés par les courants. — Ne perdant pas de vue que, quel que soit le mode d'application de l'électricité au corps humain, on peut toujours, en raison de la configuration de celui-ci et de la nature imparfaitement isolante du milieu nécessaire à son existence, le considérer comme un conducteur dans lequel l'électricité se propage, nous allons maintenant examiner quels phénomènes sont manifestés par la substance d'un corps quelconque interposé dans un circuit traversé par un courant.

Or, nous savons que toutes les fois qu'un courant traverse un corps conducteur, son passage est manifesté par divers phénomènes, en rapport avec son *établissement*, avec son *passage* et avec sa *cessation*.

Pendant le passage du courant, le corps traversé par lui exerce une action directrice sur les aimants permanents et sur les courants voisins ; il est capable, en outre, de développer une polarité magnétique dans les minerais ferrugineux situés dans sa sphère d'activité. Toutes ces actions appartiennent au groupe désigné sous le nom générique de *phénomènes d'induction*. On sait qu'elles s'exercent avec la même intensité dans tous les points du circuit.

Des *effets chimiques* de décomposition s'observent encore dans les corps traversés par les courants lorsque ces corps sont d'une composition suffisamment mobile.

Il serait important de déterminer comment se répartit dans l'électrolyte l'action analytique du courant. S'exerce-t-elle uniformément dans tous les points du corps ou est-elle localisée plus spécialement dans les points d'application des électrodes?

Ce sont là des questions qu'il importerait fort de résoudre dans les conditions physiques qui sont celles de l'observation physiologique.

Enfin, le passage du courant dans un corps s'accompagne d'*effets calorifiques* inégalement répartis dans sa masse, et se manifestant surtout au niveau des points où la section conductrice devient moindre et de ceux où se rencontrent ces défauts d'homogénéité de la matière que nous avons vu opposer au mouvement électrique le genre particulier de résistance qu'on a nommé *résistance au passage*.

Au moment où les courants *s'établissent* et au moment où ils *cessent*, on sait que des phénomènes d'induction, différents de ceux indiqués plus haut, se manifestent dans leur circuit : nous voulons parler de la production des courants instantanés auxquels on a donné le nom d'extra-courants. L'un, l'extra-courant inverse, répond à la fermeture du circuit; l'autre, l'extra-courant direct, répond à sa rupture.

C'est à l'établissement du courant qu'il convient encore de rattacher la décharge qui se produit immédiatement avant la fermeture du circuit lorsque la tension de la source est suffisamment considérable. Cette décharge doit être considérée comme liée à une condition accidentelle de résistance au passage, insuffisante pour arrêter la propagation, suffisante néanmoins pour que celle-ci ne puisse avoir lieu que d'une manière brusque et en exigeant une tension supérieure à celle que conservera le courant quand l'équilibre dynamique sera établi dans la machine constituée par l'électro-moteur et par son circuit.

Réactions physiologiques provoquées par les courants. — Essayons maintenant de voir quels rapports peuvent exister entre les phénomènes physiques qui caractérisent le passage du courant électrique et les réactions organiques qui en traduisent l'influence.

On admet généralement que les phénomènes d'induction qui se produisent pendant le passage du courant, lors de son établissement et de sa rupture, sont en raison de l'*intensité* ou de la *quantité* du courant. Lorsqu'ils se produisent chez un être vivant, ils ont inévitablement pour effet de changer momentanément ou d'une façon plus ou moins durable l'économie des courants physiologiques.

La perturbation qu'ils déterminent ainsi n'a pu être reconnue jusqu'ici qu'aux troubles du mouvement et de la sensibilité qui en sont la conséquence.

Or, ces manifestations motrices et sensitives sont surtout évidentes au moment de l'établissement du courant. Dans des conditions non encore définies physiquement et physiologiquement, on a observé aussi, au moment de la cessation du courant, des réactions sensitives et motrices que nous sommes très-disposé à rattacher à la production d'extra-courants de rupture. Mais il a été impossible jusqu'ici de constater aucune réaction de ce genre *pendant le passage* d'un courant constant. Alors que les tissus vivants sont traversés par un courant constant d'une certaine intensité, il y a sans doute de la douleur; mais nous verrons bientôt que cette douleur, d'autant plus vive que le courant passe depuis un temps plus long, doit être rapportée à un ordre d'influences autres que les actions d'induction.

Il résulte de là que les phénomènes d'induction produits par le passage d'un courant à travers un conducteur vivant portent surtout sur le système nerveux, peut-être sur le système musculaire; et que ces systèmes organiques se montrent plus vivement et plus immédiatement affectés par le fait de la modification de leur milieu électrique que par la persistance de cette modification quelle qu'elle soit.

Aussi les courants de peu de durée rapidement interrompus et rétablis, les courants fournis par les appareils d'induction, sont-ils préférés lorsqu'on se propose de produire des mouvements, soit en agissant directement sur les muscles, soit en agissant sur eux par l'intermédiaire du système nerveux. On les emploie aussi avec avantage lorsqu'on veut produire de la douleur. Mais il importe, dans l'un et l'autre cas, de tenir compte, en vue de l'effet à obtenir, de l'influence propre des excitateurs que nous examinerons bientôt quand il sera question des résistances au passage.

Pendant qu'un courant continu traverse les tissus vivants, il est infiniment probable que ceux-ci deviennent le siége de décompositions chimiques. Il est bien difficile de ne pas admettre l'existence constante de ces actions chimiques; cependant elles n'ont été directement constatées que dans les cas où l'on faisait usage de courants d'une assez grande intensité, et au niveau seulement du point d'application de l'un des rhéophores.

Lors donc qu'un circuit vivant est traversé par un courant interrompu de temps en temps, on peut obtenir à la fois les réactions motrices et sensitives qui sont en rapport avec son établissement et sa rupture, et les effets chimiques qu'on doit supposer accompagner son passage. La fréquence plus ou moins grande des interruptions fera prédominer les réactions motrices ou les effets chimiques. Ces derniers paraissent devoir être regardés comme à peu près nuls lorsque les interruptions se succèdent avec une rapidité suffisante.

En effet, M. Cl. Bernard (1), ayant placé dans le

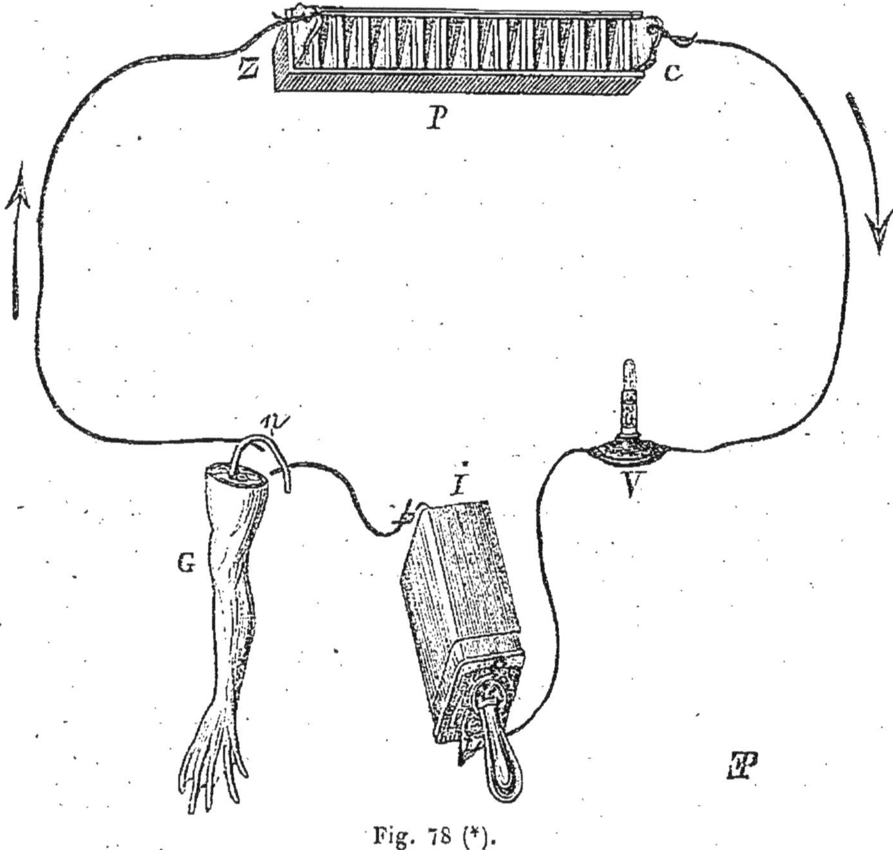

Fig. 78 (*).

circuit d'une pile P (*fig.* 78), une patte de grenouille

(*) Fig. 78. — P pile à auges fournissant un courant CVIGZ qui traverse un voltamètre V et le nerf *n* d'une patte de grenouille récemment tuée G. — I interrupteur à mouvement d'horlogerie.

(1) *Leçons sur la physiologie et la pathologie du système nerveux.* Paris, 1858. T. I, p. 149.

G fixée par son nerf *n* au conducteur métallique, et un voltamètre à eau acidulée V, a constaté que pendant le passage non interrompu du courant la patte de grenouille restait immobile, tandis que l'eau était activement décomposée dans le voltamètre. Mais en faisant fonctionner un interrupteur I appartenant au circuit, la décomposition de l'eau cessait et la patte de grenouille entrait en convulsions. La décomposition de l'eau peut cependant être produite en même temps que des contractions musculaires lorsqu'on emploie les courants interrompus des appareils magnéto-faradiques, en ayant soin que ces courants se succèdent toujours dans le même sens. Nous avons pu également obtenir à la fois ces deux effets au moyen des extra-courants de haute tension de notre appareil volta-faradique.

Des expériences que nous devrons indiquer plus loin établissent que, pendant son passage à travers les tissus, le courant constant exerce une influence incontestable sur les aptitudes physiologiques des nerfs et des muscles. Cette influence, à laquelle M. Remak (1) fait jouer le principal rôle dans les effets de l'électrisation, doit être rapportée à la fois à une action chimique, qu'il n'est guère possible de révoquer en doute, et aux modifications électriques qui se produisent nécessairement dans ces conditions physiques anormales.

(1) *Galvanothérapie ou de l'application du courant galvanique constant au traitement des maladies nerveuses et musculaires*, trad. par M. Morpain. Paris, 1860, in-8.

L'influence chimique d'un courant est en raison de son intensité.

Peut-être une action chimique locale est-elle cause de la douleur qui s'observe au point d'application de l'un des rhéophores ou de tous deux, lorsqu'un courant continu passe depuis un certain temps.

Il reste à examiner les réactions en rapport avec les effets *calorifiques* déterminés par le passage du courant; cette question ne peut être séparée de celle des *résistances au passage*. Toutes conditions égales d'ailleurs, le degré d'échauffement d'un circuit est en raison de la quantité d'électricité qui le traverse. Les piles d'un petit nombre de couples à action chimique vive et à grande surface sont les plus convenables pour la production des effets calorifiques.

Mais on sait que l'élévation de température n'est pas uniforme dans les divers points du circuit, qu'elle est surtout prononcée dans les parties dont la section est peu considérable, et au niveau des points où un défaut d'homogénéité du circuit constitue des résistances au passage.

Il en résulte que lorsqu'un courant un peu intense traverse quelque partie du corps, il n'en élève pas la température d'une manière appréciable, en raison de la grande section du conducteur vivant; mais il y aura production de chaleur au niveau des points d'application des rhéophores, qui représentent des points de *résistance au passage*. Cette production de chaleur sera, par conséquent, d'autant plus grande que, d'une part, la surface d'application des rhéophores se rapprochera moins par sa nature physique de la surface du corps sur lequel on les applique; et que, d'autre part, la section de cette surface offrira une moindre étendue.

Pour appliquer cette donnée commune à l'interprétation des effets produits par la mise en rapport des rhéophores avec la surface cutanée d'un individu vivant, il suffit d'examiner comparativement ce qui se passe lorsqu'on fait usage de rhéophores de nature très-différente.

Or, il est facile de constater qu'en augmentant l'étendue de la surface d'application des rhéophores, qu'en mouillant cette surface, ou mieux, en la recouvrant de peau mouillée ou d'éponge humide, on produit fort peu de douleur au point d'application. Si, au contraire, on fait pénétrer dans les tissus le même courant au moyen de rhéophores grêles et secs, la douleur sera extrêmement vive.

Le résultat le plus saillant de ces applications variées est donc la constatation que les circonstances qui favorisent l'élévation de température d'un point donné du circuit (diminution de la section, hétérogénéité du conducteur), augmentent l'action du courant sur la sensibilité cutanée dans ce point.

On voit maintenant pourquoi il est avantageux, lorsqu'on veut agir vivement sur la sensibilité dans le but de produire une révulsion, d'employer le balai métallique comme excitateur en rapport avec la partie à rubéfier, et de sécher la peau de cette partie;

pourquoi, lorsqu'on veut au contraire produire le moins de douleur possible, ce qui est le cas le plus ordinaire, on revêt un conducteur métallique à surface un peu grande d'une enveloppe de peau mouillée. Dans ce dernier cas, on n'a fait que déplacer le siége de la résistance au passage, qui se trouve, non plus à la séparation de la surface cutanée et du conducteur métallique, mais entre celui-ci et l'enveloppe de peau mouillée qui n'a pas de sensibilité à ménager.

Nous expliquerions volontiers par les mêmes raisons le fait, signalé par M. Duchenne, de la douleur vive produite à la surface des os lorsqu'on les place entre les pôles d'un courant qui ne trouve pas dans les parties molles voisines une voie de dérivation suffisamment conductrice.

Il est enfin un effet général du passage des courants qui doit être mentionné ici : nous voulons parler de la douleur plus vive généralement ressentie par le patient dans le point du corps qu'on met en communication métallique avec le pôle négatif du couple ou de la pile qui fournit le courant. Après avoir tenu compte de l'influence de la nature et de la section des rhéophores, il faut donc aussi tenir compte de leurs rapports avec l'électro-moteur.

Mais c'est une question sur laquelle nous reviendrons en examinant l'action de l'électricité sur le système nerveux sensitif.

De la conductibilité des circuits dans lesquels entrent des êtres organisés. — L'interposition d'un corps organisé dans le circuit que traverse un courant, introduit dans ce circuit une résistance dont on a dû chercher à tenir compte.

Les expériences entreprises par Lenz (1) dans ce but ont établi que la détermination des résistances des divers diamètres du corps ne saurait avoir un véritable intérêt pour les praticiens. En effet, dans la résistance totale, qu'il est possible de déterminer expérimentalement, la part de beaucoup la plus considérable revient aux résistances au passage qui sont éminemment variables. C'est ainsi que la résistance de l'extrémité digitale d'une main à la même extrémité de l'autre main pouvant être représentée par 34 lorsqu'un doigt seulement de chaque main plonge dans les vases qui reçoivent les électrodes, tombe à 6, si les deux mains sont plongées dans les vases. Une des mains immergées ayant, dans le cours des expériences, reçu accidentellement une petite écorchure, la résistance, qui était d'abord de 6,06, tomba à 4,61. On voit par là que la résistance est surtout en rapport avec l'état de l'épiderme et avec l'étendue de la surface de communication. Si l'on tient compte des variations que peut amener encore dans la résistance l'état plus ou moins prononcé de maigreur ou d'embonpoint des sujets sur lesquels on expérimente, on reconnaîtra que la détermination des résistances des divers diamètres ne saurait plus avoir aucun intérêt.

(1) *Conductibilité électrique du corps humain.* (*Archives de l'électricité*, t. III.)

On se fera une idée des différences que peuvent présenter les observations faites dans des conditions en apparence identiques, par le rapprochement des résultats auxquels se sont trouvés conduits Lenz et M. Pouillet (1) en mesurant la résistance qu'éprouve le courant pour passer d'une main à l'autre. Lenz l'a trouvée égale, en moyenne, à celle de 91503 mètres d'un fil de cuivre de 1 millimètre de diamètre ; M. Pouillet l'a trouvée environ moitié moindre. M. Pouillet a trouvé, en outre, que le courant qui passe d'un doigt à un autre doigt de la même main a à vaincre une résistance 7 fois plus grande que le courant dirigé d'une main à l'autre à travers le corps.

M. Matteucci a fait d'autres recherches du même ordre dans lesquelles il se proposait, non de déterminer d'une façon absolue les résistances de certaines régions, mais de comparer les degrés de conductibilité des divers tissus. Il a reconnu ainsi que la substance cérébrale et la substance nerveuse ne diffèrent pas sensiblement à ce point de vue, bien que la dernière ait paru, dans le plus grand nombre des expériences, être un peu plus conductrice. Le tissu musculaire conduit environ 4 fois mieux que les tissus cérébral ou nerveux.

D'autres expériences ont été faites par M. Matteucci pour juger de l'importance des dérivations que subit

(1) *Conductibilité électrique du corps humain.* (*Comptes rendus de l'Académie des sciences*, t. IV.)

un courant dirigé à travers le corps d'un animal. L'auteur opérait sur des lapins récemment tués et écorchés. Il a constaté ainsi que les deux pôles de la pile étant placés sur différentes parties de l'animal, à la plus grande distance possible, on pouvait constater dans tous les points du corps l'existence de courants dérivés dont l'intensité était liée à la conductibilité des tissus sur lesquels on l'observait et à leur position relative, d'après les lois générales qui président à la répartition des courants dans les voies de dérivation.

Un autre fait, noté par M. Matteucci dans le cours de ces expériences, est qu'un courant d'intensité constante, introduit dans l'animal par deux points du système nerveux, donne lieu dans la masse des autres parties à des courants dérivés plus forts lorsque la direction du courant de la pile dans l'animal est centrifuge que lorsque cette direction est centripète. Les courants dérivés étaient recueillis par deux solutions de continuité pratiquées dans les masses musculaires sacro-spinales.

M. Matteucci croit devoir conclure de là que le courant électrique qu'on fait passer de la moelle épinière aux nerfs est moins éparpillé dans la masse animale, et mieux conduit que lorsqu'il est dirigé des nerfs à la moelle. Son expérience nous paraît permettre aussi bien une conclusion contraire. De nouvelles recherches devront être instituées avant qu'on puisse se former à ce sujet une opinion définitive.

Il est remarquable que les différences qu'on observe ainsi entre les effets produits dans les cas des deux directions opposées du courant, vont en s'effaçant à mesure qu'on s'éloigne du moment de la mort de l'animal ; elles doivent donc être considérées comme en rapport avec la vie propre des tissus.

§ 2. — RÉACTIONS PRÉSENTÉES PAR LES SYSTÈMES HISTOLOGIQUES.

SYSTÈME NERVEUX MOTEUR.

L'influence des courants électriques sur les nerfs moteurs est manifestée par l'aptitude plus ou moins grande de ceux-ci à déterminer des contractions musculaires, et par des modifications du courant propre du nerf.

Dans l'étude de ces phénomènes on a dû, comme toujours, commencer par examiner ce qui se produit dans des conditions artificielles facilement définissables. Aussi les premières recherches faites ont-elles été entreprises sur des membres postérieurs de grenouille préparés à la manière de Galvani, c'est-à-dire laissés en communication par leurs nerfs avec la partie de la moelle de laquelle émanent ces nerfs (*fig.* 79).

Nous ne rappellerons que sommairement les résultats obtenus dans ces explorations parce qu'elles ont été tentées dans des conditions non physiologiques (1) ; cependant il importe de les mentionner

(1) Quant à la légitimité de l'application à la physiologie humaine des conclusions à tirer de l'observation des grenouilles,

en raison des chances qu'on a de les retrouver quelquefois dans certaines circonstances pathologiques.

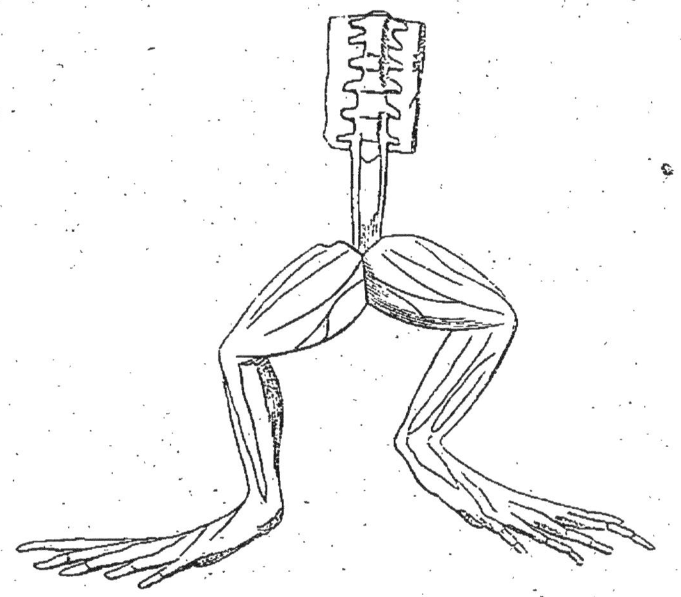

Fig. 79 (*).

Les contractions musculaires, par lesquelles se traduit l'activité propre du nerf moteur, n'apparaissent, sous l'influence de l'électrisation du nerf, qu'au moment où des *modifications* surviennent dans l'état électrique de celui-ci. Ainsi, lorsqu'on fait traverser par un courant électrique les nerfs d'une grenouille

(*) Fig. 79. — *Train postérieur de grenouille préparé à la manière de Galvani.*

elle n'est plus en question depuis que M. Cl. Bernard a nettement établi la nature des différences fonctionnelles qui s'observent entre les animaux à sang chaud et les animaux à sang froid; depuis surtout qu'il a su, en ralentissant le rhythme de la nutrition, rapprocher artificiellement les conditions d'existence de ces animaux, au point de pouvoir constater sur des lapins et des chiens certains phénomènes électro-physiologiques qu'on n'avait jusqu'ici constatés que chez la grenouille.

préparée, on voit se produire des contractions musculaires, tantôt à l'instant de la fermeture du circuit, tantôt à l'instant de sa rupture, tantôt enfin dans les deux cas à la fois, suivant l'état de fatigue plus ou moins prononcée des nerfs.

Les physiologistes qui ont étudié ces phénomènes ont examiné en même temps l'influence qu'a sur la contraction des muscles la direction du courant. Ils ont reconnu que les nerfs excités par ces courants ne réagissaient pas toujours d'une manière identique; et se sont trouvés ainsi conduits à admettre, dans l'affaiblissement d'un nerf que quitte la vie, différentes périodes caractérisées par les phénomènes que détermine dans les muscles animés par ce nerf son excitation à l'aide des courants centripète et centrifuge (1).

Voici un tableau de ces périodes telles qu'elles ont été indiquées par différents expérimentateurs. L'examen de ce tableau montre que les résultats obtenus concordent entre eux, et que les divergences apparentes tiennent seulement à ce que des lacunes se trouvent dans la plupart des observations; par suite, la même période s'est trouvée désignée par les auteurs sous des numéros d'ordre différents.

(1) On a appelé *courant direct* celui qui est dirigé dans le sens des ramifications nerveuses, c'est-à-dire du centre à la périphérie, et *courant inverse* celui qui est dirigé, au contraire, de la périphérie au centre. Ces termes servant déjà à désigner les rapports de direction des courants inducteurs et induits, nous conserverons aux courants dirigés à travers les nerfs les noms de *centrifuges* et *centripètes*.

	LEHOT (1).		NOBILI (2).		MARIANINI (3).		MATTEUCCI (4).		CL. BERNARD (5).	
	C. Centrifuge.	C. Centripète.	C. Centrif.	C. Contrip.	C. Centrif.	C. Centrip.	C. Centrif.	C. Centrip.	C. Centrif.	C. Centrip.
Établissement............									contraction.	contraction.
Rupture................									0	0
Établissement........	contr.	contr.	contr.	contr.			contr.	contr.	contr.	contr.
Rupture................	contr.	contr.	contr.	contr.			contr.	contr.	contr.	contr.
Établissement............			contr.	0						
Rupture................			?	contr.						
Établissement............	contr.	0	contr.	0	contr.	0	contr.	0	contr.	0
Rupture................	0	contr.	0	contr.	0	contr.	0	contr.	0	contr.
Établissement............			contr.	0					contr.	0
Rupture................			0	0					0	0

(1) Mémoire lu à l'Institut le 26 frimaire an IX (*Journal de physique*, pluviôse an IX).
(2) *Annales de chimie et de physique*, t. XXXVIII, XLIV.
(3) *Annales de chimie et de physique*, t. XL, XLIII, LVI.
(4) *Traité des phénomènes électro-physiologiques des animaux*. Paris, 1844.
(5) *Leçons sur la physiologie et la pathologie du système nerveux*. Paris, 1858, t. I.

En comparant ces divers résultats, on voit tout d'abord la constatation par M. Cl. Bernard d'un état des nerfs qui a échappé aux expérimentateurs qui l'avaient précédé.

Or, cet état était précisément le plus important à constater parce qu'il se présente quand l'animal est vivant et que ses nerfs ont conservé leurs rapports normaux avec la moelle. S'il a échappé à Lehot, à Nobili, à Marianini, cela tient à ce qu'ils opéraient sur des préparations du train postérieur de la grenouille, sur des tissus qui n'appartenaient plus à un animal vivant; M. Matteucci opérait sur un lapin dont les vivisections préliminaires affaiblissaient vraisemblablement les nerfs.

M. Cl. Bernard a obtenu les phénomènes de la première période en opérant sur des grenouilles vivantes. Nous les avons obtenus sur un tout jeune chat sacrifié par section du bulbe rachidien et soumis immédiatement à un courant faible, mais de forte tension, qui traversait ses membres postérieurs d'une patte à l'autre.

Lorsqu'on examine ensuite les autres périodes, en rapport avec un état de fatigue du nerf par dessiccation, section ou ligature, électrisation prolongée, chaleur, etc., on trouve une assez grande concordance entre les observateurs. Les premières périodes de Lehot, Nobili, Matteucci, sont les mêmes que la deuxième de Cl. Bernard. La deuxième période de Nobili ne représente qu'une transition entre sa première et sa troisième qui est la deuxième de Lehot, de Matteucci et la troisième de Cl. Bernard. Nobili et Cl. Bernard ont seuls observé la période suivante.

« En résumé, dit M. Cl. Bernard, les phénomènes que le nerf présente sous l'influence d'un excitant, diffèrent beaucoup selon qu'il est contus, lésé, coupé, ou selon qu'il est frais et dans ses rapports normaux.

« Tout ce qu'on a dit des différents sens dans lesquels peut se faire la contraction, ne s'applique pas au nerf sain, qui offre toujours les mêmes réactions, quel que soit l'excitant auquel on le soumette et de quelque façon que l'on applique cet excitant. »

Les phénomènes que présente le nerf dans des conditions anormales (fatigue, section, etc.), phénomènes dont la succession est indiquée par le tableau des trois dernières périodes de M. Cl. Bernard, méritent toutefois d'être étudiés en raison des conditions analogues qui peuvent se trouver réalisées dans des circonstances pathologiques.

La perte des propriétés normales du nerf moteur, lorsqu'il est soumis aux causes de *détérioration* qui ont été énumérées plus haut, avait paru à Valli avoir lieu du centre à la périphérie. Lorsque le nerf sciatique d'une grenouille préparée à la manière de Galvani a perdu la propriété de donner des contractions quand on l'a fatigué par l'excitation d'un courant, il est possible encore d'en obtenir en changeant les points d'application du courant et les rapprochant de l'épanouissement périphérique du nerf.

On pourrait être tenté de regarder comme général le résultat des observations de Valli, et en conclure que le nerf moteur perd toujours ses propriétés du centre à la périphérie; mais M. Cl. Bernard pense que cette mort du nerf procédant du centre à la périphérie doit être regardée comme un phénomène anormal qui ne s'observe que quand le nerf a été coupé.

Découvrant, sur une grenouille décapitée, le nerf crural à la cuisse et au mollet, M. Cl. Bernard n'obtenait déjà plus de contractions en galvanisant le nerf au niveau du mollet, qu'il en obtenait encore en le galvanisant à la cuisse. Plus tard, la galvanisation au niveau de la cuisse ne provoquant plus de contractions musculaires, on les faisait de nouveau apparaître en remontant le trajet du nerf et l'excitant dans la région lombaire.

Lorsqu'il tient à la moelle, le nerf moteur perd donc ses propriétés de la périphérie au centre et non du centre à la périphérie.

Une autre observation fort curieuse de M. Cl. Bernard établit la possibilité de fatiguer un nerf localement, sans que les parties situées au-dessus et au-dessous du point sur lequel on agit participent à cette fatigue :

« Mettant un nerf à nu dans une partie assez étendue, nous lui avons bientôt trouvé la double contraction de la deuxième période; à ce moment nous obtenons la contraction simple, à l'entrée de la première période, sur les parties du nerf qui, plus près de la moelle ou plus près de la périphérie, sont restées couvertes.

« Ce fait singulier reste pour nous complétement inexpliqué. »

Examinons maintenant les phénomènes qui sont produits dans les nerfs moteurs, non plus au moment de l'établissement ou de la rupture du courant, mais pendant son passage.

Le passage du courant détermine dans son circuit des phénomènes chimiques et des modifications de l'état électrique. Nous manquons d'observations directes qui permettent d'apprécier les actions chimiques ; quant aux actions physiques, elles se traduisent dans certaines circonstances par des effets appréciables.

Dans des expériences faites sur lui même, de Humboldt (1) avait constaté que les premières secousses procurées par le courant sont faibles, tandis que les suivantes sont ressenties plus vivement. Vers la même époque, Ritter constatait sur la grenouille préparée (p. 176) que le passage prolongé d'un courant continu à travers le nerf diminue l'aptitude de ce nerf à faire contracter les muscles dans lesquels il se rend. Ritter reconnaissait des différences dans l'action des courants centrifuge et centripète, admettant que le courant centrifuge affaiblit les propriétés motrices du nerf, tandis que le courant centripète

(1) *Recherches sur l'excitation des muscles et des nerfs.* Posen et Berlin, 1797.

les exalte de manière à produire au bout d'un certain temps un état tétanique. Il avait même déjà remarqué qu'en employant alternativement ces deux directions opposées du courant, on pouvait passer de la paralysie au tétanos et réciproquement. Volta constata également sur la grenouille préparée les effets paralysants du courant continu (*fig.* 80), et conclut

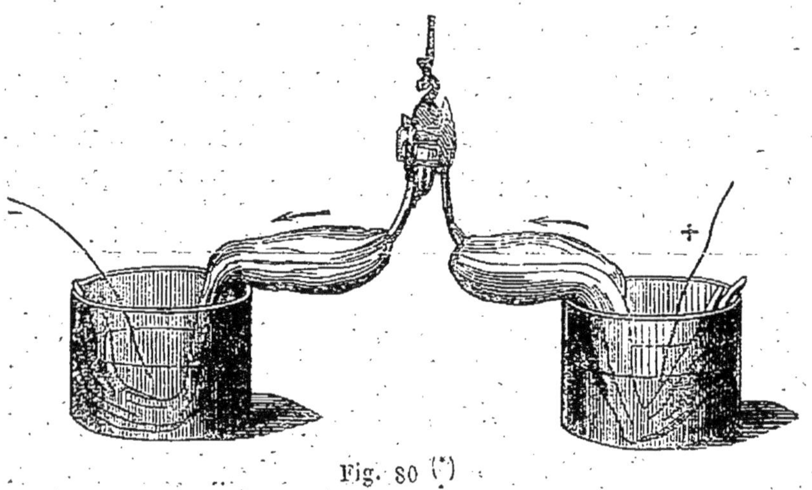

Fig. 80 (*)

d'expériences dans lesquelles il renversait alternativement le sens du courant que l'état de dépression *fonctionnelle dans lequel un nerf a été mis par le* passage d'un courant peut être détruit par le passage d'un courant de direction opposée. Marianini (1) répéta les expériences de Volta et se trouva conduit aux mêmes conclusions. Il reconnut, en outre, que

(*) Fig. 80. *Train postérieur de grenouille préparé pour l'observation des alternatives voltaïques.*

(1) *Mémoire sur le phénomène électro-physiologique des alternatives voltaïques.* (*Annales de chimie et de physique.* Paris, 1834, t. LVI.)

le repos du nerf fatigué par un courant rendait à ce nerf ses aptitudes, comme le ferait un courant de direction opposée au premier. Toutefois, ayant repris ces épreuves sur la grenouille vivante, Marianini ne retrouva plus d'une manière sensible le phénomène des alternatives voltaïques, bien qu'il fît usage d'un courant dont l'énergie était relativement considérable.

De nouvelles expériences doivent donc être entreprises si l'on veut arriver à déterminer quelles modifications répondent, chez l'animal vivant, aux phénomènes décrits sous le nom d'alternatives voltaïques, et à donner ainsi une base physiologique à l'emploi méthodique des courants constants.

Nous ne ferons que mentionner les travaux de M. Du Bois-Reymond (1) sur les effets du courant constant, travaux sur lesquels il serait également prématuré de faire reposer une pratique quelconque.

Faraday a admis que lorsqu'un conducteur inerte est soumis à une cause inductrice, ce conducteur se trouve dans une condition moléculaire particulière à laquelle il a donné le nom d'état électrotonique. M. Du Bois-Reymond a étendu aux tissus vivants les vues du physicien anglais, et a admis que les nerfs traversés par un courant se trouvent dans un état électrotonique.

Cherchant ensuite à définir cet état d'après les modifications que présente le courant propre du

(1) *Untersuchungen über thierische Electricität.* Berlin, 1848, t. I et II.

nerf pendant qu'un courant voltaïque parcourt une partie de ce nerf, M. Du Bois-Reymond a vu que le courant nerveux est augmenté quand le courant excitateur a la même direction que lui (*fig.* 81), et qu'il est diminué quand le courant excitateur a une direction opposée à la sienne.

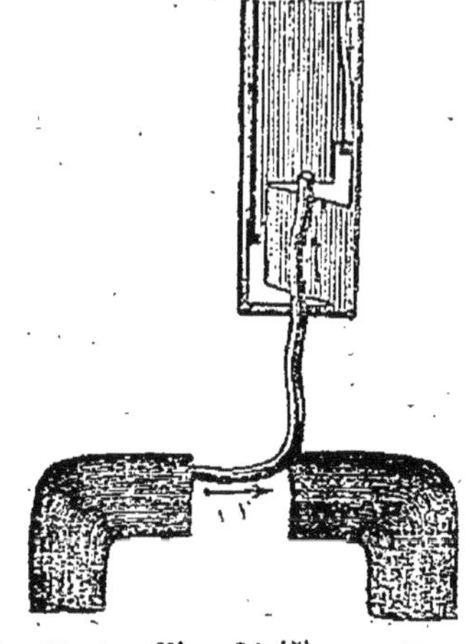

Fig. 81 (*).

Il a constaté enfin, toujours sur des pièces séparées de l'animal vivant, qu'aussi longtemps qu'un nerf est soumis à quelqu'une des excitations connues pour provoquer des mouvements ou des sensations, le courant propre de ce nerf cesse de se manifester. Du Bois-Reymond appelle *oscillation négative* la cause de ce dernier phénomène.

Nous devons mentionner des observations d'un autre ordre, dans lesquelles l'analyse des faits n'a pas *été poussée aussi loin, mais qui ont été le prétexte* de tentatives thérapeutiques et méritent à ce titre d'être signalées :

Trois fois Nobili avait vu chez des grenouilles un tétanos de cause inconnue être arrêté par l'application d'un courant constant. Il avait vu là une indica-

(*) Fig. 81. — Une languette de verre porte deux crochets de platine en communication avec les pôles d'un électromoteur. Le nerf reposant sur ces lames de platine peut être ainsi facilement excité. Par son autre extrémité, le nerf pose sur les coussins de l'appareil destiné à mesurer son courant propre.

tion curative ; et, rattachant le tétanos à une exaltation de l'irritabilité nerveuse, et la paralysie à une diminution de cette irritabilité, il voulait qu'on cherchât à stupéfier les nerfs par le courant continu dans le tétanos, tandis qu'on essaierait, dans la paralysie, de réveiller à chaque instant leur excitabilité à l'aide du courant interrompu.

Partant des vues de Nobili, MM. Matteucci et Farina (1) essayèrent de combattre un cas de tétanos traumatique par un courant continu ascendant dirigé du sacrum à la nuque. Le malade succomba, il est vrai, mais les convulsions furent empêchées.

Enfin la question a été reprise plus récemment par Eckhard (2). Ce physiologiste arrive, dans son dernier travail, à déclarer *paralysant* le courant continu ascendant, tandis qu'il regarde le courant continu descendant comme capable *d'augmenter l'excitabilité.*

Cependant M. Remak repousse ces conclusions; il leur oppose des observations de Marianini, et d'autres plus récentes de Heidenhain (3), dans lesquelles la propriété incito-motrice abolie dans un nerf y a été rétablie par le passage d'un courant continu, et a été rétablie d'une manière plus évidente par le courant continu ascendant que par le courant con-

(1) *Bibliothèque universelle*, mai 1838.

(2) *De l'emploi du courant constant pour empêcher la contraction musculaire*, 1853. — *Beiträge zur Anatomie und Physiologie.* Giessen, 1855.

(3) *Physiologische Studien.* Berlin, 1856.

tinu descendant. Enfin, M. Remak appuie son opinion, opposée à celle de M. Eckhard, sur une expérience qui lui est propre; mais la durée de l'application du courant a été dans ce cas tellement courte, que l'épreuve en question ne nous paraît pas ajouter à l'autorité des arguments qu'il emprunte aux observations de Marianini et de Heidenhain.

On voit, en somme, que des faits de quelque valeur ont été mis en avant. S'ils semblent devoir conduire à des conclusions contradictoires, cela tient, sans aucun doute, à ce que l'on s'est mépris sur la signification à attribuer aux états pathologiques contre lesquels a été dirigé le courant constant. Les muscles ou nerfs fatigués de Heidenhain et de Marianini pouvaient-ils être logiquement présentés comme des exemples de paralysie exclusive du système nerveux moteur? Le tétanos doit-il être regardé comme une simple exaltation de la propriété incito-motrice? — Ces questions sont loin d'être résolues, et il est évident que les termes du débat n'ont pas été posés de manière à établir le caractère contradictoire des arguments que l'on oppose les uns aux autres.

Parmi les phénomènes physiologiques qui se montrent pendant le passage d'un courant continu à travers un nerf, il faut encore signaler une sorte de contraction musculaire, non constante, et dans laquelle M. Remak (1) a cru voir un état parti-

(1) *Deutsche Klinik*, 1856, 1857, et *Galvanotherapie*. Paris, 1860, in-8.

culier du muscle auquel il a donné le nom de contraction *galvano-tonique*.

Nous pensons que M. Remak s'est placé dans les conditions les plus défavorables à l'analyse expérimentale, et que le phénomène est beaucoup trop complexe pour qu'il soit permis d'en tirer les indications pratiques qu'en déduit cet auteur avec une confiance bien faite pour étonner tous ceux qui connaissent la portée scientifique de ses travaux antérieurs.

M. Remak commence par déclarer que pour mettre un système de muscles synergiques dans l'état de contraction galvano-tonique, il faut agir sur son nerf ou sur le nerf du système antagoniste avec un courant *très-fort* et *douloureux*.

Examinons quelles sont les conséquences de cette pratique :

L'état physique des rhéophores humides, leur mode d'application et les conditions qui règlent la conductibilité plus ou moins grande de la partie vivante interposée dans le circuit, sont sujets à des variations incessantes. Dès lors le courant continu, mais non constant, peut produire des contractions musculaires :

1° En vertu de l'influence de ces variations sur le nerf moteur. M. Remak semble admettre comme possible cette explication partielle du phénomène.

2° Le courant étant douloureux agit vivement sur la sensibilité; et la contraction musculaire de la partie ou du groupe des muscles antagonistes peut être la conséquence d'une de ces actions réflexes circonscrites qui ne s'observent guère chez les animaux sacrifiés, mais que l'on rencontre fréquemment durant la vie. M. Remak reconnaît cette action et paraît très-disposé à lui rapporter presque exclusivement la contraction du muscle.

3° Enfin, le courant appliqué sur un nerf traverse non seulement ce nerf, mais toute l'épaisseur des tissus environnants. Les muscles, qui sont les plus conducteurs de ces tissus, se trouvent donc incessamment traversés par un courant assez énergique pour que leur état de contraction puisse être rapporté à l'action immédiate des variations de ce courant. M. Remak n'admet pas la contractilité propre des muscles (irritabilité Hallerienne), aujourd'hui parfaitement démontrée, comme nous le verrons plus loin ; il n'a donc pas à se préoccuper de cette origine des contractions *galvano-toniques*.

L'argument le plus sérieux qu'aurait pu invoquer M. Remak en faveur de son opinion lui eût été fourni, non par son expérimentation éminemment défectueuse, mais par l'observation pathologique qui montre si souvent des névroses de la sensibilité, ou des névroses centrales, comme origine des *contractures* musculaires persistantes. C'est là la seule raison qui nous porte à admettre avec M. Remak que la production de l'état de contraction musculaire galvano-tonique est un phénomène réflexe ayant son origine dans la douleur occasionnée par le courant.

Dans des expériences de la nature de celles de M. Remak, il importerait d'avoir à sa disposition un courant aussi constant que possible, un courant sur l'intensité duquel les variations de résistance du circuit interposé n'aient qu'une très-faible influence.

Le moyen d'y arriver est d'augmenter considérablement la tension du courant, la capacité de vaincre les résistances, sans accroître proportionnellement la quantité d'électricité en circulation. A ce point de vue, le physiologiste de Berlin a fait peut-être mieux que ceux qui l'ont précédé; mais il n'eût pas trop fait en décuplant le nombre des couples de Daniell qu'il employait et en diminuant considérablement leur surface. C'eût été le seul moyen d'atténuer l'influence des variations de résistance du circuit, variations entraînant l'inconstance du courant et laissant dans l'incertitude de savoir si les effets obtenus sont dus au passage du courant ou à ses oscillations.

M. Remak a enfin insisté sur les modifications que doivent éprouver les nerfs par suite des actions chimiques dont ils sont le siége. L'existence de ces actions chimiques est infiniment probable; mais on ne sait encore rien sur leur nature.

En résumé, l'action de l'électricité sur les nerfs moteurs ne s'est encore manifestée aux observateurs que par les contractions musculaires que détermine l'excitation de ces nerfs. Lorsqu'on agit sur l'individu vivant et sur des nerfs sains, *avec un courant suffisamment faible pour agir seulement sur les nerfs moteurs,* on n'observe de contractions qu'au moment de l'établissement du courant. C'est vraisemblablement à la trop grande énergie des courants employés par M. Remak qu'il faut attribuer les contractions à l'établissement et à la rupture du courant qu'il a notées chez l'homme et qu'il paraît considérer comme représentant la condition normale.

Nous pensons que le passage subit d'un extra-courant direct pourrait rendre compte des phénomènes physiologiques qui apparaissent à la rupture d'un courant un peu fort; mais les physiciens n'ont pas encore déterminé assez nettement les conditions qui favorisent la production des extra-courants pour permettre de préciser la signification qu'il est permis d'attacher aux résultats divergents qui se présentent dans l'expérimentation.

SYSTÈME MUSCULAIRE.

Lorsqu'on recherche quelle est l'action de l'électricité sur le tissu musculaire, la première question qu'on est appelé à se poser est nécessairement celle de savoir si aucun phénomène particulier ne distingue cette action des influences communes exercées par l'électricité sur la matière, ou si le tissu musculaire électrisé réagit en vertu d'aptitudes spéciales.

Nous savons déjà que l'électrisation du nerf moteur ou d'un nerf mixte détermine la contraction des muscles auxquels ce nerf se distribue; nous savons encore qu'un courant faible, capable de manifester ainsi par des contractions musculaires l'action qu'il exerce sur le nerf, pourra être appliqué directement au muscle sans le faire contracter. Il résulte de ce dernier fait que le nerf ne peut être considéré comme un simple conducteur, puisque telle excitation, qui portée sur lui détermine des mouvements musculaires, reste sans action lorsqu'on la porte directement sur le muscle ; il faut donc admettre que ce nerf manifeste dans le phénomène de la contraction un mode d'activité qui lui est propre.

Il reste maintenant à déterminer si, pour produire la contraction, l'excitation du nerf moteur est suffisante, ou si le concours d'un mode particulier d'activité du muscle est nécessaire ; en d'autres termes, si la faculté *incito-motrice* des nerfs et la *contractilité* des muscles sont deux propriétés distinctes.

Haller avait déjà nettement posé la question ; il considérait la contractilité comme une propriété spéciale au muscle, propriété pouvant se manifester indépendamment de l'action nerveuse.

Depuis, les physiologistes se sont trouvés très divisés sur ce sujet. Niée par de Humboldt, Marshall-Hall, J. Müller, Sticker, Weber, Eckhard, Du Bois-Reymond, Remak, Friedberg, etc., l'existence de l'irritabilité Hallerienne a été, au contraire, admise ou démontrée par Volta, Marianini, Matteucci, Bowman, John Reid, Harless, Longet, Wundt, Cl. Bernard, Kölliker, etc.

Les auteurs qui ont refusé de reconnaître une propriété contractile inhérente à la fibre musculaire se fondaient sur ce que l'excitation du nerf moteur d'une partie amputée, alors qu'elle ne provoque plus de contractions dans les muscles animés par ce nerf, en détermine cependant quelquefois si l'on vient à exciter un point du nerf plus rapproché de la périphérie. Ils pensaient donc que les contractions obtenues par l'électrisation directe d'un muscle pouvaient s'expliquer dans tous les cas par l'excitation des dernières ramifications nerveuses épanouies dans ce muscle. Les physiologistes allemands qui persistent à mettre cette expérience en avant nous paraissent n'en pas bien saisir la portée : c'est un argument négatif qui n'a jamais eu le caractère d'une preuve. A ceux qui adoptaient trop légèrement comme démontrée l'irritabilité Hallerienne, on pouvait opposer une explication qui mettait en évidence l'insuffisance de leurs preuves ; mais cette explication ne pouvait, par elle-même, rien prouver.

Cependant, l'observation des animaux inférieurs montrait que des mouvements peuvent être constatés alors qu'il n'y a pas de système nerveux. Bowman avait vu se contracter sur le champ du microscope des fibres musculaires dans lesquelles il était impossible de reconnaître la moindre trace de substance nerveuse. Enfin, plus récemment, M. Cl. Bernard a fourni une preuve décisive de l'existence d'une contractilité musculaire indépendante de l'excitation nerveuse. Après avoir établi que lorsque les nerfs ont conservé leurs rapports avec la moelle, ils perdent leur faculté incito-motrice de la périphérie au centre, que ce fait se constate notamment à la suite de l'empoisonnement par le curare, M. Cl. Bernard a montré que chez un animal empoisonné par le curare, et dont par conséquent le système nerveux moteur a perdu toutes ses aptitudes fonctionnelles, les muscles conservent néanmoins leur contractilité parfaitement intacte.

De même que la propriété nerveuse incito-motrice, la contractilité musculaire est éveillée par l'excitation électrique.

Mais si l'on cherche à pousser plus loin le parallèle entre les effets produits par l'électrisation des nerfs moteurs et des muscles, on trouve bientôt des différences importantes.

Comme les nerfs moteurs, les muscles réagissent au moment de l'établissement du courant; comme eux ils ne présentent aucun phénomène très-nettement appréciable pendant son passage ; mais nous ne pensons pas qu'on ait eu raison d'accorder aux muscles la contraction au moment de la rupture du courant, qui survient lors de l'excitation des nerfs moteurs séparés de la moelle.

Cette contraction à la rupture est admise, il est vrai, par quelques auteurs ; mais nous n'avons pu remonter à l'origine de cette assertion, qui, une fois émise, paraît avoir été répétée sans qu'on ait pris la peine de la contrôler. M. Althaus (1), qui a répété lui-

(1) *A Treatise on medical electricity.* London, 1859.

même quelques-unes des expériences faites sur la plupart des points d'électro-physiologie dont il est question dans son livre, signale purement et simplement une contraction à la rupture du courant appliqué sur les muscles.

M. Landry (1) reproduit cette assertion. « Lorsque, dit-il, on fait passer le courant d'une pile dans un muscle, il se produit une contraction au moment où le circuit est fermé, puis une seconde, mais beaucoup plus faible, au moment où il est ouvert; cette dernière manque même complétement si le circuit est resté longtemps fermé. *Les courants d'induction agissent d'une manière inverse, la contraction la plus forte ayant lieu au moment de l'ouverture du circuit et la plus faible au moment de sa fermeture.* »

Cette dernière proposition n'a rien de commun avec la précédente. Les contractions auxquelles elle fait allusion sont encore d'origine nerveuse; d'un autre côté la rupture du circuit, lorsque ce circuit est traversé par des courants d'induction, ne saurait être assimilée à la rupture d'un circuit traversé par un courant continu.

Dans les expériences faites par M. Cl. Bernard sur des animaux empoisonnés par le curare, et dont la contractilité musculaire reste intacte tandis que l'aptitude nerveuse incito-motrice est abolie, ce physiologiste n'a jamais observé de contractions dans les muscles à la rupture des courants appliqués sur

(1) *Traité complet des paralysies*, t. I, première partie. Paris, 1859.

eux. Nous avons répété l'épreuve avec grande attention sur les muscles psoas et cruraux d'un lapin empoisonné par le curare sans pouvoir constater non plus la moindre contraction à la sortie. L'observation de résultats contraires pourrait toutefois s'expliquer en admettant que les auteurs qui les ont obtenus expérimentaient sur les masses musculaires amputées d'un animal non empoisonné, et qu'ils ont rapporté à l'action du courant sur les muscles les phénomènes dus à l'excitation des filets nerveux moteurs contenus dans ces muscles. Voilà pourquoi il importe, dans les recherches électro-physiologiques sur le système musculaire, d'éliminer préalablement à l'aide du curare l'influence du système nerveux moteur.

Lorsqu'un muscle se fatigue, sa contractilité diminue, mais la contraction a toujours lieu à l'entrée du courant.

L'exercice prolongé de la contractilité fatigue le muscle, comme les excitations prolongées fatiguent le nerf. Mais, contrairement à ce qui a lieu pour le nerf, un muscle fatigué ne voit pas se rétablir par le renversement du courant sa contractilité épuisée.

M. Remak a le premier insisté sur un état particulier de tonicité des muscles *pendant* le passage du courant, état dont nous avons parlé plus haut, et qu'il a nommé galvano-tonique. N'admettant pas l'irritabilité propre du muscle, M. Remak regarde la tonicité que présentent alors les muscles comme étant sous la dépendance du système nerveux et la rattache, soit à l'action directe des variations d'intensité du courant sur le système nerveux moteur, soit à un phénomène réflexe ayant son origine dans l'action exercée sur le système nerveux sensitif. L'irritabilité propre du système musculaire étant un fait parfaitement démontré, il y avait lieu d'examiner si le phénomène décrit par M. Remak peut s'observer quand on agit exclusivement sur les muscles. Dans ce but, M. le docteur Roth et moi avons empoisonné un lapin avec du curare, et électrisé, au moyen d'un courant continu, les muscles de la cuisse ne tenant plus à l'animal que par le nerf sciatique, et les muscles psoas. L'état galvano-tonique fut très-sensible pendant le passage du courant. Toutefois nous ne saurions affirmer qu'il doive, dans ce cas, être attribué au fait même du passage du courant, ayant fait usage, pour le produire, de deux couples de Bunsen de petite dimension dont le courant n'offrait pas une constance suffisante. Ces expériences sont encore très-délicates en raison des variations d'intensité du courant qui peuvent tenir tant à l'application inégale qu'à la polarisation des excitateurs. Il serait nécessaire, pour se mettre autant que possible à l'abri de cette cause d'erreur, de faire usage d'excitateurs de platine ou des excitateurs à eau précédemment décrits (p. 158); les nôtres étaient de gros fils de laiton.

L'expérience qui vient d'être rapportée avait surtout pour but d'élucider un autre point.

On a souvent agité la question de savoir dans quelle direction le passage du courant exerçait sur les muscles l'action la plus puissante. On admet généralement qu'à l'état physiologique l'électrisation transversale des muscles y excite des contractions plus fortes que l'électrisation longitudinale. Cette opinion paraît très-vraisemblable. En effet, bien que dans les deux cas on agisse à la fois sur le muscle et sur le nerf, et que la contraction observée doive être rapportée à ces deux ordres d'influences, il paraît admissible que le passage d'un courant dirigé transversalement agit plus sur le nerf que celui d'un courant dirigé dans le sens des fibres musculaires. Or, l'excitation du nerf par un courant déterminant des contractions musculaires alors que ce même courant appliqué directement sur le muscle est incapable d'en produire, quelques auteurs se sont trouvés conduits à regarder le courant transversal comme plus efficace que le courant longitudinal.

Mais l'état pathologique peut présenter des conditions différentes ; et il n'était pas sans intérêt de reprendre la question en analysant le phénomène de manière à pouvoir tenir compte isolément de la réaction propre du muscle.

Pour cela, nous avons, sur le même lapin *empoisonné par le curare*, galvanisé les muscles psoas et les muscles cruraux, à l'aide d'excitateurs maintenus dans un écartement invariable, faisant usage successivement d'un courant continu et de secousses d'induction.

Nous avons d'abord opéré à l'aide d'un courant continu fourni par deux petits couples de Bunsen. L'excitation des nerfs ne donnait absolument rien.

Faisant passer le courant en travers, nous avons obtenu, lors de l'établissement du courant, une contraction de la bande musculaire comprise entre les excitateurs, contraction qui intéressait cette bande dans toute la longueur du muscle. Faisant ensuite passer le courant dans le sens longitudinal, on observe une contraction un peu plus énergique, mais qui n'intéresse qu'un petit nombre de faisceaux musculaires de chaque côté de la ligne d'application des excitateurs. Dans l'un et l'autre cas, une certaine tonicité persista pendant le passage du courant. Aucune contraction n'avait lieu lors de sa rupture.

Avec une succession rapide de courants d'induction d'assez grande énergie et de forte tension, les mêmes phénomènes se produisaient; seulement les contractions produites par l'excitation longitudinale intéressaient toutes les parties du muscle, de chaque côté de la ligne d'application des excitateurs.

L'opportunité d'agir sur la fibre musculaire dans un sens plutôt que dans l'autre, en vue d'obtenir la plus forte contraction possible, est donc subordonnée à des conditions multiples dépendant de l'état plus ou moins grand d'intégrité des systèmes nerveux et musculaire et des qualités de tension et d'intensité du courant employé.

Or ces conditions multiples sont encore trop peu étudiées pour qu'on puisse soumettre à une formule générale les procédés d'excitation électrique directe du système musculaire.

Les deux formes histologiques contractiles principales, la fibre striée et la fibre lisse, ne réagissent pas tout à fait de la même manière en présence des excitants et notamment de l'électricité.

La contraction due à l'établissement du courant a lieu dans les muscles à fibres striées au moment même où le circuit est fermé; elle est suivie immédiatement d'un relâchement plus ou moins complet du muscle.

Dans les muscles à fibres lisses, la contraction ne se montre qu'un certain temps après l'application galvanique ; et elle continue à se produire après que cette application a cessé.

Les muscles à fibres striées (muscles de la vie de relation et cœur) sont donc caractérisés physiologiquement par des contractions subites et brusques, tandis que les muscles à fibres lisses (muscles de la vie organique) le seraient par des contractions tardives et prolongées.

C'est peut-être en raison de cette dernière circonstance qu'on a prétendu que les muscles à fibres lisses offraient des contractions en rapport, non-seulement avec l'établissement et la cessation du courant, mais avec son passage.

La question est d'ailleurs actuellement d'une solution expérimentale fort difficile à cause de l'insuffisance des données sur lesquelles pourrait reposer l'interprétation des faits observés. En effet, l'empoisonnement des animaux par le curare ne permet plus ici d'affirmer que l'on a supprimé l'excitant physiologique de cet ordre de muscles. S'il est à peu près établi aujourd'hui que le système nerveux moteur est l'agent immédiat de stimulation du tissu musculaire à fibres striées, au moins quand ce tissu appartient aux appareils de la vie de relation, il est permis de douter qu'il en soit de même pour le tissu musculaire à fibres lisses des appareils de la vie organique. Les rapports de ce dernier avec le système nerveux sont loin d'être connus, et l'observation de l'influence qu'exerce sur lui l'application directe des divers agents physico-chimiques porte à admettre que les phénomènes de la circulation ont, dans la mise en jeu de ses aptitudes physiologiques, le rôle prépondérant.

Ces raisons expliqueraient jusqu'à un certain point, par la nécessité d'une série d'actes mécaniques et chimiques intermédiaires à l'excitation et au mouvement qui en est la *conséquence, le temps qui s'écoule* entre l'application de l'excitant et la réaction motrice, ainsi que la persistance de l'effet alors que la cause a cessé d'agir.

Nous devons mentionner ici une opinion qui a donné lieu aux réfutations les plus acerbes, et qui serait restée inaperçue si elle n'eût été mise en avant par un observateur dont le nom fait justement autorité dans la matière.

M. Duchenne avait observé que parfois l'excitation électrique laisse immobiles des muscles qui obéissent cependant à la volonté. Partant de ce fait, il a conclu à l'existence d'une excitabilité électro-musculaire distincte de l'irritabilité physiologique des muscles, et lui a fait jouer un rôle important dans le diagnostic différentiel des paralysies.

L'interprétation de M. Duchenne a été généralement repoussée, et nous la regardons comme inadmissible. Mais son observation est parfaitement exacte, quoi qu'ait prétendu M. A. Becquerel, qui n'a pas cru pouvoir repousser l'explication sans nier le fait. On sait déjà que l'influence des divers excitants sur un tissu quelconque ne se manifeste pas par des réactions d'égale énergie ; sans parler de la volonté, qui ne saurait être assimilée aux agents dont nous disposons, c'est-à-dire aux agents physico-chimiques, on a vu qu'un courant électrique trop faible pour faire contracter un muscle sain lorsqu'il agit directement sur ce muscle peut le faire *contracter énergiquement lorsqu'il agit sur son* nerf. Pourquoi, dès lors, un muscle ne conserverait-il pas, dans des circonstances qui restent à fixer et pour la détermination desquelles les recherches de M. Duchenne fournissent de précieux renseignements, une somme d'irritabilité telle, qu'excitable par la volonté, il le serait peu ou ne le serait pas par une dose d'électricité capable d'y déterminer des contractions dans les circonstances normales?

D'ailleurs il peut exister telles modifications du

muscle qui, sans porter une atteinte notable à sa contractilité et à son excitabilité par la volonté, peuvent diminuer sa réceptivité pour la stimulation électrique; toutes les conditions, accidentelles ou permanentes, qui diminuent la conductibilité d'un muscle ou des parties qui le recouvrent, toutes celles qui favorisent la dérivation du courant appliqué sur le muscle sont dans ce cas. Nous avons vu, par exemple, l'excitabilité par l'électricité se perdre *momentanément* dans les fléchisseurs d'un bras qui conservait des mouvements volontaires de flexion, à la suite d'une exposition prolongée à un froid de 14 degrés durant l'hiver de 1859-60 (1). Il est probable que, dans les cas de ce genre, on obtiendrait des

(1) Le sujet de cette observation, le commandant D., du 1er régiment de voltigeurs de la garde impériale, avait eu, à la bataille de Solferino, la région axillaire gauche traversée d'avant en arrière et de haut en bas par une balle qui, sans intéresser sérieusement aucun gros tronc nerveux ni aucun vaisseau important, avait déterminé les accidents les plus variés et les plus singuliers. A l'époque où j'observai ce malade, six mois après l'accident, il avait *pu reprendre son service, quoique* son bras gauche présentât encore les anomalies fonctionnelles suivantes : perte de la sensibilité et de la caloricité du médius avec conservation des mouvements de ce doigt, qui sont seulement un peu gênés, mais qui deviennent plus faciles quand le doigt est réchauffé artificiellement ; — paralysie du mouvement de l'index, avec conservation de la chaleur et de la sensibilité ; — perte du mouvement de flexion de la deuxième phalange du pouce ; — hypéresthésie cutanée de presque toute la face antérieure de l'avant-bras ; — énergie un peu diminuée des fléchisseurs, que l'excitation électrique fait néanmoins contracter, mais moins bien que les extenseurs ou que les fléchisseurs du bras sain. Le malade quitta Paris peu de temps après, et je l'ai perdu de vue.

contractions en augmentant suffisamment l'énergie du courant employé; mais on se trouve empêché de le faire par la douleur qui serait alors produite.

Des expériences ont été entreprises par M. Hugo Ziemssen (1), et par M. Althaus (2), dans le but de mesurer l'élévation de température que présentent les téguments lorsqu'on fait contracter par l'électricité les musles sous-jacents. Mais, dans ces circonstances, la chaleur produite doit être rapportée aux actions chimiques qui accompagnent la contraction musculaire sous quelque influence qu'elle se produise. La question n'offre donc, au point de vue qui nous occupe, aucun intérêt particulier.

Il n'en est pas de même des expériences dans lesquelles M. Picford a étudié l'action de la chaleur sur la contractilité musculaire. Les faits constatés par ce physiologiste pourront, dans certains cas, faciliter l'interprétation des résultats pathologiques ou thérapeutiques.

La contractilité musculaire, faible par les températures basses, devient plus considérable à mesure que les muscles s'échauffent; toutefois, au delà d'une limite qui varie pour les diverses espèces animales, elle diminue rapidement et finit par disparaître d'une manière définitive. La perte de la contractilité sur-

(1) *Die Electricität in der Medicin.* Berlin, 1857.

(2) *Loc. cit.*

vient à une température moins élevée dans un milieu humide que dans un milieu sec ; les extenseurs résistent moins que les fléchisseurs à cette cause d'abolition de la contractilité.

SYSTÈME NERVEUX SENSITIF.

Lorsqu'on excite un nerf moteur, les effets de son activité sont circonscrits dans les organes auxquels il se distribue. Il n'en est plus de même des nerfs sensitifs dont l'excitation locale peut provoquer des réactions de tous les organes musculaires.

Ces deux faits, établissant l'indépendance réciproque des nerfs moteurs et leur dépendance des impressions sensitives, qui, elles, sont susceptibles de se généraliser, dominent la physiologie, et par suite la pathologie du système nerveux (1). M. Cl. Bernard, après avoir insisté (2) sur les conditions fonctionnelles qu'entraînent ces rapports entre les systèmes nerveux sensitif et moteur, est parti de là pour établir expérimentalement la part que prend le système nerveux sensitif à la production et à la généralisation des maladies (3). Les considérations de

(1) L'anatomie montre que dans la moelle, aussi bien que dans l'encéphale, les nerfs moteurs naissent isolément de la corne antérieure de la substance grise par un amas de corpuscules ganglionnaires (Stilling). C'est par la substance grise qu'a lieu la généralisation des impressions sensitives, et leur transmission aux origines des cordons incito-moteurs.

(2) *Leçons sur la physiologie et la pathologie du système nerveux.* Paris, 1856-57.

(3) *Leçons de pathologie expérimentale* faites au collége de

cette nature sont appelées à faciliter considérablement l'intelligence du mode d'action des causes morbifiques et des modificateurs thérapeutiques.

Les maladies qui ne sont pas sous la dépendance d'un vice originel de développement, c'est-à-dire dont l'origine ne remonte pas à la formation de l'œuf ou à sa fécondation, reconnaissent une cause extérieure.

Les systèmes nerveux sensitif et sanguin représentent les deux seules voies par lesquelles les influences de provenance extérieure ont accès dans l'organisme, ou par lesquelles une affection quelconque, primitivement locale, arrive à produire des désordres généraux, à déterminer une *maladie.*

On voit de suite de quelle importance est, en pathologie, le rôle du système nerveux sensitif, et quel intérêt pratique offre l'examen de ses modificateurs fonctionnels.

Malheureusement la sensibilité est, de toutes les aptitudes physiologiques, celle dont l'étude présente le plus de difficultés en raison de l'impossibilité de juger de ses modifications autrement que par les changements qu'elles déterminent dans le caractère des réactions motrices. Or, l'intelligence et l'instinct placent entre la sensation et le mouvement une série d'opérations assez complexes pour masquer les rapports qui existent entre ces termes extrêmes de toute

France, semestre d'hiver 1859-1860, dans *Medical Times and Gazette.*

manifestation vitale. Ces rapports ne sont nettement appréciables que dans les mouvements réflexes d'un animal décapité ou dont le cerveau a été détruit.

Quant aux mouvements réflexes, ils sont généraux ou circonscrits.

La généralisation par la substance grise des excitations portées sur l'appareil sensitif explique les premiers. Quant aux mouvements réflexes circonscrits, produits dans une partie par l'excitation de la sensibilité de cette partie, leur interprétation est encore fort difficile. Sont-ils en rapport avec une sorte de résistance de la moelle à la transmission des sensations? Doivent-ils être plutôt rattachés à l'existence des fibres sensitives récurrentes, qui viennent se perdre dans les racines motrices? Les filets sensitifs de l'appareil ganglionnaire ont-ils une part dans leur production? — Ce sont là des questions auxquelles on ne peut encore répondre d'une manière satisfaisante.

La douleur est le plus apparent des phénomènes déterminés par l'électrisation des nerfs sensitifs.

On ignore à quelles modifications de la fibre sensitive répondent les manifestations douloureuses; mais nous pouvons rechercher dans quelles circonstances celles-ci se produisent.

Lorsqu'une partie est, d'une part, en contact avec une source d'électricité statique, et, d'autre part, en communication avec le sol ou avec un milieu dans lequel se perd la charge communiquée, cette partie se trouve traversée par un courant de très-haute tension et de très-faible quantité. Dans ces conditions, il n'y a pas de douleur produite. Si cependant le circuit conducteur offre dans son trajet une solution de continuité entraînant une série de décharges par étincelles, chaque décharge occasionne une douleur d'autant plus vive que la quantité d'électricité en mouvement est plus considérable. Ce qui a lieu dans ce dernier cas porte à penser que la douleur dépend surtout de la modification brusque apportée dans l'état physique des nerfs par l'effet de la décharge disruptive.

Si, au lieu d'exposer le corps vivant au courant fourni par une machine à frottement, on l'interpose dans le circuit d'une pile, on voit que la douleur augmente avec la quantité d'électricité en circulation. La douleur paraît, en même temps, ne dépendre qu'à un degré moindre de la tension du courant; c'est, du moins, ce qui semble ressortir des épreuves dans lesquelles on soumet un individu à l'action d'une pile à couples nombreux, mais de faible surface et d'activité chimique peu considérable.

Qu'au lieu d'un courant continu on emploie les courants interrompus d'un appareil d'induction, on provoquera encore des manifestations douloureuses. Il est facile de voir que celles-ci sont à la fois en raison de la quantité des courants, de leur tension et de la rapidité avec laquelle ils se succèdent. Jusqu'à présent nous avions noté les influences de la quantité du modificateur et de la soudaineté de son application ; avec les courants interrompus il faut, de plus, tenir compte de la tension. Mais, dans ces circonstances, la tension nous paraît agir uniquement en rendant plus brusques les modifications physiques produites dans les tissus par la pénétration du courant ; elle réalise, dans un circuit continu *mais non homogène*, les effets de la décharge disruptive dans un circuit qui présenterait de petites solutions de continuité.

La douleur est donc produite et par les modifications brusques apportées dans l'état électrique de la partie vivante qui fait partie du circuit, et par la quantité du courant. Ces deux conditions tendent à rendre douloureux l'établissement et la rupture du courant ; c'est seulement à la seconde qu'il faut rapporter les phénomènes douloureux observés pendant son passage.

L'action du courant électrique ne se borne pas aux effets précédents. Il est un autre phénomène moins évident, mais quelquefois perceptible, qui traduit encore l'influence complexe de l'électricité sur l'élément sensitif : nous voulons parler de l'anesthésie.

Les conditions dans lesquelles l'application des courants électriques est capable de produire l'anesthésie ou de diminuer l'hypéresthésie sont encore très-peu connues. On a bien observé que la douleur produite par le passage du courant continu diminue quelquefois au bout d'un certain temps, pour faire place à une sensation d'engourdissement; pareille chose a été notée lorsqu'on a fait usage de courants interrompus à intermittences rapides; mais il n'a rien été établi de précis sur les qualités que doit présenter le courant, non plus que sur le mode d'application à adopter lorsqu'on veut produire l'anesthésie.

M. Althaus, à qui l'on doit quelques expériences sur ce sujet, dit avoir obtenu une diminution notable de la sensibilité du nerf cubital, en le soumettant, durant un quart d'heure, à l'action de courants centrifuges continus ou rapidement interrompus; mais l'indication des conditions physiques de cette expérience est fort vague, l'auteur y confondant la tension avec l'intensité (*loc. cit.*, p. 151).

Nous aurons plus loin à revenir sur les tentatives de production de l'anesthésie au moyen de l'électricité, lorsqu'il sera question des applications chirurgicales de cet agent.

Tandis que la faculté incito-motrice des nerfs se manifeste constamment par des phénomènes identiques, et doit être, au moins provisoirement, regardée comme une, la sensibilité présente plusieurs formes.

Il n'a été question, jusqu'ici, que de la *sensibilité générale* ou sensibilité à la *douleur*; nous devons maintenant rappeler ce qu'on sait de l'action de l'électricité sur les diverses sensations spéciales. Dans cette revue, nous examinerons tout d'abord les sensations qui sont mises en jeu dans les phénomènes du mouvement : le *sens musculaire* et la *sensation du contact.*

Ch. Bell, qui a le premier signalé l'existence du sens musculaire, lui rapporte « la conscience de l'action exercée par les muscles dans le mouvement produit » ; il aurait pu ajouter : *ou à produire* (1).

Lorsque le tissu musculaire est soumis à l'électrisation, la sensation qu'on rapporte à ses contractions est mixte, et semble à la fois en rapport avec sa sensibilité générale et avec sa conscience d'activité. Ces deux modes de sensibilité sont surtout excités par la quantité et la tension du courant. La tension agit, suivant nous, non pas tant comme tension que comme condition capable de produire une action

(1) Ch. Bell. *On the hand.* Le physiologiste anglais avait évidemment en vue le mouvement à produire, puisqu'il signale le sens musculaire comme indispensable à l'exercice parfait du toucher, qui resterait incomplet s'il était borné aux sensations de contact. Il complète d'ailleurs sa pensée en prenant l'exemple d'un homme aveugle qui ne peut conserver l'attitude verticale « que grâce à un sens intime qui l'avertit des inclinaisons que *peut prendre* son corps. » Le sens musculaire a été depuis signalé par Gerdy (*Bull. de l'Acad. de méd.*, 1841-42), qui l'appelle *sens d'activité musculaire*, et, plus récemment, par M. Landry (*Arch. gén. de méd.*, 1852), qui a conservé la dénomination de Gerdy. M. Duchenne, qui avait adopté d'abord l'expression de *sens musculaire*, lui a substitué celle de *conscience musculaire* (*De l'électrisation localisée.* Paris, 1855). Ce changement se rattache à la prétention mal fondée qu'a M. Duchenne d'avoir signalé le premier l'existence du sens musculaire et de l'avoir établi distinct de celui de Ch. Bell.

plus brusque et de rendre plus nets les phénomènes qui sont liés à l'établissement du courant et peut-être à sa rupture. Nous nous fondons, pour assigner ce rôle à l'influence de la tension, sur ce qu'il n'est pas ou est à peine appréciable quand le courant n'a qu'une faible intensité.

Notons enfin que la sensibilité générale et la conscience musculaire, bien qu'elles soient impressionnées par les mêmes conditions physiques de quantité et de tension, ne le sont pas au même degré, et que l'augmentation de la tension, l'intensité du courant restant la même, affecte plus la sensibilité générale que le sens musculaire, au moment de la fermeture ou de la rupture du courant. C'est, du moins, ce qui paraît ressortir de l'influence exercée comparativement au moyen des courants induits développés dans la bobine à fil gros et court et dans celle à fil long et fin des appareils d'induction.

Pendant que le circuit reste fermé, l'intensité semble reprendre l'influence prépondérante sur la sensibilité générale; mais la sensation qui résulte du passage du courant est alors très-complexe.

Quant aux impressions d'activité musculaire, elles sont, dans les mêmes circonstances, trop obscures pour qu'on puisse facilement définir les modifications qu'elles éprouvent lorsqu'on fait varier isolément l'intensité ou la tension.

L'électrisation a été peu étudiée dans ses rapports

avec les sensations de contact et de température, bien que ce genre d'effets ait été des premiers signalés. La difficulté que présente l'analyse de ces effets tient surtout à ce qu'ils sont produits rarement isolément, mais se compliquent presque toujours mutuellement. . . . .

Les sensations de *contact* paraissent surtout en rapport avec le mode d'application de l'agent perturbateur; elles se montrent au moment de la fermeture du circuit, ou au moment des décharges quand le circuit reste incomplétement fermé. Les noms de chocs, de déchirure, de piqûre, de souffle, sous lesquels on les désigne habituellement, en donnent une idée assez exacte. On a encore comparé certaines formes du souffle au passage d'une toile d'araignée promenée sur les téguments. L'intensité de ces sensations est en raison de la quantité d'électricité, et leur degré d'acuïté dépend surtout de la forme des excitateurs.

. . . .

Une expérience faite par M. Althaus sur le docteur Richardson paraît établir la possibilité d'émousser par l'électrisation les sensations de contact. . . .

Dans cette expérience, un courant rapidement interrompu et d'intensité croissante circulait dans le nerf cubital. L'un des excitateurs était appliqué entre l'olécrâne et le condyle interne, l'autre étant tenu dans la main; l'auteur n'indique pas dans quelle direction passait le courant. Après un certain temps, on observa une diminution de la sensibilité à l'action du courant, en même temps qu'un affaiblissement de la sensibilité tactile des quatrième et cinquième doigts, qui ne sentaient plus la table sur laquelle ils reposaient. La sensibilité à la piqûre d'une aiguille persista ; ce que l'auteur explique par la non-galvanisation des filets du nerf médian et du nerf radial. Nous rapportons cette expérience sans insister sur son insuffisance au point de vue qui nous occupe : elle n'avait d'ailleurs pas été instituée dans le but d'étudier les modifications de la sensibilité tactile proprement dite.

Les sensations de *température* paraissent exclusivement liées au passage du courant électrique. La chaleur produite augmente avec la densité du courant, c'est-à-dire qu'elle croît avec la quantité d'électricité en circulation, et devient plus considérable quand la section de l'excitateur diminue.

Indépendamment de ces conditions générales, il faut tenir compte des variations qu'éprouvent les sensations de contact et de température par suite de l'état physique des excitateurs et de la peau. Tout ce qui contribue à augmenter la résistance au passage au niveau de la surface cutanée, donne à la douleur un caractère aigu et favorise l'élévation de température. C'est pour cela que, dans les circonstances où l'on ne veut pas agir sur la sensibilité, les excitateurs doivent être recouverts de peau mouillée.

Les effets de l'électrisation sur les sensibilités optique et gustative ont été très-anciennement constatés.

Tous les courants ne se comportent pas de la même manière vis-à-vis de la sensibilité optique. Les courants d'induction n'agissent point ou n'agissent que peu sur elle; mais il n'en est plus de même des courants continus qui, appliqués sur des parties voisines de l'œil, produisent les sensations lumineuses auxquelles on a donné le nom de *phosphènes*.

En faisant usage du courant continu, on provoque des sensations lumineuses dont le caractère change suivant les périodes de l'application. La plus vive a lieu au moment de la fermeture du circuit; une autre, moins vive, à l'instant de sa rupture; pendant le passage du courant, les sensations lumineuses sont faibles ou nulles. Ces phénomènes sont plus marqués si l'on opère dans une chambre obscure.

Les observations que l'on possède sur cette influence modificatrice de la vision sont insuffisantes pour permettre de déterminer d'une façon précise quelles conditions physiques sont plus particulièrement en rapport avec l'apparition des phosphènes. Chez un sujet atteint de paralysie faciale, M. Duchenne produisit accidentellement un phénomène de ce genre tellement prononcé que la vision de l'œil affecté en resta sérieusement compromise. Mais, dans la relation de cet événement malheureux, M. Duchenne ne donne aucun détail sur l'appareil galvanique qu'il avait employé ; son observation n'ajoute donc rien aux données physiologiques antérieures ; elle met seulement en évidence les dangers qui peuvent résulter des applications galvaniques faites à la face.

M. Althaus prétend qu'un seul couple suffit, ses pôles étant mis en rapport avec les paupières convenablement humectées, pour déterminer des sensations lumineuses à l'entrée du courant, à sa rupture et pendant son passage ; mais il n'indique pas quel est ce couple.

Nous avons répété sur nous-même l'épreuve, de la manière indiquée, en faisant usage d'une pile de dix petits couples au proto-sulfate de mercure (1), et nous n'avons éprouvé qu'une sensation lumineuse modérée au moment de l'établissement et de la rupture du courant qui fut alternativement dirigé de chacun des yeux à l'autre ; rien de bien nettement appréciable pendant le passage, qu'un picotement au niveau des sourcils et des cils. Enfin, les phosphènes accompagnant soit la fermeture, soit la rupture du circuit, nous parurent un peu plus brillants dans l'œil au niveau duquel se faisaient les interruptions par le retrait ou l'application d'un excitateur.

Dans des essais ayant pour but d'étudier l'action des divers courants sur la sensibilité des dents, nous avons éprouvé également des sensations

(1) Les vases extérieurs de ces couples sont d'une capacité de 45 grammes seulement de liquide.

lumineuses au moment de la fermeture et de la rupture de courants continus dirigés d'une main à la dent ou réciproquement, et aucune sensation de ce genre pendant leur passage.

Nous faisions usage alors d'une batterie formée par quatre couples de Daniell d'assez forte dimension et dix couples en assiette au sulfate de plomb avec disques de zinc de 8 centimètres de diamètre.

Pour mettre d'accord les résultats en apparence divergents de ces expérimentations, nous devons supposer que le couple dont parle M. Althaus est un couple à action chimique assez vive; que la pile essayée par M. Duchenne était dans le même cas, ou, peut-être, réunissait la tension à la quantité; et enfin, que dans le cas de l'excitation électrique du nerf optique, l'influence propre de l'intensité du courant l'emporte sur celle de sa tension, comme cela a lieu pour les nerfs de sensibilité générale ou tactile. Toutefois il est possible qu'une part doive être faite à l'action locale, et traumatique en quelque sorte, de la fermeture ou de la rupture du circuit, lorsqu'elles ont lieu au niveau des téguments dans des conditions de tension qui tendent à les compliquer d'une sorte de décharge disruptive. Cette vue rendrait compte du fait par nous observé d'un phosphène plus brillant dans l'œil sur lequel se faisait la fermeture ou la rupture, en même temps que de l'impression lumineuse faible que déterminent les étincelles de la machine électrique à frottement.

L'action des courants rapidement interrompus ou des courants induits sur la sensibilité optique est très-peu marquée ; cependant, d'après M. Duchenne, les courants induits développés dans la bobine à fil long et fin des appareils magnéto-électriques agissent d'une manière très-appréciable sur la sensibilité spéciale de la rétine.

On a prétendu que le phosphène offrait une figure différente suivant que des deux excitateurs, le plus près de l'œil répondait au pôle positif ou au pôle négatif de l'appareil galvanique. Dans le premier cas, il y aurait perception d'une lueur bleuâtre circulaire, graduellement moins brillante à mesure qu'on l'envisage plus loin de son centre. Lorsque le pôle négatif est le plus rapproché de l'œil, le centre du phosphène serait sombre et paraîtrait entouré d'une lueur annulaire d'un jaune rougeâtre. La rapidité de l'impression lumineuse perçue dans nos essais avec un courant d'assez forte tension et de faible intensité ne nous a pas permis de vérifier ce fait intéressant.

Les auteurs qui ont abordé la question du mécanisme de l'excitation électrique de la rétine par les courants dirigés sur la face, ont émis sur ce point des opinions qui nous paraissent au moins prématurées.

M. Duchenne, après avoir déclaré que « les courants galvaniques dirigés sur les nerfs de la cinquième paire et même sur leurs dernières ramifications, exercent une action spéciale sur la rétine en produisant trois sensations lumineuses à chaque intermittence, » fait de la présence de quelque division de la cinquième paire dans la partie excitée une condition nécessaire à l'apparition des phosphènes. M. Althaus, qui adopte cette opinion, est plus catégorique et voit là un phénomène réflexe ayant son origine dans l'excitation du trijumeau.

Or les données que l'on possède sur les phénomènes réflexes n'autorisent pas encore une semblable interprétation. Les manifestations que l'on rapporte à des actions réflexes sont essentiellement motrices. Sans doute il eût mieux valu laisser ce phénomène provisoirement inexpliqué que de recourir, pour en rendre compte, à l'hypothèse de la réflexion centrale d'une impression sensitive sur un autre nerf sensitif ; on s'expose en effet ainsi à accréditer deux erreurs, car l'explication précédente une fois donnée et acceptée, on ne saura se défendre d'invoquer la production des phosphènes par l'électrisation de la face comme preuve de l'existence des manifestations réflexes sensitives.

Le fait observé pourrait, il nous semble, s'expliquer plus simplement par l'action immédiate sur le nerf optique des courants dérivés, qui, dans l'électrisation de la face ou du crâne, tenant d'ailleurs leur sensibilité de la cinquième paire, parcourent toute la masse de la tête.

L'excitation électrique du nerf auditif détermine

dans ce nerf des sensations de sons. Le procédé généralement employé par les auteurs qui ont étudié cet ordre de phénomènes consiste à remplir à moitié d'eau le conduit auditif externe et à faire arriver dans le liquide l'extrémité de l'un des excitateurs pendant que l'autre est appliqué sur la nuque.

Dans une lettre adressée à Jos. Banks (1), Volta relate l'observation faite sur lui-même des sensations produites par le passage du courant continu d'une pile de 30 à 40 couples. Il signale, au moment de la fermeture du circuit, un ébranlement de la tête bientôt suivi de la perception d'un bruit de raclement et de bouillonnement qu'il compare à celui produit par l'ébullition d'une substance visqueuse. Ce bruit persiste pendant le passage du courant, augmentant d'intensité jusqu'à la rupture du circuit. Des résultats analogues ont été obtenus en faisant usage de piles moins énergiques. On a observé, dans ces circonstances, que l'effet produit est plus prononcé si c'est le pôle négatif qui est appliqué à l'oreille. Les courants induits ont été aussi employés à l'électrisation du nerf auditif par M. Duchenne. Voici la description que donne cet auteur des phénomènes observés dans des expériences instituées sur lui-même :

« L'excitateur étant placé dans mon conduit auditif du côté droit préalablement rempli d'eau dans sa première moitié, et l'appareil gradué au mini-

(1) *Philosophical Transactions*, 1800.

mum, je perçus à l'instant même où eut lieu l'intermittence du courant, un petit bruit sec, parcheminé, que je rapportai très-nettement au fond du conduit auditif externe. Les intermittences ayant été pratiquées avec une extrême rapidité, ces bruits se rapprochèrent au point d'imiter celui produit par le battement des ailes d'une mouche qui vole entre une vitre et un rideau.

« L'intensité des sons que je viens de décrire augmenta en raison de l'intensité du courant. » Cette intensité ayant été successivement accrue, il survint d'abord une sensation de chatouillement, puis une douleur de plus en plus vive, et enfin des sensations gustatives.

Dans une expérience où nous avions mis les excitateurs en communication avec des éponges mouillées introduites dans les deux conduits auditifs, nous obtînmes, usant de courants d'induction peu intenses, mais rapidement interrompus, des sensations gustatives et des phosphènes en même temps qu'un bourdonnement confus.

Des expériences ont été instituées par Ritter et par M. Althaus dans le but d'apprécier la tonalité des sons subjectifs produits par l'électrisation du nerf auditif, et de constater les variations que peut offrir cette tonalité sous l'influence des changements provoqués dans les conditions d'existence du modificateur employé. Les résultats de ces épreuves paraissent contradictoires; mais il ressort du passage, d'ailleurs obscur, dans lequel M. Althaus rapporte les expériences de Ritter et les siennes propres, que ces dernières ont été faites autrement que celles de son prédécesseur.

C'est donc une question à reprendre.

Ritter attribue à ces sensations une tonalité variable, tandis que M. Althaus ne leur reconnaît que des variations d'intensité.

Enfin on a décrit, à l'occasion de l'excitation du nerf auditif, des sensations gustatives et une salivation qui doivent être rapportées à l'excitation accidentelle de nerfs autres que ceux de l'audition. Il sera fait mention plus bas, quand nous aurons à examiner l'action de l'électricité sur les nerfs qui concourent à la gustation, des saveurs subjectives produites par les courants qui traversent la tête. Quant à l'écoulement de salive, il est dû à l'excitation d'un nerf moteur, la corde du tympan, ainsi que l'a établi M. Cl. Bernard dans ses belles recherches sur la sécrétion sous-maxillaire. Les sensations lumineuses éprouvées par les sujets qu'on galvanise au niveau de la membrane du tympan doivent être également rapportées à l'excitation accidentelle du nerf optique.

Le passage d'un courant électrique à travers la langue détermine des sensations gustatives. Déjà, en 1754, Sulzer (1) avait noté que l'application de

(1) Sulzer, *Théorie générale du plaisir*, et *Recueil des mémoires de l'Académie de Berlin*.

deux métaux hétérogènes sur la langue produisait une sensation de goût comparable à celle qui suit le contact du sulfate de fer. Mais il ne poussa pas plus loin cette expérience entreprise seulement dans le but de servir de preuve à ce principe général que les sensations n'existent pas sans une affection des nerfs sensitifs.

Après la découverte du galvanisme, cette expérience fut répétée par Volta, par une commission de la Société philomatique chargée d'examiner quelques communications de Berlinghieri, par Reinhold, de Humboldt, Pfaff, Corradori, Monroo, qui examinèrent à la fois les conditions de production de la lueur et de la saveur galvanique, etc.

De ces recherches, confirmées par les observations ultérieures, il résulte que lorsque des excitateurs en rapport avec les pôles d'un couple ou d'une pile sont appliqués sur la langue, il y a perception d'une saveur acide au niveau de l'excitateur qui répond au pôle positif, et d'une saveur alcaline au niveau de l'excitateur qui répond au pôle négatif.

Lorsque le courant a quelque intensité, une sensation lumineuse est produite en même temps que la sensation gustative.

Toutes les conditions qui émoussent la sensibilité de la langue, chaleur, froid, applications narcotiques ou fortement stimulantes, diminuent la sensation perçue par suite de la mise en rapport de cet organe avec les pôles d'un appareil voltaïque.

Les sensations gustatives provoquées par l'action

des courants ont lieu non seulement à l'établissement et à la rupture du circuit, mais aussi pendant qu'il est fermé.

Les opinions émises touchant le mécanisme de la production des sensations gustatives par la galvanisation de la langue sont de deux ordres.

Pour certains auteurs, la sensation serait due à l'action exercée sur les nerfs par les produits acides ou alcalins qui résulteraient de la décomposition électrolytique des sels contenus dans les liquides buccaux.

On rappelle, à l'appui de cette manière de voir, que lorsque les électrodes sont appliqués sur la langue, c'est au niveau de l'électrode positif qu'est perçue la saveur acide et au niveau de l'électrode négatif qu'est perçue la saveur alcaline.

D'autres pensent que la sensation gustative manifeste la réaction spécifique des nerfs sensitifs excités. Cette opinion s'appuie sur le fait de la production de sensations gustatives très-prononcées par des courants incapables de produire une électrolyse appréciable des liquides buccaux, et sur une expérience de Volta dans laquelle le goût acide a été perçu au pôle positif, bien que la langue fût en contact avec une solution alcaline capable de neutraliser immédiatement la petite quantité d'acide due à la décomposition des sels de la salive.

Nous nous étions d'abord demandé si les sensations gustatives produites alors qu'aucun des électrodes n'est appliqué sur la langue (1) ne devaient pas être regardées comme un argument en faveur de l'opinion qui rattache ces sensations à une réaction spécifique de la sensibilité. Mais, dans ce cas encore, on pourrait invoquer la polarisation électrolytique des molécules intermédiaires aux excitateurs comme cause chimique de la sensation. Aussi pensons-nous qu'aucune de ces manières de voir ne peut être aujourd'hui adoptée exclusivement.

Les nerfs qui président à la gustation émanent d'origines diverses. Indépendamment du glosso-pharyn-

(1) Nous avons fait à ce sujet les expériences comparatives suivantes avec une pile de 7 couples très-faibles, au protosulfate de mercure.

I. Les deux pôles étant appliqués en même temps chacun sur un point de l'extrémité libre de la langue, une saveur acide est perçue au pôle positif et une saveur alcaline au pôle négatif. Le renversement des pôles détermine un renversement des sensations. Les mêmes résultats sont obtenus en agissant sur des parties rapprochées de la base de la langue.

II. Les mêmes épreuves sont répétées, l'un des pôles seulement étant appliqué sur la langue, tandis que l'autre comprime la région sous-hyoïdienne. La saveur est acide quand c'est le pôle positif qui touche la langue, alcaline quand c'est le pôle négatif.

III. Les excitateurs sont appliqués, non plus sur la langue, mais sur des parties symétriques des joues. La sensation est alors celle d'une saveur métallique bien différente des saveurs acides ou alcalines précédentes. Dans ce cas, la saveur persiste durant un temps assez long après la rupture du circuit, ce qui n'avait pas eu lieu pour les saveurs acide et alcaline.

Enfin, la sensation gustative a présenté, à l'instant de la rupture du circuit, une augmentation subite d'intensité, fait qui n'avait pas été appréciable dans les expériences précédentes.

gien et du lingual, branche de la cinquième paire, la langue et la glande sous-maxillaire reçoivent par la corde du tympan des filets sensitifs et moteurs venant du nerf intermédiaire de Wrisberg que M. Cl. Bernard regarde comme une des branches d'origine du grand sympathique. C'est au passage de ces filets sensitifs et moteurs dans la caisse du tympan qu'il faut attribuer la facilité avec laquelle l'électrisation de l'oreille produit des sensations gustatives et de la salivation.

L'influence de l'électrisation sur la sensibilité olfactive est la moins étudiée. On lui a rapporté l'odeur électrique qui est aujourd'hui attribuée à la production de l'ozone, odeur rappelant celle de l'acide hypoazotique. Mais il est clair que les sensations olfactives perçues dans ces conditions n'ont rien de particulier. Dans des expériences assez nombreuses, les pôles d'un appareil voltaïque ont été mis en rapport immédiat avec la membrane muqueuse des fosses nasales, et la plupart des observateurs n'ont rien observé dans ce cas que des sensations lumineuses et gustatives, et une douleur assez vive pour masquer des sensations olfactives peu prononcées.

D'après M. Althaus, Ritter (1) est le seul qui ait expérimenté sur lui-même avec un *courant intense fourni par 20 couples de Volta.* L'épreuve fut extrê-

(1) Ritter, *Beiträge zur nähren Kenntniss des Galvanismus.* Weimar, 1805.

mement douloureuse ; cependant il y aurait eu perception d'une odeur particulière à l'établissement du courant, pendant son passage et à sa rupture, avec persistance de la sensation pendant un certain temps après la rupture du circuit. « Si le courant est inverse, dit M. Althaus citant Ritter, on observe à son établissement et pendant son passage une odeur acide avec perte du pouvoir d'éternuer ; à la rupture de ce courant inverse, il y a perception d'une odeur ammoniacale et une disposition à éternuer qui persistent pendant quelque temps. Lorsqu'on expérimente avec le courant direct, le contraire a lieu ; c'est-à-dire que l'odeur ammoniacale et la disposition à éternuer sont en rapport avec l'établissement et le passage du courant, tandis que l'odeur acide et la diminution de la capacité d'éternuer s'observent à la rupture du circuit et pendant quelque temps après. » Nous n'avons pas trouvé clairement indiqué dans l'ouvrage de M. Althaus ce qu'il entend, dans les expériences faites sur la face, par les sens direct et inverse du courant.

On ne saurait, se basant uniquement sur les expériences de Ritter, émettre une opinion relativement au mécanisme de la production des sensations olfactives par l'électrisation.

§ 3. — RÉACTIONS PRÉSENTÉES PAR QUELQUES APPAREILS ET ORGANES.

APPAREIL NERVEUX SYMPATHIQUE.

L'histoire physiologique de l'appareil nerveux ganglionnaire ne date réellement que de 1852, époque à laquelle M. Cl. Bernard signala les effets les plus intéressants de la section du filet cervical ascendant (1). Depuis, ces recherches ont été poursuivies et la portée des premières observations considérablement étendue. Nous devons rappeler ici sommairement les principaux résultats auxquels M. Cl. Bernard s'est trouvé conduit, leur connaissance devant, dans bien des cas, faciliter l'interprétation des phénomènes qui s'offriront à l'observation dans le cours des expériences physiologiques ou des essais thérapeutiques.

(1) Pourtour du Petit avait déjà, dans le siècle dernier, fait cette opération; mais il n'avait noté que les effets produits du côté de l'œil (*Du nerf par lequel les esprits animaux montent dans l'œil*, 1727). En 1846, Biffi, de Milan, vit de plus que la galvanisation du bout supérieur du nerf coupé produisait la dilatation de la pupille. En 1852, M. Cl. Bernard (*Mém. sur l'influence du nerf grand sympathique sur la chaleur animale*) montra que l'action de ce filet intéressait toutes les parties de la moitié correspondante de la tête ; qu'après la section, tout le côté de la face devient plus chaud et plus vasculaire; de ce côté, l'impulsion sanguine est plus forte que du côté opposé.

L'électrisation du bout supérieur du nerf coupé fait cesser cette activité excessive de la circulation et peut même ramener celle-ci au-dessous de son type normal.

L'appareil nerveux sympathique est constitué par des fibres sensitives et motrices.

On admet généralement que les fibres motrices se distribuent aux tuniques musculeuses des organes de la vie végétative et aux fibres contractiles qui existent en assez grande quantité dans les parois des petites artères. Il est certain que les organes de la vie végétative reçoivent des filets nerveux émanant des ganglions du grand sympathique ; mais le rôle de ces filets dans la production des mouvements musculaires est encore fort peu connu.

Les expériences de M. Cl. Bernard sur le filet cervical ascendant ont fait mieux connaître l'action du sympathique sur les fibres musculaires des parois artérielles. Ici, l'influence incito-motrice semble s'exercer exactement comme dans les organes de la vie de relation.

Les phénomènes constatés après la section du sympathique dans le cou établissent très-nettement l'existence d'une dilatation des vaisseaux qui ne peut être que passive. Si, dans ces circonstances, on porte une série d'excitations électriques sur le bout périphérique du nerf coupé, la dilatation vasculaire diminue et peut même faire place à un resserrement capable d'empêcher la circulation capillaire.

Les expériences de section du sympathique dans d'autres régions donnaient des résultats nuls ou contradictoires, lorsque des recherches d'un autre ordre amenèrent M. Cl. Bernard à constater que l'excitation de certaines branches de l'appareil nerveux cérébro-spinal (1) provoquait des modifications locales de la circulation analogues à celles que détermine la section du sympathique. Il se trouva conduit par là à se demander si ces branches n'agissaient pas sur le sympathique pour en neutraliser l'action, et s'il n'y avait pas lieu d'admettre que les phénomènes circulatoires sont soumis à deux ordres d'influences nerveuses. L'une, immédiate, celle du sympathique, rétrécirait les vaisseaux en agissant sur la contractilité de leurs tuniques, et modérerait ainsi la circulation ; l'autre, médiate, agirait sur le sympathique pour le paralyser en quelque sorte, et favoriserait ainsi une dilatation passive des vaisseaux sous l'impulsion de l'ondée sanguine.

La vérification de ces vues sur les nerfs de régions différentes présente les plus grandes difficultés. Cependant M. Cl. Bernard a pu constater dans des nerfs émanant du plexus solaire la production de phénomènes analogues à ceux observés du côté de la face et l'existence d'un antagonisme de même nature.

Les branches d'origine du plexus solaire sont, outre quelques rameaux des nerfs phréniques, les quatre nerfs splanchniques et les pneumogastriques; les branches efférentes intestinales se rendent à l'estomac et à l'intestin grêle.

(1) Corde du tympan, anastomose auriculo-faciale de la 7e à la 5e paire, filet mylohyoïdien du facial.

Si l'on coupe une de ces dernières, on ne produit aucune modification immédiatement et évidemment appréciable. Si, après la section, on galvanise le bout périphérique, on n'observe rien encore. Mais si on galvanise le bout central, on voit se produire des mouvements intestinaux, non dans la partie à laquelle se distribue le bout périphérique, mais dans d'autres parties circonscrites.

Remontant au-dessus du plexus solaire, si l'on s'adresse aux nerfs splanchniques et qu'on les coupe, on n'obtient aucun mouvement par la galvanisation de leur bout périphérique, qui détermine au contraire l'arrêt des mouvements intestinaux s'il en existait auparavant, ainsi que l'avait déjà vu Pfluge ; mais en même temps l'activité circulatoire diminue. L'excitation du bout supérieur des nerfs splanchniques donne des convulsions violentes de l'intestin.

Si maintenant on s'adresse au pneumogastrique, tout change. Coupant ce nerf dans la poitrine, au-dessus du diaphragme, et galvanisant son bout central, on n'obtient rien, tandis que l'excitation de son bout périphérique active la circulation et donne des contractions de tout l'intestin grêle et de l'estomac.

Ne tenant compte, tout d'abord, que des phénomènes circulatoires, M. Cl. Bernard s'est demandé si les splanchniques ne sont pas vaso-moteurs, si leur influence sur la contractilité des parois vasculaires n'est pas neutralisée par l'activité du pneumogastrique ; en d'autres termes, si le pneumogastrique n'est pas le nerf antagoniste des filets vasomoteurs du sympathique.

Quant aux résultats nuls obtenus de la galvanisation des filets pris entre les ganglions et l'intestin, ils pourraient s'expliquer, dans les vues précédentes, par l'excitation simultanée des deux nerfs antagonistes, excitation ne pouvant aboutir qu'à cette activité moyenne des phénomènes qui rappelle l'état de repos des organes.

Il n'y a donc pas lieu de supposer qu'ici les choses se passent autrement qu'à la face.

Dans les expériences précédentes, des mouvements intestinaux ont été produits.

De l'ensemble des faits observés, il résulte que ces mouvements se sont montrés en rapport soit avec l'excitation du bout central du sympathique coupé, soit avec l'excitation du bout périphérique du nerf pneumogastrique. C'est donc à l'activité du pneumogastrique qu'il faut les attribuer, ceux produits par l'excitation du bout central du sympathique étant manifestement réflexes, et le sympathique jouant dans cette circonstance le rôle de nerf sensitif.

Quant à l'influence motrice du pneumogastrique sur la tunique musculeuse de l'intestin grêle, on ne doit pas nécessairement admettre qu'elle soit immédiate. Peut-être ce nerf agit-il seulement sur le sympathique, favorisant la dilatation des vaisseaux et, par suite, l'excitation de la contractilité musculaire par l'afflux plus considérable du sang.

Les expériences remarquables à l'occasion desquelles M. Cl. Bernard a jeté les premiers fondements de l'histoire physiologique de l'appareil sympathique et des circulations locales ne portent encore que sur un nombre restreint de régions. Si les faits qu'elles ont mis en lumière devaient se généraliser, on serait conduit à se demander :

1° Si les fibres motrices du grand sympathique ne se distribuent pas exclusivement aux parois contractiles des petites artères;

2° Si les autres tissus des organes splanchniques ne reçoivent pas de cet appareil des filets exclusivement sensitifs.

Les filets sensitifs de l'appareil nerveux sympathique offrent un grand intérêt au point de vue qui nous occupe en raison de la douleur que produit l'électrisation des nerfs d'origine ganglionnaire et de la nature spéciale de certaines réactions motrices provoquées par cette excitation.

Les nerfs et les ganglions du sympathique, insensibles au contact, peu sensibles à la pression et même à l'écrasement, sont, au contraire, extrêmement sensibles au tiraillement et surtout à l'excitation électrique.

« Cette sensibilité du nerf sympathique, dit M. Cl. Bernard (1), est fort remarquable et semble différer

(1) *Des propriétés sensitives du grand sympathique et des*

par quelques points de la sensibilité du système des nerfs cérébro-spinaux.

« On comprend fort bien, en effet, la sensibilité des nerfs de la peau, qui se distribuent à des organes sensibles. Les surfaces muqueuses et séreuses sont aussi douées de sensibilité, mais d'une sensibilité particulière dont nous n'avons pas conscience dans l'état normal. Quant à la sensibilité inconsciente de ces parties, son existence est nettement établie par leurs fonctions, et par les mouvements réflexes dont elles deviennent le siége sous l'influence de leurs excitants physiologiques.

« La sensibilité des organes splanchniques présente ce caractère particulier qu'inconsciente dans les conditions normales, elle peut être perçue vivement dans certains états pathologiques. L'intestin d'un animal en santé est insensible aux excitations mécaniques; mais s'il s'enflamme, ou si l'animal est pris de péritonite, le simple contact éveillera une vive douleur. Cette propriété, spéciale à la partie sensitive du système sympathique, est importante à connaître au point de vue pathologique.

« Mais la douleur n'est pas le seul phénomène qui doive ici appeler notre attention. Cette douleur, apparaissant sous l'influence de certaines excitations, est le point de départ de mouvements réflexes dont l'étude offre également un grand intérêt.

« Nous avons déjà dit que ces mouvements réflexes

mouvements réflexes qui se produisent sous son action. (Collége de France, 24 juin 1859 — et Clinique européenne nº 29.)

sont des mouvements qui semblent tétaniques, et offrent en général le caractère de l'extension; constamment la galvanisation du ganglion premier thoracique nous a donné l'extension de la patte correspondante.

« Sous ce rapport, un champ encore inexploré s'ouvre à l'observation des pathologistes ; on a peu étudié les conditions des mouvements réflexes qui se produisent dans les maladies.

« Nous pensons qu'une distinction pourrait dès à présent être faite entre les mouvements réflexes reconnaissant pour cause une excitation des extrémités des nerfs sensibles cérébro-spinaux et ceux qui ont pour point de départ une irritation du système sympathique.

« En effet, si nous prenons une grenouille, que nous lui coupions la moelle épinière à sa partie supérieure pour abolir les mouvements volontaires, et qu'ensuite nous agissions sur la sensibilité des nerfs du système cérébro-spinal, au lieu de déterminer des mouvements d'extension, nous produirons la flexion. Le résultat obtenu sera le même quelle que soit la nature de l'excitant employé, qu'on ait recours à l'excitant mécanique du pincement, à un excitant physique comme l'électricité, ou à l'excitation chimique d'une solution acidulée.

« Or, si avec les mêmes excitants nous agissons sur le grand sympathique, nous produirons une extension très-prononcée.

« Un grand nombre de symptômes convulsifs reconnaissent sans doute une origine de ce genre; les convulsions que présentent les enfants porteurs de vers intestinaux sont déterminées très-vraisemblablement par ce mécanisme. »

Les expériences instituées sur l'homme en santé, ou, dans un but thérapeutique, sur des malades, ne nous apprennent rien encore sur les effets de l'excitation électrique du grand sympathique, qui, dans ces circonstances, n'a jamais été produite jusqu'ici qu'accidentellement par des courants dérivés ou par mécanisme réflexe.

L'expérimentation présente d'ailleurs à cet égard des difficultés peut-être insurmontables. En agissant sur les organes splanchniques, on excite à la fois les rameaux de trois ordres de nerfs : le sympathique vaso-moteur, son nerf antagoniste et le sympathique sensitif. Les mouvements par lesquels pourrait se traduire cette excitation en masse reconnaîtraient vraisemblablement une origine complexe qui rend fort difficile l'analyse de leur mécanisme. Il est constant cependant que, dans des circonstances non encore définies, l'excitation électrique détermine des phénomènes passagers de vascularisation locale et de calorification qui doivent faire supposer une action sur certains filets nerveux émanant des ganglions, mais d'origines médullaires ou encéphaliques diverses.

CENTRES NERVEUX.

Weber (1) et Matteucci (2) ont observé les effets de l'électrisation des centres nerveux. Ils ont vu que les électrodes étant appliqués à la surface des hémisphères cérébraux ou du cervelet, ou même étant enfoncés dans leur épaisseur, l'animal ne poussait aucun cri et ne manifestait par aucun mouvement la perception d'une douleur.

L'excitation des tubercules quadrijumeaux, des pédoncules cérébraux, de la moelle allongée et de la moelle rachidienne, produit au contraire des convulsions d'aspects différents. D'après Weber, l'excitation des parties blanches de la base du cerveau détermine l'apparition de mouvements cloniques auxquels participent les systèmes de muscles synergiques. Ces mouvements ont par là le caractère réflexe. Dans les mêmes circonstances, M. Matteucci a vu des contractions intéressant tout le corps; il employait un courant de 60 couples.

L'électrisation de la moelle allongée produit, au contraire, des convulsions toniques tétaniques générales.

Les mêmes phénomènes s'observent en opérant sur la moelle rachidienne, soit qu'on porte les excitateurs l'un à sa partie supérieure, l'autre à sa partie infé-

(1) Wagner's *Handwörterbuch der Physiologie*. Article *Muskelbewegung*.

(2) *Phénomènes électro-physiologiques des animaux*.

rieure, soit qu'on les porte tous deux dans le voisinage de la moelle allongée ou vers l'extrémité caudale.

Toutefois ces expériences doivent être reprises en interrogeant avec soin la moelle à différentes hauteurs: bien que l'excitation des faisceaux postérieurs donne lieu presque constamment à l'extension, nous avons quelquefois produit sur des grenouilles des contractions générales des fléchisseurs, mais sans pouvoir reconnaître assez les conditions dans lesquelles elles avaient lieu pour être en mesure de les reproduire à volonté.

C'est à la généralisation d'une impression ayant affecté les faisceaux sensitifs et non à l'existence de courants dérivés qu'il faut attribuer l'étendue des convulsions produites par l'excitation d'un point circonscrit du centre nerveux. En effet, la section de la moelle vers sa partie moyenne limite les mouvements convulsifs aux parties qui reçoivent leurs nerfs de la portion excitée, bien que des courants dérivés puissent toujours affecter l'irritabilité de l'autre tronçon.

Par les expériences de M. Matteucci on voit que la substance grise qui constitue la périphérie de la masse encéphalique peut être excitée sans que des phénomènes réflexes en soient la conséquence. D'un autre côté, on sait que la substance grise de la moelle peut être excitée impunément, et que, voie de transmission des impressions sensitives aux centres moteurs, elle est elle-même insensible. De l'ensemble de ces observations, il semble permis de conclure que les mouvements déterminés par l'électrisation des centres nerveux doivent être rapportés exclusivement à l'excitation de la substance blanche.

Ces faits ouvrent la voie dans laquelle devront être poursuivies les recherches ultérieures ; mais ils ne sauraient encore fournir aucune base solide aux tentatives thérapeutiques.

Il faudra préalablement arriver à établir la topographie physiologique de la moelle, à localiser le point de départ des phénomènes convulsifs de formes différentes, enfin, à arrêter les procédés d'électrisation qui permettent le mieux de circonscrire l'action du modificateur employé.

ORGANES DIVERS.

On a examiné les réactions présentées sous l'influence de l'électrisation par un grand nombre d'organes. Les expériences ont été faites presque toutes au moyen de courants continus non constants, de courants interrompus et de courants d'induction, appliqués sur des organes mis à découvert chez des animaux morts ou sur des cadavres de suppliciés. La plupart de ces expériences ne fournissent aucune donnée dont la thérapeutique puisse actuellement profiter; nous insisterons donc seulement sur les observations plus rares qui ont été faites chez des sujets vivants.

Nerf pneumogastrique (*cœur, poumons, œsophage, estomac, foie*). — C'est aux expériences de M. Cl. Bernard (1) que l'on doit la connaissance de la plupart des phénomènes consécutifs à la section ou à la faradisation du pneumogastrique. Les conséquences de ces deux ordres opposés d'opérations doivent être exposées parallèlement en raison des indications thérapeutiques qui pourraient dans certains cas être fournies par leur rapprochement.

La section du pneumogastrique au cou est suivie d'une augmentation de rapidité des mouvements du cœur avec diminution de la pression du sang dans l'arbre artériel. En même temps que les mouvements du cœur deviennent plus fréquents, les mouvements respiratoires se montrent plus rares et plus larges. L'agrandissement de la poitrine est même alors poussé assez loin pour que chez les jeunes animaux, dont le tissu conjonctif intervésiculaire se laisse facilement déchirer, un véritable emphysème traumatique suive la section des pneumogastriques; beaucoup succombent alors à l'asphyxie déterminée par cet accident.

Après la section des pneumogastriques, l'œsophage est paralysé. Le cardia restant fermé pendant un

(1) *Cours de médecine du collége de France*, passim; et Lefèvre, *Thèses de Paris*, 1848.

certain temps encore, les aliments que prennent les animaux (chez lesquels l'opération n'a pas supprimé le sentiment de la faim) s'accumulent dans l'œsophage. Au bout de vingt-quatre heures environ, le cardia se relâche ; alors quelques aliments descendent dans l'estomac, mais ceux qui sont liquides ou en bouillie claire passent seuls, les aliments solides étant retenus par les piliers du diaphragme. L'estomac a perdu la sensibilité et le mouvement ; la vascularisation de sa muqueuse est beaucoup moins prononcée, et l'absorption y est notablement diminuée ; la sécrétion du suc gastrique est supprimée ; la sécrétion muqueuse alcaline ne paraît pas influencée d'une manière appréciable.

Enfin la sécrétion glycogénique du foie semble supprimée. L'abolition de cette importante fonction expliquerait la mort constante des animaux auxquels on coupe les deux pneumogastriques, alors que celle-ci n'est pas le résultat d'une lésion accidentelle des poumons (1).

La faradisation du pneumogastrique au cou donne des effets tout différents suivant que l'on agit sur les nerfs intacts ou qu'après les avoir coupés on excite les bouts centraux ou périphériques.

(1) En pratiquant la section du pneumogastrique au-dessous du cœur et du poumon, dans le but d'observer les effets de la paralysie de ce nerf sur les organes abdominaux, M. Cl. Bernard a vu que les désordres qu'apporte l'opération dans les fonctions des organes abdominaux n'influent pas d'une manière immédiate sur la santé de l'animal. La digestion continue et la formation du sucre a lieu dans le foie.

L'excitation des bouts périphériques produit l'arrêt du cœur qui recommence à battre lorsque cesse la faradisation ; elle détermine encore des mouvements péristaltiques dont le mécanisme prochain reste à fixer, et des vomituritions.

Les effets de la faradisation du bout supérieur, central, sont plus apparents. Nous les rapportons d'après les expériences faites sur des animaux autres que le chien, parce que chez celui-ci l'observation se complique des effets de la faradisation du sympathique qui est, au cou, intimement uni au pneumogastrique.

Rien de particulier n'est alors remarqué du côté du cœur. Lorsque l'excitation est faible, elle accélère les mouvements respiratoires; forte, elle les diminue ou les arrête. Cet arrêt a lieu dans l'inspiration; les côtes sont immobiles, mais la respiration diaphragmatique continue. Des vomissements surviennent alors fréquemment. Lorsque la faradisation est longtemps continuée, on voit, peu d'heures après le commencement de l'expérience, le sucre apparaître dans l'urine, dans le sang et dans la bile. La galvanisation du bout périphérique pratiquée de temps en temps n'empêche pas ces effets de l'excitation du bout central.

En agissant sur les nerfs non coupés avec des courants assez peu énergiques pour que l'action en puisse être prolongée, on produit d'abord un arrêt du cœur; mais ce phénomène n'est que passager, alors même que la faradisation est continuée.

On peut la prolonger pendant un temps assez long sans noter d'autre symptôme saillant qu'un tremblement qui paraît en rapport avec une sensation de froid. L'urine et le sang ne se chargent pas de sucre.

Parmi les organes qui reçoivent leurs nerfs du pneumogastrique et du sympathique, il en est qu'on a soumis directement à l'excitation électrique dans le but de s'assurer s'ils étaient contractiles, ou d'étudier les effets de leurs contractions.

La contractilité du *cœur* a été examinée chez des animaux morts. Elle se montre variable dans les différentes parties de l'organe et suivant des circontances non encore suffisamment définies. En général la contractilité des oreillettes survit à celle des ventricules. On a dit encore que le ventricule gauche perdait sa contractilité plus tôt que le ventricule droit; il serait intéressant de déterminer dans quelles conditions ce fait a été noté, car le contraire peut s'observer, notamment lorsque la mort a été causée par des inhalations de chloroforme.

L'*œsophage*, l'*estomac* et les *intestins* retirés du corps se contractent sous l'influence de la faradisation directe. Il est remarquable que les contractions de ces organes, provoquées par leur électrisation chez un animal récemment mort, s'étendent de proche en proche, partant du point excité et se propageant dans la direction de l'extrémité inférieure du tube digestif. Ces observations devront être reprises dans des conditions qui permettent d'apprécier quelle est dans ces phénomènes la part de la réaction musculaire et celle de la réaction nerveuse.

M. Duchenne nie que les parties du tube digestif situées entre le cardia et l'anus puissent être directement faradisées à travers les parois abdominales chez l'individu vivant. Les observations desquelles il croit pouvoir tirer cette conclusion sont loin de l'autoriser; nous croyons que ces organes sont, au contraire, accessibles à l'influence de courants offrant une tension suffisante.

L'électrisation du *foie* ne détermine aucun mouvement apparent de cet organe, soit qu'on agisse directement sur son tissu, soit qu'on agisse sur les nerfs qui s'y rendent.

La *vésicule biliaire* est prise, lorsqu'on la soumet à l'électrisation, de contractions qui chassent la bile dans le duodenum.

La *rate* peut se contracter énergiquement sous l'influence d'excitations électriques portées sur son tissu ou sur ses nerfs. Ces contractions, très-évidentes dans certains cas, font d'autres fois complétement défaut; il y aurait donc lieu de rechercher quelles sont les circonstances qui en favorisent ou en empêchent l'apparition. Nous ne pensons pas que les différences d'énergie des appareils employés suffisent à expliquer la divergence des résultats obtenus.

La faradisation de la *vessie* y détermine des contractions énergiques. On peut mettre en jeu de la même manière la contractilité des *uretères* des *canaux déférents*, de la *tunique dartoïque du scrotum*.

L'*utérus* excité par l'électricité est lent à entrer en contractions; mais celles-ci sont très-prononcées, que l'organe soit ou non gravide. Suivant Mackenzie, les mouvements sont plus prononcés lorsque l'on agit d'une part sur le col avec le rhéophore positif et d'autre part sur la région lombaire avec le rhéophore négatif, que lorsque les excitateurs sont tous deux appliqués directement sur l'utérus. Le même observateur a noté que les courants qui traversent l'utérus dans le sens longitudinal le font contracter en totalité, tandis que les courants qui le parcourent transversalement n'y déterminent que des mouvements partiels.

Faut-il attribuer à l'excitation directe des fibres lisses contenues dans les parois des petites artères les modifications de la circulation qui surviennent momentanément dans une partie soumise à l'action des courants continus ou interrompus? — Quelques auteurs croient pouvoir résoudre cette question par l'affirmative. S'il en était ainsi, la circulation capillaire serait rendue plus lente; or on sait que le contraire s'observe généralement. Le phénomène est vraisemblablement plus complexe, et l'on ne saurait refuser au système nerveux le rôle principal dans sa production.

C'est comme organes pourvus de nerfs sensitifs

que réagissent la *peau* et les *os*. Nous avons indiqué précédemment les conditions de résistance au passage qui, se trouvant réalisées à leur surface, contribuent sans aucun doute à exagérer les impressions douloureuses dont elle devient le siége lorsque des courants électriques viennent à les traverser.

DEUXIÈME PARTIE

APPLICATIONS A LA THÉRAPEUTIQUE MÉDICALE ET CHIRURGICALE.

CHAPITRE IV

HISTORIQUE ET PROCÉDÉS GÉNÉRAUX

Il n'est pas jusqu'à présent de moyen curatif qui n'ait été introduit dans la thérapeutique par l'empirisme.

L'emploi rationnel d'un modificateur suppose une appréciation plus ou moins exacte de son mode d'action et du mécanisme des phénomènes morbides auxquels on prétend l'opposer. Or ces notions ne peuvent s'acquérir que par l'examen raisonné des effets déterminés par l'expérimentation physiologique aidée des tâtonnements de la thérapeutique.

Les progrès de l'électrothérapie sont donc subordonnés, d'une part à ceux de la physique, à la découverte des propriétés de l'agent électrique; d'autre part aux perfectionnements de l'électro-physiologie. Celle-ci nous apprend quelles circonstances placent dans une dépendance réciproque les manifestations électriques et les actes vitaux, et quels résultats fonctionnels sont produits par l'action des premières.

L'histoire de l'électricité médicale offre trois phases assez nettement tranchées, en rapport avec cette double condition :

La première comprend les tentatives antérieures à 1795 ; on employait alors empiriquement la force engendrée par les machines à frottement, et emmagasinée en quelque sorte à l'aide d'appareils condensateurs.

Dans une seconde période, dont les commencements se confondent avec la fin de la période précédente, nous trouvons un essai de systématisation des résultats obtenus antérieurement, essai en rapport avec l'avénement prochain et préparé de l'anatomie générale.

En même temps la thérapeutique recevait du perfectionnement de la physique un nouveau moyen d'action qui s'ajoutait à ceux en usage durant la période précédente. Galvani (1) venait de découvrir un ordre de modifications physiologiques auxquelles Volta assignait une origine physique.

Plus récemment, les belles découvertes de Faraday sur l'induction ont permis d'augmenter encore les moyens d'action dont on disposait. Elles ont servi de point de départ à la construction d'appareils fa-

(1) Galvani. *De viribus electricitatis in motu musculari commentarius*, in act. Instituti Bononiensis, 1791, t. VII.

ciles à manier, donnant des effets gradués, et dont l'usage, introduit dans la pratique médicale par M. Masson (1), a largement contribué à généraliser l'emploi de l'électricité. Enfin, de nos jours, la constitution de la physiologie générale en un corps de doctrine par M. Cl. Bernard (2), et les recherches électro-physiologiques de MM. Matteucci, Nobili, du Bois Reymond, permettent de suivre dans l'étude des applications médicales de l'électricité une direction de mieux en mieux définie.

Un exposé succinct des travaux accomplis durant chacune de ces périodes devait nécessairement trouver place ici. Nous n'entrerons pas dans le détail des expériences ; nous nous bornerons à en indiquer les tendances et les résultats généraux, insistant seulement sur la description des procédés suivis.

§ I. — ÉLECTRISATION STATIQUE.

HISTORIQUE

La plupart des documents que nous possédons sur cette première phase de l'électrothérapie n'ont guère aujourd'hui qu'une valeur historique. La seule conclusion qu'on puisse tirer de leur dépouillement est

(1) *Effets physiologiques des courants discontinus, et effets physiologiques des courants induits.* (*Ann. de chimie et de physique*, t. LXVI.)

(2) Cours de physiologie générale fait à la Faculté des sciences de Paris, 1851-1860.

que l'électricité statique doit offrir des ressources trop négligées de nos jours. Quant aux observations de guérisons publiées alors, elles laissent généralement beaucoup à désirer ; et il est presque impossible d'en tirer des indications pratiques un peu précises. On ne saurait s'en étonner lorsqu'on tient compte de l'état peu avancé des connaissances physiques, et si l'on considère que les auteurs de plusieurs ouvrages qui parurent alors sur la matière étaient étrangers à l'étude de la médecine. Enfin il est à remarquer que quelques-uns, parmi ceux qui ont publié les plus nombreuses relations de guérisons, faisaient un mystère de leurs procédés ; leurs assertions peuvent d'après cela être regardées comme peu dignes de foi. Le nombre des tentatives qui méritent d'être signalées se trouve ainsi considérablement réduit ; nous ne pourrons cependant indiquer que celles qui ont été en rapport avec quelque progrès physiologique ou thérapeutique.

. . . .

En 1730, Étienne Grey met un sujet isolé en communication avec une source d'électricité statique ; il constate simplement la *divergence des cheveux.*

Cette expérience est répétée par l'abbé Nollet et du Fay. Ce dernier, suspendu à des cordons de soie, est électrisé et *fournit une étincelle.*

En 1743, Kruger, d'Helmstadt, appelle l'attention des médecins sur cette expérience, qui peut, suivant lui, être répétée dans un but curatif.

Le premier essai est fait à Halle, en 1744, par

Kratzenstein, qui guérit par ce procédé une femme affectée de paralysie du petit doigt.

On sait que la découverte de la propriété condensante de la bouteille de Leyde par Musschenbroek (1746) fut due à ce que ce physicien en reçut accidentellement la décharge.

Malgré les appréhensions qui accueillirent d'abord ce moyen d'électrisation, il ne tarda pas à être utilisé concurremment avec l'électrisation par étincelles.

Vers la même époque, une autre voie était ouverte aux essais, et les ressources du bain électrique venaient s'ajouter à celles de l'électrisation par étincelles et par secousses ou par décharge de la bouteille de Leyde.

Boze, de Wittemberg, voit que l'électrisation de l'eau modifie son mode d'écoulement par les tubes capillaires. L'abbé Nollet et, plus tard, Mambray partent de là pour électriser des animaux et des végétaux, espérant observer chez eux des modifications dans les mouvements des liquides; mais les conclusions qu'ils tirent de leurs expériences dépassent de beaucoup la portée des faits. Ces expériences, reprises et variées par un grand nombre de physiciens et de médecins, conduisirent à des conclusions contradictoires. On agita vivement alors les questions physiologiques que soulevaient ces essais; et, tandis que l'accélération du pouls, l'élévation de la température animale et l'augmentation de la transpiration insensible étaient données par quelques auteurs comme des effets de l'électrisation, d'autres observateurs refusaient de les accepter comme tels.

Les expériences les plus complètes et les mieux suivies qui aient été entreprises sur ce sujet sont dues à Van Marum ; elles ont été faites à Londres avec la grande machine du Musée Tyler.

Les expériences de Van Marum portent à penser que les symptômes rapportés plus haut ne sauraient être attribués exclusivement à l'électrisation ; qu'ils devraient être regardés plutôt comme dus à de simples coïncidences. Malgré le nombre et l'autorité des témoignages contraires, la question est encore pendante, et les circonstances dans lesquelles ces effets s'observent à la suite de l'électrisation restent à déterminer.

Le bain électrique resta dans la thérapeutique.

Plusieurs applications de l'électrisation au traitement des paralysies avaient déjà été faites avec des résultats très-variables et n'avaient pas eu grand retentissement, lorsqu'une guérison fut obtenue en 1748 par Jallabert, de Genève, dans des conditions assez probantes pour qu'on se décidât à expérimenter ce moyen curatif sur une large échelle. Le sujet de Jallabert était un homme affecté d'une paralysie ancienne du bras droit, dernier vestige d'une hémiplégie consécutive à une chute violente. Jallabert électrisa ce malade par étincelles et par secousses modérées. La guérison fut obtenue en deux mois.

Malgré les insuccès de l'abbé Nollet et de Franklin dans le traitement des paralysies par l'électricité, les résultats obtenus par des expérimentateurs très-dignes de foi, par Sauvages, de Haen, Linnée, Mauduyt, etc., établirent que ce moyen était souvent utile.

D'ailleurs on ne citait encore aucun accident qui parût devoir être attribué à l'électrisation.

Bientôt on ne se borna plus à traiter les paralysies par l'électricité : on essaya de modifier par cet agent diverses maladies nerveuses ; et ces tentatives furent souvent couronnées de succès. Lindhult, médecin suédois, publia en 1753 une guérison d'épilepsie (1). De Haen traita avec succès, vers 1755, un grand nombre de paralysies dues à des causes diverses, des tremblements, des éblouissements, des suppressions de la menstruation, et préconisa l'électrisation comme spécifique dans la danse de Saint-Guy.

Schæffer et Nebel rapportent plusieurs exemples de guérisons de tumeurs tenaces, de douleurs de tout genre, surtout goutteuses, de rhumatismes, d'odontalgie, d'hypocondrie, de paralysie du nerf optique et de fièvres intermittentes. Watson guérit en 1763 un télanos général chez une jeune fille de sept ans.

Nous n'insisterons pas davantage sur cette énumé-

(1) *Mém. de l'Acad. de Suède*, XIe vol.

ration, nous réservant d'y revenir à l'occasion des maladies auxquelles il peut être indiqué d'opposer la médication électrique. Les travaux de Mauduyt, de Mazars, de Cazelles, de Poma et Arnaud de Nancy, de Van Troostwyk et Krayenhoff, et le rapport d'une commission de la Société royale de médecine de Paris, chargée d'éprouver l'efficacité de la médication électrique, nous fourniront des documents utiles.

PROCÉDÉS OPÉRATOIRES.

Il reste à indiquer à quels procédés généraux on a eu recours pour appliquer l'électricité statique. Nous rappellerons que ces procédés sont aujourd'hui à peu près complétement abandonnés; — qu'il en est, le *bain électrique*, l'électrisation *par aigrettes*, le *souffle*, qu'on n'a pas remplacés par des procédés équivalents; — qu'il conviendrait, avant de les bannir de la thérapeutique, d'entreprendre de nouveau l'étude expérimentale de leurs effets.

Bain électrique. — Le malade est isolé sur un tabouret à pieds de verre; puis mis en communication continue avec une machine qui lui donne une *charge* positive ou négative.

La sensation produite par cette électrisation est celle d'une toile d'araignée qui envelopperait les téguments.

C'est d'après des vues théoriques qu'on a attribué au bain électrique des propriétés différentes suivant que la charge est positive ou négative. L'expérimentation n'a encore rien appris de certain à cet égard.

L'action inductrice d'une source fortement chargée sur un sujet, soit isolé, soit en communication avec le sol, constituerait sans doute un modificateur physiologique en rompant l'harmonie de distribution de la propriété électrique dans l'organisme. Mais c'est un moyen qui n'a été ni essayé, ni proposé, que nous sachions. Il serait d'ailleurs difficile d'en analyser les effets ; ceux-ci rappelleraient nécessairement l'action, très-appréciable pour certains organismes impressionnables, qu'exerce la présence des nuages électrisés dans l'atmosphère.

Électrisation par étincelles. — Plusieurs procédés d'électrisation par étincelles peuvent être employés.

1° Le patient isolé étant en communication permanente avec une source positive ou négative, on approche de quelque point de son corps un conducteur neutre, assez près pour qu'il y ait étincelle.

2° La partie du corps, isolé ou non, sur laquelle on veut agir est assez approchée d'une machine à charge positive ou négative, pour qu'il y ait décharge par étincelle.

Localement, l'étincelle produit de la douleur et de la rougeur.

Dès 1750, Nebel avait constaté que l'électrisation du tissu musculaire par étincelles détermine des contractions de ce tissu.

On a proposé, sous le nom d'électrisation *par picotement*, des procédés qui consistent à produire simultanément un grand nombre de petites étincelles en promenant sur la peau un conducteur imparfait en forme de brosse ou de balai et communiquant avec une source un peu fortement chargée.

Électrisation par secousses. — L'électrisation par secousses est produite lorsqu'un diamètre quelconque du corps ou d'une de ses parties concourt à former le circuit de décharge d'une bouteille de Leyde.

La neutralisation des tensions de signes contraires se fait alors à travers le corps.

Les effets attribués à l'électrisation par secousses sont les mêmes que ceux de l'électrisation par de très-fortes étincelles.

De même que les fortes étincelles, les secousses ne sont pas toujours sans danger. On sait qu'elles ne diffèrent de la foudre que par la quantité moindre d'électricité dont elles représentent la neutralisation brusque.

La sensibilité à la décharge de la bouteille de Leyde peut varier d'un sujet à un autre dans des limites fort étendues. On a cité des individus qui ressentaient à peine la décharge de batteries assez puissantes.

Choc en retour. — Bien que nous n'ayons trouvé indiqué aucun procédé de commotion électrique par choc en retour, c'est un moyen qui complète la série de ceux que nous venons de rapporter.

Le patient, soit isolé, soit en communication avec le sol, étant soumis à l'influence d'un conducteur vaste et fortement chargé, éprouvera, lorsqu'on déchargera brusquement ce conducteur, une commotion due à la recomposition subite de ses électricités de signes contraires séparées par l'induction.

Ce genre d'action, donnant des effets évidents quand on observe sur des grenouilles, fournirait peut-être quelques ressources à la thérapeutique. Toutefois il sera longtemps encore fort difficile d'apprécier exactement les modifications produites par le choc en retour; sa production exigerait d'ailleurs des machines trop puissantes pour qu'on puisse en recommander l'expérimentation aux médecins.

Les procédés d'électrisation que nous venons de décrire étaient seuls connus en France et en Allemagne, lorsque parut, en 1779, un mémoire remarquable de Mauduyt (1), qui résume l'état des connaissances relatives aux applications médicales de l'électricité sur le continent. Mais on poursuivait activement l'étude de cette question en Angleterre, où l'on avait recours à des méthodes plus variées et plus parfaites. Celles-ci ne commencèrent à être connues en France, qu'après la publication d'un nouveau travail de Mauduyt (2), dans lequel ce mé-

(1) *Mém. sur les effets généraux, la nature et l'usage du fluide électrique considéré comme médicament.* Lu en décembre 1778 à la Société royale de médecine.

(2) *Mém. sur les différentes manières d'administrer l'électri-*

decin expose, d'après Cavallo (1) et Wilkinson (2), quels étaient alors les procédés de la pratique anglaise.

Électrisation par étincelles graduées. — Afin de mesurer les secousses, Thomas Lane, médecin anglais, a fait à la bouteille de Leyde une addition qui permet d'en graduer la décharge. Nous avons décrit précédemment (p. 78) l'électromètre condensateur de Lane ; cette forme de condensateur est la seule qu'on doive employer dans la pratique médicale.

L'armature interne A de l'électromètre de Lane (*fig*. 82) communique avec les conducteurs S d'une machine à frottement dont on fait tourner le plateau plus ou moins vite, selon qu'on veut obtenir des décharges plus ou moins fréquentes.

L'écartement des boules métalliques A et B' règle l'intensité des commotions, qui répondent à une charge d'autant plus forte et sont d'autant plus intenses que cet écartement est plus considérable.

Le patient est compris dans la partie du circuit qui réunit l'armature externe B à la tige métallique isolée qui porte la boule.

cité, et observations sur les effets que ces divers moyens ont produits. Lu en décembre 1783 à la Société royale de médecine.

(1) Tib. Cavallo, *A complete Treatise on electricity, in theory and practice, with original experiments*. Londres, 1777. — Id., *Medical Electricity*. Londres, 1780.

(2) Abrah. Wilkinson, *Tentamen philosophicumde electricitate*. Edimbourg, 1783.

Souffle électrique. — Deux procédés ont été indiqués:

Le premier consiste à approcher le patient, soit isolé, soit en communication avec le sol, de pointes par lesquelles s'écoule la charge incessamment renouvelée d'un conducteur électrisé positivement ou négativement.

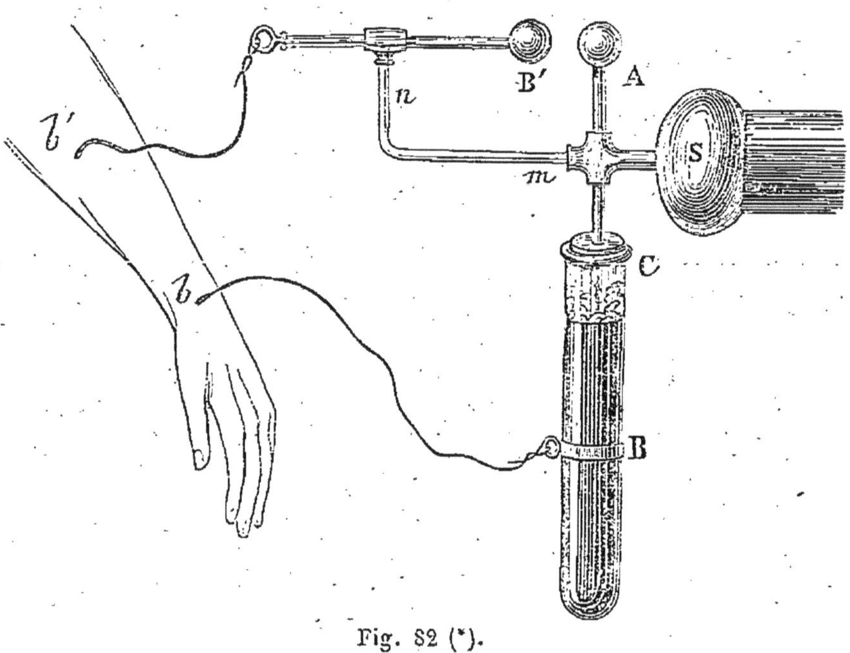

Fig. 82 (*).

Dans le second procédé, on électrise positivement ou négativement le patient isolé et en communication permanente avec les conducteurs d'une machine. En même temps, on approche de quelque partie

(*) Fig. 82. — *Électrisation par étincelles graduées.* — S Source positive ou négative. — ABCB' condensateur électrométrique de Lane. — A armature interne en communication avec la source. — C tube diélectrique en verre. — B armature extérieure. — *mn* tige de verre portant le conducteur B' au moyen duquel se fait la réunion plus ou moins incomplète des deux armatures par le trajet B*bb'*B'.

de son corps une pointe en communication avec le sol, par où s'écoule la charge reçue de la machine.

La sensation de souffle que procure ce moyen est d'autant plus prononcée que les pointes sont plus conductrices, plus aiguës et agissent à une distance plus faible.

Électrisation par aigrettes. — L'électrisation par aigrettes ne diffère du souffle que parce qu'on agit à une distance plus faible, de manière à obtenir un pinceau d'étincelles lumineux dans l'obscurité.

On a prétendu que l'exposition à l'aigrette émanant d'une source négative était plus douloureuse que lorsque la source est positive.

Électropuncture. — C'est à la première période de l'électrothérapie que se rattache une méthode préconisée seulement en 1825 par Sarlandière (1) : nous voulons parler de l'électropuncture.

Les bons effets attribués à la pratique de l'acupuncture qu'il avait lui-même expérimentée, engagèrent Sarlandière à combiner ce moyen avec l'électrisation par étincelles. Les aiguilles à acupuncture jouent alors le rôle de conducteurs chargés de transmettre plus ou moins profondément les commotions

(1) *Mémoires sur l'électro-puncture* considérée comme moyen nouveau de traiter efficacement la goutte, les rhumatismes et les affections nerveuses, — et sur l'emploi du moxa japonais en France, par Sarlandière, Paris, 1825. 1 vol. in-8°.

des décharges. Celles-ci étaient fournies par un électromètre de Lane.

L'électropuncture a été abandonnée depuis pour la galvanopuncture à laquelle on a à peu près renoncé aujourd'hui. On est arrivé à localiser au moins aussi exactement l'action de l'électricité par des procédés moins douloureux et qui n'exposent pas aux accidents qu'entraîne fréquemment l'électropuncture.

§ 2. — GALVANISATION.

HISTORIQUE

Les découvertes de Galvani et de Volta mettaient un nouvel instrument entre les mains des médecins; mais ce progrès de la physique ne profita pas immédiatement à l'électrothérapie. Son premier effet fut de faire perdre de vue les résultats obtenus aux époques précédentes, et de changer la voie des essais entrepris, sans ajouter sensiblement aux ressources de la thérapeutique.

En comparant les effets sensibles de la pile à ceux fournis par les appareils à frottement, on devait être frappé surtout des différences : les actions chimiques et calorifiques, difficilement appréciables dans l'usage de ces derniers, se montraient au contraire comme le résultat le plus évident de l'action de la pile. Aussi les seules tentatives thérapeutiques nettement définies qu'on puisse faire dater de cette époque, bien qu'elles n'aient pas été entrevues tout d'abord, sont les applications chirurgicales : dissolution des calculs urinaires, coagulation du sang dans les poches anévrysmales, modification des exsudats, galvano-caustique.

De nos jours, les succès obtenus dans un grand nombre de circonstances, grâce à l'emploi des courants d'induction, pouvaient faire penser que l'usage des courants continus était justement abandonné. Mais, tout récemment, M. Remak, de Berlin, a essayé l'action de ce moyen curatif avec plus de persévérance qu'on ne l'avait fait avant lui ; les résultats qu'il annonce tendent à réhabiliter le courant continu.

Les premières applications du galvanisme sont antérieures à la pile de Volta.

Des plaques métalliques de nature différente, réunies par un arc métallique, étaient appliquées contre les parties sur lesquelles on voulait agir. Tantôt elles étaient simplement en contact avec la surface cutanée, tantôt elles reposaient sur le derme dénudé par un vésicatoire.

L'action produite sur les systèmes moteurs et sur le système nerveux sensitif fut la première notée. Vers 1792, Behrend, Creve et Klein recommandaient le galvanisme comme moyen de distinguer la mort apparente de la mort réelle. Sœmmering proposa d'agir, en pareille circonstance, sur le voisinage du nerf phrénique. Hufeland et Reil (1793) conseillent le galvanisme contre la paralysie, et Pfaff (1796) contre l'amaurose; mais aucun de ces auteurs n'avait expérimenté lui-même l'efficacité du moyen qu'il préconisait.

De Humboldt (1), après des expériences dans lesquelles, outre l'action sur les systèmes musculaire et nerveux, il note l'augmentation de la sécrétion des plaies, recommande le galvanisme contre les maladies des yeux, les paralysies, les douleurs rhumatismales.

Les premiers essais de thérapeutique galvanique paraissent avoir été institués à Iéna par le professeur Loder; ils ne donnèrent aucun résultat satisfaisant.

En 1800, la construction de la pile voltaïque ajoute aux moyens d'action d'une médication qui n'avait encore rien produit d'utile.

Sur l'avis de Loder, Bischoff et Lichtenstein traitèrent avec succès par les secousses voltaïques deux cas d'amaurose et un cas d'hémiplégie.

En 1801, Grapengiesser, de Berlin, publia un ouvrage sur le pouvoir curatif du galvanisme (2). Il avait fait lui-même des expériences physiologiques

(1) F. Alex. von Humboldt. *Versuch über die gereizte Muskel und Nervenfaser : nebst Vermuthungen über den chemischen Process des Lebens in der Thier und Pflanzenwelt.* Berlin et Posen, 1797, in-8°, 2 vol.

Idem. *Expériences sur le galvanisme*, traduit par Jadelot. Paris, 1799, in-8°.

(2) C.-J.-C. Grapengiesser, *Versuche den Galvanismus zur Heilung einiger Krankheiten anzuwenden.* Berlin, 1801.

et quelques essais thérapeutiques. Il appliquait les rhéophores d'une pile voltaïque de 50 à 150 couples, tantôt directement sur la peau, tantôt sur la phlyctène d'un vésicatoire préalablement posé. Il recommande l'emploi du courant voltaïque dans les paralysies des extrémités, dans l'hémiplégie, les paralysies goutteuses et rhumatismales, l'amaurose, la surdité, la paralysie de la vessie et du rectum, la tumeur blanche du genou, le goître, l'aphonie et l'enrouement chronique, dans quelques espèces de rhumatismes chroniques, dans la sciatique, dans les cas de mort apparente. Des expériences physiologiques et pathologiques comparatives l'avaient conduit à une conclusion, inexacte sans doute, mais qui avait le mérite très-grand pour l'époque de répondre à une question importante et nettement posée : il pensait que l'électricité statique agit surtout comme modificateur général, tandis que le courant voltaïque agirait localement. Grapengiesser est le premier qui ait traité une contracture paralytique par le courant continu.

Vœlcker, vers cette époque, arma les rhéophores d'éponges humides et fit renoncer à l'usage barbare des vésicatoires destinés à recouvrir d'une phlyctène la place sur laquelle on voulait agir.

Aldini, de Bologne, publia en 1804 un essai sur le galvanisme (1) dans lequel les expériences physio-

(1) *Essai théorique et expérimental sur le galvanisme.* Paris, 1804, 2 vol. in-8o.

logiques tiennent la plus large place. Il y est question de l'application thérapeutique du galvanisme à l'amaurose et à la surdité, au diagnostic de la carie dentaire, aux différentes espèces d'asphyxie, à la folie et à plusieurs autres maladies. Des observations pathologiques d'Aldini, un très-petit nombre lui sont personnelles; il en rapporte plusieurs d'après Grapengiesser. Il cite l'augmentation de la transpiration et l'accélération de la circulation comme phénomènes consécutifs communs à l'électrisation et à la galvanisation; il note aussi la coagulation du sang comme mieux produite par le galvanisme.

Augustin (1) a traité des paralysies par la commotion voltaïque intermittente à laquelle il ne paraît accorder aucun avantage sur celle fournie par les machines à frottement. Il appliquait le pôle négatif sur le bout central du nerf; le pôle positif, sur le bout périphérique. Il signale les bons résultats du galvanisme dans les paralysies sensorielles, et dit avoir essayé sans succès la dissolution de calculs vésicaux pulvérisés et contenus dans une éprouvette.

On cite généralement, en la rapportant à 1825, une tentative nouvelle de Sarlandière consistant dans l'association de l'acupuncture et du galvanisme pour

(1) F.-L. Augustin. *Vom Galvanismus und dessen medicinischen Anwendung*. Berlin, 1801. —Idem. *Versuch einer vollständigen digen systematischen Geschichte der Galvanischen Electricität und ihrer medicinischen Anwendung*. Berlin, 1803, in-8°.

faire pénétrer profondément le courant voltaïque. Le témoignage de Fabré-Palaprat, qui fut galvanopuncturé par Sarlandière, ne permet pas de douter que Sarlandière n'ait employé concurremment ces deux moyens. Mais, dans l'ouvrage généralement cité comme renfermant les premières observations de galvanopuncture (1), il n'est aucunement question du galvanisme. Sarlandière n'y parle que des commotions, qu'il donnait au moyen de l'électromètre condensateur de Lane.

Vers cette époque, parut en Angleterre un traité de l'application du galvanisme à la médecine, de La Beaume (2). Cet ouvrage, qui fit quelque sensation en raison des beaux résultats annoncés, ne présente aucun intérêt et ne nous paraît devoir inspirer qu'une confiance très-médiocre. Les détails qu'on voudrait y rencontrer sont renvoyés à une publication ultérieure; il n'est rien dit d'ailleurs des procédés employés.

Fabré-Palaprat en donna, en 1828, une traduction (3) qu'il fit précéder de notes beaucoup plus intéressantes que le livre de La Beaume.

(1) *Op. cit. p.* 260.

(2) *On galvanism, with observations on its chymical properties and medical efficacity in chronic diseases.* Londres, 1826, in-12.

(3) *Du galvanisme appliqué à la médecine, et de son efficacité dans le traitement des affections nerveuses, de l'asthme, des paralysies, des douleurs rhumatismales, des maladies chroniques en général et particulièrement des maladies chroniques de l'estomac, des intestins, du foie,* etc. Avec une *Note sur quelques*

Fabré-Palaprat, séduit par des analogies remarquables sans doute, penche très-fort à admettre l'identité des agents nerveux et électrique. Dans ses vues physiologiques et pathologiques, on ne trouve tenu aucun compte du rôle qui peut appartenir aux phénomènes primordiaux de développement; mais c'est une lacune qu'on retrouve dans la plupart des ouvrages dogmatiques publiés alors et depuis.

L'auteur se préoccupe exclusivement des conditions modificatrices extérieures, et, par suite, attribue *à priori* à la médication électrique un pouvoir évidemment exagéré. Il s'en faut de beaucoup cependant que ses exagérations aient été telles que le prétendent les auteurs qui, entre autres citations, lui prêtent la guérison d'un apoplectique que Fabré-Palaprat dit avoir vu périr entre ses mains.

Fabré-Palaprat se servait de piles à liquides peu actifs, mais à couples nombreux; il employait par conséquent les courants de forte tension, mais de faible intensité, auxquels on donne aujourd'hui avec raison la préférence. Il paraît être aussi le premier qui ait fait usage d'un interrupteur mécanique du courant.

Bien que Fabré-Palaprat se déclare partisan de la galvanopuncture, les essais qu'il en a faits, et qui se

remèdes auxiliaires, par La Beaume. — Traduit de l'anglais et précédé de *remarques, de considérations physiologiques et d'observations pratiques sur le galvanisme*, par B.-R. Fabré-Palaprat. Paris, 1828.

trouvent rapportés dans son livre, sont des moins encourageants ; la production d'escharres profondes et extrêmement lentes à guérir paraît la conséquence presque inévitable de cette opération.

Peu après, des essais dont nous n'avons pas la relation furent faits à la Charité dans les services de M. Rayer (1830) et de M. Andral (1836). On employait une pile à auge dont le courant était interrompu de temps en temps par la personne chargée de l'application.

De 1830 à 1840, des résultats remarquables furent obtenus par Magendie.

On en trouve la relation dans les thèses de MM. Constantin James, de Puisaye, et dans le *Journal de physiologie* de Magendie. La galvanopuncture était le procédé habituellement employé. Magendie finit cependant par substituer aux courants voltaïques, continus ou interrompus, les courants d'induction fournis par une machine de Clarke.

Malgré quelques résultats heureux, l'emploi des courants, continus ou rarement interrompus, ne s'était pas répandu. La raison nous en paraît devoir être attribuée à ce qu'on faisait usage d'instruments défectueux, agissant trop vivement sur la sensibilité et pas assez sur les conditions physiologiques qu'on prétendait modifier. Deux tentatives qui auraient pu mettre entre les mains des médecins des piles convenables avaient passé inaperçues : nous voulons parler de la construction de la pile d'Alizeau et de la pratique de Fabré-Palaprat qui voulait qu'on employât des piles à action chimique intérieure faible mais à couples nombreux.

On employait partout la pile voltaïque à auges, appareil tout à fait impropre aux usages médicaux.

La construction du couple à courant constant de Daniell eût assurément contribué à remettre en honneur la galvanothérapie, si, vers la même époque, la découverte des courants d'induction n'était venue imprimer aux essais une autre direction.

Tout récemment (1856-1860) M. Remak, de Berlin, a, dans diverses publications, rappelé l'attention des praticiens sur les services que peuvent rendre les courants continus.

Son dernier ouvrage (1), dans lequel on trouve réunis ses travaux antérieurs, mérite une mention spéciale en raison des questions intéressantes qu'il soulève.

Toutefois, on doit regretter que l'auteur n'ait pas réservé la solution théorique de certaines difficultés. Cette préoccupation de répondre à tout nous a valu des explications qui n'expliquent absolument rien et ne paraissent sérieuses qu'à force d'obscurité. On trouve notamment, dans l'exposé physiologique de

(1) *Galvanotherapie der Nerven und Muskelkrankheiten*. Berlin, 1858, traduit en français par A. Morpain. Paris, 1860.

la quatrième partie, une théorie de l'inflammation qui peut passer pour un modèle dans un genre qui n'a que trop survécu à la critique de Molière.

M. Remak distingue trois ordres d'effets produits par l'action du courant : 1° effets *catalytiques*, 2° effets *antiparalytiques*, 3° effets *antispasmodiques*, à chacun desquels il rapporte une vertu curative particulière.

1° *Effets catalytiques.* — L'auteur les caractérise comme il suit :

« Dilatation des vaisseaux sanguins et lymphatiques ; consécutivement à cette dilatation, dégorgement des cellules gonflées de sang et de lymphe, résorption d'exsudats en excitant un courant de liquides dans l'intérieur des tissus ; — mutation électrolytico-chimique dans les tissus, accompagnée d'un transport électro-dynamique de liquides. » Ces effets qui, selon M. Remak, présentent le plus grand avenir et comportent les applications thérapeutiques les plus larges, fournissent l'indication de l'emploi du courant constant :

« 1° Dans les états inflammatoires :

« Dans les articulations, aussi bien dans les inflammations arthritiques, aiguës et chroniques, ou traumatiques, que dans les inflammations rhumatismales ;

« Dans des rhumatismes chroniques et douloureux des articulations, des muscles, des aponévroses, des tendons, du périoste, des nerfs (névralgies) et enfin dans divers états spasmodiques provenant d'une irritation locale de cette nature ;

« Dans les états inflammatoires de la moelle, qui entraînent la paralysie des extrémités inférieures, de la vessie et du rectum ;

« Dans les états inflammatoires du cerveau qui donnent lieu aux tremblements ou à d'autres états spasmodiques ;

« 2° Dans des exsudats consécutifs aux états inflammatoires mentionnés ci-dessus, notamment dans les hydropisies articulaires ;

« 3° Dans les tumeurs douloureuses ou enflammées. »

A l'appui de ses conclusions thérapeutiques, M. Remak invoque l'autorité des faits cliniques que nous acceptons pleinement. Quant à son interprétation des résultats obtenus, et, par suite, du mode d'action du courant dans ces circonstances, elle nous semble difficilement admissible. C'est à cette occasion que M. Remak pose les prémisses physiologiques d'une théorie de l'inflammation à laquelle nous avons fait allusion plus haut.

Entre ces prémisses, qui ne sont pas toutes exactes, et les conclusions qui en sont tirées, il existe une lacune considérable que ne suffit pas à combler l'argumentation diffuse de l'auteur.

2° *Effets antiparalytiques.* « D'après mes observations, dit M. Remak, je me crois en droit de pouvoir désigner, dans toutes les paralysies causées par une affection de nerfs ou de muscles, le courant constant comme le moyen antiparalytique par excellence.

« Les heureux effets ne sont arrêtés que quand ces paralysies proviennent de causes mécaniques ou par la destruction du trajet nerveux, ou bien encore par la dégénérescence des fibres musculaires.

« Dans tous ces cas encore, le courant constant, en augmentant la puissance fonctionnelle des nerfs et des muscles affectés secondairement, et qui par conséquent se trouvent encore dans la sphère d'action des nerfs ou des organes centraux malades, peut rendre de très-grands services. Ces différentes propositions peuvent servir de base pour établir le pronostic de la cure, pronostic qui, on le comprend, doit être bien souvent sujet à des erreurs nombreuses, surtout en présence de la difficulté qu'on éprouve à déterminer avec certitude dans les nerfs et dans les muscles l'étendue des altérations locales.

« Encore ici la rapidité avec laquelle se produisent les effets du courant constant fait de son emploi thérapeutique méthodique un précieux moyen de diagnostic des différentes altérations anatomiques qu'on recherche.

« J'ai observé les effets antiparalytiques du courant constant :

« Dans les parèses et atrophies secondaires, avec ou sans contractures consécutives à des rhumatismes articulaires ou musculaires, ou à des pseudo-ankyloses ; lorsque les pseudo-ankyloses existent, le courant constant augmente, quoique pour peu de temps, dans des conditions favorables, la puissance fonctionnelle des muscles qui, en se trouvant dans un état d'activité anormale, se trouvent affaiblis par ce fait même ;

« Dans les premiers stades de l'atrophie primaire des muscles, même dans l'atrophie progressive commençante ;

« Dans les paralysies traumatiques occasionnées par des contusions ou des tensions exagérées des nerfs et des muscles ;

« Dans les hémiplégies atoniques, hypertoniques et spasmodiques ; dans les limites posées par la qualité de la lésion cérébrale ;

« Dans les paraplégies, certaines formes du *tabes dorsalis*, selon le degré de l'atrophie de la moelle qui déjà existe alors ;

« Dans les anesthésies, qu'elles soient idiopathiques ou symptomatiques de paralysies motrices.

« 3° *Effets antispasmodiques*.—Ceux-ci reposent sur ce que le courant « augmente dans les muscles atteints de spasmes ou de tremblement l'empire de la volonté, ou bien encore que, par son influence catalytique, il élimine les irritations qui provoquent le spasme.

« Il est cependant certains spasmes locaux qui semblent provenir d'une excitabilité augmentée des nerfs et des muscles eux-mêmes, et qui ne cèdent qu'à l'emploi de courants constants qui diminuent cette même excitabilité. Ces quelques indications suffisent, je crois, pour comprendre que l'efficacité du courant constant se montre évidemment :

« Dans les *spasmes reflexes*, par exemple le blépharospasme et le prosopospasme, et que, sous ce rapport, l'efficacité du courant concorde avec les effets catalytiques indiqués plus haut ;

« Dans le *tremblement des membres* (tremor artuum) qui, soit par hérédité, soit à la suite d'inflammations des organes centraux, se développe si souvent dans la première jeunesse ; j'ai observé dans des cas de ce genre, même chez des adultes, une action très-favorable du courant, en traitant les muscles qui avaient une tendance au tremblement, ou les organes centraux eux-mêmes ;

« Dans la *paralysie agitante* (paralysis agitans), j'ai rencontré quelques succès, mais aussi beaucoup d'insuccès ; ce qui fait supposer que l'on pourrait peut-être arriver, en traitant galvaniquement le cerveau, à enrayer, sinon peut-être à guérir cette affection à son début.

« Les observations analogues que j'ai faites jusqu'ici sur le *nystagmus*, me permettent encore d'ajouter que plus le sujet est jeune, plus on peut espérer la guérison. Mes recherches sur le traitement des hémiplégies, chez les enfants, prouvent bien que le bas âge n'est pas une contre-indication pour l'emploi du courant.

« Quant à la *crampe des écrivains*, la guérison dépend de la durée de l'affection.

« Dans le *bégaiement*, j'ai observé des effets très-favorables chez de jeunes sujets ;

« Dans la *chorée* locale, unilatérale ou générale, j'ai observé les effets les plus prompts, et dans presque tous les cas j'ai obtenu de très-beaux succès (1). »

Voulant donner une idée de l'ensemble des vues de M. Remak, nous avons dû reproduire textuellement le passage qui résume ses prétentions thérapeutiques. Toutefois il ne faudrait pas sur cet extrait juger son livre ; celui-ci renferme, en effet, nombre d'observations intéressantes que l'auteur a eu tort, selon nous, de vouloir relier entre elles dans une systématisation prématurée qui l'a entraîné beaucoup trop loin.

C'est au moyen des courants induits que M. Remak avait essayé d'abord de traiter les contractures musculaires. Ces premières tentatives paraissent, d'après les mémoires dont elles furent l'objet en leur temps, avoir donné des résultats plus satisfaisants que tous ceux rapportés par les observateurs qui avaient précédé M. Remak dans cette voie. Malgré cela, l'anatomiste de Berlin se montre fort disposé à proscrire les courants d'induction, dont il ne reconnaît l'utilité que contre les états névralgiques ou rhumatismaux ; encore en fait-il précéder l'emploi par un essai des courants continus. Dans tous les autres cas, il attribue plus d'efficacité au courant constant. Nous ne trouvons cependant, dans l'ouvrage de M. Re-

(1) *Galvanothérapie*, traduction Morpain, p. 220-224.

mak, aucune contre-indication de l'emploi des courants induits qui n'ait été déjà signalée par leurs plus grands partisans, notamment par M. Duchenne. Quant à l'influence *paralysante* attribuée par M. Remak aux courants induits, elle n'est ni suffisamment prouvée ni même assez clairement définie.

La pratique de M. Remak n'est d'ailleurs pas en harmonie avec les principes généraux que cet auteur proclame avec tant d'assurance. Il fait usage de piles de Daniell de 50 à 60 couples, fournissant, il est vrai, un courant continu sensiblement constant; mais il change de temps en temps la direction du courant; en même temps il fait un assez fréquent usage des interrupteurs. De ces tâtonnements qui échappent à l'analyse, et que nous n'aurions pas songé à relever s'ils étaient présentés comme tels, il résulte que les expérimentations thérapeutiques de M. Remak ne révèlent l'adoption d'aucun plan et qu'il n'en peut être actuellement tiré ni conclusions physiologiques, ni précepte opératoire un peu précis. Si nous examinons, en effet, sur quelles raisons sont fondées les préférences de l'auteur dans chaque cas particulier, et pourquoi tel genre de courant est déclaré nuisible, tandis qu'un autre serait utile, nous ne trouvons qu'une série de vues *à priori* expliquant tout au plus « pourquoi Lucinde est muette. » L'épreuve clinique, seule probante en pareille matière, n'est pas appelée à élucider ces points de détail.

Lorsqu'il fut démontré par l'observation que l'emploi intermittent et peu prolongé de l'électricité constituait dans certaines circonstances une ressource thérapeutique précieuse, on dut songer à essayer comparativement l'application continue et prolongée de cet agent. Les courants continus n'exigeant l'emploi d'aucun moteur étranger à la pile qui les fournit, et celle-ci fonctionnant seule, c'est à eux qu'on crut devoir s'adresser tout d'abord. La difficulté de se procurer des appareils capables de fournir, sous un petit volume, des courants d'une intensité suffisante pendant un temps un peu long, difficulté qui n'est pas encore complétement résolue aujourd'hui, devait toutefois retarder la mise à exécution de ce plan d'expérimentation. A défaut d'une pile convenable, une foule d'engins soi-disant galvaniques furent essayés ; mais presque tous trahissent la plus complète ignorance des conditions auxquelles devrait satisfaire un appareil de ce genre.

Ce premier obstacle à l'usage prolongé des courants continus fut en partie levé par un constructeur d'appareils de physique, M. Pulvermacher, dont les piles en chaînes, très-faciles à charger, peuvent donner, pendant un temps assez long, un courant continu, d'intensité rapidement décroissante, il est vrai.

Malheureusement les premières applications de la méthode nouvelle reçurent un genre de publicité qui détourna les médecins d'en vérifier l'efficacité ; et le concours prêté plus tard par quelques-uns d'entre eux à M. Pulvermacher ne fit que grossir le nombre des certificats qui remplissaient déjà ses prospectus.

Il est difficile de prévoir quel est l'avenir de ce procédé de galvanisation ; mais il nous paraît mériter d'être expérimenté sérieusement.

La lecture du livre de M. Remak nous a conduit à tenter l'emploi des courants continus. Bien que nos essais ne nous aient encore donné que des résultats incomplets, nous dirons quelques mots de la manière dont nous avons procédé jusqu'ici ; nous croyons pouvoir nous dispenser de revenir sur les procédés, ou plutôt sur les appareils anciens dont l'abandon a été suffisamment justifié, tant dans l'historique qui précède que dans le chapitre II, alors qu'il a été question des diverses piles successivement préconisées et rejetées.

PROCÉDÉS OPÉRATOIRES.

Nous avons tenu tout d'abord à faire usage de courants véritablement continus et aussi constants que possible ; l'interrupteur a donc été supprimé, et le rôle du changeur de courants réduit à celui d'une double borne servant à faciliter la fermeture et l'ouverture du circuit.

A la pile de Daniell nous avions préféré, comme plus commode et moins active, celle de M. Marié Davy au sulfate de plomb (*fig.* 48, *p.* 101) avec disques de zinc de 8 centimètres de diamètre. Nous avons employé d'abord dix couples chargés avec de l'eau ordinaire, puis avec de l'eau salée, puis 20, et enfin 30 couples, procédant ainsi graduellement pour tâter la susceptibilité de l'organisme, et évitant d'agir sur la sensibilité de peur de produire des phénomènes reflexes et d'influencer d'une manière fâcheuse les centres nerveux.

Lorsqu'ils entrent dans le corps par de larges surfaces humides, ces courants occasionnent peu ou point de douleur. La précaution de n'établir et de ne rompre les courants que graduellement, par un tube à eau interposé dans le circuit, fait éviter les manifestations motrices à la fermeture du circuit, ainsi que la douleur à l'établissement et à la rupture; on n'observe qu'une chaleur très-supportable au niveau du point d'application de l'excitateur en rapport avec l'un des pôles. Avec ces précautions, les effets immédiats de l'électrisation sont sans doute moins apparents; mais les modifications obtenues peuvent être, avec moins de chances d'erreur, rapportées à l'action du courant continu.

Comme toute épreuve doit être instituée en partant d'une vue systématique (plus ou moins erronée) à vérifier, nous avions résolu d'essayer l'action du courant *centripète*, c'est-à-dire dirigé en sens inverse des ramifications nerveuses, dans les lésions de la motilité qui paraissent reconnaître pour point de départ une affection de la sensibilité.

Dans un cas de contracture des fléchisseurs du membre pelvien regardée comme rhumatismale, dont l'observation sera rapportée plus loin, une seule séance d'un quart d'heure, avec une pile au sulfate de plomb de dix couples chargés à l'eau salée, détermina une amélioration inespérée, mais qui ne se produisit qu'au bout de plusieurs heures et se soutint sans progresser ensuite très-rapidement. Une douleur rhumatismale aiguë céda au bout de dix minutes à l'action d'une pile semblable de vingt couples. Dans quelques autres affections, l'effet du courant s'est montré douteux ou n'a produit qu'une légère amélioration au bout d'un certain nombre de séances.

Maintenant nous employons de préférence la pile au proto-sulfate de mercure de M. Marié-Davy (*fig.* 47, *p.* 96), qui présente l'avantage d'être d'un entretien encore plus facile que celle au sulfate de plomb.

L'activité chimique de cette pile est, il est vrai, un peu plus considérable; mais, en prenant des couples suffisamment petits, on peut en avoir un grand nombre sans que le courant offre trop d'intensité. Le vase extérieur de nos couples est rempli par 45 grammes d'eau ; nous nous proposons de réduire encore la surface active de chaque couple.

Enfin, il serait intéressant d'étudier comparativement les effets thérapeutiques des applications galvaniques précédentes et de l'application prolongée des piles portatives au sulfate de plomb (p. 102), qui, donnant des courants très-faibles, mais de tension considérable et d'une assez grande constance, pourraient peut-être remplacer avantageusement les chaînes de Pulvermacher.

On devrait chercher à déterminer ainsi quelles circonstances réclament une intervention thérapeutique relativement énergique et de courte durée, et quelles autres indiquent l'emploi longtemps continué d'un modificateur peu actif. Il est infiniment probable que chacune de ces manières de procéder satisfait à quelques exigences spéciales.

Galvanopuncture. — Nous ne pouvons terminer cette revue des procédés de galvanisation sans examiner la valeur d'une méthode tour à tour abandonnée et reprise : la galvanopuncture.

Deux ordres de raisons pouvaient appeler l'attention sur ce moyen curatif :

D'abord, on a pu penser que l'acupuncture préalable constituait le meilleur procédé de localisation des secousses ou des courants électriques. Cette prétention doit être repoussée. On sait, en effet, que le courant se disperse aussitôt qu'il a pénétré dans l'organisme, et que la surface excitatrice est représentée, non par la pointe de l'aiguille, mais par toute la partie plongée dans les tissus ; l'excitateur n'est donc plus pointu, mais linéaire. Des expériences nombreuses ont d'ailleurs établi que l'emploi d'excitateurs coniques revêtus de peau mouillée, permet de localiser les courants de tension un peu forte au moins aussi exactement qu'il est possible de le faire par l'usage des aiguilles à acupuncture.

Une autre raison, qui pourrait être invoquée par les partisans de la galvanopuncture, mais de la galvanopuncture seulement, est la suivante :

Lorsque deux fils de platine sont plongés dans l'éprouvette d'un voltamètre, il est nécessaire, pour que la décomposition de l'eau se produise, que ces fils de platine soient très-fins. Ceux donc qui attribuent à une électrolyse les résultats heureux obtenus dans l'application de la galvanopuncture au traitement de diverses tumeurs liquides (1), sont logiques en faisant déboucher le courant dans la tumeur par des aiguilles très-fines.

Mais si la production d'une action chimique quelconque est difficilement contestable, il est loin d'être démontré que ce soit à elle qu'on doive attribuer la guérison. En effet, des résultats analogues peuvent être obtenus par l'emploi de courants constants, ou par celui de courants d'induction voltaïque, dont l'action électrolytique est nulle ou à peu près nulle (2).

(1) M. le docteur Schuster a recommandé l'emploi de la galvanopuncture dans le traitement de l'hydrocèle, des hydrarthroses, de l'hydrothorax, de l'hydrothymie ou goître enkysté, ainsi que de quelques autres formes de collections libres ou enkystées. M. Schuster attribue à l'électrolyse les bons résultats qu'il a retirés de cette pratique. (*Bulletin de thérapeutique*, 1859.)

(2) Obs. *Hydarthrose du genou datant de six semaines, avec épanchement articulaire considérable.* Un courant constant de

On est dès lors en droit de se demander si la résolution des tumeurs n'est pas due, dans tous ces cas, plutôt à des modifications locales de la circulation, qu'à une électrolyse proprement dite.

En résumé, l'électropuncture est une méthode douloureuse, non exempte d'inconvénients, puisqu'elle laisse quelquefois des eschares longues et difficiles à guérir; — comme moyen de localiser l'action des courants sur les organes qui président au mouvement, elle n'est pas supérieure aux procédés vulgaires; — dans les cas où elle a visiblement aidé à la résolution de tumeurs, rien n'établit que le résultat obtenu ait été dû plutôt à une action chimique qu'à une réaction organique : le contraire paraît infiniment probable. Pour toutes ces raisons, l'électropuncture nous semble ne mériter d'être conservée que comme méthode chirurgicale, et de-

haute tension (44 petits couples au proto sulfate de mercure) est dirigé sur les faces latérales du genou par de larges excitateurs humides pendant 20 minutes. Avant la troisième séance nous constatons la disparition du liquide. La pile dont nous faisions usage était incapable d'opérer un pareil travail chimique.

Obs. *Hydrocèle enkystée du cordon, de date ancienne.* Le malade, qui a cinquante ans environ, fait remonter cette affection à son enfance. Les extra-courants d'un appareil de Legendre et Morin sont dirigés pendant dix minutes à travers la tumeur au moyen d'excitateurs coniques coiffés de peau mouillée. Celle-ci, qui avait le volume d'un gros œuf de pigeon, est réduite au bout de trente séances à celui d'une noisette. *Pendant les séances, nous avons senti plusieurs fois, dans le cordon des vaisseaux spermatiques, des pulsations artérielles qui n'étaient plus perceptibles dès que cessait l'électrisation.*

voir être réservée pour les cas dans lesquels on compte sur une action chimique bien définie.

Nous avons, dans les lignes qui précèdent, envisagé la galvanopuncture comme procédé d'électrisation ; nous n'avons pas à la juger ici comme procédé d'acupuncture.

§ 3. — FARADISATION.

HISTORIQUE.

La construction de la pile voltaïque avait fait renoncer à l'emploi de l'électricité statique, mais ne l'avait pas remplacée. En effet, l'usage des courants continus, fournis alors par des appareils défectueux, n'ayant donné que de rares guérisons par des procédés douloureux et mal définis, la pratique de l'électrisation commençait à tomber de nouveau en défaveur. C'est dans ces circonstances que la découverte des courants d'induction vint rappeler l'attention sur un agent thérapeutique qu'elle rendait désormais d'un maniement facile.

A M. Masson (1) revient le mérite d'avoir introduit dans la thérapeutique l'usage des courants d'induction. Ce fut, selon nous, un retour à certaines pratiques de l'électrisation statique.

Les premiers essais des courants d'induction du-

(1) *Effets physiologiques des courants induits.* (*Annales de chimie et de physique*, t. LXVI.)

rent être assez satisfaisants, puisque Magendie, qui avait retiré de bons effets de l'usage des courants galvaniques interrompus, les abandonna pour employer l'appareil de Clarke, sans toutefois renoncer pour cela à localiser les courants au moyen d'aiguilles à acupuncture.

Mais c'est surtout aux travaux de M. Duchenne (de Boulogne), qu'on doit d'avoir vu se populariser l'usage des courants d'induction. Cet habile observateur a beaucoup fait pour en montrer les ressources et en réglementer l'application. Les explications qu'a données M. Duchenne des faits par lui constatés laissent pour la plupart beaucoup à désirer ; aussi ont-elles été l'occasion de polémiques nombreuses ; mais les faits avancés sont restés inattaquables. Dans son traité de l'*Electrisation localisée* (1), M. Duchenne a reproduit, en les reliant entre eux par une exposition dogmatique, ses travaux antérieurs. C'est d'après cet ouvrage que nous essaierons d'en donner une courte analyse, ne pouvant d'ailleurs trop recommander à ceux qu'intéressent ces questions de les étudier dans l'œuvre originale.

La première partie offre un exposé des principes généraux et des procédés à employer dans l'application localisée de l'électricité. Nous reviendrons un peu plus loin sur ces derniers ; mais nous devons, dès

(1) *De l'Électrisation localisée et de son application à la physiologie, à la pathologie et à la thérapeutique*. Paris, 1855. Nouvelle édition très-augmentée, Paris, 1861.

à présent, signaler quelques propositions et quelques idées sur lesquelles il importe d'appeler l'attention.

Les appareils (piles de Bunsen) à l'aide desquels M. Duchenne a essayé l'action des courants continus devaient lui donner peu de confiance dans cet agent; les résultats à peu près nuls auxquels il s'est trouvé conduit en employant des batteries extrêmement puissantes paraîtront d'ailleurs extraordinaires et ont besoin d'être expliqués; mais il a indiqué dans quelle voie devait être cherché le perfectionnement des piles, en vue d'obtenir des effets électrolytiques dans le traitement des anévrysmes, et demandé qu'on cherchât à déterminer la forme de pile qui donne le moins de chaleur pour une somme donnée d'action chimique.

M. Duchenne base sur l'absence des effets calorifiques la préférence qu'il accorde aux courants d'induction sur les courants fournis par les piles; il leur reconnaît, en outre, des qualités qui permettent d'en mieux *localiser* l'action. Nous avons émis précédemment l'opinion que cette condition est due à la soudaineté de leur production, et que des effets approchant de ceux des courants d'induction pourraient être obtenus par les interruptions du courant d'une pile à long circuit extérieur, pourvu que ces interruptions fussent produites rapidement dans un point du circuit autre que les points d'application des excitateurs.

Un fait important signalé par M. Duchenne est la facilité de localiser les commotions de l'étincelle fournie par les machines à frottement, au moins aussi aisément que les secousses d'induction. Il est seulement à regretter que, plus frappé des différences que des similitudes qui existent entre ces deux modes d'électrisation, l'auteur les ait envisagés, pour en tracer le parallèle, dans des conditions où ils ne sont pas comparables. Il accuse l'électrisation statique de donner inévitablement une commotion violente, de produire une déchirure des vaisseaux capillaires et une espèce de torpeur. Or ces effets pourraient être vraisemblablement obtenus avec des appareils d'induction donnant des courants de peu d'intensité, mais de tension suffisamment grande.

A cette occasion, M. Duchenne méconnaît le rôle des excitateurs dont il nous paraît ne pas s'être rendu bien compte : les effets qu'il attribue à l'électrisation par étincelles peuvent être conjurés en employant l'électromètre de Lane, et en recouvrant de peau mouillée le conducteur en rapport avec les téguments de façon que la décharge disruptive n'ait pas lieu au niveau de la surface cutanée. Les courants d'induction étant des courants subits de faible intensité et d'assez grande tension, nous pensons qu'on doit considérer l'électrisation statique, pratiquée dans les mêmes conditions d'application, comme fournissant des courants subits de faible intensité et de très-grande tension.

Le reproche adressé à l'électrisation localisée de déterminer des réactions générales a été relevé par M. Duchenne, peut-être un peu plus qu'il n'était juste. L'accusation était exagérée; la défense a dépassé le but qu'elle pouvait légitimement se proposer.

Dans les cas indiqués par l'auteur, où les phénomènes reflexes ne sont pas immédiatement appréciables, on ne saurait nier leur existence. Si, n'étant pas en mesure de conclure d'une manière absolue à leur existence ou à leur absence, on devait s'arrêter à une vue *à priori*, il faudrait plutôt admettre qu'il n'est pas d'action, quelque circonscrite qu'elle soit, qui n'entraîne chez les êtres vivants une réaction générale. Reste à déterminer de quelle nature est cette réaction générale : le problème est sans doute très-difficile à résoudre, mais il ne saurait être supprimé.

Les résultats des expériences de Ritter, de Volta, de Marianini, relatives à l'influence qu'exercent les courants continus et leur renversement sur les propriétés physiologiques des nerfs séparés du corps, avaient été acceptés sans contrôle comme l'expression de ce qui se passe chez l'individu vivant (1). M. Duchenne s'est élevé avec raison contre cette application à certaines conditions physiologiques des

(1) Cependant Marianini lui-même avait établi que chez l'individu vivant on observe à peine ces phénomènes; et il admettait dans l'animal vivant une force qui répare les atteintes portées à la motilité par le courant électrique.

résultats obtenus dans des conditions différentes; mais ici encore il nous paraît avoir été trop loin en méconnaissant les analogies qui peuvent exister entre certains états pathologiques et les conditions anormales dans lesquelles avaient été faites les expériences. Il s'est ainsi trouvé conduit à proscrire *à priori* des ressources qui peuvent être précieuses.

M. Duchenne propose de désigner par des noms différents les divers procédés d'électrisation : *l'électrisation statique* se pratiquant au moyen des machines à frottement, avec ou sans l'intermédiaire d'appareils condensateurs, la *galvanisation* répondrait exclusivement à l'emploi des courants fournis par les piles, et la *faradisation* à celui des courants d'induction. Ces expressions ont été généralement acceptées.

La deuxième partie du traité de *l'électrisation localisée* est consacrée à l'examen de différentes questions de physiologie musculaire.

Se servant de la faradisation comme moyen d'exploration, M. Duchenne a pu établir, relativement aux fonctions de certains muscles, quelques propositions du plus haut intérêt.

Un chapitre est consacré à l'étude de *l'action individuelle et des usages des muscles qui meuvent le pouce et les doigts de la main.*

Un autre, à *l'action individuelle et aux usages des muscles qui meuvent l'épaule sur le tronc et le bras sur l'épaule.*

Un troisième renferme une *étude électro-physiologique sur le diaphragme*, que l'auteur complète plus loin par des recherches sur la paralysie et la contracture de ce muscle.

Le quatrième chapitre est consacré aux *muscles de la face*.

Le cinquième traite de deux points de physiologie générale dont nous avons parlé lorsqu'il a été question des réactions que présentent, sous l'influence de l'électricité, les systèmes musculaire et nerveux sensitif.

M. Duchenne y soutient, se basant sur des faits réels, mais mal interprétés, cette thèse inadmissible que la contractilité électro-musculaire est inutile au point de vue des mouvements volontaires; plus loin, il entre, à l'occasion de la conscience musculaire, dans des développements pleins d'intérêt.

. . . .

La troisième et la quatrième partie sont consacrées à la pathologie et à la thérapeutique.

Elles renferment sur le diagnostic des paralysies d'origines diverses des documents précieux que nous n'énumérerons pas ici, devant les reproduire à l'occasion des états morbides auxquels ils se rapportent.

La partie thérapeutique ne nous paraît pas à la hauteur du reste de l'ouvrage : un même moyen y est appliqué dans tous les cas avec des variantes trop peu nombreuses pour que son emploi ne constitue pas une thérapeutique empirique. Or, sans blâmer ici toute espèce d'empirisme, nous croyons que dans l'application à des états pathologiques divers d'un modificateur dont le rôle physiologique est aussi intéressant à déterminer, il est bon de se guider sur quelques vues théoriques à vérifier, et, par suite, de varier suffisamment les conditions opératoires pour arriver à mieux apprécier les ressources que peut offrir ce modificateur comme agent curatif. Sans doute la faradisation est de tous les procédés d'électrisation le plus commode à manier et celui qui donne les résultats les plus apparents ; aussi M. Duchenne en a-t-il tiré le parti le plus remarquable en l'employant comme réactif dans ses études physiologiques sur la mécanique animale. Lorsque ensuite il a songé à l'utiliser dans un but thérapeutique, M. Duchenne nous paraît avoir perdu de vue que le médicament demande à être manié autrement que le réactif ; qu'à côté de l'action immédiate sur la motilité, il y a des effets éloignés ou peu sensibles qu'il importerait de connaître, ce qui ne peut se faire qu'en variant les conditions de l'expérimentation de manière à mettre autant que possible ces effets en évidence. L'étude de l'électrisation statique et de la galvanisation est inséparable de celle de la faradisation : ces trois procédés représentent l'emploi d'un même agent dans des conditions différentes et sont destinés à s'éclairer mutuellement. Employer exclusivement la faradisation, comme fait M. Duchenne, ou la galvanisation, comme veut M. Remak, est le plus sûr moyen de se lier les mains dans l'étude même du procédé auquel on donne la préférence.

Nous avons dit que M. Duchenne s'était élevé avec raison contre les conclusions tirées sans vérification d'anciennes expériences, faites avec des courants continus sur des membres amputés. Toutefois on peut lui reprocher d'avoir, en cette circonstance, été plus loin qu'il n'était nécessaire : les conclusions devaient être rejetées après épreuve; mais les prémisses, qui ne peuvent être compromises par le mauvais usage qu'on en a fait, conservent une grande valeur. Lorsque M. Duchenne a entrepris ses études de mécanique animale, il avait besoin de faire contracter des muscles et devait s'en tenir aux moyens qui permettent le mieux d'obtenir ce résultat; aussi est-il tout naturel qu'il ait négligé de poursuivre les expériences qui auraient pu lui laisser sur l'action des courants continus des opinions moins superficielles et moins tranchées. L'organisme ne sert pas de terrain aux transformations d'une force sans réagir d'une manière quelconque; et s'il est permis d'ajourner certaines questions actuellement trop difficiles à résoudre, il importe de réserver la place qu'elles doivent tenir un jour dans les méthodes thérapeutiques auxquelles elles se rattachent.

Dans les organes où le tissu contractile existe mélangé au tissu conjonctif, les vices de nutrition produisant l'atrophie ou l'hypertrophie sont caractérisés anatomiquement par une diminution de la masse contractile avec hyperplasie conjonctive relative ou absolue. Partant de ce fait, nous avons songé à utiliser la faradisation comme méthode générale de traitement de ces lésions de nutrition (1), espérant que les contractions provoquées dans les éléments histologiques contractiles réveilleraient leur nutrition languissante en même temps qu'elles favoriseraient la résorption des exsudats conjonctifs.

Les premières applications de cette méthode ont porté sur les flexions utérines et l'hypertrophie prostatique (2). Bien que nous n'ayons pu jusqu'à ce jour recueillir aucune observation complète de guérison d'engorgement chronique ou de flexion de la matrice, le soulagement obtenu à la suite d'un très petit nombre de séances (de trois à cinq) nous a paru un résultat fort encourageant.

Nous avons été plus heureux pour l'hypertrophie prostatique; et l'on trouvera plus loin une observation qui établit très-nettement la possibilité d'obtenir une réduction notable du volume de cet organe.

Des applications de notre méthode de traitement des flexions utérines ont été tentées par M. Fano (3). Les résultats qu'il annonce en avoir retirés sont telle-

(1) *Des méthodes thérapeutiques basées sur l'emploi de l'électricité.* (*Clinique européenne*, nos 30, 31, 32.)

(2) *De l'altération atrophique du tissu musculaire à fibres lisses par une hyperplasie conjonctive, et de son traitement par l'excitation électro-musculaire.* Comptes rendus de l'Académie des sciences, 1er août 1859 — et *Clinique européenne*, no 32.

(3) *De l'électrisation de l'utérus, de la possibilité de redresser l'utérus fléchi par l'emploi de l'électricité.* (*Union médicale*, 12 novembre 1859.)

ment brillants que malgré notre très-grande confiance dans ce procédé thérapeutique, nous craignons que M. Fano n'ait considéré comme permanents et définitifs des changements de forme ou de situation de la matrice déterminés passagèrement par les contractions provoquées.

L'apparition du traité de l'*Électrisation localisée* a été suivie d'un grand nombre de publications sur la matière. Comme on ne trouve dans la plupart de ces travaux aucun point qui n'ait été plus sérieusement traité par M. Duchenne, nous ne croyons pas nécessaire de les passer en revue.

Le livre de M. Althaus (1) fait exception et se recommande par les préoccupations exclusivement scientifiques qui ont présidé à sa rédaction ; on y trouve bon nombre de vues originales et une critique toujours de bon aloi.

PROCÉDÉS OPÉRATOIRES.

L'examen des procédés de faradisation en usage a été déjà en partie fait dans le chapitre II, lorsque nous avons passé en revue les divers appareils d'induction et les principales formes données aux excitateurs. Nous avons vu que les appareils volta-faradiques et magnéto-faradiques pouvaient être considérés, les uns et les autres, comme des appareils

(1) *A treatise on medical electricity.* Londres, 1859.

magnéto-électriques ; que cependant ils fonctionnent dans des conditions qui établissent entre eux des différences notables.

Les appareils volta-faradiques donnent seuls des courants induits se succédant avec une très-grande rapidité. Le circuit traversé par le courant de la pile y donne passage à des courants induits (extra-courants) de directions alternativement opposées ; mais l'extra-courant inverse, de fermeture, est négligeable, en ce qu'il n'a pour résultat que de neutraliser en partie le courant de la pile. Ce premier circuit peut donc être considéré comme traversé par une succession de courants de même sens.

Il n'en est plus de même du fil de la seconde bobine, qui est aussi parcouru par des courants induits de directions alternativement opposées. Ici, bien que le courant de rupture l'emporte encore sur le courant de fermeture, ce dernier n'est plus négligeable. Cette condition du renversement alternatif du sens des courants dans la deuxième bobine pourrait bien avoir une part dans la différence des effets produits par eux sur l'organisation, et dans cette action sur la sensibilité, que M. Duchenne regarde comme spécifique en quelque sorte, tandis qu'elle ne peut être que le résultat de conditions physiques particulières.

Enfin, *il est d'usage* d'enrouler sur la première bobine, fournissant les extra-courants, un fil gros et court, tandis qu'on enroule sur la seconde bobine, ournissant les courants induits, un fil long et fin. Les courants du second fil ont plus de tension et moins de quantité, comme on s'en est assuré expérimentalement.

Les médecins ont reçu des physiciens des appareils ainsi construits et s'y sont tenus ; ce n'est que plus tard qu'ils ont attaché à cette disposition une importance systématique, en raison des réactions différentes provoquées par les courants nés dans les deux circuits. Si les constructeurs ont été unanimes pour faire de la bobine à gros fil le circuit inducteur, cela tient sans doute à ce qu'une pile d'un ou deux couples peut suffire alors pour produire les phénomènes d'induction, tandis qu'une pile à couples petits, mais nombreux, serait nécessaire si le circuit inducteur était long et fin.

Toutefois les vues théoriques auxquelles nous avons fait allusion précédemment ne sauraient être nettement définies, car les différences de longueur et de grosseur des fils ne constituent pas la seule condition qui doive être appelée à rendre compte des différences d'action des courants sur l'organisme. Une autre condition dont il importe de tenir compte, et dont nous avons indiqué plus haut le rôle très-probable, est que l'induction qui s'exerce dans un cas sur le circuit de la pile, s'exerce dans l'autre sur un circuit indépendant.

Afin d'écarter cette cause d'erreur, de l'examen comparatif des courants de même nature dévelop-

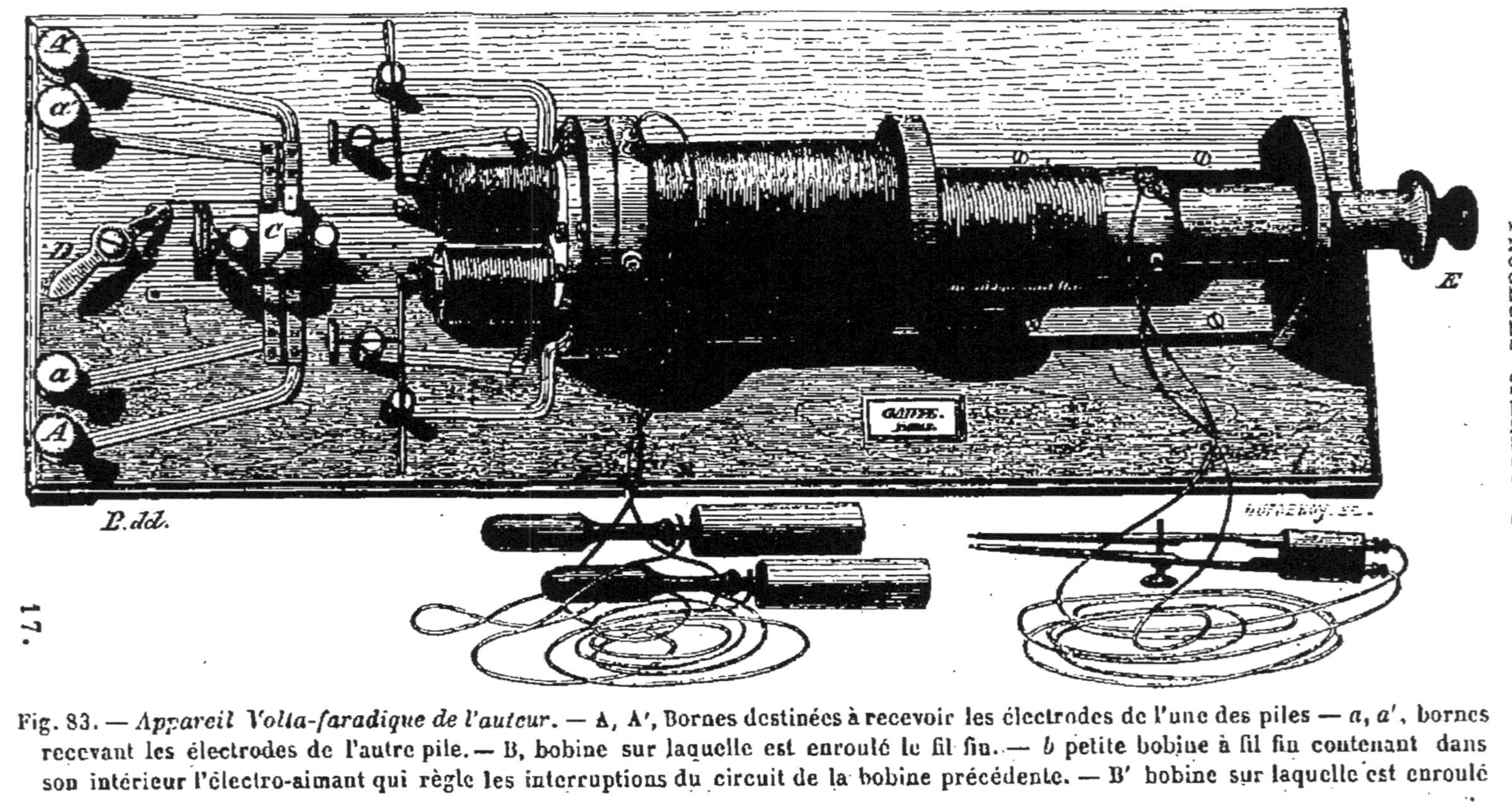

Fig. 83. — *Appareil Volta-faradique de l'auteur*. — A, A', Bornes destinées à recevoir les électrodes de l'une des piles — *a*, *a'*, bornes recevant les électrodes de l'autre pile. — B, bobine sur laquelle est enroulé le fil fin. — *b* petite bobine à fil fin contenant dans son intérieur l'électro-aimant qui règle les interruptions du circuit de la bobine précédente. — B' bobine sur laquelle est enroulé

pés dans des fils de longueurs et de grosseurs différentes, nous avons fait construire par M. Gaiffe un appareil volta-faradique disposé de telle façon que chacune des bobines, celle à fil long et fin, comme celle à fil gros et court, puisse jouer à volonté le rôle de circuit induit ou celui de circuit inducteur.

Les deux bobines B, B′ sont mobiles suivant leur axe indépendamment l'une de l'autre. Il en est de même du faisceau central de fer doux engagé dans l'anneau que forme la bobine intérieure.

Lorsqu'on veut soustraire l'une des bobines aux actions inductrices exercées sur elle par le passage du courant dans l'autre bobine et aux réactions qui en sont la conséquence, on la retire.

Un écran métallique, placé à cheval sur l'axe du système, et s'enlevant à volonté, permet de compléter alors l'isolement de la pièce retirée.

Le recul de la bobine dans laquelle se produisent les courants induits, sans interposition de l'écran métallique, permet d'affaiblir à volonté ces courants.

le gros fil. — *b′* petite bobine à gros fil, contenant l'électro-aimant qui règle les interruptions du circuit de la bobine B′ quand ce dernier circuit est parcouru par le courant de la pile. — E tête de la tige qui continue l'électro-aimant central et lui sert de manche. — C, commutateur. — D, manette mettant l'appareil en communication avec l'une ou l'autre des piles.

(Dans cette figure, le circuit inducteur est celui de la bobine à fil fin, B; le commutateur et la manette sont disposés de manière à y amener le courant de la pile dont les électrodes aboutissent en *a* et *a′*. Des rhéophores insérés sur les extrémités polaires du circuit B permettent de recueillir par deux manipules les extra-courants de haute tension développés dans ce circuit. Les rhéophores attachés à la bobine B′ conduisent chacun à l'une des branches d'une pince à expériences et donnent des courants induits de faible tension.)

Les extra-courants s'affaiblissent au moyen d'un tube à eau. Les uns et les autres s'affaiblissent encore par le retrait du faisceau de fer doux.

Chaque circuit a sa pile, en rapport avec la résistance de son fil (1), et porte un interrupteur automatique. Une manette D règle les communications de chacune des piles avec son circuit.

Un commutateur C permet de faire passer le courant dans l'une ou l'autre des bobines, et, en même temps, d'en renverser le sens à volonté.

Nous allons maintenant indiquer les divers effets qui peuvent s'obtenir par le glissement suivant leur axe d'une ou de deux des trois pièces fondamentales :

Les trois cylindres étant superposés et le courant de la pile traversant l'hélice du fil gros et court, on obtient (1°) les extra-courants de ce fil, (2°) les courants induits du fil fin. Dans ces deux cas, les actions inductrices réciproques des deux circuits s'ajoutent à celle du faisceau de fer doux agissant comme électro-aimant. C'est ainsi que fonctionnent tous les appareils volta-faradiques répandus dans la pratique médicale.

(1) Faisant usage de couples chargés avec le proto sulfate de mercure, nous avons constaté, avec M. Gaiffe, que pour le premier appareil construit, les piles les plus convenables étaient de 50 très-petits couples pour le fil fin et de 3 ou 4 couples de dimension moyenne pour le gros fil. Je me propose de diminuer à l'avenir la résistance du gros fil de manière à devoir former sa pile d'un ou deux couples à grande surface.

Les trois cylindres étant toujours superposés et le courant de la pile traversant l'hélice du fil long et fin, on a (3°) les extra-courants de grande tension de ce fil, et (4°) des courants induits de faible tension développés dans le gros fil. Dans ce cas encore, les actions réciproques des deux bobines s'ajoutent à celle de l'électro-aimant.

La bobine à fil gros et court étant seule retirée, et le courant de la pile étant dirigé à travers la bobine à fil fin, on obtient (5°) les extra-courants de haute tension du fil fin, avec conservation de l'influence de l'électro-aimant et suppression de l'action inductrice de la bobine à gros fil.

La bobine à fil fin étant seule retirée, et le courant de la pile traversant la bobine à gros fil, on a (6°) les extra-courants de faible tension de celle-ci avec conservation de l'action inductrice de l'électro-aimant et suppression de celle de la bobine à fil fin.

Le faisceau central de fer doux étant seul retiré, on obtient (7° et 8°) des extra-courants d'origine exclusivement voltaïque dans le fil fin ou dans le gros fil suivant que l'un ou l'autre est traversé par le courant de la pile; — en même temps que (9° et 10°) les courants d'induction voltaïque du gros fil ou du fil fin dans les mêmes circonstances.

Enfin, lorsqu'une bobine et le faisceau de fer doux sont retirés, on a les extra-courants produits par la rupture du courant de la pile, extra-courants de haute tension (11°) si la bobine conservée est celle à fil long et fin, et (12°) de faible tension si l'on a gardé seulement la bobine à fil gros et court.

Si nous avons cru devoir ajouter un nouvel appareil volta-faradique à ceux déjà très-nombreux dont on dispose, cela tient à ce qu'aucun ne nous paraissait se prêter à l'étude physiologique des courants d'induction, et, par suite, à l'appréciation des conditions sur lesquelles est fondée leur utilité thérapeutique.

Tous donnent, en effet, des actions complexes qu'il importait de rendre comparables entre elles et décomposables en leurs éléments. Nous avons essayé de satisfaire à cette double indication.

Les courants donnés par les appareils magnéto-faradiques sont, nous l'avons vu (chap. II, § 3), distribués de façons diverses.

Grâce à la constante élimination des courants induits d'aimantation, ces appareils ne conservent que les courants de désaimantation. Ceux-ci sont tantôt de même sens, tantôt de directions alternativement contraires.

Enfin, la conservation de la totalité des courants de désaimantation ou l'élimination d'une portion plus ou moins considérable de ces courants peut devenir encore la source de différences très-importantes entre les divers appareils.

Il est clair qu'en accordant leur préférence aux appareils magnéto-faradiques parce qu'ils fonctionnent à sec, ou les repoussant parce qu'ils exigent le secours d'un aide, certains auteurs n'ont pas suffisamment tenu compte de ces considérations.

Les courants d'induction provoquent des mouvements et des sensations. La réunion de ces deux ordres d'effets paraît inévitable; cependant on admet aujourd'hui qu'à action égale sur la motilité les courants développés dans les fils gros et courts sollicitent moins la sensibilité que ceux développés dans les fils longs et fins. Nous avons posé nos réserves à cet égard et indiqué la part méconnue jusqu'ici qui peut appartenir, dans la douleur produite, au fait du renversement des courants.

Indépendamment de ces conditions, la soudaineté de l'établissement ou de la cessation des courants a une part incontestable dans les phénomènes douloureux produits par l'électrisation.

Avant de clore l'examen des conditions purement instrumentales de la faradisation, nous devons rapporter la part d'influence des excitateurs. Ce que nous en dirons ici est applicable à tous les modes d'électrisation, aussi bien à l'électrisation statique ou à la galvanisation qu'à la faradisation.

Lorsqu'on veut éviter de provoquer la douleur, c'est-à-dire toutes les fois qu'on ne cherche pas à produire une révulsion ou des phénomènes reflexes, il importe de faire pénétrer les courants à l'aide d'excitateurs à surface large et humide.

Quand, au contraire, on se propose d'agir vivement sur la sensibilité, il faut employer des excitateurs métalliques secs et grêles, desséchant en outre la peau avec de la poudre d'amidon, afin d'augmenter autant que possible la résistance au passage.

On sait (chap. II) quel usage faire du cylindre graduateur des appareils d'induction et du tube modérateur à eau.

Ce dernier sera surtout utile dans certaines applications du galvanisme, pour empêcher les réactions trop vives qui signalent souvent l'établissement et la rupture du circuit; par exemple les phosphènes, si l'on agit sur la face; les contractions musculaires, si l'on agit sur une partie contractile dont on tient à ménager l'irritabilité.

Lorsqu'on a en vue de produire des mouvements locaux, l'excitation électrique s'adressera soit directement aux muscles, soit aux nerfs moteurs ou mixtes qui s'y distribuent. Dans l'un et l'autre cas on fera usage d'excitateurs humides, appliqués aussi près que possible l'un de l'autre, au niveau des points de la peau qui recouvrent les muscles ou les nerfs sur lesquels on veut agir.

L'action des secousses d'induction offre, suivant que celles-ci sont rares ou qu'elles se succèdent à des intervalles rapprochés, des différences qui ont été surtout observées par M. Duchenne.

Le relâchement du muscle qui vient de se contracter sous l'influence d'une excitation brusque n'est pas instantané. Si donc on fait agir sur ce muscle une série d'excitations, le relâchement sera d'autant moins complet que les *contractions* successives auront été déterminées à des intervalles moins éloignés, et le raccourcissement de la fibre musculaire deviendra d'autant plus considérable. Lorsque la rapidité des interruptions est suffisamment grande, la contraction en masse du muscle ne paraît plus occasionnée par une série de secousses; elle semble alors permanente et continue comme la contraction physiologique. Il résulte de là que les courants d'induction à intermittences très-rapides sont les plus favorables à l'étude de l'action individuelle des muscles.

La rapidité plus ou moins grande des intermittences modifie donc l'aspect des contractions ; mais elle n'en augmente pas l'énergie, qui dépendrait surtout de l'intensité des courants. A ce point de vue, nous croyons qu'il y aurait lieu d'instituer avec des appareils magnéto-faradiques disposés *ad hoc*, des épreuves ayant pour but d'établir la part que peut avoir dans l'énergie de la contraction produite la pénétration brusque ou progressive du courant.

La *sensibilité musculaire* est excitée d'autant plus vivement que les interruptions se succèdent plus rapidement. Il serait possible, d'après cela, de faire prédominer la douleur ou la force des contractions musculaires en faisant usage de courants peu intenses et rapidement interrompus ou de courants intenses interrompus rarement.

M. Duchenne regarde comme démontré par ses recherches que les interruptions rapides augmentent la *tonicité* des muscles, non-seulement dans les circonstances où cette propriété est diminuée, mais aussi dans les cas où les muscles sont à l'état normal. Cette action des secousses fréquentes, lorsqu'elle est longtemps prolongée, pourrait aller jusqu'à produire la contracture.

Les courants à interruptions rapides favoriseraient infiniment plus la *nutrition* musculaire que ceux à interruptions rares. Aussi M. Duchenne les regarde-t-il comme particulièrement utiles dans le traitement des atrophies musculaires, que celles-ci soient ou non compliquées de paralysies.

Enfin la *douleur* produite par l'excitation *cutanée* augmenterait autant en raison de la rapidité des interruptions qu'en raison de l'intensité des courants. Cette condition devient une contre indication de l'emploi des courants rapidement interrompus dans les circonstances où l'on doit éviter d'agir sur la sensibilité ou sur les centres nerveux, par exemple dans le traitement des paralysies liées à une hémorrhagie, à un ramollissement de la moelle ou de l'encéphale, ou à la présence d'une tumeur quelconque dans ces parties.

La pratique de l'électrisation localisée exige une connaissance parfaite de l'anatomie des couches superficielles, et une étude des conditions qui donnent une importance particulière à certains points d'élection. Ces notions préalables sont nécessaires toutes les fois qu'on veut arriver à pouvoir produire directement les mouvements isolés de chaque muscle, ou, par l'intermédiaire de leur nerf, les mouvements d'ensemble d'un groupe de muscles synergiques. Nous reproduirons, d'après M. Duchenne, les principales indications formulées à ce sujet (1).

A la face, on peut atteindre le tronc de la *septième paire* à sa sortie du trou stylo-mastoïdien, en plaçant dans le conduit auditif externe un excitateur conique coiffé de peau humide, et en appuyant sur le cartilage inférieur; on agira sur ses rameaux à leurs points d'émergence de la parotide. On agirait sur la *cinquième paire* au sourcil, au-dessous du trou mentonnier, à la surface de la langue ou des parois buccales.

Au cou, *la branche externe du spinal* se trouve au sommet du triangle sus-claviculaire.

A un travers de doigt au-dessus de la clavicule et au niveau de l'attache claviculaire du trapèze, on

(1) Des indications en apparence plus complètes ont été données par le docteur Hugo-Ziemssen, dont le travail (*Die Electricität in der Medicin*, Berlin, 1857), renferme quelques planches qui semblent tout d'abord devoir être d'une grande utilité. Mais nous avons renoncé à les reproduire parce qu'elles nous ont paru faites plutôt d'après des planches d'anatomie que d'après une étude clinique. L'auteur part de ce postulatum inadmissible que les muscles ne sont pas directement excitables; sa tâche s'est bornée dès lors à rechercher en quel point le nerf de chaque muscle est le plus accessible. A ce point de vue même son travail laisse beaucoup à désirer, le texte ne donnant pas une explication suffisante de planches qui ne sauraient s'en passer.

agit sur le nerf du *grand dentelé* et du *deltoïde*. A la même distance de la clavicule, et vers l'attache inférieure du cléido-mastoïdien, sont les nerfs qui se distribuent aux *pectoraux*, aux *fléchisseurs de l'avant-bras sur le bras* et à tous les muscles de la région antérieure de l'avant-bras (1). La *grand hypoglosse* est presque sous-cutané au niveau de la grande corne de l'os hyoïde, point où il s'engage entre le stylo-hyoïdien et l'hyoglosse.

Le nerf *phrénique* est accessible dans le point où il croise le scalène antérieur avant de pénétrer dans la poitrine.

La faculté que possèdent les nerfs excités artificiellement de provoquer des contractions musculaires a paru à M. Duchenne ne pas être développée dans tous au même degré.

La branche externe du spinal, qui se distribue à la moitié supérieure du sterno-cléido-mastoïdien et à la moitié supérieure du trapèze, est regardée par cet auteur comme le plus excitable de tous les nerfs. Aussi recommande-t-il de n'agir sur elle qu'avec de grandes précautions.

(1) « Je suis certain, dit M. Duchenne, que c'est dans les différents points que j'indique que se trouvent, au milieu du plexus brachial, les fibres nerveuses constitutives des nerfs qui en naissent; car j'ai répété des milliers de fois ces expériences et toujours, en plaçant les excitateurs sur ces points, j'ai fait entrer en contraction les muscles qui reçoivent l'action nerveuse spinale de chacun de ces nerfs. J'avoue n'avoir fait aucune recherche anatomique sur le cadavre pour étudier ces faits; mais je n'en suis pas moins sûr de leur exactitude. » (*Électrisation localisée* 1855.)

Au membre supérieur, on pourra agir sur le *médian* au tiers inférieur et interne du bras le long du côté interne du muscle biceps; — sur le *cubital*, à son passage dans la gouttière qui sépare l'épitrochlée de l'olécrane; — sur le *radial*, au-dessus du tiers inférieur externe du bras, dans le point où ce nerf se dégage du muscle triceps. Le *musculo-cutané* est accessible dans le creux de l'aisselle; — le *plexus brachial*, au-dessus de la clavicule. On peut aussi agir sur quelques branches terminales sur celle, par exemple, qui anime les muscles de l'éminence thénar et sur les nerfs collatéraux.

Au membre inférieur, le nerf *sciatique* n'est accessible qu'à son origine dans le bassin, à travers la paroi postérieure du rectum. On trouve le *crural* au pli de l'aine, les deux *poplités* dans le creux du jarret. Le poplité interne est protégé par une couche épaisse de tissu cellulaire. Le nerf *péronier* sera excité au-dessus de la tête du péroné.

La principale indication que comporte l'excitation directe des muscles est d'agir sur leur masse charnue et non sur leurs tendons.

M. Duchenne nous paraît s'être exagéré la localisation de l'excitation musculaire lorsqu'il avance que pour faradiser complétement un muscle, il serait nécessaire que les excitateurs recouvrissent toute sa surface, ou qu'ils fussent appliqués successivement sur tous les points de cette surface. Cela n'est vrai que pour certains muscles plats offrant une grande étendue et fort peu d'épaisseur. En agissant sur des muscles un peu épais, alors même qu'on les a préalablement mis à découvert, facilitant ainsi l'exacte localisation des courants, on voit que les contractions ne sont bornées au voisinage des points sur lesquels on agit qu'autant qu'on emploie des excitateurs très-grêles. Pour peu que ceux-ci soient sphériques ou même olivaires, et recouverts de peau mouillée, on provoque une contraction générale du muscle. Ce fait s'explique facilement par la grande conductibilité du tissu musculaire.

. . . .

Suivant M. Duchenne, les muscles jouiraient comme les nerfs de degrés d'excitabilité différents, à l'état physiologique comme à l'état pathologique. La diversité de leur configuration et de leurs rapports rend les conditions physiques de leur réceptivité électrique tellement variées que la vérification expérimentale de cette proposition présenterait nécessairement des difficultés considérables, alors même que l'on opérerait dans des conditions qui permettraient de ne pas tenir compte de l'excitation accidentelle des nerfs contenus dans ces muscles.

. . . .

Les propriétés sensitives des nerfs et des muscles commandent des précautions plus importantes encore que celles exigées par leur inégale motricité. Une exagération de la sensibilité, propre à certaines régions ou à certains sujets, rend quelquefois la faradisation musculaire impraticable. Dans certaines paralysies, l'exaltation de cette sensibilité à l'excitation électrique peut rendre la faradisation localisée dangereuse.

« L'excitabilité de la sensibilité électrique, dit M. Duchenne, est très-vive dans les muscles de la face; elle est due à la cinquième paire, qui leur envoie des filets nerveux. Dans la faradisation des muscles de la face, on doit toujours éviter de placer les excitateurs sur les points correspondant aux nerfs sous-orbitaire ou mentonnier. Il résulterait de l'excitation de ces nerfs une douleur très-aiguë, qui retentirait dans les dents incisives et quelquefois dans le fond de l'orbite et même du cerveau.

« L'excitation des nerfs frontaux produit des douleurs qui rayonnent dans la tête; c'est pourquoi la faradisation du muscle frontal est très-douloureuse. Les muscles orbiculaires des paupières, pinnal radié et pinnal transverse (myrtiforme des auteurs), élévateur commun de l'aile du nez et de la lèvre supérieure, carré du menton, de la houppe du menton, orbiculaire des lèvres et triangulaire des lèvres, sont les plus excitables. L'ordre dans lequel je les ai énumérés indique leur degré relatif d'excitabilité. Viennent ensuite le grand et le petit zygomatique, le masseter et le buccinateur, qui est comparativement peu excitable. Je ne faradise jamais le canin, dans la crainte de porter l'excitation dans le nerf sous-orbitaire.

« Au cou, le peaucier est aussi excitable que la moitié supérieure du sterno-mastoïdien et le bord externe de la moitié supérieure du trapèze. Les autres muscles du cou sont beaucoup moins excitables que les précédents.

« Le grand pectoral et les muscles de la fosse sous-épineuse sont assez sensibles à l'excitation électrique; le deltoïde et les muscles du bras le sont un peu moins. Les muscles de la région antébrachiale antérieure sont beaucoup plus sensibles que ceux de la région antébrachiale postérieure.

« Les muscles long-dorsal et sacro-lombaire sont très-peu sensibles.

« Les muscles fessiers et tenseur aponévrotique sont très-sensibles à l'excitation électrique, comparativement aux muscles des régions externe et postérieure de la cuisse ; ceux de la région crurale interne sont plus sensibles que ceux de la région crurale externe.

« Les muscles de la région postérieure de la jambe sont très-peu sensibles à l'excitation électrique, comparativement aux muscles de la région jambière antérieure et externe. »

L'excitation électrique peut être en grande partie localisée dans quelques organes plus ou moins profondément situés.

Les tentatives d'électrisation des organes splanchniques ont porté jusqu'ici à peu près exclusivement sur les parois musculeuses des cavités muqueuses. Toutes les fois qu'on peut le faire, on agit directement sur le tissu musculaire de ces parties. Mais quand les fonctions du système nerveux de la vie organique seront mieux connues, il devra être fait appel à l'électrisation indirecte. L'avenir de l'électrothérapie, comme thérapeutique du symptôme, nous paraît être surtout dans cette voie.

On agit sur le *rectum* au moyen de l'excitateur olivaire (*fig.* 74, p. 153). Si l'on a en vue d'agir uniquement sur le rectum, le second excitateur sera promené sur le pourtour de l'anus. Une double indication fait ordinairement porter le second excitateur sur quelque autre partie, à l'épigastre, sur les parois abdominales, dans la vessie, dans l'urètre. Le rectum est peu sensible; on devra employer pour l'exciter des courants puissants. Mais il faut éviter avec le plus grand soin d'agir sur la marge de l'anus qui est d'une extrême sensibilité.

L'électrisation de la *vessie* se pratique, soit en plaçant dans ce réservoir l'excitateur urétral et vésical (*fig.* 73, p. 153), l'autre excitateur étant introduit dans le rectum ou appliqué extérieurement au-dessus du pubis; soit en engageant simplement dans la vessie un excitateur double (*fig.* 75 et 76, p. 154). M. Duchenne recommande de vider préalablement la vessie lorsqu'on doit pratiquer sur elle quelque opération faradique. Le but de cette précaution est d'éviter l'excitation des plexus nerveux voisins? M. Pétrequin préfère, au contraire, laisser la vessie pleine d'urine, afin d'agir plus uniformément sur toute sa surface. Ces deux manières de procéder ayant donné de bons résultats, nous devons en conclure qu'on s'était prudemment exagéré les inconvénients auxquels elles ont en vue de parer, et qu'elles peuvent être adoptées à peu près indifféremment dans un grand nombre de cas.

On agit sur l'*utérus* au moyen de l'excitateur cervical double de M. Duchenne (*fig.* 77 et 78, p. 154), ou de deux excitateurs séparés, l'un, olivaire, étant en rapport avec l'orifice externe du col, tandis que l'autre est introduit dans le rectum ou appliqué sur l'hypogastre. Nous ne nous rendons pas bien compte des indications auxquelles peut avoir en vue de satisfaire l'excitation limitée au col utérin à l'aide de l'excitateur cervical double.

M. Duchenne a insisté sur l'avantage qu'il y a à employer, pour la faradisation de la vessie et du rectum, des courants de haute tension. Nous avons noté de notre côté que les courants induits de son appareil volta-faradique sont alors moins douloureux que les extra-courants, mais ils ne provoquent pas des contractions aussi énergiques; d'autre part, la direction du courant entre deux organes voisins n'est pas indifférente.

M. Duchenne signale encore le rectum, la vessie et l'utérus comme ayant une très-faible excitabilité.

Cette proposition doit être modifiée en ce sens que la tolérance ne se montre pas égale pour tous les courants. Il importe donc de n'arriver que graduellement à employer des courants énergiques.

Les *testicules* s'électrisent en appliquant les excitateurs sur le scrotum. Le testicule est extrêmement sensible à l'électrisation ; l'*épididyme* l'est plus encore.

C'est par le rectum qu'on agit sur les *vésicules séminales*, sur les muscles *releveur* et *sphincter de l'anus*. Les muscles *bulbo* et *ischio-caverneux* se contractent lorsque des excitateurs humides sont posés sur la partie du tégument qui les recouvre.

Le *pharynx* et l'*œsophage* s'électrisent encore à l'aide d'excitateurs olivaires portés sur des manches convenablement isolés et promenés sur leur surface. Tandis qu'un des excitateurs est ainsi appliqué localement, l'autre est porté derrière le cou ; on pourrait, dans l'électrisation de l'œsophage, appliquer ce dernier à l'épigastre. Les opérations de ce genre pratiquées sur le pharynx et le larynx exigent les plus grandes précautions : il faut éviter soigneusement les parois latérales du pharynx, en rapport avec le pneumogastrique, le glosso-pharyngien et le spinal. La faradisation de l'œsophage entraîne presqu'inévitablement celle du nerf récurrent gauche au cou et du pneumogastrique dans la poitrine.

On agit sur le *larynx* avec l'excitateur pharyngien dont l'olive est amenée au-dessus de la partie postérieure du larynx, tandis qu'un excitateur humide est posé à l'extérieur sur le cou, au niveau de l'espace crico-thyroïdien. On peut encore exciter les muscles phonateurs du larynx indirectement, par le nerf laryngé inférieur, accessible au niveau des parties latérales du muscle constricteur inférieur du pharynx.

Le rôle que joue le pneumo-gastrique dans l'innervation de l'*estomac*, du *foie*, des *poumons*, etc., n'est pas encore assez connu pour qu'on puisse songer actuellement à l'électriser dans un but thérapeutique. Il importe toutefois de signaler les dangers qui pourraient résulter de l'excitation imprudente de ce nerf : on sait que pratiquée chez un animal vivant, elle détermine l'arrêt momentané des mouvements du cœur. M. Duchenne a vu chez l'homme l'électrisation accidentelle du pneumogastrique être suivie de syncope, résultat qui concorde parfaitement avec ce qui a été observé chez les animaux.

« Alors même, dit M. Duchenne, qu'on applique les excitateurs humides, et quelle que soit l'intensité du courant, l'épaisseur des parois thoraciques et abdominales ne permet pas à l'excitation électrique d'arriver jusqu'aux organes renfermés dans ces cavités. »

Formulée dans des termes aussi généraux, cette proposition est évidemment inadmissible ; les organes splanchniques éprouveront les effets du courant toutes les fois qu'ils seront situés sur son trajet. Or, cette condition sera réalisée si l'on applique les excitateurs sur des points de la surface abdominale suffisamment éloignés l'un de l'autre pour que le courant éprouve moins de résistance à suivre la ligne droite qui les réunirait.

Nous croyons que l'estomac, par exemple, peut

être excité directement par un courant de tension suffisante, les excitateurs étant placés l'un à l'extrémité gauche de ce viscère et l'autre au niveau du pylore. La compression peut être en même temps employée de manière à modifier la conductibilité dans certaines directions d'organes aussi mobiles que ceux qui constituent la masse intestinale. Dans un cas de tympanite stomacale, nous avons, en procédant ainsi, fait passer à diverses reprises dans l'intestin les gaz qui distendaient l'estomac. La main largement appuyée au niveau de la région pylorique sentait très-distinctement un mouvement vermiculaire accompagné du déplacement des gaz. Pendant ce temps, aucun mouvement appréciable à l'œil n'avait lieu dans la paroi abdominale.

Le *diaphragme* se faradise par les nerfs phréniques pris au cou, au moment où ils vont pénétrer dans la poitrine.

On a essayé, avec des résultats divers, de provoquer chez des animaux des évacuations alvines au moyen de courants dirigés de la bouche à l'anus; on avait d'abord admis qu'en procédant de cette façon, le tube intestinal servirait de conducteur au courant et serait sollicité à se contracter par son passage. L'expérience, faite sur l'homme par M. A. Becquerel, n'a pas répondu à l'attente de ce praticien. M. Vulpian a montré les dangers de ce mode opératoire dont l'influence n'est pas limitée aux voies digestives.

M. Duchenne dit avoir provoqué une selle chez une hystérique souffrant depuis trois semaines d'une constipation que rien n'avait pu vaincre, et avoir fait disparaître un étranglement interne, en plaçant un excitateur olivaire dans le rectum et un autre sur les parois abdominales. On peut répéter cette expérience sans danger.

Nous avouerons maintenant ne pas saisir le lien qui peut exister entre ces faits et la proposition à laquelle ils servent de développement dans le livre de M. Duchenne : « Les viscères compris entre l'estomac et le rectum sont inaccessibles à la faradisation directe. » Nous admettons comme infiniment probable l'intervention au moins accessoire de phénomènes reflexes et de contractions abdominales dans les résultats annoncés par M. Duchenne ; mais ils autorisent tout au plus à ne rien conclure quant aux effets de la faradisation directe.

§ 4. — APPLICATIONS MÉTALLIQUES ET MAGNÉTIQUES.

APPLICATIONS MÉTALLIQUES.

C'est à Paracelse qu'on doit faire remonter le premier emploi systématique des métaux appliqués à la manière de topiques sur les différentes parties du corps. Il faisait usage d'anneaux et de plaques de divers métaux, attribuant à chacun de ceux-ci une vertu cabalistique spéciale.

Avec les idées superstitieuses qui servaient de passe-port à cette pratique, disparut la faveur dont avaient joui les applications métalliques. Dans la suite, des tentatives analogues se produisirent à diverses reprises ; mais on comptait bien moins alors sur les *vertus métalliques* de Paracelse que sur les propriétés magnétiques ou électriques des appareils employés.

Deux tentatives systématiques doivent cependant être indiquées ici : l'*acupuncture*, sur laquelle nous aurons bientôt à revenir, et le *perkinisme*. Perkins avait imaginé de promener à quelque distance de la peau deux fuseaux faits de métaux différents. La fortune de cette médication fut de courte durée. La pratique du perkinisme a été cependant reprise de nos jours par certains magnétiseurs qui prétendent faire cesser l'hypnotisme en passant sur la peau des baguettes conductrices de métal ou de charbon.

Cependant les applications topiques d'objets usuels en métal, clefs, pelles et pincettes, etc., furent conservées par l'empirisme dans quelques localités.

En 1848, M. Burq, alors élève des hôpitaux, fit quelques essais d'applications métalliques contre les accidents paralytiques et spasmodiques présentés par des femmes hystériques. Les bons résultats obtenus dans quelques-unes de ces épreuves l'engagèrent à tenter du même moyen pour combattre les crampes des cholériques durant l'épidémie de 1849. Cette fois encore les effets produits furent généralement très-satisfaisants. M. Burq employait des anneaux de laiton secs ou humides.

Depuis, M. le docteur Burq a poursuivi avec persévérance ses essais thérapeutiques et a prétendu les rattacher à des vues rationnelles. Bien que ce but ait été poursuivi dans des publications éparses, et, trop souvent, à l'aide d'arguments qui ne relèvent pas des méthodes scientifiques, nous espérons avoir démêlé, dans les exposés de l'auteur de la *métallothérapie*, les quelques données sur lesquelles repose aujourd'hui sa pratique, et nous essaierons de les reproduire fidèlement :

Dans la plupart des névroses, primitives ou symptomatiques, on rencontre presque toujours une diminution ou une abolition des sensibilités cutanées (*anesthésie* ou *analgésie*).

En même temps s'observe une diminution de la force musculaire (*amyosthénie*).

Lorsque l'exploration, faite à ce double point de vue, a montré une lésion générale ou circonscrite de l'innervation, l'essai des applications métalliques est indiqué. On commence par le laiton.

Sous l'influence de cette application, on observe ordinairement une diminution notable des symptômes anesthésiques et amyosthéniques.

S'il en est ainsi, l'application du métal essayé est indiquée et doit être maintenue.

Si l'application exploratrice ne détermine aucun amendement dans l'état de la sensibilité, on doit la reprendre en faisant usage d'un autre métal.

Le laiton devra être conservé sept fois sur dix; l'acier et le cuivre rouge rendent ensuite le plus de services; divers alliages ont été essayés; l'argent, l'or, le platine sont rarement indiqués.

L'appareil instrumental de la métallothérapie consiste en instruments d'exploration et en appareils curatifs.

Les premiers se réduisent à un assortiment d'aiguilles servant à interroger la sensibilité cutanée, à un dynamomètre pour suivre les variations de la motilité, et à quelques petites plaques de divers métaux et alliages qu'on applique sur les parties dans le but de rechercher par quel métal leur innervation est le plus heureusement modifiée.

Quant aux appareils curatifs, ils consistent en armatures de formes diverses destinées à être appliquées et maintenues sur les parties malades.

De même que le promoteur d'une idée nouvelle, celui qui cherche à rendre méthodique l'emploi d'une ressource empirique sait rarement se défendre d'un certain enthousiasme pour la donnée qu'il espère féconder. Il en résulte presque inévitablement que le public compétent conserve des doutes, souvent justifiés malheureusement, sur la réalité des faits avancés. Bien que les premières observations de M. Burq eussent été faites publiquement dans les hôpitaux, ses idées théoriques nous paraissant entachées de superstition, nous nous sentions très-disposé à faire trop bon marché des faits.

Mais bientôt une observation des plus curieuses nous laissa sous une impression toute différente. Avant de rechercher comment peut être compris le mécanisme des effets produits par les applications métalliques, nous rapporterons cette observation. On pourra juger ainsi de la légitimité des conclusions que nous n'hésitons pas à en tirer, à savoir : que, dans des conditions qui restent à déterminer, les applications métalliques exercent sur l'organisme une influence évidente ; — qu'elles peuvent constituer un modificateur très-efficace, et qu'elles méritent d'être conservées au nombre des ressources thérapeutiques, bien qu'on ne possède actuellement aucune donnée positive sur leur mode d'action.

Obs. — Madame T., 50 ans, est arrivée à l'époque de la ménopause après avoir été toujours bien réglée.

Étant jeune, la malade a été considérée comme phthisique; pourtant, le professeur Fouquier tenta avec succès l'usage de bains très-froids : on les continua journellement depuis les premiers jours de septembre jusqu'au 25 décembre ; un complet rétablissement en fut le résultat.

En 1832, Mme T. restée sujette à des coliques contre lesquelles les préparations d'opium se montraient efficaces, versa par mégarde une assez grande quantité de laudanum dans un lavement : des accidents sérieux furent la conséquence de cette méprise. A partir de ce moment l'opium ne fut plus toléré.

En 1833, après une couche mal soignée, Me T. fut prise de névralgies irrégulièrement périodiques de la cinquième paire et des premières paires cervicales. Ces névralgies, qui, au début, survenaient principalement au moment des règles, furent traitées, de 1834 à 1836, par de nombreuses saignées; les accidents devinrent plus fréquents.

Tout a été essayé contre ces névralgies : le sulfate de quinine, les vésicatoires morphinés, l'arsenic, les préparations de zinc, la belladone, la valériane, le chlorure d'argent, etc. n'ont amené aucun soulagement appréciable.

L'opium, que la malade supportait très-mal depuis l'accident de 1832, hâtait la fin des accès névralgiques, lorsqu'on l'administrait dans une période avancée de ceux-ci, en provoquant des crampes d'estomac assez violentes.

Lors du début de l'affection actuelle, les accès duraient deux ou trois jours et revenaient à peu près toutes les semaines.

Les digestions s'étaient toujours bien faites, et l'estomac n'avait jamais été le siége de douleurs que par suite de l'administration des opiacés, lorsqu'en janvier 1858, la malade s'aperçut que la défécation devenait difficile et causait une sensation de pesanteur au périnée. Les matières excrémentitielles semblaient passées à une filière de plus en plus étroite. Les digestions commencèrent alors à devenir pénibles. En même temps les accès névralgiques se montrèrent plus rares et moins violents.

En mai 1858, les forces de la malade avaient assez décliné pour qu'elle se trouvât dans la nécessité de garder le lit. Elle ne mangeait presque plus, supportant à peine les aliments liquides. Des vomissements, qui jusque-là n'apparaissaient que rarement, devinrent très-fréquents.

La défécation spontanée était devenue impossible. La rhubarbe provoquait bien quelques selles ; mais ce médicament déterminait des douleurs d'estomac si violentes qu'on dut le cesser. A cette période de la maladie, les selles renfermaient des paquets helminthiformes dans lesquels le microscope ne fit découvrir aucune structure; elles contenaient aussi des plaques membraneuses analogues à celles de la dysentérie.

La faradisation recto-épigastrique fut impuissante à provoquer des selles; elle était d'ailleurs très-mal supportée et augmentait le malaise et la prostration de la malade. Les affusions froides et les bains alcalins aromatiques furent essayés sans succès. Le toucher rectal et vaginal avaient été pratiqués sans rien apprendre sur les causes possibles des désordres observés.

Au mois d'octobre, le marasme était considérable: vomissements muqueux, incoercibles, survenant à tout moment; selles à peu près nulles et ne s'obtenant qu'au moyen de lavements très-copieux.

Le bord postérieur de l'hypocondre droit était un peu sensible à la pression; la percussion indiquait que le foi était petit.

Plusieurs médecins ont suivi la marche de cette affection. Les diagnostics successivement portés, mais toujours avec force restrictions, furent les suivants : cancer de l'estomac, du duodenum, cirrhose, goutte viscérale. Cette dernière supposition, émise à l'occasion de douleurs vives et permanentes dont les membres inférieurs commençaient à devenir le siége, sans offrir pour cela ni gonflement *ni rougeur, n'était en rien justifiée par les antécédents* de la malade : c'était seulement une hypothèse favorable pouvant servir de prétexte à quelques tentatives thérapeutiques. L'iodure de potassium fut administré pendant un certain temps; il n'amena aucune amélioration.

Tout espoir de guérison paraissait impossible et une terminaison funeste semblait imminente (octobre 1858), lorsque la malade témoigna le désir d'être transportée à la campagne, dans sa famille. Le voyage se passa bien, mais fut suivi d'une rechute immédiate.

Les douleurs des membres inférieurs s'étendirent aux lombes et aux membres supérieurs ; en même temps les extrémités furent prises de contractures. Ces accidents s'accompagnèrent d'accès fébriles intermittents avec délire. Un peu de sulfate de quinine fut ajouté aux lavements ou plutôt aux douches rectales qu'on administrait tous les jours avec peu de succès dans le but de débarrasser l'intestin.

Peu à peu les vomissements devinrent plus rares ; en décembre, quelques aliments furent supportés : petites soupes aux choux, fromage, lard, pommes de terre ; pour boisson, une décoction de pommes additionnée de vin de Frontignan.

Au commencement de mars 1859, on rapporta la malade à Paris. Il ne s'agissait évidemment ni de cancer ni de cirrhose, sans quoi le mois d'octobre précédent n'eût assurément pas été dépassé. A ce moment, les pieds et les lombes étaient extrêmement douloureux ; les contractures douloureuses des membres supérieurs avaient diminué.

L'amélioration des fonctions digestives ne se soutint pas. Au mois de mai, nouveau transport à la campagne, suivi d'alternatives de mieux et de plus mal ; — vomissements bilieux fréquents et abondants ; absence de selles. La malade déclinait de nouveau très-visiblement.

L'exploration rectale me fit alors reconnaître dans la partie inférieure de l'intestin l'existence de masses fécales dures et arrondies sur lesquelles les lavements n'avaient aucune prise. Le doigt indicateur recourbé en crochet put les briser et les retirer ; la même opération fut répétée les jours suivants. Elle produisit un soulagement marqué : les vomissements devinrent plus rares ; — du lait et des pommes de terre furent conservés. Au bout de quelques jours on crut pouvoir se contenter, pour provoquer les selles, de lavements et de suppositoires de savon.

Bientôt les accidents gastriques reprirent toute leur

intensité. Le 27 juillet une masse fécale de la grosseur du poing est extraite par fragments; quelques heures seulement de mieux suivent cette opération. Mais les douleurs des membres inférieurs contracturés devenaient continues et insupportables. J'essayai alors contre ces douleurs l'application de jarretières de laiton taillées dans une de ces feuilles minces qui servent à garnir les tubes à analyse. Les douleurs des jambes diminuèrent rapidement, et, le 31 juillet, les orteils pouvaient exécuter quelques mouvements; — mais les douleurs d'estomac avaient augmenté. Le marasme était alors extraordinaire, et le squelette se dessinait avec une netteté effrayante sous une peau d'un jaune terreux, épaisse, sèche et souple, tout à fait semblable aux peaux préparées par le tannage. L'intelligence demeurait intacte.

Les douleurs des jambes ayant diminué par l'application des jarretières de laiton, j'essayai du même moyen contre les crampes épigastriques, et appliquai en ceinture, au-dessous des seins et au niveau de l'épigastre, deux des bandes de laiton retirées des jambes. Au bout de quelques heures la douleur d'estomac avait cédé; la malade put jouir de deux heures de sommeil. Les jours suivants, on put donner quelques petites tasses de lait. Les vomissements avaient cessé avec les douleurs; tous les matins les matières fécales étaient extraites avec le doigt. La malade *dit n'avoir* jamais, depuis plusieurs années, éprouvé pareil bien-être.

Le 16 août, simple malaise qui continua la nuit et la matinée du lendemain. Le 17, à trois heures de l'après-midi, vomissements porracés extrêmement abondants, survenant sans efforts ni douleurs, mais avec persistance du malaise; ces vomissements durent jusqu'à six heures du matin. Le 18, fatigue, léger mouvement fébrile; — on donne un peu de laitage. A partir de ce moment, l'amélioration progresse d'une manière sensible; les aliments sont de mieux en mieux supportés. Les selles redeviennent spontanées ; lorsqu'elles présentent encore quelque difficulté, un suppositoire de savon suffit pour les amener. La maigreur diminue un peu.

A partir du 21 septembre, l'estomac redevient douloureux, sans envies de vomir ; il y a toutes les nuits un mouvement fébrile. Je me demande si ces symptômes inquiétants ne tiendraient pas à l'encrassement des ceintures, et je les remplace par une ceinture qui n'avait pas encore servi. Il est remarquable que, malgré l'état des téguments que toute vie semblait avoir abandonnés, les ceintures retirées étaient notablement encrassées. La nuit fut meilleure que les précédentes ; le lendemain matin les douleurs d'estomac avaient cessé. Les jours suivants, l'estomac continue à se bien comporter ; mais un accès de névralgie survient. La malade est rapportée à Paris vers la fin d'octobre.

A diverses reprises l'embarras de l'estomac s'est reproduit ; chaque fois je l'ai fait cesser en remplaçant la ceinture de laiton par une ceinture neuve ou en la décapant. Les applications de laiton en ceinture furent continuées jusqu'au mois d'avril 1860. A cette époque, les aliments de toute espèce étaient bien supportés ; l'embonpoint antérieur était revenu ; les mains étaient tout à fait libres ; mais la contracture des membres inférieurs persistait.

Contre ce dernier accident, M. le docteur Henry, de Navenne, eut recours à un massage méthodique qui donna les résultats les plus satisfaisants et permit à la malade de marcher avec des béquilles. Postérieurement, l'emploi des courants continus fut associé, d'une manière peu suivie il est vrai, au traitement par le massage ; nous indiquerons plus loin à quelle occasion et avec quels résultats.

Aujourd'hui (novembre 1860) madame T. marche avec une canne ; elle ne conserve les béquilles que pour les longues promenades qui sont bien supportées et agréables. L'état général est tout à fait satisfaisant ; quelques accès de névralgie ont reparu, un peu moins violents, moins longs, et à des intervalles moins rapprochés qu'autrefois.

Les applications métalliques peuvent donc, dans certaines circonstances morbides dont les éléments physiologiques ne sont pas encore déterminés, rendre des services notables. Les rechutes, qui, dans notre observation, survenaient chaque fois que les ceintures étaient encrassées, et nous conduisaient à les décaper ou à appliquer des appareils neufs, ne permettent guère d'admettre que nous ayons été abusé par de simples coïncidences.

Comment maintenant interpréter ces résultats? — Avons-nous raison de les rattacher à une action électrique? — M. Burq est-il fondé à repousser, au contraire, toute action de ce genre, et à admettre une vertu métallique, spécifique en quelque sorte. — C'est ce que nous allons examiner.

Ici nous ne pouvons que faire des hypothèses, en prenant garde de nous laisser entraîner dans une voie sans issue.

Or, deux ordres d'hypothèses se présentent tout d'abord. Les unes donnent une solution immédiate de la question, en admettant un *divinum quid* qui tranche la difficulté, mais n'aide pas à la résoudre; les autres tendent à relier les faits inexpliqués à des faits mieux connus et peuvent conduire ainsi à en découvrir le mécanisme. Ce dernier ordre d'hypothèses relève seul des méthodes scientifiques; le premier offre, au point de vue de la méthode, le caractère des superstitions. Admettre, avec M. Burq, une vertu cuivrique, une vertu ferrique, etc.; — admettre, avec la plupart des homœopathes, un fluide dormitif, un fluide antinauseux, un fluide anticéphalalgique, etc., extraits de la matière triturée en présence d'un véhicule; — admettre, avec les magnétiseurs, un fluide magnéto-animal ou simplement un fluide nerveux, individuel et transmissible, nous paraît faire œuvre de superstition. L'idée de spécificité, en thérapeutique, ne peut légitimement répondre qu'à l'appréciation en bloc d'un fait complexe; mais rien jusqu'à présent n'autorise à rattacher à l'intervention de causes spécifiques le mécanisme prochain des phénomènes vitaux.

Nous acceptons l'expression pure et simple des faits avancés par M. Burq; mais les idées sur lesquelles repose sa prétendue doctrine des névroses n'expliquent rien et ne sauraient servir de base à une théorie. Dans les divers cas, on fait intervenir un modificateur physique qui agit vraisemblablement toujours de la même manière, mais dans des conditions différentes de température, de conductibilité, d'agrégation moléculaire, qui doivent nécessairement influer sur la quantité et la direction des actions physiques dont la matière est le théâtre.

Il n'y a de spéciaux (nous ne disons pas de spécifiques) que les caractères qui établissent l'individualité physico-chimique du modificateur employé et l'individualité physiologique de l'élément histologique qui réagit.

Les vues de M. Burq nous paraissent donc devoir

être rejetées comme entachées d'un vice de méthode. Mais n'est-il pas d'hypothèse qui puisse rattacher les faits observés par cet auteur à d'autres faits déjà analysés et mieux connus ? — En proposant à notre tour une explication, nous ne prétendons pas imposer une opinion ; nous soumettons seulement au lecteur une manière de voir dont le seul mérite est de comporter une vérification expérimentale :

Les expériences de MM. Matteucci, Nobili, du Bois Reymond, Cl. Bernard, ont établi l'existence d'un certain nombre de courants électriques dans l'organisme, courants ayant très-probablement leur origine dans les actions chimiques qui s'accomplissent au sein de tous les tissus. On connaît les directions partielles de ces courants ; mais on ne sait pas encore quelle est leur résultante, quelles influences ils exercent les uns sur les autres, quelle est leur destination physiologique. Les tissus vivants produisent de l'électricité ; mais que devient cette électricité ? Née de combinaisons chimiques, sert-elle à favoriser des décompositions ? L'organisme n'utilise-t-il pas en totalité ou en partie l'électricité développée dans les réactions physico-chimiques de la vie ; et, dans ces conditions, est-ce aller trop loin qu'admettre qu'un trouble fonctionnel doive être la conséquence d'un défaut d'harmonie entre la production et la consommation ?

Une répartition anormale des courants physiologiques devient nécessairement l'origine d'un état pathologique. Quelle que soit la cause de cette distribution vicieuse, n'est-il pas possible que l'équilibre fonctionnel soit rétabli par des applications capables d'opérer certaines dérivations, et de modifier ainsi les actions réciproques des courants électriques de l'économie ?

Il est très-vraisemblable que les applications métalliques opèrent dans la partie sur laquelle elles sont faites une perturbation des courants organiques superficiels, qui réagit nécessairement sur l'état électrique des parties profondes.

Bien que nous ne connaissions ni les lois de l'électrogenèse chez l'individu vivant, ni les lois des perturbations qu'il est possible de causer dans les conditions d'exercice de cette fonction, ni, par conséquent, le parti raisonné qui peut être tiré de ces dernières, il nous semble impossible de ne pas les admettre et difficile de ne pas leur attribuer les effets des applications métalliques sèches ou humides faites sur les téguments.

ACUPUNCTURE.

L'acupuncture est une application métallique linéaire, faite, non plus parallèlement aux surfaces parcourues par les courants physiologiques, mais plus ou moins normalement à ces surfaces, de manière à intéresser plusieurs couches et à leur constituer en un point un axe conducteur commun. C'est encore une manœuvre perturbatrice des courants organiques; mais il serait bien difficile de préciser aujourd'hui la nature des perturbations qu'elle détermine.

L'acupuncture se pratique en enfonçant des aiguilles dans la profondeur des tissus, soit à l'aide d'un petit maillet, soit en leur imprimant avec les doigts un mouvement de rotation.

Les Japonais, auxquels nous avons emprunté ce moyen curatif, se servent d'aiguilles d'or ou d'argent très-minces, maintenues par une canule qu'ils retirent quand la peau est traversée. Ils enfoncent rarement les aiguilles à plus de deux ou trois centimètres de profondeur et ne les laissent pas appliquées plus de deux ou trois minutes (1).

Introduite en Europe par Ten Rhyne (1683) et Kæmpfer (1712), l'acupuncture fut très-prônée par Berlioz de Lyon (1816) et expérimentée d'une façon suivie par M. Bretonneau, Sarlandière, M. Jules Cloquet, Dantu, Magendie, etc. Aujourd'hui ce *moyen est à peu près abandonné, ce qui tient peut*-être à l'usage qu'on a fait de l'acupuncture pour localiser les courants galvaniques, pratique qui, ainsi que nous l'avons vu, ne compense pas par

(1) L'acupuncture constitue encore aujourd'hui, avec le moxa, presque toute la thérapeutique des Japonais et des Chinois. Ceux qui doivent pratiquer la médecine sont tenus de s'exercer pendant cinq ans à la pratique de l'acupuncture sur le *Tsoë-Bosi*, espèce de poupée dont Sarlandière a donné la figure, à la suite d'une traduction d'un traité japonais de l'acupunture et du moxa.

ses avantages les inconvénients qu'elle présente.

Aux aiguilles d'or ou d'argent des Japonais on substitua généralement des aiguilles d'acier, quelquefois de platine. La durée de l'application fut prolongée, et portée, dans certains cas, au delà d'une heure. M. J. Cloquet recommandait d'éviter les troncs nerveux; Bonnet (de Lyon) et Magendie cherchaient, au contraire, à y implanter l'aiguille. Les gros troncs vasculaires doivent toujours être respectés.

L'acupuncture a été surtout dirigée contre le symptôme *douleur*, dans les névralgies et dans les affections rhumatismales.

« Les sensations que le malade éprouve pendant l'application des aiguilles varient moins en raison de la maladie contre laquelle le moyen thérapeutique a été employé, qu'en raison des dispositions individuelles du patient. Les uns éprouvent des élancements pénibles et isochrones aux pulsations artérielles; les autres, le sentiment d'une pression douloureuse, d'un courant qui leur semble se diriger du côté de l'instrument; ceux-ci, un engourdissement accompagné de frissons généraux, de froid local; ceux-là, une chaleur vive et une sueur abondante qui couvre les parties voisines du point où l'aiguille est implantée; il en est qui n'éprouvent rien; d'autres, au contraire, chez qui les douleurs sont assez aiguës pour donner lieu à des lipothymies (1). »

(1) Trousseau et Pidoux, (*Thérap.* et *Mat. méd.*).

Les mêmes auteurs font remarquer avec raison que si, comme l'a vu M. Bretonneau, on peut implanter impunément des aiguilles dans le cerveau, la moelle, les poumons, le cœur, les vaisseaux, le foie, la rate, les intestins, cela n'est vrai qu'à la condition de se contenter d'applications momentanées ; mais qu'il n'en saurait être de même quand l'instrument est laissé quelques heures dans la même place. Il se forme alors autour de l'aiguille un noyau inflammatoire qui simule un engorgement furonculaire.

Dans les rhumatismes musculaires, dans les douleurs fixes et les névralgies, MM. Trousseau et Pidoux ont vu souvent la douleur ou le mal disparaître immédiatement après la pénétration de l'aiguille dans les tissus. « Il se manifestait souvent aussi chez les malades, après l'application des aiguilles, un sentiment de pesanteur dans la partie acupuncturée, quelquefois un peu d'oppression à la poitrine. On remarquait presque constamment un peu de rougeur ou de chaleur au point d'immersion de l'aiguille. Une fois, dans un cas de rhumatisme apyrétique, nous avons vu la peau autour de la piqûre se couvrir de sueur (1). »

D'après Dantu (2), l'acupuncture produit quelquefois son effet, notamment dans certaines névralgies récentes, vers la cinquième ou sixième minute, rare-

(1) *Loc. cit.*

(2) *Traité de l'acupuncture.* Paris, 1826.

19.

ment plus tôt ; dans les rhumatismes anciens, il n'y a pas ordinairement d'effet avant une heure. Il faut, dans tous les cas, attendre que la douleur morbide ait plus ou moins complétement disparu, ce qui peut obliger à laisser l'aiguille dans les tissus pendant un et même plusieurs jours.

En résumé, les applications métalliques, externes ou pénétrantes, paraissent mériter de rester dans la thérapeutique.

Elles ne constituent encore qu'un moyen empirique.

Il semble rationnel d'admettre qu'elles doivent être considérées comme un procédé d'électrisation dans lequel l'appareil électrogénique est l'organisme lui-même, les plaques et les aiguilles jouant simplement le rôle de conducteurs qui modifient, en produisant des voies nouvelles de dérivation, la distribution des courants physiologiques.

APPLICATIONS MAGNÉTIQUES.

Le fer oxydulé magnétique fut employé extérieurement et administré à l'intérieur dès l'antiquité, dans des vues que nous n'avons pas à examiner ici.

C'est à Pierre Borel (1656), et à l'abbé Lenoble, (1763), qu'on doit les essais les plus suivis sur les propriétés curatives des aimants naturels ou artificiels. Mais cette médication ne devint l'objet d'un engouement général qu'après la construction par le père Hell, astronome autrichien, d'armures d'acier aimanté se moulant sur les parties auxquelles on les appliquait.

Andry et Thouret, chargés par la Société royale de médecine de Paris de reprendre les expériences rapportées dans un mémoire qui avait été adressé en 1777 à cette compagnie par Lenoble, constatèrent des guérisons non équivoques de névralgies, d'hémicranies, de tics douloureux, de maux de dents, d'ophthalmies intermittentes, de rhumatismes, de gastralgies, de paralysies hystériques (1).

Depuis cette époque, bon nombre d'observateurs ont noté des résultats analogues ; Andry et Thouret, Laënnec, A. Lebreton, ont obtenu de bons effets des applications magnétiques dans l'angine de poitrine ; — Laënnec, dans le hoquet spasmodique ; — Marcellin, Laënnec, Marjolin, Récamier, MM. Trousseau et Pidoux, dans la dyspnée et l'orthopnée nerveuses. Les aimants naturels ou artificiels se sont encore montrés utiles, au moins comme moyen palliatif, dans bon nombre de névralgies et de rhumatismes. « Il résulte des expériences consciencieuses qui ont été faites au sujet des effets thérapeutiques de l'aimant, disent MM. Trousseau et Pidoux, qu'il n'a réellement réussi que dans des névroses, des névralgies et dans des rhumatismes ; que ce moyen, en général fort infidèle, ne doit être mis en usage que lorsqu'on a vu

(1) *Observations et recherches sur l'usage de l'aimant en médecine, ou Mémoire sur le magnétisme médical*, lu à la *Société royale de médecine*, août 1780.

échouer tous ceux qui réussissent ordinairement ; que néanmoins il produit chez certaines personnes des effets plus rapidement avantageux qu'aucune autre médication. »

La durée des applications est très-variable, et subordonnée à l'amendement des symptômes.

Les pièces qui sont restées longtemps appliquées perdent leurs propriétés magnétiques en même temps qu'elles s'oxydent.

On a conseillé, pour éviter cet inconvénient, de les dorer ou de les argenter. Nous pensons qu'il serait préférable, surtout dans les essais qui ont pour but de vérifier l'influence curative des applications magnétiques, de recouvrir ces pièces d'un vernis isolant à la gomme laque et à la cire d'Espagne, ou de les appliquer entre deux lames de mica.

Les effets physiologiques des applications magnétiques sur l'homme sain sont tout à fait inconnus. Chez les malades, on a noté quelquefois dans la partie sur laquelle ces applications étaient faites, un prurit local, de la sueur, une éruption vésiculeuse. Mais ces effets n'ont pas été observés dans des conditions qui permettent de les rattacher exclusivement à l'état magnétique de l'armature métallique employée.

Il est douteux que les règles qui devraient présider à l'application des aimants ou des pièces d'acier aimanté puissent être formulées avant qu'on soit parvenu à se faire une idée un peu exacte du mécanisme de leur action.

Jusqu'ici, on a appliqué sur les téguments tantôt un barreau ou une plaque aimantés, tantôt plusieurs barreaux ou plaques opposés pôle à pôle, et maintenus par des bandages. Toutes les dispositions pourront être essayées dans le but d'arriver à déterminer empiriquement la plus avantageuse.

Les épreuves tentées jusqu'à ce jour n'apprennent rien relativement au mécanisme de l'action des aimants.

Il est très-probable que les effets observés reconnaissent une origine complexe, les aimants ayant dû, dans les expériences entreprises, agir à la fois et comme métaux, et comme aimants. Deux influences d'ordre différent se rattachent vraisemblablement à chacune de ces conditions : 1° une dérivation des courants physiologiques dans la continuité de la masse conductrice, et 2° une action à distance, de l'ordre des phénomènes d'induction, dans laquelle l'influence directrice de l'aimant sur les courants physiologiques peut d'ailleurs donner des résultats prochains analogues à ceux des applications métalliques.

§ 5. — DE L'ÉLECTRISATION GÉNÉRALISÉE.

Les procédés d'électrisation que nous avons passés en revue jusqu'ici peuvent se rattacher à deux méthodes générales :

Presque tous n'ont en vue que la production directe

d'une modification physique locale. Les effets généraux qu'ils déterminent sont accidentels ou résultent d'une réaction de l'organisme : dans ce dernier cas, ils sont médiats ou réflexes.

Mais on comprend qu'il puisse y avoir lieu d'agir immédiatement sur tout l'organisme à la fois, et d'utiliser directement l'électricité comme modificateur général.

L'électrisation par étincelles ou par secousses, la galvanisation, la faradisation d'un muscle, d'un nerf, d'une partie plus ou moins étendue des centres nerveux, d'une tumeur, etc., constituent des procédés localisateurs. Il n'en est plus de même du bain électrique; et l'on conçoit encore la possibilité d'agir sur toute la substance d'un individu au moyen de courants continus ou interrompus pénétrant par des surfaces suffisamment larges ou par des points suffisamment multipliés.

Nous avons insisté assez longuement sur le but que l'on poursuit dans chacun des procédés de l'électrisation *localisée* ; il nous reste à indiquer les rares données que l'on possède sur l'électrisation généralisée. Il est sans doute impossible de demander actuellement à la physiologie les bases rationnelles des indications qui se rattacheraient à cette méthode; néanmoins l'observation de quelques faits encore inexpliqués peut fournir des données utiles à la pratique. Aussi croyons-nous devoir, malgré la bizarrerie et l'insuffisance scientifique des vues d'après lesquelles ont été institués les essais tendant à constituer l'électrisation généralisée à l'état de méthode définie, indiquer ces tentatives, après avoir rappelé les effets observés autrefois à la suite de l'électrisation appliquée en dehors de toute vue systématique.

L'électrisation par bain, aidée quelquefois de l'électrisation par étincelles, a fourni à l'observation quelques données que nous rapporterons d'après Mauduyt (1). On ne doit pas oublier cependant que les propositions formulées par cet auteur ne sauraient être toutes acceptées sans contrôle, du moins dans les termes généraux où elles sont posées; des expériences de Van Marum, dont il a été fait mention plus haut, tendraient en effet à infirmer quelques-unes de ces propositions, ou, du moins, à en restreindre la portée :

1. Le bain électrique positif accélère le pouls.

Ce résultat a été contesté par beaucoup d'observateurs qui le regardent comme exceptionnel, tandis que d'autres le considèrent comme la règle. Nous ne savons rien encore sur les conditions physiologiques qui favorisent ou contrarient sa production.

(1) *Mém. sur les effets généraux, la nature et l'usage du fluide électrique considéré comme médicament*. Ce travail fait suite, dans la collection des *Mémoires de la Société royale de médecine*, à un mémoire *sur le traitement électrique, administré à quatre-vingt-deux malades*. Décembre 1778.

2. L'électrisation augmente, et même assez considérablement, la transpiration insensible.

Ce fait aurait été établi surtout par des expériences de l'abbé Nollet.

3. Une électrisation modérément forte continuée quelque temps excite la sueur pendant que les malades sont encore sur l'isoloir, ou les dispose à suer facilement pour peu qu'ils agissent, et lorsqu'ils sont dans leur lit, quoiqu'ils n'y soient pas plus couverts qu'à l'ordinaire.

Dans les mêmes conditions, l'électrisation provoque très-fréquemment la salivation.

Lorsque l'électrisation est très-forte, elle peut exciter une sueur et une salivation excessives.

4. Il arrive assez fréquemment que les malades qui sont électrisés rendent des urines troubles et qui fournissent un dépôt abondant.

5. Quelques malades habituellement resserrés, d'autres qui n'évacuaient que par le moyen de lavements, ayant été électrisés, ont eu le ventre libre ou ont évacué naturellement. Quelquefois on a, à la suite de l'électrisation, observé de la diarrhée.

6. Des parties affectées de douleurs anciennes et habituelles en ont été délivrées par l'usage de l'électricité ; mais peu après de nouvelles douleurs se sont fait sentir dans des parties qui en avaient été exemptes jusqu'alors.

Mauduyt en conclut que l'électrisation expose aux métastases, ce qui d'ailleurs ne constitue pas à ses yeux une contre-indication.

7. Il est très-ordinaire que des membres affectés d'une sensation de froid habituelle, et même invétérée, recouvrent leur degré normal de chaleur par le moyen de l'électricité.

8. Des membres atrophiés et décolorés ont repris de la chair et du coloris chez certains malades. Chez d'autres, qui avaient différentes parties tuméfiées, l'enflure a été diminuée; cet effet a été fréquent et assez prompt. Enfin la sensibilité et le mouvement ont été rappelés ou augmentés dans des parties qui en étaient privées, ou dans lesquelles ces facultés étaient plus ou moins diminuées.

9. Des évacuations critiques, dont la suppression paraît avoir été l'origine du mal, ont été renouvelées pendant le traitement chez quelques malades.

10. Les vésicatoires et les cautères ont plus rendu pendant le traitement qu'ils ne faisaient auparavant, et dans les jours où les malades ont été électrisés que dans les intervalles où ils ne l'ont pas été.

Toutes ces observations ont été faites en employant le bain électrique positif. Mauduyt, alors qu'il a publié le résultat de ses recherches, n'avait pas encore expérimenté le bain négatif. Cependant il indique, d'après Dalibard, que le bain électrique négatif ralentit le pouls, mais moins que le bain positif ne l'accélère. Certains physiciens ont admis que les effets du bain négatif étaient tout autres que ceux du bain positif; d'autres, qu'ils étaient les mêmes. Mais ces opinions sont fondées sur des vues théoriques d'une valeur très-contestable et attendent encore le contrôle de l'expérience.

La galvanisation et la faradisation constituent des procédés essentiellement localisateurs ; cependant on a cru avec raison pouvoir fonder sur leur emploi des méthodes d'électrisation généralisée. La première tentative de ce genre est due à M. Dropsy (1) de Cracovie. Bien que la méthode de M. Dropsy représente plutôt un jeu de l'esprit qu'une conception scientifique, nous en donnerons ici l'analyse parce qu'elle répond à une tendance qui peut être féconde, et parce que son application sans idée préconçue peut fournir l'occasion de noter quelques faits intéressants.

M. Dropsy se sert des courants fournis par les appareils magnéto-faradiques.

Comme tous ceux qui ont appliqué ces courants avec quelque attention, il a noté que la douleur est plus forte au niveau de l'excitateur négatif ; que la sensibilité à l'action d'un même pôle varie d'une région à une autre ; que souvent même elle est différente pour deux régions symétriques.

M. Dropsy admet ensuite que ces inégalités de la sensibilité reconnaissent une loi, c'est-à-dire qu'il existe une formule physiologique de la répartition entre les différentes régions de la sensibilité à l'action des courants électriques.

(1) *Électrothérapie ou Application médicale pratique de l'électricité basée sur de nouveaux procédés*. Paris, 1857, in-8.

Les points dont M. Dropsy examine comparativement la sensibilité sont les suivants : sommet de la tête, nuque, région lombaire, épigastre, paume des mains, plante des pieds. A l'examen de ces points principaux, il joint quelquefois celui de points secondaires : les troncs des première, deuxième et troisième branches du trijumeau, et les mamelles chez la femme.

D'après lui, les conditions physiologiques sont normales quand le sommet de la tête, examiné séparément avec chacun des autres points, accuse une sensibilité plus vive et plus rapidement perçue, et quand la sensation se déclare plus tôt et avec plus de force dans les points les plus rapprochés du sommet de la tête.

Dans les maladies, il y aurait perturbation de cette formule physiologique, perturbation facile à constater au moyen d'épreuves comparatives entre les divers points ci-dessus énumérés. Ces points pouvant être examinés isolément ou collectivement, le nombre des épreuves serait déjà considérable, alors même que chaque épreuve ne serait pas doublée par le renversement des pôles.

L'auteur se demande ensuite si la formule électrique pathologique donnée par l'institution de ces épreuves sur un malade ne peut pas être ramenée à la formule physiologique, et par quels moyens ce résultat peut être obtenu.

Le procédé est des plus simples : il consiste à

mettre, par un rhéophore bifurqué, un pôle de l'appareil en communication avec le sommet de la tête et l'épigastre, tandis qu'un rhéophore quadrifurqué met l'autre pôle en rapport avec les deux mains et les deux pieds. On opérera, en outre, à chaque séance, un renversement des pôles.

En agissant ainsi, la formule pathologique de *toutes les maladies curables* se rapproche graduellement de la formule physiologique, en même temps que survient progressivement la guérison de chacune de ces maladies.

En admettant comme réels et bien observés les faits avancés par M. Dropsy, il faudrait voir là une méthode de traitement commune à toutes les maladies, méthode basée sur une thérapeutique empirique du symptôme *distribution anormale de la sensibilité à l'action des courants électriques.* Cette simplification de la thérapeutique devait séduire et a séduit en effet bon nombre d'esprits peu exigeants.

Examinons maintenant quelle est la portée des faits avancés.

Nous ne nous arrêterons pas aux questions qui ne comportent pas actuellement une solution de nature à mettre tout le monde d'accord. Les partisans des idées de M. Dropsy prétendront avec quelque apparence de raison que la thérapeutique, qu'elle en ait ou n'en ait pas conscience, s'attaque toujours à un symptôme et ne peut s'adresser qu'au symptôme;—

que la valeur relative des symptômes comme sources d'indications thérapeutiques est loin d'être déterminée ; — que le symptôme *anomalies de la sensibilité* peut avoir une importance considérable, méconnue jusqu'ici parce qu'il a été peu étudié ; — enfin que la curation de ce symptôme par les moyens que propose M. Dropsy, est un fait d'expérience devant lequel on ne peut que s'incliner. Aux arguments qu'on pourrait fournir à l'appui de ces considérants, nous n'aurions à opposer que des arguments de même valeur dont nous n'userons pas.

Mais le mémoire examiné ici nous paraît renfermer quelques contradictions expérimentales sur lesquelles nous croyons devoir insister. Si la partie sentimentale de ce travail échappe à la discussion, il n'en est pas de même de la partie physique.

Lorsque le circuit que traverse un courant offre plusieurs voies de dérivation, comme c'est le cas dans les épreuves comparatives qui portent sur plus de deux points, le courant se partage inégalement entre ces diverses voies, conservant plus d'intensité dans la voie la plus conductrice, et affectant plus vivement la sensibilité des parties qui concourent à former cette voie. M. Dropsy ne paraît pas soupçonner ce fait lorsqu'il s'étonne, l'un des pôles aboutissant au sommet de la tête et à l'épigastre, et l'autre aux pieds, de voir l'épigastre plus sensible que le sommet de la tête, et lorsqu'il ne croit pouvoir expliquer ce fait que par l'existence d'une condition morbide. Ce que nous ne nous expliquons pas, c'est que M. Dropsy ait pu faire les 120 épreuves que suppose chacune de ses investigations sans avoir rencontré constamment chez les sujets bien portants un certain nombre de prétendues anomalies de ce genre.

Dans des épreuves faites en opérant alternativement le renversement des pôles, comment concilier la production de résultats identiques avec le fait bien constaté d'une douleur plus grande déterminée, toutes conditions égales d'ailleurs, par l'excitateur négatif? — Après avoir signalé ce fait au début de son mémoire, l'auteur paraît l'avoir complétement oublié, ou l'avoir infirmé par ses expériences, ce qui méritait assurément d'être indiqué.

Enfin, en écartant les obscurités et les omissions que nous venons de signaler, pour ne se préoccuper que des instruments employés, on trouve qu'ils introduisent une cause d'erreur importante dans l'appréciation des résultats obtenus. L'excitateur destiné au sommet de la tête est un peigne métallique; l'excitateur épigastrique est une boule ; des plaques métalliques de formes et de surfaces différentes sont en rapport avec la nuque, les lombes et les pieds; les mains serrent des poignées cylindriques. Nous nous sommes suffisamment arrêté sur la variété des effets obtenus quand on change la forme des excitateurs pour n'avoir pas à insister ici sur les conditions défectueuses que crée cette variété au point de vue de l'expérimentation.

Il est difficile, en somme, de démêler si le livre

de M. Dropsy s'adresse aux médecins ou s'il a la prétention d'étonner les gens du monde. La question de l'électrisation généralisée y est posée d'une façon bizarre, et étudiée par des moyens dont l'auteur ne paraît pas apprécier sainement la portée. Si nous avons cru devoir en donner une analyse aussi étendue, cela tient d'une part à ce que la question à laquelle il s'attaque nous paraît fort importante, et d'autre part à ce qu'elle est assez difficile à résoudre actuellement, pour n'avoir encore été l'objet d'aucune expérimentation plus sérieuse.

CHAPITRE V

APPLICATIONS MÉDICALES

Bien que l'usage ait consacré la grande division des méthodes thérapeutiques en médicales et chirurgicales, nous ne croyons pas inutile d'insister sur le sens et la portée qu'il convient de lui attribuer : il nous semble, en effet, qu'on n'a pas jusqu'ici envisagé d'une manière suffisamment générale les caractères qui font d'un procédé donné une pratique relevant de la médecine ou de la chirurgie.

Toute action qui s'adresse à la matière organisée comme elle s'adresserait à la matière brute, en vue d'obtenir simplement le résultat mécanique, physique ou chimique, qui est la conséquence immédiate de l'application du modificateur, constitue une pratique chirurgicale.

Toute intervention qui suppose, entre l'application du modificateur et le résultat cherché, la production de quelque phénomène caractéristique de la vie, est de nature médicale.

Un même agent peut ainsi intervenir à titre de moyen médical ou chirurgical suivant que les effets curatifs qu'on attend de son emploi sont plus ou moins éloignés de ses effets physico-chimiques immédiats. L'application d'un caustique sur une tumeur, par exemple, constitue une pratique chirurgicale si elle a seulement pour but d'opérer la destruction de la tumeur, et si les réactions organiques qui suivront cette application sont étrangères au but poursuivi, ou ne représentent, dans le fait complexe de la guérison, qu'un phénomène accessoire. La cautérisation devient, au contraire, un moyen médical lorsqu'on l'emploie, non plus en vue de la perte de substance qu'elle occasionne, mais dans le but de solliciter l'organisme à réagir.

Autre exemple : un individu vient d'avaler du nitrate d'argent; on lui administre du sel marin dans le but de dénaturer, par une réaction chimique qui s'accomplira dans l'estomac, le poison non encore absorbé : c'est là de la chirurgie. Mais si, dans les mêmes circonstances, on prescrit un vomitif, espérant déterminer l'expulsion du poison par des efforts à la production desquels concourent les propriétés de la matière vivante, on fait de la médecine.

En résumé, la chirurgie s'adresse exclusivement, opérant sur la matière vivante, aux propriétés qui lui sont communes avec la matière brute, en vue d'obtenir un effet immédiat. La thérapeutique médicale s'adresse aux propriétés vitales de la matière; et si ses effets immédiats sont toujours physiques ou chimiques, ses effets éloignés, sur lesquels on compte plus spécialement, sont la conséquence de l'irritabilité propre des tissus organisés.

L'histoire des applications médicales d'un agent quelconque comporte un certain nombre de divisions naturelles qui devraient correspondre aux divers ordres de réactions élémentaires provoquées par cet agent. Mais il s'en faut de beaucoup que nous soyons en mesure de classer ainsi les faits thérapeutiques.

Les tentatives de classification des médicaments en toniques, stimulants, débilitants, spécifiques, etc., basées sur des réactions complexes, sont un hommage rendu à la méthode; mais elles n'ont été jusqu'ici que d'un faible secours pour l'étude. Empruntant une comparaison à la chimie organique, nous pouvons dire que ces classifications thérapeutiques supposent connus les résultats de l'*analyse immédiate* des faits dont l'*analyse élémentaire* n'est pas encore possible.

Les difficultés du sujet devaient nécessairement conduire à emprunter à la pathologie un plan d'étude des modificateurs thérapeutiques, et à examiner successivement l'influence de ceux-ci sur les conditions morbides les plus générales.

Les indications curatives se rattacheraient dès lors aux affections des systèmes histologiques.

Malheureusement la pathologie n'est guère plus que la thérapeutique en état de fournir aujourd'hui à une classification des bases aussi larges. Nous ne pouvons donc encore nous adresser qu'à des phénomènes sensibles complexes, à des symptômes, ou à des individualités morbides envisagées comme groupes de symptômes.

Dans ce chapitre, nous examinerons d'abord le parti qu'on a tiré de l'électrisation dans les états morbides manifestés par l'*abolition*, la *perversion* ou l'*exagération* de quelque *expression fonctionnelle* (paralysies, affections convulsives, névralgies). Nous passerons ensuite en revue quelques conditions pathologiques caractérisées par une rupture de l'équilibre nutritif, et d'autres qui, par leur généralité, échappent actuellement à toute classification.

§ I. — PARALYSIES.

Les lésions de nutrition pouvant tenir à une affection cellulaire primitive constituée essentiellement par un arrêt des phénomènes de développement, ne se manifestent pas immédiatement par des effets perceptibles. La perte ou la diminution du mouvement ou de la sensibilité sont donc les seules conditions auxquelles nous rattachons l'idée de l'abolition d'une fonction.

A ces deux ordres de paralysies, il convient d'en joindre un troisième : l'abolition de la faculté de coordination des mouvements, faculté intermédiaire à la sensibilité et à la motricité.

PARALYSIES DE LA SENSIBILITÉ.

C'est toujours, en dernière analyse, par des mouvements que la vie se manifeste; aussi est-ce dans leurs rapports avec les mouvements que toute étude fondée sur les caractères symptomatiques doit envisager les lésions des aptitudes physiologiques qui servent en quelque sorte de préliminaire à la motricité.

Examinées à ce point de vue, les sensations paraissent tout d'abord devoir être rattachées à trois types distincts :

Les unes préparent les déterminations volontaires : ce sont les sensations spéciales ; — d'autres président aux mouvements réflexes et sont conscientes ; — d'autres, enfin, sont encore le point de départ de mouvements réflexes et sont plus ou moins complétement inconscientes.

Paralysies de la sensibilité sensorielle. *Cécité. Amaurose.* — On trouve dans les auteurs un assez grand nombre d'exemples de guérisons d'amauroses par l'électrisation diversement pratiquée. Le diagnostic de cette affection ne pouvant être établi d'une manière relativement rigoureuse que depuis un petit nombre d'années, il est impossible de tirer des observations publiées des conclusions positives quant à la curabilité par l'électricité des amauroses qu'on regarde encore comme idiopathiques. On sait que le nombre de ces dernières devient tous les jours plus restreint depuis que le perfectionnement des moyens de diagnostic a permis de rapporter la perte de la vue à des lésions variées et susceptibles de comporter des indications curatives spéciales. Les documents que nous possédons n'ont donc que peu de valeur au point de vue de la curabilité de l'amaurose proprement dite ; mais ils établissent que dans un certain nombre de cas un traitement électrique a eu raison du symptôme *cécité*.

Dans une première série d'essais, entrepris sur quatre malades seulement, Mauduyt (1) n'avait obtenu que des résultats nuls ou incomplets. Il employait le bain électrique concurremment avec l'électrisation par étincelles tirées du globe de l'œil. Vers la même époque, de Saussure était plus heureux et obtenait une guérison complète au moyen de commotions dirigées du globe de l'œil à la nuque.

Un second mémoire que nous avons eu déjà occasion de citer (2) et dans lequel Mauduyt faisait connaître, d'après Cavallo et Wilkinson, les procédés de la pratique anglaise, préconise la méthode qui consiste surtout, le malade étant isolé, à soutirer l'électricité positive qu'il reçoit de la source, à l'aide d'une pointe de bois présentée devant ses yeux. Quant aux observations sur lesquelles l'auteur se

(1) Mauduyt, *Mém sur quatre-vingt-deux malades*, etc.

(2) Mauduyt, *Mém. sur les différentes manières d'administrer l'électricité*, etc.

fonde pour recommander cette manière d'agir; elles ne lui sont pas personnelles, mais appartiennent à Floyer (de Dorcester), à Hey (de Leeds), à Wesley, etc.

Mauduyt explique fort judicieusement les résultats différents, obtenus, soit par les divers expérimentateurs, soit par un même observateur, par la variété des origines possibles de la cécité (1), par la différence des procédés employés, et par les conditions étrangères multiples qui peuvent coexister à titre de complications.

Les courants continus ou interrompus et les secousses d'induction ont été employés dans le traitement de la cécité. Magendie et Person localisaient les courants au moyen d'aiguilles à acupuncture; ils ont obtenu de bons résultats.

Purkinge a employé les courants continus. Au début de l'affection, lorsqu'il y a des sensations lumineuses subjectives, on les ferait cesser en appliquant près de l'œil malade l'excitateur négatif, l'autre excitateur étant maintenu en rapport avec une partie voisine, avec la muqueuse buccale par exemple. Lorsque l'amaurose débute par une insensibilité progressive de la rétine, c'est l'excitateur positif qui devrait être appliqué sur l'œil.

Se fondant sur ce que les courants induits de haute tension provoquent l'apparition de phosphènes, M. Duchenne recommande l'usage de ces courants dans les cas où il serait indiqué, comme

(1) Wilkinson cite un cas de guérison dans lequel la cécité était due à l'opacité de l'humeur vitrée

dans l'amaurose, d'exciter la sensibilité de la rétine.

L'expérience n'a pas encore prononcé sur la valeur de ce conseil.

Comme il importe, dans toute recherche, de suivre une marche dictée par quelque préoccupation systématique, nous indiquerons les points de l'histoire thérapeutique de la cécité qui nous paraissent devoir faire l'objet des premières recherches. Leur importance clinique, ou la facilité plus grande qu'elles prêtent à une vérification expérimentale, nous paraît devoir appeler l'attention des praticiens sur les questions suivantes :

1° Examiner comparativement l'action des divers procédés d'électrisation dirigés contre la cécité, en ayant soin de déterminer avec autant de précision qu'il sera possible la cause organique de ce symptôme dans chaque cas donné;

2° Rechercher, dans des essais comparatifs faits en renversant le sens des courants, quelle peut être l'importance d'une orientation déterminée de ceux-ci.

Au cas où le sens des courants ne serait pas indifférent, comme il paraît résulter des observations de Purkinge, préciser les indications qui doivent faire préférer une direction à la direction opposée.

L'examen à l'ophthalmoscope précédera désormais toute tentative de traitement de la cécité par l'électricité.

Quant aux procédés à employer, les expériences

antérieures désignent comme devant être essayée d'abord l'électrisation par souffle ou par aigrettes; l'action modérée d'un courant continu employé d'après les indications de Purkinge et celle des courants interrompus ou d'induction viendraient ensuite.

Relativement à ces derniers, il serait intéressant de rechercher si, comme M. Duchenne l'a admis *à priori*, les courants de haute tension sont plus avantageux que ceux de tension moindre, soit d'une manière générale, soit dans des cas particuliers qui restent à déterminer.

Malgré les résultats favorables obtenus quelquefois au moyen de l'électropuncture, nous croyons qu'on peut rejeter ce procédé, et qu'il sera toujours avantageux de substituer aux aiguilles implantées dans l'orbite des excitateurs mousses appuyés sur les paupières un peu en dedans des rebords osseux sus et sous-orbitaires. Une éponge mouillée appliquée sur les paupières fermées forme encore un excitateur très-convenable.

Plusieurs faits rapportés par les auteurs anciens portent à penser que la coexistence d'une affection inflammatoire des membranes ou des milieux de l'œil ne constitue pas ou ne constitue qu'exceptionnellement une contre-indication à l'usage de l'électricité.

Cette manière de voir est peu en faveur aujourd'hui, sans qu'on puisse en donner une raison sérieuse; il y aurait lieu cependant de voir si les modifications apportées dans les procédés usuels d'électrisation ne sont pas de nature à la justifier : c'est une épreuve qui n'a pas été faite, que nous sachions.

D'après les auteurs qui ont écrit depuis quelques années sur les applications médicales de l'électricité, la coexistence d'une lésion encéphalique contre-indiquerait l'emploi de cet agent. Les assertions émises à ce sujet nous paraissent reposer bien plus sur des vues *à priori* que sur des faits rigoureusement observés. Ici encore il y aurait lieu de rechercher, au cas où des contre-indications de cette nature existeraient réellement, ce que nous sommes très-disposé à admettre, si elles sont absolues ou seulement en rapport avec certaines lésions ou certains procédés d'électrisation.

Surdité. Cophose. — Tout ce que nous avons dit précédemment de la cécité envisagée comme symptôme est applicable à la surdité.

Comme la cécité, la surdité peut reconnaître pour cause une *foule de lésions autres que la paralysie* idiopathique d'un nerf de sensibilité sensorielle.

Examinons d'abord les résultats obtenus à l'aide du traitement électrique dans cette affection alors qu'on n'avait recours qu'au bain et à l'électrisation par étincelles.

De dix sourds, traités ainsi par Mauduyt, six ont été électrisés pendant un temps assez long, et ont été plus ou moins soulagés; un septième l'a été beaucoup, quoiqu'il n'ait suivi le traitement que peu de temps; trois n'en ont éprouvé aucun effet. Quant aux causes de ces affections, l'auteur, lorsqu'il les signale, les regarde comme des métastases humorales, désignation vague sans doute, mais à laquelle on a renoncé bien avant d'être en mesure de la remplacer par une meilleure.

Paets van Troostwyk et Krayenhoff, en rappelant qu'on trouve dans l'ouvrage de l'abbé Bertholon et dans le recueil de Deiman un grand nombre de surdités guéries par l'électricité, font remarquer qu'il serait difficile d'alléguer des exemples de surdités produites par la paralysie, parce qu'il n'est pas facile de déterminer si c'est là la cause d'une surdité qu'on observe; ils admettent seulement comme très-probable qu'il s'en sera trouvé de ce genre parmi le grand nombre de celles qu'on a traitées par l'électricité.

Cavallo a noté qu'au bout de quelques jours de traitement la sécrétion cérumineuse devenait plus abondante et moins épaisse. Mauduyt a observé, dans les mêmes circonstances, une augmentation de la sécrétion du mucus nasal.

On sait peu de chose relativement à l'emploi des courants voltaïques contre la surdité. Un nombre considérable de guérisons fut annoncé en Allemagne, notamment par Sprenger, vers le commencement de ce siècle; mais ces témoignages enthousiastes sont généralement regardés comme peu dignes de foi.

Grapengiesser expérimenta, dans deux cas d'ouïe dure, l'influence de la direction du courant : il a noté que le pôle positif étant appliqué à l'oreille la plus malade et le pôle négatif à la moins affectée, cette dernière avait été guérie sans que l'état de la plus malade se fût trouvé amélioré ni aggravé.

Il importe, dans les expérimentations qui pourraient être entreprises à ce sujet, de prendre toutes les précautions nécessaires pour éviter d'agir sur la sensibilité optique et de produire des phosphènes.

Depuis que la pratique de l'électrisation s'est généralisée, grâce à l'emploi facile des appareils d'induction, on a essayé souvent l'influence des courants interrompus contre la surdité. M. Duchenne a publié deux observations intéressantes de surdités dont la nature ne nous paraît pas nettement déterminée, bien que les malades eussent pris les avis d'habiles spécialistes, et qui furent considérablement améliorées par la faradisation, les courants étant dirigés de la nuque au fond du conduit auditif externe ou réciproquement ; il annonce, en outre, avoir retiré les meilleurs effets de cette pratique dans un grand nombre de surdités hystériques.

M. Duchenne recommande d'agir d'abord avec un courant tellement faible que le malade perçoive à peine la sensation causée par l'excitation, et d'augmenter graduellement l'intensité du courant jusqu'à ce que la sensation commence à devenir douloureuse;

il convient, en outre, de n'employer que des intermittences rares, à une seconde d'intervalle, à moins que la sensibilité de la membrane du tympan ne soit considérablement diminuée.

Parmi les contributions à l'histoire de la thérapeutique électrique des surdités, nous mentionnerons une note donnée par M. Menière dans l'ouvrage de M. Becquerel (1); la position de son auteur, médecin en chef de l'institut des sourds-muets de Paris, donne à cette note une certaine importance.

« Il est évident, dit en commençant M. Menière, que l'électricité ne peut être utile qu'autant que le système nerveux auditif est le siége du mal. » C'est là tout d'abord une proposition à laquelle ne souscriront ni les physiciens ni les physiologistes; ce postulatum n'a heureusement aucune influence sur l'observation dont il rétrécit seulement le champ.

Partant de là, M. Menière commence toujours, avant de soumettre un malade aux secousses de l'appareil de Breton, par s'assurer que le conduit auditif externe est libre, que la membrane du tympan n'est pas altérée, que le canal de la trompe est perméable, que l'air arrive librement dans la caisse, que celle-ci ne contient aucun corps étranger. Alors il admet que la cophose a son siége dans l'oreille interne, et, sans conclure pour cela que la surdité est nécessairement nerveuse, il regarde le cas comme remplis-

(1) *Des applications de l'électricité à la thérapeutique*. 2e édition, 1860.

sant les conditions qui autorisent l'essai de l'électricité.

M. Menière n'a obtenu de l'électrisation aucun résultat avantageux dans les surdités ayant pour point de départ des accidents inflammatoires; dans celles que leur origine fait rattacher d'ordinaire à une métastase, dans celles qui sont symptomatiques de l'empoisonnement par le sulfate de quinine, lorsqu'elles sont anciennes. L'auteur ne pense pas qu'on ait chance d'arriver à un bon résultat quand la surdité est héréditaire ou quand les désordres qui en accompagnent l'apparition doivent lui faire supposer une origine plus cérébrale qu'auriculaire. Dans ce dernier cas, M. Menière déclare qu'il faut s'abstenir, que l'électrisation accroît le mal; toutefois il n'indique pas s'il s'est abstenu, et si cette aggravation des accidents est pour lui un fait d'observation.

On paraît obtenir de très-bons effets de l'électrisation dans les surdités liées à l'existence d'une paralysie faciale rhumatismale, de l'hystérie, ou occasionnées par l'empoisonnement quinique récent. Mais ces surdités disparaissant souvent très-vite spontanément, on se trouve fort embarrassé de savoir si c'est au traitement qu'il faut faire honneur de la guérison.

Enfin, M. Menière a eu à se louer de l'électrisation dans les cas où la faculté d'entendre s'affaiblissait par suite de la « diminution de l'influx nerveux. »

« En résumé, dit en terminant M. Menière, je me crois parfaitement autorisé à dire que les courants électro-magnétiques n'ont pas d'efficacité réelle dans le traitement de la surdité nerveuse, lorsque celle-ci est essentielle et non symptomatique. »

Nous croyons superflu de faire ressortir le peu de rapports qui existent entre les faits observés par M. Menière et les aphorismes contradictoires qui servent de préambule et de conclusion à ses observations.

Ces épreuves offrent néanmoins l'intérêt que présentent toujours les faits attentivement observés, et l'exploration préliminaire indiquée par M. Menière doit toujours être faite. Toutefois nous ne pensons pas que les cas dans lesquels elle ne donnera que des résultats négatifs soient les seuls qui autorisent l'essai de l'électrisation; et nous n'hésiterions pas à l'employer, recourant peut-être à d'autres procédés, en présence de certaines obstructions de la trompe d'Eustache.

M. Bonnafont (1), bien qu'il se montre d'une manière générale peu partisan de l'emploi de l'électricité dans le traitement des surdités, a apporté aux procédés d'électrisation généralement employés une modification qui mérite d'être indiquée.

A l'exemple de Magendie, il traverse le tympan à l'aide d'une aiguille à acupuncture. Le tympan étant bien éclairé, l'aiguille est enfoncée vers la partie antérieure de cette membrane jusqu'à ce qu'elle ren-

(1) *Traité théorique et pratique des maladies de l'oreille et des organes de l'audition.* Paris, 1860.

contre un obstacle. Un petit tampon de coton enfoncé dans le conduit auditif maintient l'aiguille en place. Ensuite, M. Bonnafont pratique le cathétérisme de la trompe correspondante avec une sonde d'argent ; dès que celle-ci est parvenue dans la trompe, il la fixe à l'aide du pince-nez dans la position qu'elle occupe ; puis il introduit dans la sonde un petit mandrin en argent isolé partout excepté à ses deux extrémités dont l'une sert d'excitateur tandis que l'autre reçoit un des rhéophores. Le petit mandrin peut ainsi arriver aussi près que possible de l'aiguille qui a traversé le tympan. M. Bonnafont donne les commotions au moyen de l'appareil de Breton.

L'introduction d'un excitateur dans la trompe doit sans doute, dans maintes circonstances, remplacer avantageusement l'excitateur appliqué sur la nuque. Le retour à l'acupuncture nous semble moins heureux, et nous ne saurions le conseiller alors que des procédés exempts d'inconvénients remplissent toutes les indications désirables.

Perte de l'odorat. Anosmie. — L'abolition persistante de l'odorat est un symptôme peu commun et assez peu important pour qu'on n'ait pas étudié les conditions dans lesquelles il se produit.

L'abbé Bertholon a rapporté un cas de guérison d'anosmie, suite d'un grand rhume, par l'électrisation statique. Krayenhoff, en 1786, vit reparaître l'odorat chez une femme paralytique à la suite d'une apoplexie, et qu'il électrisait en vue d'améliorer l'état de la locomotion. Chez cette femme, l'olfaction était abolie en même temps que la sensibilité générale de la muqueuse des fosses nasales; l'olfaction seule fut rétablie.

M. Duchenne rapporte qu'il lui a souvent suffi d'exciter très-faiblement par la faradisation la sensibilité générale de la muqueuse nasale pour rappeler l'odorat perdu ou affaibli. Il place un excitateur humide derrière la nuque, et promène l'autre, consistant en une sonde isolée jusque vers son extrémité, sur tous les points de la muqueuse nasale.

Perte du goût. — L'histoire des paralysies de la sensibilité gustative est presque entièrement à faire. On sait que cette faculté a pour organes le nerf glosso-pharyngien et la branche maxillaire inférieure du trijumeau; que, de plus, les conditions dans lesquelles elle s'exerce sont liées à l'état de la corde du tympan, qui émane du nerf de Wrisberg, et dont les origines se confondent, par conséquent, avec celles du facial.

Les observations dans lesquelles on a rapporté des lésions bien constatées de la gustation sont précisément relatives à des paralysies du facial intéressant les parties profondes de ce nerf (1). Dans ces affections, une paralysie de la corde du tympan, qui est motrice, modifiait vraisemblablement les conditions accessoires qui favorisent l'exercice de la gustation. Les désordres observés du côté de la sensibilité gus-

(1) Cl. Bernard. — *Physiologie et pathologie du système nerveux*, t. II, p. 122.

tative ont disparu spontanément avec la paralysie faciale dans les cas où celle-ci a guéri.

M. Davaine a rapporté une observation dans laquelle on voit la diminution de la motilité des parties profondes (luette, voile du palais) précéder la paralysie des parties animées par la portion extra-crânienne du nerf facial. Dans ce cas, le malade n'avait conscience d'aucune abolition de la gustation; l'examen auquel se livrèrent MM. Davaine et Cl. Bernard pour en rechercher l'existence donna des résultats nuls; cette constatation offrait d'ailleurs une grande difficulté, l'affection ayant son siége des deux côtés et les épreuves comparatives étant par suite impossibles.

Perte des sensations tactiles. — On admet généralement aujourd'hui que les sensations tactiles sont de trois ordres: *sensations de contact*, *sensations de température*, *sens musculaire*. Les impressions tactiles sont encore complétées par la *sensibilité générale* ou sensibilité à la *douleur* des tissus en rapport avec les objets extérieurs.

Les circonstances morbides dans lesquelles on rencontre les phénomènes qui se rapportent à l'affaiblissement ou à l'abolition des sensibilités tactiles offrent une telle complication que l'analyse physiologique en est actuellement impossible. Il est rare que les sensations tactiles s'affaiblissent ou disparaissent isolément; de plus, elles sont liées d'une façon assez étroite à la sensibilité générale pour se trouver compromises dans la plupart des cas où cette dernière l'est elle-même ; enfin, la difficulté devient plus grande encore dans les circonstances très-communes où des paralysies du mouvement compliquent les anomalies de la sensibilité. Aussi ne pouvons-nous avoir la prétention de donner ici une histoire, même incomplète, de cet ordre de paralysies : l'abolition d'une ou de plusieurs sensations tactiles ne peut être envisagée aujourd'hui que comme un symptôme dont l'importance varie avec la nature des autres symptômes auxquels il s'associe pour constituer quelqu'un de ces ensembles morbides décrits comme individualités pathologiques.

Les sensations tactiles sont perdues, au moins temporairement, pour un membre dont les troncs nerveux mixtes sont reséqués ; mais on manque d'observations qui fassent connaître avec quelque exactitude les conséquences de cette opération.

Les paralysies tactiles se rencontrent comme symptômes de lésions de la moelle épinière ou des centres encéphaliques avec lesquelles leurs relations ne sont pas encore nettement établies. Dans ces circonstances, les anomalies du mouvement frappent surtout le médecin, au grand préjudice de l'observation des troubles de la sensibilité.

C'est surtout dans les névroses, et spécialement dans les états rapportés à l'hystérie ou à l'hypochondrie, que les paralysies de la sensibilité sont fréquentes et faciles à observer.

Elles tiennent généralement alors un rang assez

important dans la hiérarchie des éléments morbides pour entraîner des indications thérapeutiques; c'est aussi dans ces circonstances qu'elles sont le plus heureusement modifiées par les agents curatifs.

L'électrisation par aigrettes et par souffle, par étincelles tirées du corps, par commotions, la faradisation superficielle ou profonde, ont été successivement appliquées avec des résultats avantageux au traitement des anesthésies tactiles. Nous avons exposé précédemment (chap. IV, § 4) les espérances que, dans ces circonstances, fonde M. Burq sur l'usage topique des métaux.

La paralysie du *sens musculaire* est celle des anesthésies sensorielles qui a le plus attiré, dans ces dernières années, l'attention des observateurs.

On l'a notée comme symptôme distinct dans quelques paralysies hystériques.

M. Duchenne rapporte deux observations de ce genre dans lesquelles il a, au moyen de la faradisation profonde, pratiquée avec des excitateurs humides, rétabli le sens musculaire.

L'une de ces observations contient la relation d'expériences d'un grand intérêt pratique : il s'agit d'une fille hystérique, chez laquelle M. Duchenne faisait reparaître à volonté et isolément le sens musculaire ou la sensibilité générale superficielle suivant qu'il avait recours à la faradisation profonde par les excitateurs humides, ou à la faradisation cutanée par le balai métallique.

L'abolition plus ou moins complète du sens musculaire nous intéresse encore comme symptôme assez constant d'une affection curieuse dont M. Duchenne a, le premier, donné une description un peu nette, et qu'il a nommée *ataxie locomotrice progressive*. Dans cette grave maladie, l'affection musculaire, très-importante comme élément de diagnostic, n'a plus la même valeur que précédemment comme source d'indications thérapeutiques.

Il est probable que le sens musculaire est perdu avec les autres modes de sensibilité et la motricité dans un assez grand nombre de cas; mais alors l'abolition des mouvements est le phénomène le plus frappant, et on s'est peu préoccupé jusqu'ici des lésions concomitantes. Cette étude n'offre d'ailleurs, au point de vue thérapeutique, qu'un intérêt secondaire, les indications fondamentales devant être fournies soit par la perte de la motricité, soit par la lésion qui l'a occasionnée.

PARALYSIES DE LA SENSIBILITÉ GÉNÉRALE. *Analgésies.* — La paralysie de la sensibilité générale, c'est-à-dire de la sensibilité à la douleur, n'a pas été observée comme phénomène isolé; mais on la rencontre, tantôt seule, tantôt combinée avec d'autres paralysies, dans des conditions morbides variées.

L'analgésie superficielle se montre dans l'hystérie, isolément ou associée à la perte des sensations de contact ou de température. On la trouve quelquefois encore dans l'hypochondrie et dans certaines affections rhumatismales; elle est moins souvent alors compliquée d'autres paralysies du sentiment.

L'analgésie profonde existe parfois dans les mêmes circonstances pathologiques; on peut la trouver combinée à la paralysie du sens musculaire. M. Duchenne a constaté l'existence de l'analgésie profonde dans des cas d'hystérie, de rhumatisme, et trois fois à la suite d'angine couenneuse.

Dans les circonstances qui viennent d'être rappelées, l'analgésie pourra être combattue avantageusement, en même temps que les autres paralysies qui l'accompagnent, par l'électrisation localisée. M. Duchenne conseille de recourir à la faradisation par le balai métallique si l'analgésie est superficielle, et à la faradisation avec les excitateurs humides quand l'analgésie est profonde.

Quelques observations porteraient à penser que, dans les mêmes circonstances, on peut retirer de bons résultats, tant au point de vue du symptôme lui-même que de l'affection principale, des pratiques encore mal définies de l'électrisation généralisée ou des applications métalliques. Ce sont des procédés dont l'expérimentation dans des conditions bien déterminées est encore à faire.

Lorsque l'analgésie, superficielle ou profonde, est liée à un état morbide des centres nerveux ou à une altération anatomique persistante des nerfs, elle est accompagnée d'une perte plus ou moins complète des sensibilités spéciales et de la motricité. Il importe de distinguer ces cas, parce qu'alors l'analgésie ne constitue qu'un symptôme d'une importance secondaire, et cesse de comporter des indications curatives particulières.

PARALYSIES DE LA SENSIBILITÉ ORGANIQUE, INCONSCIENTE. — En raison de l'importance des fonctions auxquelles elle préside, la sensibilité inconsciente ne saurait être abolie d'une manière un peu générale sans que la vie se trouve sérieusement et prochainement compromise. Il est infiniment probable que dans la plupart des cas de mort cette sensibilité est une des dernières propriétés de tissus qui survivent, et que son abolition est le prélude des phénomènes ultimes de l'agonie.

Mais l'histoire de cette paralysie est entièrement à faire ; et son étude ne nous paraît pouvoir être entreprise avec fruit que par voie expérimentale, lorsqu'on aura rencontré quelque agent toxique qui la produise. Alors seulement on pourra essayer de démêler, parmi les phénomènes qui la compliquent dans les circonstances pathologiques, quels sont ceux qui doivent lui être attribués.

Certains organes ont une sensibilité mixte qui procède vraisemblablement à la fois des sensibilités consciente et inconsciente.

Dans les paraplégies, et quelquefois en dehors de toute paralysie évidente de la locomotion, on observe l'émission inconsciente des urines et des matières fécales, l'absence du besoin d'uriner lorsque la vessie est pleine.

Ces accidents obligent à surveiller les malades et comportent tout d'abord des indications mécaniques.

L'anesthésie de la vessie, qui peut exister indépendamment de la paralysie de la tunique musculeuse de cet organe, est souvent combattue utilement par la faradisation de la surface vésicale interne au moyen de courants énergiques et de haute tension.

M. Duchenne a rapporté (1) un cas d'anesthésie des testicules dont nous reproduisons ici l'observation *in extenso*, en raison des indications opératoires détaillées qu'elle renferme.

Obs. — « M. de L..... officier, âgé de quarante ans, d'une bonne constitution, a beaucoup souffert du froid humide pendant ses campagnes d'Afrique. Il n'a jamais eu d'affection rhumatismale ou de fièvre intermittente. En août 1844, à la suite d'une constipation opiniâtre, il eut des fissures à l'anus qui lui occasionnèrent des douleurs très-vives, et qui, méconnues fort longtemps, furent guéries tardivement par des lavements de ratanhia. Un mois après la guérison de ces fissures, c'est-à-dire en novembre 1844, apparut, pour la première fois, une douleur très-aiguë, occupant le trajet du nerf sciatique, que rien ne put calmer, et qui ne provoqua aucune réaction fébrile. Six semaines après l'invasion de cette névralgie, *la douleur disparut tout à coup*, et M. de L..... se crut guéri : mais il fut étonné *de se sentir mouillé* par l'urine, qui coulait involontairement. Depuis lors, il perdit la conscience de la plénitude de la

(1) *Électrisation localisée*. 1re édition, p. 762.

vessie, de sorte que, s'il n'avait pas la précaution d'uriner souvent, la vessie se laissait distendre outre mesure, et l'urine sortait involontairement par regorgement.

Un mois après la perte de la sensibilité de la vessie, le malade fut privé encore de la faculté d'uriner volontairement ; il s'aperçut aussi que la peau du pénis, du scrotum, du périnée, de la fesse et de la face postérieure de la cuisse, avait perdu sa sensibilité. Malgré les soins les plus rationnels et le traitement le plus énergique, malgré quinze vésicatoires promenés sur la cuisse gauche, le périnée et la face postérieure du sacrum, malgré l'usage de la strychnine, de la belladone, bien que le malade fût allé plusieurs fois aux eaux de Baréges, et qu'il eût fait usage de douches sulfureuses, l'anesthésie de la vessie et de la peau persista au même degré. En 1847, les testicules étaient insensibles à la plus forte pression ; cependant il eut encore des pollutions nocturnes avec sensation voluptueuse. A cette époque, l'électropuncture fut pratiquée sans résultat ; des aiguilles étaient enfoncées en très-grand nombre dans les régions frappées d'insensibilité, et d'autres étaient placées dans le voisinage du rachis, où la sensibilité était intacte ; on galvanisait successivement toutes les aiguilles, de manière qu'un des pôles d'une pile à auge fût en communication avec les points insensibles, et l'autre avec les parties sensibles. La sensation ne se faisait sentir que dans ce dernier lieu. Le malade dit avoir si cruellement souffert de cette opération qu'il n'aurait plus voulu acheter sa guérison à ce prix.

En octobre 1848, M. de L..... me fut adressé par M. le professeur Chomel, qui lui conseilla l'emploi de l'électricité par ma méthode localisatrice. Je constatai alors l'état suivant : Anesthésie de la peau du pénis, du scrotum, du périnée, du quart supérieur de la face postérieure de la cuisse et d'une partie de la fesse; perte du sentiment de plénitude de la vessie, impossibilité d'uriner sans le secours de la sonde ; les testicules sont insensibles à la plus forte pression; érections impossibles, absence de désirs; pollutions nocturnes rares; pas de douleur, état général satisfaisant. La faradisation est pratiquée de la manière suivante : 1° *Faradisation électro-cutanée.* Les balais métalliques excitateurs sont promenés sur tous les points insensibles, l'appareil étant au maximum. Après plusieurs minutes de cette opération, le malade accuse un léger chatouillement dans quelques points, et un quart d'heure après la douleur est intolérable. Le lendemain, la sensibilité est revenue dans quelques points. Après la troisième séance, la sensibilité de la peau est presque normale. — 2° *Faradisation des testicules.* Les excitateurs métalliques appliqués sur les parties correspondant aux testicules et à l'épididyme, la peau ayant été mouillée légèrement, excitent une sensation spéciale et douloureuse, semblable à celle que produit la compression de ces organes ; le testicule droit est beaucoup plus excitable que le gauche. En deux séances de huit à dix minutes, les testicules, les épididymes et leurs cordons ont recouvré leur sensibilité normale. L'opération précédente, pratiquée de temps en temps, a rétabli les fonctions des organes générateurs dans toute leur intégrité. — 3° *Faradisation de la vessie et du canal de l'urètre.* L'excitateur vésical double, introduit dans la vessie préalablement vidée, et promené sur tous les points de sa surface interne, ne donne aucune sensation, bien que l'appareil soit au maximum et marche avec les intermittences les plus rapides. Le même excitateur, ramené vers le col de la vessie, provoque une sensation de constriction douloureuse due à l'excitation du sphincter du col de la vessie. Le trembleur de l'appareil est arrêté, et les intermittences sont éloignées à l'aide de la roue. A chaque interruption, le malade éprouve une secousse assez forte, non douloureuse, au niveau du col de la vessie (contraction électrique des fibres du releveur de l'anus).

L'excitateur, promené dans le canal sous l'influence

d'un courant des plus intenses, ne donne une faible sensation que dans son tiers inférieur. — L'opération précédente a été pratiquée souvent en plaçant un excitateur dans le rectum, pour exciter en même temps que la vessie, soit le plexus sacré, soit le plexus hypogastrique.

D'autres fois, les muscles de l'abdomen ont été faradisés. En quinze séances, la sensibilité de la vessie est normale ; le malade ne peut supporter un courant moyen ; il perçoit la plénitude de sa vessie, éprouve même fréquemment le besoin d'uriner : deux fois il urine spontanément, presque sans effort, et à une assez grande distance.

La vessie se vide complétement. Malheureusement l'émission volontaire des urines ne se maintient pas, malgré l'excitation faradique longtemps continuée, malgré le retour de la sensibilité normale de l'organe.

M.M. les docteurs Civiale et Ricord, successivement appelés en consultation, ne trouvent ni rétrécissement du canal, ni paralysie de la contractilité (quand une sonde est introduite, l'urine sort avec force et s'arrête tout à coup lorsque la vessie est vidée). M. Ricord, admettant la possibilité d'un repli valvulaire produit par la distension de la vessie, pratique des incisions avec un urétrotone. L'opération n'a produit aucun résultat ; le malade est de nouveau soumis à la faradisation localisée.

Après avoir déclaré que, dans ce cas, le rétablissement des fonctions génitales, qui persistait trois ans après, était dû incontestablement à la faradisation, M. Duchenne présente, relativement aux circonstances qui devront décider la conduite à tenir dans le traitement de l'impuissance, les considérations suivantes :

« Je n'ai pas l'intention de traiter ici de l'application de la faradisation localisée à l'impuissance, car je ne suis pas encore assez avancé dans les recherches que j'ai faites sur ce point important, pour formuler quelque chose de positif à cet égard. J'avais commencé avec M. Lallemand des expériences que le mauvais état de sa santé ne nous a pas permis de poursuivre. Cependant, je dois prévenir ceux qui voudraient appliquer la faradisation localisée au traitement de l'impuissance, qu'ils aggraveraient à coup sûr la maladie, s'ils imitaient dans tous les cas la conduite que j'ai tenue chez M. de L...

« L'impuissance, en effet, est souvent due à des pertes séminales, suite d'abus vénériens. Eh bien, l'excitation de la sensibilité cutanée et la faradisation des vésicules séminales par l'excitation rectale augmenteraient encore ces pertes. M. Lallemand pensait qu'il pourrait être utile d'exciter l'orifice urétral des canaux éjaculateurs, pour en produire le resserrement en augmentant leur force tonique. Voici dès lors comment j'ai agi : j'ai introduit jusqu'au *veru montanum* un excitateur urétral, libre seulement à son extrémité et isolé dans le reste de son étendue, et j'ai placé sur le périnée un second excitateur humide, puis j'ai fait passer un courant à intermittences modérément rapides et peu intense. L'orifice urétral des canaux éjaculateurs m'a paru se resserrer après cette opération, et les pertes diminuer. Lorsqu'on a vu les pertes diminuer, on excite les testicules en plaçant sur ces organes des excitateurs humides. Il faut mettre beaucoup de prudence dans la pratique de cette opération, qui est douloureuse, et ne faire passer qu'un courant modéré et à rares intermittences. Il m'est arrivé deux fois, m'étant écarté de cette manière d'agir, de développer une névralgie des testicules qui persista plusieurs semaines. Cette névralgie était caractérisée par une douleur dans l'hypogastre qui remontait dans les lombes et n'apparaissait que par intervalles.

« M. de L..... n'avait pas de pertes séminales ; il n'avait point abusé des plaisirs vénériens ; j'attribuais son impuissance à l'anesthésie et je pus exciter énergiquement la sensibilité des vésicules, des testicules, de la peau du pénis, du scrotum et du canal de l'urètre. C'est certainement ce que je n'aurais pu faire impunément chez un malade qui aurait eu des pertes séminales. »

PERTE DE LA COORDINATION DES MOUVEMENTS.

Il n'est pas de mouvement de locomotion qui n'exige, pour s'accomplir avec régularité, une action synergique de la plupart des muscles de la vie animale. Or l'excitation spéciale qui produit un mouvement déterminé ne tendant que vers un résultat circonscrit, on est forcé d'admettre, pour expliquer les mouvements solidaires étrangers au but immédiatement poursuivi, que le centre réflecteur ou moteur possède une faculté de coordination d'où résulte, chaque fois qu'on exécute un mouvement, la production simultanée d'un ensemble de mouvements harmoniques.

L'observation des phénomènes dont la succession aboutit à une manifestation motrice ne permet pas de localiser exactement le siége organique de la coordination des mouvements ; elle autorise cependant à conclure que cette fonction s'accomplit dans les centres nerveux entre les terminaisons des nerfs sensitifs, centripètes, et les origines des nerfs moteurs, centrifuges.

Partant de là, examinons les mouvements coordonnés dans leurs rapports avec les divers ordres de sensations qui peuvent les produire : Chez un animal décapité dont on irrite un membre, on voit se produire à la fois des mouvements reflexes généraux et des mouvements reflexes circonscrits. On doit donc admettre que les nerfs sensitifs excités aboutissent dans la moelle à un centre réflecteur ayant à la fois le pouvoir de généraliser la sensation, et celui de coordonner la réaction motrice. Certains phénomènes de coordination des mouvements ont donc leur siége dans la moelle.

Que l'on vienne à enlever ou à détruire les hémisphères cérébraux, les mouvements volontaires sont supprimés ; mais les mouvements reflexes restent normalement coordonnés. Le cerveau paraît donc ne jouer aucun rôle dans l'acte physiologique qui nous occupe.

Il n'en est pas de même lorsqu'on détruit le cervelet. Les désordres de la locomotion qui surviennent alors ont conduit M. Flourens (1) à regarder cet organe comme le centre coordinateur de la motricité. M. Bouillaud (2), répétant et variant les expériences de M. Flourens, a été amené à regarder le cervelet comme présidant surtout aux mouvements généraux d'équilibration.

Pour M. Brown-Sequard, l'organe coordinateur n'est pas le cervelet, mais un point de la partie postérieure de la protubérance.

Quelle que soit celle de ces opinions à laquelle on doive s'arrêter, il demeure établi qu'un centre coordinateur encéphalique règle les synergies musculaires dans les mouvements généraux ou de totalité.

De plus, nous ne croyons pas tirer des faits une conclusion forcée en ajoutant qu'à différentes hauteurs de la moelle existent des centres secondaires, dépendants du centre encéphalique, mais jusqu'à un certain point indépendants les uns des autres, qui président à l'harmonie des mouvements circonscrits.

On s'explique dès lors les différences d'aspect qu'offrent les troubles de la coordination des mouvements, par la variété du siége de la lésion anatomique d'où ils procèdent, lésion qui peut intéresser soit le centre encéphalique en totalité ou

(1) *Recherches sur les fonctions et les propriétés du système nerveux dans les animaux vertébrés.* 2e édition. Paris, 1842.

(2) *Recherches cliniques propres à démontrer que le sens du langage articulé et le principe coordonnateur des mouvements de la parole résident dans les lobules antérieurs du cerveau.* Paris, 1848.

partiellement, soit un ou plusieurs des centres médullaires, soit enfin un point quelconque des voies conductrices qui relient ces derniers au centre encéphalique.

La physiologie de la coordination des mouvements est encore trop peu avancée pour fournir les premiers matériaux de l'histoire pathologique de cette fonction.

Nous avons cependant cru devoir indiquer sommairement la question, afin de réserver la part qui revient aux lésions de la coordination dans les états morbides complexes que nous aurons à examiner, et spécialement dans les affections dites convulsives.

Quelque insuffisantes que soient les données rappelées plus haut pour celui qui voudrait en tirer des conclusions dogmatiques, elles méritent l'attention en raison des tâtonnements thérapeutiques auxquels elles peuvent servir de point de départ.

La possibilité de modifier par l'action des courants électriques certaines conditions nutritives anormales non encore définies est un fait établi ; il est donc rationnel d'essayer l'influence de ce moyen dans tous les cas où l'on soupçonne quelque état morbide de ce genre; et, dans ces circonstances, ce n'est que sur des vues théoriques qu'on peut se fonder pour agir plutôt sur les centres que sur la périphérie, ou réciproquement.

PARALYSIES DU MOUVEMENT.

Le mouvement est produit, chez les êtres vivants, par un mécanisme complexe; et son abolition peut procéder d'origines diverses.

Une impression sensitive ou une détermination volontaire est le point de départ physiologique de chaque manifestation motrice. L'éducation de la volonté se faisant par les sensations, celles-ci peuvent être considérées comme l'origine de tout mouvement. L'impression sensitive, après avoir affecté les expansions périphériques de l'appareil sensitif, est reçue par des centres qui la réfléchissent, la transforment en une excitation d'un autre ordre, et conduisent cette excitation coordonnée jusqu'aux origines des nerfs moteurs; ceux-ci agissent enfin sur le muscle et le font contracter. La moindre lacune dans cet enchaînement de phénomènes détermine une paralysie et entraîne l'abolition ou la perversion de quelque manifestation motrice. Mais les relations qui existent entre la perte de chacune des fonctions intermédiaires à la sensation et au mouvement et les symptômes par lesquels se traduit cette perte d'une fonction sont encore trop peu connues pour qu'il soit possible actuellement, un symptôme paralytique étant donné, d'en préciser la nature et d'indiquer exactement le siége anatomique de la lésion qui l'occasionne.

Chez l'homme, les paralysies des sensibilités sensorielles et générale peuvent être directement constatées. Nous avons vu cependant, à l'occasion du sens musculaire, que la volonté aidée de la vue peut, jusqu'à un certain point, en masquer l'absence et la faire méconnaître. Les diverses paralysies de la sensibilité ont pour résultat d'amener la perte des mouvements auxquels elles enlèvent leur raison d'être.

En enlevant les hémisphères cérébraux à des animaux, on a reconnu que les mouvements auxquels ils se livraient ensuite avaient perdu les caractères des actes raisonnés et volontaires. On a pu en conclure que le cerveau était l'organe de la volonté, et que les affections qui rendent impossible le fonctionnement de cet organe doivent entraîner la perte des mouvements spontanés et raisonnés. Aux affections du cerveau correspond donc une nouvelle série de paralysies du mouvement.

L'abolition de la faculté de coordination, lorsqu'elle n'est pas compliquée de quelque paralysie d'une autre nature, n'intéresse pas les mouvements individuellement ; elle en pervertit seulement l'harmonie. L'appréciation des cas morbides dans lesquels les symptômes observés doivent être rapportés soit exclusivement à une lésion de ce genre, soit à sa combinaison avec quelque autre condition physiologique anormale, présente de très-grandes difficultés. On pourra sans doute un jour localiser exactement les organes de la coordination des mouvements et rapporter aux maladies de leur substance ou aux modifications de leur milieu la plupart des affections dites convulsives.

En même temps que le centre nerveux réfléchit les sensations et coordonne les excitations réfléchies, il joue vis-à-vis de ces dernières le rôle d'organe conducteur. Une solution de continuité du centre nerveux a donc pour effet de soustraire des parties plus ou moins étendues aux excitations résultant des actes que nous venons de passer en revue. La section transversale de la moelle, pratiquée à une hauteur quelconque, aura pour effet de soustraire à l'influence du cerveau tous les nerfs moteurs qui prennent leur origine dans le segment inférieur ; les parties auxquelles ces nerfs se distribuent resteront privées de mouvements volontaires. C'est là encore une nouvelle classe de paralysies, comprises par Marshall Hall (1) sous la dénomination commune de *paralysies cérébrales*. En les nommant ainsi, Marshall Hall ne prétendait pas exprimer que ces paralysies fussent liées à une affection du centre encéphalique ; il voulait seulement leur appliquer une dénomination indiquant que les parties paralysées ne sont plus soumises à l'influence du cerveau. Nous verrons bientôt que ce caractère a une grande valeur.

Lorsqu'un nerf mixte est coupé, le mouvement et

(1) *On the condition of the muscular irritability in paralytic limbs.* (Medico-chirurgical Transactions, 1839.)

la sensibilité sont abolis dans les parties auxquelles il se distribue. Nous verrons que cette paralysie diffère de la précédente par des caractères importants. Marshall Hall, constatant qu'un nerf se trouve dans des conditions bien différentes suivant qu'il est privé de ses communications avec le cerveau ou avec la moelle, a adopté pour les paralysies résultant de la perte des rapports du nerf avec la moelle le nom de *paralysies spinales*. Celles-ci peuvent donc être liées, soit à une altération de la moelle siégeant vers l'origine des nerfs de la partie paralysée, soit à une altération du tronc du nerf mixte qui s'y distribue.

L'abolition du mouvement peut enfin être la conséquence d'une lésion du muscle qui empêche l'exercice de la contractilité.

Les paralysies musculaires sont celles dans lesquelles le rapport de la lésion au symptôme est le plus prochain. Ce rapport ne peut cependant être constaté directement que dans les expériences instituées *ad hoc ;* mais les résultats obtenus en procédant ainsi permettent d'arrêter une opinion infiniment probable sur la nature de certaines affections pathologiques du mouvement, au moyen d'épreuves dans lesquelles l'électrisation sert de réactif.

Après avoir passé en revue les conditions variées auxquelles peut se rattacher le symptôme *perte du mouvement*, nous devons nous arrêter sur les caractères différentiels des paralysies d'origines diverses et sur les ressources que l'exploration électrique peut offrir au diagnostic.

L'électrisation est appelée à produire des mouvements. La possibilité ou l'impossibilité d'obtenir ce résultat et la notion de l'ancienneté plus ou moins grande de la lésion qu'on observe fourniront quelquefois au diagnostic étiologique ou localisateur de précieuses données que nous devons indiquer actuellement.

Dans l'étude expérimentale des paralysies, on commence toujours par opérer une mutilation de quelque point du système nerveux; après quoi on en observe les effets. Or, la principale difficulté de ces épreuves consiste à produire une lésion exactement déterminée, et un petit nombre seulement de celles faites sur les centres nerveux peuvent être considérées comme actuellement susceptibles d'une appréciation bien définie. Les résections des nerfs mixtes ne présentent pas la même difficulté · aussi les prendrons-nous comme point de départ, dans cette revue préliminaire des paralysies du mouvement, bien qu'elles occasionnent des désordres répondant à des lésions complexes. L'examen des désordres qui suivent la résection des nerfs moteurs ou des nerfs sensitifs devrait sans doute passer d'abord; mais les difficultés que présente l'expérimentation dans ces cas plus simples ne permettent pas de suivre l'ordre méthodique.

Aussitôt après la section d'un nerf mixte, l'excitation électrique provoque des mouvements de la partie à laquelle il se distribue, soit lorsqu'on agit sur le bout périphérique du nerf coupé, soit lorsqu'on agit immédiatement sur les muscles.

Bientôt, la propriété incito-motrice du nerf coupé s'affaiblit et disparaît. Cette disparition n'a pas lieu en masse pour toute l'étendue du nerf; mais elle débute dans les points voisins de la section, et gagne de proche en proche les irradiations périphériques.

Un moment arrive où la branche nerveuse séparée de son tronc a perdu ses propriétés motrices. Si l'on interroge alors directement l'excitabilité du muscle, on voit que sa contractilité est intacte ou seulement diminuée. Répétant l'épreuve à des intervalles plus ou moins éloignés, on voit la contractilité musculaire diminuer à son tour progressivement, puis disparaître complétement. Au bout d'un septénaire environ, les contractions obtenues par l'excitation électrique portée sur les muscles ont déjà subi un affaiblissement nettement appréciable ; elles sont d'ordinaire à peu près nulles au bout de six semaines.

Vers l'époque où la contractilité musculaire semble se perdre complétement, on commence à noter une atrophie des muscles. Cette atrophie devient à la longue assez considérable.

Les effets de la section des nerfs mixtes ont été quelquefois observés à la suite de lésions intéressant le tissu de la moelle épinière. Mais, à la suite d'autres expériences dans lesquelles les hémisphères cérébraux avaient été enlevés ou dans lesquelles la moelle avait été nettement divisée, on a vu la contractilité musculaire demeurer parfaitement intacte ; plusieurs physiologistes ont même noté une augmentation de la sensibilité et de la contractilité dans les parties qui reçoivent leurs nerfs du segment inférieur de l'organe divisé.

L'exploration électrique peut donc, dans les lésions de la moelle, provoquer des réactions bien différentes, qui portent à rapprocher ces affections tantôt des destructions du cerveau, tantôt des destructions de la continuité des nerfs mixtes. Ces effets, contradictoires en apparence, doivent être regardés comme liés dans le premier cas à une lésion de la partie de la moelle qui joue le rôle d'organe conducteur, et, dans le second, à une lésion des parties qui représentent les centres d'origine des cordons nerveux.

En somme, les vivisections confirment l'exactitude de la loi formulée par Marshall Hall, à savoir, que dans les paralysies qu'il nomme cérébrales, c'est-à-dire reconnaissant pour cause la soustraction de l'influence cérébrale, l'irritabilité musculaire est conservée ou même augmentée, tandis qu'elle est abolie ou diminuée dans les paralysies spinales, c'est-à-dire dans les paralysies qui reconnaissent pour cause une solution de continuité entre les parties paralysées et le centre médullaire. Si les propositions émises par le physiologiste anglais ont rencontré généralement de l'opposition, cela tient à ce qu'il avait été conduit à les formuler par l'observation clinique ; or, l'état des connaissances physiologiques relatives à la localisation des fonctions diverses de la moelle n'est pas assez avancé pour donner un sens aux constatations anatomo-pathologiques auxquelles on a demandé la vérification de ces propositions. Les autopsies, telles qu'on est en mesure de les faire actuellement, ne sauraient rien apprendre sur ce point ; et les arguments contradictoires qu'on leur emprunte trop légèrement n'ont pas la valeur qu'on leur a attribuée.

En passant en revue les paralysies du mouvement décrites comme espèces distinctes, nous aurons souvent à reconnaître l'importance des contributions fournies au diagnostic et au pronostic de ces affections par l'exploration électrique de la contractilité.

Le symptôme *abolition des mouvements* a pu être considéré autrefois comme un phénomène toujours identique à lui-même. Dans les observations relatives à des guérisons de paralysies par l'électricité qui ont été publiées vers la fin du siècle dernier, on ne trouve tenu aucun compte de ce fait que la paralysie du mouvement reconnaît des causes trop nombreuses pour comporter des indications thérapeutiques tout à fait générales. Aussi ces observations devront-elles être reprises et soumises à l'analyse plus rigoureuse que permet l'état actuel de la physique et de la physiologie.

Bon nombre d'observations modernes tombent sous le reproche d'insuffisance qui peut être adressé aux observations anciennes. Celles qui ont été publiées dans le but de recommander l'emploi des courants continus sont surtout dans ce cas. Nous n'aurons donc que peu de chose à ajouter aux indications tout opératoires formulées précédemment sur l'emploi passager des courants continus et sur leur emploi permanent d'après la méthode de Pulvermacher.

On doit aux recherches dont la pratique de la faradisation localisée a été l'occasion, et particulièrement aux travaux de M. Duchenne, la connaissance de quelques-uns des éléments symptomatiques dont la détermination importe le plus en thérapeutique. Nous indiquerons, à l'occasion des états morbides dans lesquels ils se rencontrent, la signification attribuée à ces signes et le parti qu'on en a tiré en vue d'établir le diagnostic, le pronostic, ou le traitement.

Les réactions motrices provoquées par ce procédé d'électrisation sont d'ailleurs faciles à observer et devaient se prêter les premières à une étude méthodique.

1° *Paralysies par lésions cérébrales.* — Les affections cérébrales auxquelles se rattachent les paralysies d'origine encéphalique sont l'hémorrhagie, le ramollissement, les tumeurs et les produits accidentels développés dans le cerveau.

Si ces affections n'avaient pour effet que de détruire les fonctions des masses cérébrales proprement dites, il est infiniment probable que les paralysies qui nous occupent en ce moment rentreraient toutes dans la catégorie des paralysies *cérébrales* de Marshall Hall.

Mais il n'en est pas toujours ainsi. Le symptôme *contracture*, par exemple, qui se rencontre souvent en même temps que la paralysie, reconnaît évidemment une origine différente et peut devenir la source d'indications spéciales. Cependant, en rapprochant, toutes les fois que cela peut se faire, l'épreuve électrique instituée au lit du malade de la vérification nécroscopique, on arrive à se convaincre que, dans la très-grande majorité des cas, il est possible de reconnaître le siége encéphalique de la lésion en se basant sur la conservation de la contractilité musculaire et de la motricité nerveuse. Aux signes diagnostiques rationnels fournis par l'ensemble symptomatique l'exploration électrique permet donc de joindre ceux fournis par l'état de la motilité.

On a généralement envisagé celle-ci en masse sans rechercher s'il y avait lieu d'examiner séparément l'état de l'irritabilité nerveuse et celui de la contractilité musculaire. Nous verrons par la suite que cette distinction entre deux propriétés de tissu concourant à la production d'une manifestation simple en apparence n'est pas toujours facile à faire, et qu'elle est d'ailleurs d'une importance clinique secondaire. Il est bon cependant de savoir qu'elle est possible dans certains cas et qu'elle peut fournir des renseignements utilisables.

D'après Marshall Hall, l'excitation électrique des membres atteints de paralysies cérébrales y provoquerait des contractions plus énergiques que dans les membres sains. Nous avons dit que les choses se passent ainsi chez les animaux dont on a coupé la moelle épinière vers sa partie supérieure.

Les conclusions du physiologiste anglais n'ont pas été acceptées par tout le monde : B. Tood (1) les a combattues d'abord en produisant des exemples de lésions encéphaliques ayant déterminé tantôt une exagération, tantôt une dépression, tantôt aucune modification de l'irritabilité des parties paralysées. D'après cet auteur, l'exagération de la contractilité se rencontrerait lorsqu'il existe un certain degré de contracture des muscles, et serait jusqu'à un certain point en rapport avec leur état de rigidité ; la diminution de la contractilité serait liée à l'atrophie ou à la dégénérescence des muscles consécutive à leur paralysie ; l'irritabilité se montrerait surtout normale chez les sujets frappés d'apoplexie jeunes et en santé. Enfin Tood admet que ces variations dépendent moins de l'état du système musculaire que de celui du système nerveux, et que leur constatation servira surtout à distinguer les affections inflammatoires des affections asthéniques du cerveau, la con-

(1) *Medico-chirurgical Transactions*, 1847.

tractilité se montrant exagérée dans les premières et diminuée dans les secondes.

Il nous semble permis de conclure des faits apportés à l'appui des diverses opinions émises à ce sujet, que, dans la grande majorité des affections encéphaliques observées à une époque rapprochée de leur début, la contractilité des muscles privés du mouvement volontaire est au moins intacte ; et que s'il est impossible de faire rentrer actuellement ces observations sous une loi de physiologie pathologique tout à fait générale, cela tient à ce qu'aucune loi de ce genre ne saurait reposer sur la fiction anatomique qui fait du cerveau un organe unique.

Quant à la transformation graisseuse des muscles atteints de paralysie par suite d'une lésion cérébrale, elle paraît avoir été admise par Tood et par M. Becquerel en vue d'expliquer les cas dans lesquels la motricité est diminuée. Suivant M. Duchenne, les membres s'amaigrissent en masse à la longue dans ces circonstances; mais jamais les muscles ne deviennent graisseux (1). Il est certain que la transformation graisseuse n'est pas constante ; lors donc qu'elle se rencontre, il est rationnel de la rattacher à quelque condition non encore déterminée, mais autre que la suppression de l'action volontaire.

Nous verrons plus tard jusqu'à quel point l'explo-

(1) D'après M. Duchenne, la paralysie générale cérébrale de l'enfance, qu'elle soit survenue avant ou après la naissance, se terminerait fréquemment par une paralysie avec *hypertrophie musculaire* des parties paralysées.

ration électrique de la motricité, presque toujours sinon toujours conservée dans les paralysies par lésion encéphalique, peut servir à distinguer ces paralysies de celles produites par un mécanisme différent.

Dans les paralysies symptomatiques d'une hémorrhagie, d'un ramollissement ou d'une tumeur quelconque du cerveau, les tentatives thérapeutiques pourraient se rattacher à deux indications : au symptôme *paralysie*, ou au traumatisme qui l'a produit et l'entretient. Les moyens électriques proposés jusqu'ici s'adressent exclusivement au symptôme périphérique.

Il paraît incontestable que certaines paralysies par lésion encéphalique ont été guéries ou améliorées au moyen de l'électrisation des parties paralysées par étincelles, par courants interrompus ou par secousses d'induction.

Ces résultats favorables ont été obtenus généralement dans des cas anciens et exempts de complications, ce qui a conduit à admettre que le retour de la motricité volontaire n'accompagne pas nécessairement la réparation du désordre central ; — que les nerfs moteurs et les muscles ont perdu plus ou moins, par le non-usage, la faculté d'obéir à l'excitation volontaire ; — que l'excitation artificielle peut concourir à leur restituer cette aptitude.

Tous les auteurs sont d'accord pour repousser le traitement électrique des paralysies d'origine encéphalique tant que la lésion d'où elles procèdent n'est pas en voie de réparation ou même tant que la somme de réparation possible n'est pas obtenue. On admet que dans ces circonstances l'excitation électrique est sans objet, mais non sans danger; que l'excitation portée inévitablement à la partie malade par les nerfs sensitifs sollicite cette partie à réagir et la constitue ainsi dans un état qui favorise le retour des accidents ou leur exacerbation.

Quant aux données qui pourraient permettre de préciser davantage la règle tracée par les indications et contre-indications précédentes, elles seront fournies par les signes généraux sur lesquels on se fonde d'ordinaire pour juger de la situation des malades, et par l'état du tissu musculaire dans les parties paralysées.

Les contractures permanentes ou passagères d'un nombre plus ou moins considérable de muscles constituent, d'après M. Duchenne, une contre-indication formelle de l'emploi de la faradisation.

Lorsque, cinq ou six mois après la cessation présumable des accidents encéphaliques, les membres plus ou moins complétement privés de mouvements volontaires ne sont le siége d'aucune contracture, cet auteur pense que la faradisation localisée peut être employée avec des chances de succès.

L'opportunité de recourir à la faradisation localisée une fois reconnue, on excitera les muscles par des courants d'induction à intermittences rares, évitant autant que possible d'agir sur la sensibilité et tenant les excitateurs rapprochés l'un de l'autre. Les séances seront courtes, ne dépassant pas dix minutes. Si après un petit nombre de séances on ne notait aucune amélioration, il serait prudent de suspendre le traitement, quitte à y revenir ultérieurement.

Dans les essais de faradisation institués chez des sujets affectés de contractures, on a noté qu'en excitant les muscles antagonistes des contracturés on faisait cesser momentanément la contracture ; mais elle se reproduit bientôt, et le résultat obtenu tout d'abord ne doit pas engager à poursuivre des tentatives inutiles ou même nuisibles.

M. Remak regarde la faradisation comme devant être remplacée, dans le traitement des paralysies en général, par des courants continus qui traverseraient les membres dans la direction des cordons nerveux ; mais les courants intenses qu'il emploie nous paraissent présenter à un degré au moins égal les inconvénients attribués aux secousses d'induction.

Peut-être sera-t-il possible de modifier heureusement, à l'aide du courant continu, les contractures qui compliquent si souvent les paralysies par lésions cérébrales. Les conditions auxquelles sont subordonnées les chances qu'on a d'y parvenir sont toutefois trop peu connues pour légitimer une opinion *à priori* sur ce point.

Jusqu'ici nous n'avons vu dans la médication électrique appliquée au traitement des paralysies d'origine encéphalique qu'un modificateur empirique du symptôme extérieur. L'action des courants sur la nutrition, action chimique directe ou médiate, permettra-t-elle un jour de s'attaquer à la lésion centrale, de favoriser la résorption des caillots, la réparation de la substance nerveuse ramollie, etc. ? — C'est une question que nous devions poser ici, mais à laquelle il est actuellement impossible de répondre.

2° *Paralysie générale des aliénés.* — Cette affection ne nous intéresse encore qu'au point de vue du diagnostic.

Elle est caractérisée par un délire sur la constance et sur la valeur pathognomonique duquel les auteurs ne sont pas d'accord, par un embarras plus ou moins grand de la parole, qui est lente, entrecoupée, d'une articulation difficile, et par une paralysie incomplète rapidement généralisée, paralysie progressive en ce sens qu'elle tend de plus en plus à devenir complète.

Anatomiquement, cette maladie paraît se rattacher à des lésions cérébrales. Elle serait liée à une méningo-encéphalite superficielle chronique et diffuse suivant Bayle (1), à un ramollissement de la

(1) *Recherches sur les maladies mentales*, 1822, et *Traité des maladies du cerveau*. Paris, 1826.

couche corticale du cerveau, suivant M. Parchappe (1).

Alors même que les muscles sont atrophiés, ils ont conservé leur coloration et leur structure normales ; de plus, l'exploration électrique montre que leur contractilité est intacte. (Duchenne et Brierre de Boismont.) Ce dernier caractère rapproche encore la paralysie générale des aliénés des paralysies qui reconnaissent pour cause une lésion encéphalique.

L'état morbide avec lequel on pourrait le plus facilement confondre la *paralysie générale des aliénés* est la *paralysie générale progressive sans aliénation.* Nous verrons bientôt que l'exploration électrique permet de distinguer l'une de l'autre ces deux affections, en établissant que dans la dernière la perte des contractions provoquées par l'électrisation est une des premières conditions observables.

C'est d'après la marche et la forme des symptômes que l'on parviendra à distinguer la paralysie des aliénés des paralysies en rapport avec l'apoplexie, le ramollissement ou les tumeurs de l'encéphale. Dans ces dernières, la paralysie revêt, presque constamment, la forme hémiplégique ; et les troubles intellectuels, perte de la mémoire, affaiblissement de l'intelligence et de la volonté, abrutissement, diffèrent notablement du délire maniaque, mélancolique ou expansif, qui précède ou accompagne la

(1) *Recherches sur l'encéphale, sa structure, ses fonctions et ses maladies.* Paris, 1836-1838.

paralysie générale avec aliénation. Les commémoratifs et l'amélioration spontanée des symptômes paralytiques dans l'hémorrhagie cérébrale, la céphalalgie persistante, les douleurs et les contractures musculaires dans le ramollissement, sont des symptômes qu'on ne retrouve pas d'ordinaire dans la paralysie générale des aliénés. Toutefois aucune de ces affections ne se montre constamment semblable à elle-même, et l'exagération de leurs traits communs ou leur complication réciproque impose, dans certains cas, une grande réserve au diagnostic.

3° *Paralysies générales ou circonscrites sans lésions anatomiques centrales appréciables.* — Il est d'autres formes paralytiques dans lesquelles la motricité reste le plus souvent intacte, comme dans les paralysies précédentes, et qui cependant en diffèrent par leur cause, par leur terminaison habituelle, par l'état anatomique des centres nerveux.

Ces paralysies, si l'on tenait à les classer actuellement, représenteraient, dans les paralysies *cérébrales* de Marshall Hall, le groupe des paralysies dites essentielles. On ne doit cependant pas perdre de vue que, dans le cas même où l'autopsie n'offre à constater aucune lésion des centres nerveux, il n'est pas nécessaire d'admettre l'existence d'un état anatomique anormal qui échapperait à nos moyens d'investigation. La lésion qu'on cherche vainement dans les centres peut exister à la périphérie; elle devient alors d'une constatation bien plus difficile encore; néanmoins il nous semble impossible de ne pas l'admettre dans certaines circonstances. L'état actuel de nos connaissances ne permet aucune affirmation relativement à la nature des paralysies que nous examinons en ce moment; cependant nous sommes très-disposé à les regarder comme formant le groupe des paralysies d'origine périphérique.

A ce groupe se rattacheraient certaines formes de paralysie générale progressive sans aliénation, les paralysies consécutives à quelques maladies infectieuses, à l'anémie, certaines paralysies par intoxication, les paralysies hystériques, les paralysies rhumatismales.

M. Duchenne a trouvé la contractilité électro-musculaire intacte chez un sujet qui succomba après plusieurs années à une paralysie générale avec embarras de la parole, sans avoir jamais présenté aucun désordre intellectuel. On ne rencontra, à l'autopsie de ce malade, aucune lésion appréciable des centres nerveux.

La maladie fébrile à la suite de laquelle apparaissent le plus souvent des phénomènes de paralysie est la *diphthérie*; la *fièvre typhoïde* vient ensuite, puis la *dyssenterie*, la *variole*, etc. M. Gubler (1) a établi

(1) *Mém. sur les paralysies dans leurs rapports avec les maladies aiguës et spécialement les paralysies asthéniques diffuses des convalescents.* Lu à la Société médicale des hôpitaux, décembre 1859.

que des paralysies semblables se montrent quelquefois à la suite d'affections n'ayant pas offert le caractère infectieux.

La paralysie diphthéritique débute presque toujours par le voile du palais. Tantôt elle reste circonscrite à cette partie, tantôt elle se généralise plus ou moins irrégulièrement.

Le degré de la paralysie n'est pas en rapport avec la gravité apparente de la maladie fébrile ; et l'on a vu des paralysies rapidement mortelles survenir au déclin de maladies qui avaient dû sembler relativement bénignes. La paralysie diphthéritique, que nous prendrons comme type parce qu'elle a été le plus fréquemment observée, guérit souvent spontanément après un temps qui varie de quelques jours à une ou plusieurs années.

Les opinions émises sur la nature des paralysies consécutives aux maladies fébriles se réduisent à deux. Pour quelques auteurs, elles seraient dues à l'épuisement nerveux causé par l'affection aiguë qui a précédé, par la diète à laquelle le malade a été soumis, par les moyens débilitants employés dans un but thérapeutique. Suivant d'autres, elles seraient le résultat d'une intoxication et présenteraient autant de variétés distinctes que les maladies d'où elles procèdent. Ces deux manières de voir nous paraissent ne pas s'exclure nécessairement. Il faudrait d'ailleurs, pour apprécier la valeur des arguments fournis à l'appui de l'adoption exclusive de chacune d'elles, posséder sur le mécanisme des intoxications spontanées et sur le rôle de la débilité dans ces empoisonnements, des données qui nous font encore défaut ; aussi ne nous arrêterons-nous pas sur cette question.

Un point d'un intérêt plus immédiat, et auquel les observateurs n'ont pas donné l'attention qu'il mérite, est l'état de la motilité sous l'influence des excitations artificielles, de l'électricité notamment. M. Duchenne a vu, dans les paralysies diphthéritiques, la contractilité conservée et la structure musculaire demeurée intacte.

Il n'en serait pas de même, d'après cet auteur, dans les paralysies consécutives aux fièvres éruptives ou continues ; dans celles-ci la contractilité serait plus ou moins perdue, et les muscles présenteraient un degré d'atrophie en rapport avec la diminution de leur contractilité. Ce caractère différentiel devra conduire à diviser les paralysies qui surviennent dans le cours ou plus généralement pendant la convalescence des maladies aiguës en deux classes bien distinctes.

Contrairement à l'opinion de M. Duchenne, M. A. Becquerel a avancé (1) que, dans les paralysies qui surviennent comme conséquences de la fièvre typhoïde, de la rougeole, de la scarlatine, de la variole, de la suette miliaire, du choléra, du typhus, de la peste, etc., la contractilité électro-musculaire

(1) *Traité des applications de l'électricité à la thérapeutique médicale ou chirurgicale*, 2e édition, p. 205.

est en général conservée, et que cette conservation est même un des éléments les plus précieux du diagnostic. Nous avons cherché vainement sur quoi se fondait cette assertion qu'il importait de signaler, mais qui pourrait bien avoir été émise un peu légèrement.

Les paralysies succédant aux maladies fébriles autres que la diphthérie ne compromettent pas d'ordinaire les mouvements du voile du palais.

La faradisation des muscles privés du mouvement a paru à tous ceux qui y ont eu recours, influer très-favorablement sur le cours de ces affections. Les indications qu'elle comporte dans ces circonstances sont les suivantes : attendre la cessation de l'état fébrile, si, comme cela peut se voir, la paralysie survenait avant la disparition complète de l'affection primitive ; — agir le moins possible sur la sensibilité générale, à moins que la paralysie du mouvement ne soit compliquée d'anesthésie, ce qui arrive quelquefois. On fera donc usage d'extra-courants de faible tension, en ayant soin de régler leur intensité et la fréquence de leurs interruptions sur la sensibilité du malade. L'emploi de l'électricité ne doit pas faire négliger l'administration des analeptiques et les ressources d'un régime réparateur.

Michel Undervood a décrit une paralysie de l'enfance qui survient d'emblée, ou succède à quelques jours de fièvre, ou bien se montre à la suite d'une fièvre continue ou intermittente, et dont le début est souvent accompagné d'accidents cérébraux et de convulsions. Cette paralysie détermine une atrophie plus ou moins considérable de certains muscles et devient ainsi l'origine de déformations persistantes, notamment de pieds bots et de scolioses. M. Rilliet a repris l'étude de cette affection sous le titre de *paralysie essentielle de l'enfance*, auquel M. Duchenne a proposé de substituer celui de *paralysie atrophique graisseuse de l'enfance.*

M. Duchenne, dont l'observation a porté sur un grand nombre de cas, divise en trois périodes l'évolution de la paralysie atrophique graisseuse de l'enfance :

Une première période serait caractérisée par une *paralysie* dans laquelle les muscles atteints perdent à des degrés variables leur contractilité et leur sensibilité électriques. Cette période offre quelquefois une courte durée et peut se terminer rapidement par une guérison spontanée.

Mais ordinairement, elle se prolonge quelques mois, offrant une durée d'autant plus longue que les propriétés motrices se sont montrées plus profondément compromises. Cependant les mouvements volontaires se rétablissent, mais inégalement, et une période d'*atrophie* commence pour certains muscles dont la contractilité ne s'est pas réveillée.

Une troisième période, qu'il est fort difficile de distinguer de la précédente, répondrait à la *transformation graisseuse* des muscles atrophiés.

M. Duchenne traite cette paralysie à toutes les périodes par la faradisation musculaire. Au début, cependant, il craint une affection aiguë de la moelle et conseille avec raison de se conduire comme si cette affection existait, c'est-à-dire de s'abstenir. Au bout de trois ou quatre septénaires, on pourrait commencer prudemment; plus tard, il n'y aurait aucun inconvénient à procéder hardiment. M. Duchenne pense que plus l'époque de l'intervention est rapprochée du début, plus on a de chances d'abréger la durée de la paralysie, de diminuer et peut-être de prévenir l'atrophie des muscles et d'empêcher leur transformation graisseuse. A une époque éloignée du début, une faradisation persévérante pourrait quelquefois ramener la contractilité dans des muscles qui paraissent l'avoir complétement perdue.

Certains empoisonnements, notamment celui par le sulfure de carbone, peuvent déterminer des paralysies générales ou circonscrites avec conservation de la contractilité électro-musculaire. Nous passerons en revue dans un même article les données que l'on possède sur les paralysies déterminées par les empoisonnements.

Cette question offre un intérêt tout spécial en raison des services que sont appelées à rendre les substances toxiques employées comme réactifs dans l'étude expérimentale des paralysies.

Les *paralysies hystériques* se montrent indépendamment de toute lésion anatomique appréciable des centres nerveux. Physiologiquement, elles sont caractérisées, au moins toutes les fois qu'elles sont récentes, par l'intégrité de la contractilité musculaire. Enfin une condition qu'on ne saurait passer sous silence est l'existence de lésions de la sensibilité dans la plupart des cas rapportés à l'hystérie, que ceux-ci soient ou non compliqués de paralysie du mouvement.

L'importance diagnostique du caractère fourni par l'état de la contractilité musculaire a été contestée par M. Althaus, qui a trouvé cette propriété considérablement diminuée dans les cas où l'affection était ancienne, tandis qu'elle demeurait intacte dans les cas récents. Cette observation pourrait devenir plus tard le point de départ de recherches curieuses sur la marche de l'hystérie et sur la mutation ou la complication des éléments pathologiques dont l'ensemble concourt à former une des individualités morbides les plus variables dans leur expression ; mais prétendre résoudre aujourd'hui la question qu'elle soulève serait assurément prématuré.

Les paralysies hystériques offrent à observer une diminution, ordinairement circonscrite, de la sensibilité générale. Les sensibilités sensorielles sont aussi quelquefois plus ou moins compromises, et M. Duchenne a publié une observation très-curieuse de la perte du sens musculaire chez une jeune fille hystérique.

Les paralysies du mouvement qui compliquent l'hystérie reconnaissent-elles pour point de départ la lésion de la sensibilité ou doivent-elles être expliquées par des mécanismes divers? — C'est ce qu'il est impossible de décider actuellement.

La guérison rapide et spontanée des paralysies hystériques s'observe quelquefois, ce qui a fait révoquer en doute l'efficacité des moyens employés successivement pour les combattre ; cependant on observe des paralysies hystériques anciennes qui établissent la persistance possible de ces affections. D'ailleurs, ici comme dans toutes les maladies, l'appréciation des phénomènes morbides ou thérapeutiques est soumise aux chances d'erreur qui résultent du rapprochement clinique de faits ne présentant pas entre eux une analogie physiologique suffisante. Les éléments morbides se prêtent seuls à ces comparaisons établies jusqu'ici entre les faits complexes dont la pathologie a fait des entités artificielles.

On ne doit donc pas s'étonner si l'application d'une même méthode d'électrisation au traitement des paralysies hystériques donne tantôt de brillants succès et tantôt des insuccès complets, sans qu'on soit en mesure de prévoir au début du traitement quel en sera le résultat.

Sans négliger de satisfaire aux indications fournies par les symptômes autres que la perte du mouvement, on pourra, contre celle-ci, recourir à la faradisation localisée des muscles dans lesquels la motricité volontaire est affaiblie ou abolie. Chose remarquable, M. Duchenne s'est trouvé conduit, par des tâtonnements nombreux et suivis, à préconiser comme particulièrement efficaces des procédés opératoires de nature à agir surtout sur la sensibilité. Ainsi il combat l'anesthésie musculaire par des extra-courants de faible tension à intermittences rapides. Si la faradisation avait pour effet de provoquer l'apparition d'un accès convulsif, comme cela a été quelquefois observé, on rendrait plus rares les interruptions des courants.

Dans certaines circonstances cependant, où la faradisation musculaire est mal supportée, on se trouve mieux de l'électrisation douloureuse de la peau, et celle-ci se montre plus utile, au point de vue même du rétablissement des mouvements. En procédant ainsi on obtient quelquefois des guérisons extrêmement rapides ; mais le plus souvent un traitement long est nécessaire ; il est prudent de le continuer quelque temps après le retour de la motricité.

La forme paraplégique a paru à M. Duchenne celle dans laquelle les chances de succès sont le moins grandes. Peut-être cela tient-il à ce que cette forme de paralysie serait l'indice d'une lésion concomitante de l'appareil génital.

Nous avons déjà indiqué (p. 319) les essais de traitement des accidents paralytiques ou convulsifs de l'hystérie par les applications métalliques. Ici encore c'est sur la sensibilité qu'on prétend agir, et c'est sur les modifications des anomalies qu'elle présente qu'on se règle pour juger de l'opportunité curative ou de l'inutilité de l'application essayée.

Les résultats favorables obtenus par ce moyen nous encourageraient à l'expérimenter comparativement avec l'emploi permanent des courants continus faibles mais de grande tension.

L'indécision des traits sous lesquels les pathologistes peignent l'état dit hystérique se retrouve dans les tableaux qu'on a tracés de l'état *rhumatismal*.

Quoiqu'il en soit de cette question, sur laquelle nous aurons à revenir (§ 5), on regarde comme rhumatismales les paralysies, presque toujours circonscrites, dans lesquelles l'abolition du mouvement, ordinairement précédée et quelquefois accompagnée de douleur, se montre consécutivement à l'action des influences qui tendent à produire un refroidissement lent ou un refroidissement brusque non suivi de réaction.

Dans les paralysies rhumatismales des membres, la contractilité musculaire est intacte. Tant que persistent les douleurs spontanées, la sensibilité des muscles paralysés à l'excitation électrique est augmentée ; mais cette exagération de la sensibilité à la faradisation disparaît avec la douleur rhumatismale.

Les muscles inactifs par suite de paralysie rhumatismale subissent à la longue un amaigrissement et une atrophie qui peuvent être considérables ; mais M. Duchenne ne les a jamais vus devenir le siége de la transformation graisseuse.

C'est au groupe des paralysies rhumatismales qu'on rapporte la paralysie des parties animées par le nerf facial, lorsque ces paralysies surviennent indépendamment de toute lésion d'origine centrale et ne peuvent s'expliquer que par l'influence d'un refroidissement.

L'hémiplégie faciale rhumatismale se distingue toutefois des paralysies rhumatismales des membres en ce qu'elle s'accompagne d'une diminution ou d'une abolition de la contractilité des muscles de la face qui peut se montrer complète au bout d'un septénaire. Dans cette affection, les muscles privés du mouvement subissent rapidement une atrophie notable ; aucune observation n'a encore établi que cette atrophie puisse se compliquer de transformation graisseuse.

Les paralysies rhumatismales guérissent presque toujours sous l'influence de la faradisation des muscles inertes continuée pendant un temps suffisamment long ; et cela, qu'elles affectent les membres ou la face.

Bien qu'un grand nombre de ces paralysies guérissent spontanément, le contraire se voit trop souvent pour que l'utilité de la médication électrique puisse ici être mise en doute un seul instant.

On manque d'observations comparatives établissant l'opportunité générale de s'adresser aux courants induits de haute tension plutôt qu'à ceux de tension faible. Les premiers devront cependant être évités dans la faradisation des muscles de la face en raison de la facilité avec laquelle ils provoquent des sensations lumineuses.

M. Duchenne a formulé, relativement à la plus ou moins grande rapidité qu'il convient de donner aux interruptions, quelques préceptes utiles à connaître :

Un mode de terminaison assez fréquent des paralysies faciales rhumatismales qui guérissent spontanément est la contracture des muscles affectés. Cette terminaison peut survenir également lorsque la paralysie a été combattue avec succès par la faradisation musculaire. Or, M. Duchenne a remarqué qu'elle est favorisée par l'usage des intermittences rapides ; il recommande de commencer par employer les courants rapidement interrompus, mais de les abandonner pour les courants à intermittences de plus en plus rares à mesure qu'on approche de la guérison. M. Duchenne pense même que la faradisation par les courants à intermittences rares favorise la résolution des contractures, tandis que celles-ci pourraient être produites dans des muscles sains par la faradisation pratiquée au moyen de courants très-rapidement interrompus.

Nous manquons d'observations faites à ce point de vue sur les terminaisons possibles de la paralysie rhumatismale des membres. Les contractures qu'on observe quelquefois à leur suite portent-elles sur les muscles paralysés ou sur leurs antagonistes dont la tonicité n'aurait pas été suffisamment contenue durant la période paralytique de la maladie ? — C'est une question que devront élucider les observations ultérieures.

A quel moment convient-il de commencer la faradisation des muscles atteints par une paralysie rhumatismale ? — En déclarant que le traitement sera généralement d'autant plus court qu'il est institué à une époque plus rapprochée du début, M. Duchenne nous semble admettre implicitement qu'il y a tout avantage à commencer aussitôt que la paralysie est constatée. M. A. Becquerel ne partage pas cette manière de voir et veut qu'on attende la cessation des douleurs spontanées pour exciter les parties qui en sont le siége. Toutefois l'opinion de M. A. Becquerel n'étant qu'une affaire de sentiment, et l'influence de la faradisation sur le symptôme douleur, dans le rhumatisme, étant généralement nulle ou bienfaisante, nous ne saurions voir dans la persistance des douleurs une contre-indication de l'emploi des courants induits.

La fréquence relative de l'*aphonie* accidentelle dans les pays froids et humides doit faire supposer que dans un grand nombre de cas cette affection est de nature rhumatismale. M. Duchenne a cité plusieurs exemples d'aphonies de ce genre assez rapidement guéries par la faradisation du larynx. Nous en avons observé un cas dans lequel la guérison ne survint que tardivement ; mais aussi la maladie était plus ancienne.

Obs. Mademoiselle V., de Dunkerque, âgée de 20 ans environ, d'un tempérament lymphatique, était atteinte depuis quatre ans d'une aphonie qui avait débuté brusquement pendant un coryza. A l'époque où j'examinai la malade, on avait déjà essayé successivement et sans en obtenir aucun résultat, les gargarismes astringents, la cautérisation par le nitrate d'argent, les fumigations aromatiques, l'huile de foie de morue, les préparations d'iode, les eaux du Mont-Dore et des Pyrénées, les ferrugineux, les purgatifs, les voyages dans le Midi.

Mademoiselle V. ayant souffert pendant longtemps d'un torticolis, je me demandai si la paralysie n'intéressait pas tout le tronc du spinal. La faradisation de la branche externe de ce nerf, qui donne le mouvement à la portion respiratoire du muscle sterno-mastoïdien, produisait des deux côtés des contractions énergiques. L'aphonie était donc en rapport avec une paralysie bornée à la branche récurrente laryngée ou aux muscles du larynx. Je conseillai la faradisation par l'extra-courant de quelqu'un des appareils généralement employés, à l'aide de deux excitateurs humides portés l'un au niveau de l'espace crico-thyroïdien, et l'autre au-dessus du cartilage thyroïde au cas où la malade n'en supporterait pas l'application à la partie postérieure du larynx. Six mois après environ, je revis mademoiselle V., et appris que les quarante premières séances n'avaient amené aucune amélioration ; heureusement on ne s'était pas découragé, et dix séances de plus avaient suffi pour obtenir une guérison parfaite.

La faradisation pourrait être essayée aussi contre les aphonies hystériques. Nous avons observé un cas d'aphonie regardée comme hystérique et dans lequel la faradisation du larynx ne produisit aucune amélioration. Nous croyons devoir rapporter sommairement cette observation, qui, malgré la concordance des diagnostics portés par plusieurs médecins distingués des hôpitaux consultés isolément, nous paraît présenter une affection curieuse, non décrite, et différant notablement des types hystériques.

OBS. Madame L., de Dijon, vint à Paris consulter pour une aphonie qui datait de plusieurs mois et lui donnait quelque inquiétude. Elle présentait alors les symptômes suivants : aphonie, respiration anxieuse sans rémissions, névralgie dorso-intercostale, insomnie depuis trois mois, amaigrissement, sentiment de lassitude. L'auscultation des poumons et du cœur et l'examen au laryngoscope ne me firent absolument rien découvrir d'anormal ; ces caractères négatifs furent confirmés par M. le professeur Piorry. La menstruation n'offrait rien d'insolite ; le toucher vaginal n'indiquait aucune lésion de forme ou de situation de l'utérus. L'aphonie, sur laquelle se porta surtout l'attention des médecins qui virent madame L., fut regardée comme hystérique ; et on eut recours sans aucun résultat à tous les moyens conseillés en pareil cas, y compris la faradisation du larynx.

Cependant j'avais été frappé de la coïncidence de l'aphonie et de la dyspnée. En l'absence de toute lésion physique du larynx, une pareille coïncidence me paraissait l'indice d'une affection intéressant à la fois le spinal et le pneumo-gastrique ou le centre nerveux vers leurs origines. Cette supposition me conduisit à examiner les urines : l'ébullition en présence de la solution cupropotassique, comme avec la chaux, ne donna aucun signe appréciable de la présence du glucose. Mais en débouchant un échantillon resté chez moi depuis plusieurs jours, je vis qu'il y avait eu production abondante de gaz. J'essayai alors la fermentation : une première fiole à fermentation servait de témoin et contenait de la levûre de bière avec de l'eau ; une seconde était pleine d'urine ; la troisième contenait de l'urine et de la levûre de bière. Après dix heures de séjour dans un milieu à 18 degrés environ, il n'y avait pas trace de gaz dans le vase témoin ; quelques bulles seulement se montraient dans le goulot de la fiole pleine d'urine seule; la troisième, contenant l'urine et la levûre de bière, était vide de liquide et remplie d'un gaz entièrement absorbable par la potasse. L'urine de madame L. contenait donc une substance qui ne réduisait pas le réactif cupropotassique, ne colorait pas d'une manière appréciable le lait de chaux, et cependant fermentait en présence de la levûre de bière.

J'adressai la malade à mon maître et ami, M. le professeur Bouchardat, qui, dans un premier examen, constata les caractères précédents, reconnut qu'il ne s'agissait pas du sucre de canne à la présence duquel ces caractères auraient pu faire croire, et vit de plus que l'urine renfermait une matière azotée capable de jouer le rôle de ferment et expliquant ainsi la fermentation spontanée dont j'avais été témoin sans en saisir toutes les conditions.

M. Bouchardat prescrivit à madame L. le traitement qu'il fait suivre d'ordinaire aux diabétiques. La malade s'en trouva fort bien; en peu de jours, la polyurie avait notablement diminué et la matière fermentescible avait à peu près complétement disparu de l'urine, de sorte qu'il fut impossible d'en obtenir une quantité suffisante pour en déterminer la nature. A cette époque la malade fut enfin obligée de retourner en province et je n'en ai plus eu de nouvelles.

4° *Paralysie générale spinale. — Paralysie ascendante. — Tabes dorsalis.* — Les états pathologiques réunis par les auteurs dans les descriptions dont nous donnons ici les titres, offrent des groupes de symptômes qui reconnaissent vraisemblablement un même mécanisme immédiat, mais qui sont produits dans des conditions différentes de temps, de siége, d'étendue, des actions morbigènes d'où ils procèdent.

M. Duchenne a décrit sous le nom de *paralysie générale spinale* (1) une affection caractérisée par l'affaiblissement progressif et enfin par la perte des mouvements volontaires, affection portant d'abord sur les mouvements des membres inférieurs et se généralisant ensuite. Dans cette espèce morbide, la contractilité électrique des muscles paralysés se montre, dès le début, affaiblie ou perdue. Ensuite ces muscles s'atrophient en masse et quelques-uns peuvent subir en partie la transformation graisseuse. L'impossibilité de faire contracter les muscles par l'électrisation différencie la paralysie générale spinale de la paralysie générale cérébrale avec ou sans aliénation. Enfin, on n'a constaté, dans la paralysie générale dite spinale, aucune altération du cerveau ou de ses membranes, tandis qu'on y a rencontré *quelquefois* une lésion anatomique de la moelle.

M. Duchenne prétend que dans les cas où la lésion médullaire n'est pas constatée, elle n'en existe pas moins.

Il témoigne par là de son peu de foi aux maladies essentielles, et nous ne lui reprocherons pas une incrédulité que nous partageons. Mais son assertion suppose démontrée l'identité du mécanisme physio-

(1) *De l'Électrisation localisée.* 2e édition 1861, p. 258 et suiv.

logique des symptômes qui servent de lien clinique entre les différents cas rapportés à la paralysie spinale ; or la preuve de cette identité reste à fournir. Le rapprochement de deux cas rapportés par M. Duchenne à la paralysie générale spinale offre à ce point de vue un grand intérêt. Dans l'un, on trouve à l'autopsie un ramollissement des cordons antérieurs de la portion cervicale de la moelle ; les muscles ne furent pas examinés. Dans l'autre, qui avait présenté la même succession de symptômes, les centres nerveux furent trouvés intacts, tandis que quelques muscles avaient subi un commencement de transformation graisseuse, insuffisant pour expliquer la perte de la motilité. A l'occasion de ce dernier cas, M. Duchenne indique un fait sur lequel nous croyons devoir appeler l'attention : l'excitation électrique des muscles de la jambe paralysée ne donnait rien, tandis que des mouvements volontaires y étaient encore possibles, et qu'on obtenait des contractions de ces muscles par la faradisation des nerfs poplités. La lésion, primitive ou secondaire, qui avait aboli la motilité ne siégeait-elle pas ici dans le tissu musculaire ? N'a-t-on pas confondu sous la dénomination commune de paralysies spinales des paralysies de la contractilité musculaire et des paralysies de la motricité nerveuse se traduisant d'ailleurs par des symptômes semblables ? — S'il en était ainsi, une distinction devrait être établie entre les différents cas ; et il ne serait pas impossible d'arriver à présumer, d'après les signes tirés de l'exploration électrique, s'il existe ou s'il n'existe pas de lésion centrale.

Nous ne nous arrêterons pas davantage sur cette question qu'il nous a paru opportun de poser, mais pour la solution de laquelle les observations actuelles ne fournissent pas de documents suffisants.

La paralysie générale spinale offre généralement une marche chronique; on l'a observée cependant à l'état aigu. Elle peut ainsi durer de quelques jours (*paralysie ascendante aiguë*, Landry) à quelques années (*tabes dorsalis*).

M. Remak a prétendu (1) que les courants continus constants dirigés à travers les troncs nerveux des extrémités inférieures, chez des individus affectés de *tabes dorsalis*, avaient pour effet de diminuer l'incertitude de la marche et d'exercer une influence favorable sur la paralysie de la vessie et du rectum lorsqu'elle existe simultanément. Des applications galvaniques auraient encore été faites avec succès par cet auteur sur différents points du rachis. Toutefois il déclare que les résultats favorables « sont restés limités à certaines variétés de cette affection protéiforme. »

L'histoire des paralysies générales et des paralysies spinales présente encore trop d'obscurité pour qu'il soit possible, d'après les faits publiés, d'arrêter

(1) *Procès-verbal de la société Hufeland.* Mars 1858.

une opinion sur l'efficacité ou même sur l'opportunité d'un traitement électrique dans ces affections.

L'électrisation constitue néanmoins le réactif le plus utile à ceux qui essaieront d'apporter un peu d'ordre et de lumière dans cette partie de la pathologie.

5° *Paralysies déterminées par les empoisonnements.* — La question des paralysies consécutives aux intoxications présente un intérêt tout spécial, parce que ces paralysies reconnaissent des mécanismes variés, et parce que tous les types de paralysie que nous avons passés en revue jusqu'ici et ceux qu'il nous reste à examiner pourront sans doute être produits par quelque action toxique.

Les poisons seront donc d'une grande utilité lorsqu'on entreprendra expérimentalement l'étude des paralysies et l'analyse des phénomènes complexes qu'elles offrent à l'observation dans les circonstances pathologiques ordinaires. Cet ordre de recherches, dont le plan a été tracé par M. Cl. Bernard (1), n'a encore porté que sur un petit nombre de poisons; aussi ne pouvons-nous donner ici que l'indication très-sommaire de quelques faits observés en masse et de quelques-unes des circonstances à la suite desquelles s'observent des accidents paralytiques.

(1) *Leçons sur les effets des substances toxiques et médicamenteuses*. Paris, 1857.

Paralysies saturnines et végétales. — La contractilité musculaire se montre affaiblie ou abolie dans les paralysies saturnines et dans celles consécutives à la colique végétale, paralysies que nous réunissons ici parce qu'elles sont cliniquement identiques et parce qu'il n'est pas démontré qu'elles reconnaissent des causes différentes.

On est parti de là, et aussi d'expériences dans lesquelles étaient reproduites plus ou moins exactement les conditions habituelles de l'empoisonnement par les préparations de plomb, pour prétendre que l'action de ces préparations portait primitivement sur le système musculaire. Mais les faits sur lesquels on a basé cette assertion n'en donnent pas une preuve suffisante. Nous avons vu, en effet, que la perte de la contractilité musculaire peut être la conséquence d'une abolition directe de cette propriété ou de son extinction par suite d'une lésion nerveuse de l'ordre de celles auxquelles Marshall Hall a rapporté ses paralysies spinales. Dans les conditions où ont opéré les expérimentateurs, la question ne pouvait être jugée que par la réaction du tissu musculaire examiné à la suite d'un empoisonnement aigu, les explorations faites après un empoisonnement chronique ne permettant pas de conclure de la destruction des propriétés musculaires à la lésion primitive de ce tissu. Or, l'empoisonnement aigu par la plupart des sels métalliques offre des résultats d'une appréciation difficile, lorsque, comme c'est le cas pour les sels de plomb, la dose nécessaire pour provoquer des accidents nettement appréciables est suffisante pour produire un véritable traumatisme chimique des tissus qui ne doit pas être confondu avec les phénomènes de l'intoxication. La question de savoir si la paralysie saturnine est une paralysie musculaire ou si elle se rattache au groupe des paralysies nerveuses spinales de Marshall Hall exige donc, pour être résolue, de nouvelles recherches.

Les travaux de M. Duchenne ont puissamment contribué à faciliter le diagnostic de la paralysie saturnine dans les cas, assez fréquents, où les commémoratifs porteraient à écarter tout d'abord la supposition d'un empoisonnement par les préparations plombiques. Aussi croyons-nous ne pouvoir mieux faire que de rapporter d'après cet auteur les caractères qui permettent, dans l'immense majorité des cas, de distinguer facilement cette affection de celles qui pourraient au premier abord offrir avec elle des traits prononcés de ressemblance.

Le caractère le plus général est une diminution notable ou une abolition de la contractilité électro-musculaire dans les muscles paralysés, qui conservent cependant en grande partie leur sensibilité générale.

L'ordre habituel de localisation de la paralysie saturnine doit encore fixer l'attention. Bien qu'elle puisse quelquefois débuter d'emblée d'une manière générale, elle se distribue presque constamment avec une remarquable régularité, envahissant d'abord les membres supérieurs lorsqu'elle doit s'étendre à d'autres parties, mais restant, le plus souvent, limitée à ces membres dont tous les mouvements ne sont pas également compromis, et qui se montrent souvent affectés d'une manière symétrique.

« *L'extenseur commun des doigts*, et après lui les *extenseurs propres de l'index et du petit doigt*, puis le *long extenseur du pouce* sont les premiers atteints dans leur contractilité électrique. Lorsque l'extenseur commun est seul paralysé, le sujet perd la faculté d'étendre la première phalange du médius et de l'annulaire ; l'index et le petit doigt conservent ce mouvement, affaibli il est vrai, grâce à l'intégrité de leurs extenseurs propres.

« Des muscles extenseurs de l'avant-bras, la lésion de la contractilité électro-musculaire s'étend aux muscles *radiaux*. Les deux radiaux peuvent être affectés à la fois ou isolément. Dans ce dernier cas, c'est le *second radial* qui est atteint le premier ; et, lorsque, étant lésés isolément, ils le sont d'une manière inégale, c'est encore le second radial qui est le plus malade.

« Enfin, le *cubital postérieur*, le *long abducteur* et le *court extenseur du pouce*, sont presque toujours les derniers muscles de la région postérieure de l'avant-bras qui perdent la propriété de se contracter sous l'influence de la faradisation.

« Chez tous mes malades, les supinateurs et l'anconé ont conservé la contractilité électrique dans toute son intégrité (1).

« Dans les paralysies saturnines, les muscles de la région antébrachiale antérieure, ceux de la paume de la main et les interosseux palmaires conservent leur contractilité électrique à l'état normal. On sait cependant que ces muscles sont affectés aussi à un faible degré dans leur contractilité volontaire.

« La lésion de la contractilité électrique n'est pas toujours limitée à certains muscles de la région antébrachiale postérieure ; elle atteint souvent le *deltoïde* en laissant intacts les muscles du bras.

« Enfin, au bras, le *triceps* est plus souvent lésé dans sa contractilité électrique que le *biceps*.

« Dans la paralysie saturnine générale du membre supérieur, outre les supinateurs et les muscles de la région antérieure de l'avant-bras, j'ai toujours vu le grand pectoral, le trapèze et les muscles qui s'insèrent dans la fosse sous-épineuse, conserver leur aptitude à se contracter sous l'influence de la faradisation. »

A défaut de l'exploration électrique, l'attitude des avant-bras atteints de paralysie saturnine peut être d'un grand secours dans le diagnostic de cette affection. « La première fois, dit M. Duchenne, que j'ai à

(1) Je n'essaierai pas, ajoute M. Duchenne, d'expliquer l'espèce d'immunité dont jouissent ces muscles, qui, comme les précédents, sont sous la dépendance du nerf radial.

examiner une paralysie saturnine limitée aux avant-bras, j'engage toujours le malade à porter en avant ses deux membres supérieurs, et à la seule attitude de ses poignets, je juge si tous les extenseurs du poignet sont paralysés ou s'ils ne le sont que partiellement : 1° s'il ne peut relever son poignet et que celui-ci ne soit pas plus dans l'abduction qu'à l'état normal, je suis certain que ses radiaux et son cubital postérieur sont paralysés ; 2° si le poignet, ne pouvant être relevé par le malade, se trouve entraîné dans l'adduction, j'en conclus à l'intégrité du cubital postérieur et à la paralysie des deux radiaux ; 3° quand le malade peut relever son poignet seulement après avoir fermé le poing, pour moi la paralysie est limitée au second radial, si alors le poignet est élevé directement sur l'avant-bras ; 4° enfin si, pendant ces mouvements d'élévation, le poignet est entré dans l'abduction, c'est que le cubital postérieur est paralysé, ainsi que le second radial. »

Lorsque la paralysie saturnine tend à se généraliser et qu'elle envahit les membres inférieurs, les muscles extenseurs y sont encore les premiers atteints.

Dans le siècle dernier, Gardane (1764) avait traité avec succès la paralysie saturnine des membres supérieurs par de longues séances d'électrisation par étincelles tirées de tous les points des membres affectés.

Cette méthode paraît devoir être remplacée aujourd'hui par la faradisation des muscles qui constitue, à notre sens, un procédé équivalent, mais d'une application plus commode. Nous verrons plus loin le rôle important que celle-ci peut être appelée à jouer dans le traitement de la *colique saturnine;* son utilité n'est pas moins grande alors qu'il s'agit de combattre le symptôme paralysie.

Cependant les résultats avantageux qu'on retire de la faradisation sont alors obtenus moins rapidement, puisque le traitement exige de trente à cent séances de faradisation des muscles privés du mouvement, tandis qu'une ou deux séances, rarement plus de trois, ont suffi à M. Briquet pour triompher des douleurs de la colique.

Lorsqu'on approche de la guérison, on voit les mouvements volontaires revenir d'abord; les contractions électro-musculaires n'apparaissent que plus tard.

D'autres empoisonnements ont pour effet la production de paralysies qui reconnaissent des origines immédiates variées.

Le *curare* paralyse en détruisant les propriétés physiologiques des nerfs moteurs. La mort survient alors par arrêt des mouvements respiratoires. La contractilité musculaire reste intacte. Mais c'est là un empoisonnement aigu, et nous ignorons ce que deviendrait la contractilité musculaire si la paralysie pouvait être circonscrite pendant un temps assez long à quelques nerfs présidant à des actes purement locomoteurs.

Le *sulfo-cyonure de potassium* et un certain nombre d'autres poisons minéraux ou organiques agissent directement sur la contractilité musculaire. Mais ici encore l'expérimentation n'a pu jusqu'à présent jeter une lumière bien vive sur les questions pathologiques et thérapeutiques qui se rattachent à la paralysie musculaire : en effet, un des premiers muscles atteints est le cœur dont l'arrêt détermine une mort trop prochaine, même chez les animaux à sang froid, pour que l'expérimentateur puisse tirer un parti utile à la médecine des cadavres qui lui restent entre les mains.

C'est aux empoisonnements chroniques ou aux empoisonnements circonscrits qu'on devra recourir pour produire artificiellement des lésions comparables dans leurs effets à celles qui s'offrent à l'observation du clinicien.

L'abus des *alcooliques* peut amener une paralysie offrant quelques traits de ressemblance avec la paralysie générale des aliénés. Dans cette affection, récemment étudiée par M. Lasègue, la contractilité musculaire demeure intacte.

L'empoisonnement par le *sulfure de carbone* détermine aussi quelquefois une paralysie générale dans laquelle la contractilité musculaire ne se montre pas lésée.

M. A. Becquerel dit avoir constaté une diminution notable de la contractilité dans deux cas de paralysies qu'il attribue à l'intoxication mercurielle.

En résumé, l'histoire des paralysies produites par les empoisonnements reste à faire presque entièrement. L'étude clinique ne saurait être à ce point de vue que d'un secours médiocre : on en a tiré ce qu'elle pouvait donner, c'est-à-dire fort peu de chose, et les faits pathologiques qui s'offrent à l'observation ne prendront une signification que lorsque l'expérimentation nous aura mis à même d'en soupçonner le mécanisme. Jusque-là on en sera réduit à faire reposer les essais thérapeutiques sur les hypothèses que permettent les deux seules conditions qu'il soit possible de déterminer au lit du malade : l'abolition ou la conservation de la contractilité électro-musculaire. Or, l'insuffisance d'une pareille donnée ressort très-nettement de ce fait qu'elle ne permet pas de distinguer les paralysies par lésion musculaire de celles qui sont liées à une affection des origines des nerfs moteurs.

Cette insuffisance de caractères différentiels précis ressort avec non moins d'évidence de l'observation des paralysies dans lesquelles la contractilité musculaire est conservée.

6° *Paraplégies par lésions spinales.* — De même que les paralysies générales se rencontrent avec ou sans lésion appréciable du centre encéphalique, de même les paraplégies sont tantôt l'expression symptomatique d'une affection spinale et tantôt existent indépendamment de toute altération sensible de la texture du centre rachidien.

Les lésions spinales entraînant ordinairement la paraplégie sont les fractures des vertèbres, l'hémorrhagie, le ramollissement, la compression, les productions d'exsudats que l'on attribue aux inflammations chroniques de la moelle et de ses méninges.

Les observations suivies d'autopsies, et dans lesquelles l'état de la motilité électrique a été constaté, doivent faire admettre qu'en général, dans les fractures, les ramollissements, les hémorrhagies, la contractilité et la sensibilité électriques sont affaiblies ou détruites, et qu'il se produit consécutivement une atrophie des muscles proportionnelle au degré de la paralysie. Dans ces cas, il faut donc admettre que la lésion d'où procède la paralysie n'a pas seulement pour effet de supprimer l'influence cérébrale, mais qu'elle compromet en même temps l'intégrité des parties qui jouent le rôle de centres moteurs et de centres nutritifs.

. . . .

Lorsque la section de la moelle est pratiquée chez les animaux avec netteté et sans produire des délabrements capables d'entraîner une réaction morbide considérable, les propriétés nerveuses peuvent persister dans les parties qui reçoivent leurs nerfs du segment inférieur de la moelle coupée, parties qui sont simplement soustraites à l'influence de la volonté et dont la sensibilité est devenue inconsciente. Ces résultats ont été obtenus par M. Landry (1), dans des expériences instituées sur des grenouilles, des cabiais et des chiens.

Pareil résultat pourrait-il s'observer chez l'homme? — M. Landry l'admet d'après une observation dont il donne le résumé que nous reproduisons :

OBS. M. Gr... propriétaire à Aubusson, âgé de 50 ans, fut pris, il y a quelques années, de douleurs violentes le long de la colonne vertébrale, principalement au niveau de la sixième ou septième vertèbre dorsale. Cette douleur était accompagnée de fièvre, d'un sentiment de courbature, avec fourmillements et engourdissements dans les membres inférieurs qui perdirent bientôt complétement la sensibilité et la motilité volontaire. — Rétention des urines et des matières fécales. — Les symptômes aigus se calmèrent, mais les phénomènes paralytiques persistèrent; et aujourd'hui, après de nombreux traitements, voici ce que l'on observe :

Paralysie complète du sentiment et du mouvement jusqu'au niveau de la base du thorax. — Les évacuations des matières fécales et des urines ne peuvent plus avoir lieu volontairement, et M. Gr... n'éprouve jamais le besoin qui les sollicite ordinairement. Cependant, une fois par jour au moins, il y a une selle spontanée; et quand la vessie est pleine, elle se vide sans le secours de la sonde.

Mais il n'y a pas d'incontinence ni de regorgement; jamais la vessie n'est distendue outre mesure, et l'écoulement des urines a lieu chaque fois en un seul jet bien plein et assez énergique. Les urines ne sont nullement altérées.

Mouvements reflexes des membres inférieurs au moindre

(1) *Traité complet des paralysies*, t. I, 1re partie, 1859, p. 28 et suiv.

attouchement ou à la plus légère piqûre, mouvements dont le malade n'a nullement conscience.

Les membres paralysés sont restés bien développés, et chaque masse musculaire est parfaitement accusée. On ne peut y trouver un seul muscle qui ne réponde à l'électricité aussi bien, *sinon plus*, que ceux des membres supérieurs.

Bien que cette observation n'ait pas été complétée par l'autopsie, M. Landry n'hésite pas à prononcer qu'il existait une lésion de la moelle attestée par des signes *pathognomoniques* dont il se réserve d'établir plus tard la valeur. Si cette preuve peut être fournie, il faudra voir là une paralysie par lésion spinale entraînant la suppression de l'action cérébrale sur les parties paralysées, mais leur laissant l'irritabilité sensitive, motrice, contractile et nutritive.

Les autopsies pourront peut-être jeter quelque jour sur la nature des altérations capables de déterminer cet ordre peu connu de troubles fonctionnels.

La conservation des propriétés motrices a été encore constatée dans des circonstances où la paraplégie était en rapport avec une simple compression de la moelle, sans désorganisation de son tissu.

Il existe donc deux classes de paraplégies dont les causes affectent évidemment la moelle, mais l'affectent différemment. Les symptômes sont identiques ; mais l'exploration électrique permet de reconnaître dans les premières des paralysies *spinales* de Marshal Hall, dans lesquelles l'influence de la moelle sur les parties paralysées est supprimée ou détruite; et dans les secondes, des paralysies *cérébrales* par lésion spinale, accusant simplement une interruption des rapports des parties paralysées avec le centre encéphalique.

Relativement au traitement des paralysies symptomatiques de lésions spinales, nous ne pouvons que répéter ce que nous avons déjà dit à l'occasion des paralysies par lésions cérébrales. Lorsque les signes fournis par les divers moyens d'exploration, et spécialement par l'exploration électrique, auront fait reconnaître l'affection médullaire qui a causé la paralysie, on se trouvera en présence d'une double source d'indications : 1° le symptôme paralysie, 2° sa cause organique.

Or, il semble que le symptôme ne puisse être attaqué avec quelques chances de succès que si la cause a cessé d'agir, que si la lésion spinale est réparée.

Lorsqu'on a toute raison de croire qu'il en est ainsi, il est rationnel d'appeler *l'électrisation* à réveiller l'irritabilité nerveuse et musculaire dans les cas où la persistance du symptôme paralysie est due à leur abolition ou à leur diminution.

Pendant qu'existe encore ou se développe la lésion qui occasionne la paralysie, doit-on rester inactif? — Nous voyons tous les jours qu'aucun praticien ne se résigne, dans ces circonstances, au simple rôle de spectateur. On se demande dès lors si l'électricité ne doit pas grossir la liste des agents employés en pareil cas, et si les chances avantageuses que comporte l'adoption de ce moyen l'emportent sur les inconvénients auxquels il expose. — C'est une question sur laquelle l'expérience doit prononcer.

Peut-être les courants continus introduits et interrompus graduellement seront-ils quelquefois utiles. Quoi qu'il en soit, nous regardons les essais à entreprendre dans cette voie comme parfaitement légitimés par l'usage qu'on a fait et qu'on fait tous les jours du moxa et du cautère.

7° *Paraplégies sans lésion spinale appréciable.* — Les conditions sous l'influence desquelles se développent les paralysies générales peuvent donner lieu à des paraplégies.

On ne sait rien encore de positif relativement aux circonstances qui favorisent cette localisation et aux indications qui en résulteraient.

Cependant, en présence des faits de paraplégie liés à des affections des organes génito-urinaires rassemblés par M. R. Leroy d'Étiolles dans son travail sur les paraplégies (1), on doit se demander si la paralysie hystérique n'affecte pas plus spécialement la forme paraplégique dans les cas où il existe un état pathologique de l'*appareil utérin*, cause de l'hystérie ou la compliquant.

(1) R. Leroy d'Étiolles. — *Des paralysies des membres inférieurs ou paraplégies*, 1re partie 1856.

M. Duchenne, traitant la question du pronostic des paralysies hystériques, déclare que la forme paraplégique est celle qui cède le moins facilement à la faradisation musculaire et cutanée. Dans ces circonstances, nous rechercherions tout d'abord s'il existe quelque affection utérine ; et dans les cas où nous pourrions constater l'existence d'une complication de ce genre, elle deviendrait pour nous la première source d'indications curatives.

Le travail de M. Leroy d'Étiolles a surtout appelé l'attention sur les paraplégies occasionnées par un état pathologique de l'*appareil urinaire*. Un certain nombre d'observations suivies d'autopsies ne permet pas de méconnaître une relation entre les maladies des organes génito-urinaires et l'apparition de certaines paralysies; nous rapporterons le sommaire de ces observations (1) :

Obs. 1. Fièvre maligne, paraplégie. — Rein gauche noir, moelle épinière affectée du même côté.

(Lieutaud, d'après Lœlius).

3. Rétention d'urine, paraplégie du mouvement et du sentiment. — Le parenchyme de l'un des reins contient un grand nombre de petits abcès; l'autre rein est gorgé de sang, son tissu est ramolli ; muqueuse des uretères et de la vessie injectée; parois de la vessie épaissies; les vertèbres, la moelle et ses enveloppes sont saines.

(Edward Stanley.)

(1) Nous conservons à ces observations les numéros d'ordre qui leur sont affectés dans l'ouvrage d'après lequel nous les citons.

4. Paralysie incomplète des membres supérieurs et inférieurs; urine purulente ne pouvant pas toujours être expulsée spontanément. — Les deux reins gorgés de sang; l'un d'eux contient de petits abcès; moelle intacte. (*Id.*)

6. Chutes sur le reins, paraplégie. — Injection des enveloppes de la moelle, à la hauteur de la première vertèbre lombaire; moelle et cerveau sains. Abcès dans les deux reins; épaississement de la vessie; engorgement de la prostate. (*Id.*)

7. Blennorrhagie, injections, rétention d'urine, paraplégie, défécation et miction involontaires, eschare au sacrum. — Moelle et cerveau sains. — Reins ramollis, gorgés de sang; abcès petits et nombreux disséminés dans les substances corticale et tubuleuse; bassinets et calices pleins d'un pus épais. Muqueuse vésicale épaissie, injectée, paraissant couverte de lymphe plastique. (*Id.*)

8. Gonorrhée avec phimosis. Trois semaines après, douleur lombaire durant un jour ou deux, puis paraplégie avec perte complète du mouvement, incomplète du sentiment. Écoulement abondant et par regorgement de l'urine. Mort 16 heures après la paralysie. — Turgescence vasculaire de la moelle et de ses enveloppes au niveau de la région lombaire. Reins presque noirs et gorgés de sang; muqueuse des calices, des bassinets, des uretères et de la vessie injectée et livide. (*Id.*)

9. Pissement de sang, constipation opiniâtre. Plus tard urine alternativement sanguinolente et d'un jaune paille, mais bourbeuse. Douleurs violentes dans la jambe gauche; paraplégie. — Rein gauche très-volumineux et représentant une masse lardacée parsemée de nombreux tubercules. (Ammon.)

10. Difficulté d'uriner datant de loin. Douleur rachidienne subite, immédiatement suivie d'affaiblissement des membres inférieurs, surtout de la jambe droite. Rétention d'urine. Paraplégie complète à droite, incomplète à gauche. Douleur dorso-lombaire, vomissements. Mort au bout

de 12 jours. — Intégrité parfaite de la moelle et des méninges rachidiennes. Parois vésicales épaissies. Fond de la vessie sillonné par des veines variqueuses. Néphrite aiguë avec petits abcès du rein droit. Coloration ardoisée et dureté anormale du parenchyme du rein gauche qui renferme de petits kystes pleins d'une sérosité roussâtre. (Rayer.)

11. Rétention d'urine. Calculs vésicaux. Engourdissement et fourmillement douloureux de la région fessière. Paraplégie presque complète avec rigidité dans la flexion. Secousses convulsives spontanées ou reflexes. Mort 14 mois après par dyssenterie. — Moelle épinière intacte. Deux calculs de phosphate ammoniaco-magnésien; prostate un peu volumineuse transformée en un tissu très-dense, fibreux, qui ne conservait aucune trace de la structure primitive; injection de la membrane interne de la vessie; reins granuleux; pus dans le bassinet et les calices. (Rayer et Cruveilhier.)

12. Cystite chronique, paraplégie incomplète. — Pyélonéphrite des deux côtés; vessie épaissie, rétrécie, percée vers le bas-fond de perforations en crible. Méninges cérébrales congestionnées; méninges rachidiennes et moelle saines. (R. Leroy, d'Étiolles.)

13. Rétention d'urine, paraplégie commençante; incontinence d'urine et selles involontaires; paraplégie croissante. — Cerveau, moelle et canal rachidien intacts. Péritonite purulente partielle (sus-vésicale). Vessie très-épaisse, très-dure, renfermant de petits abcès diffus dans ses parois; muqueuse vésicale fongueuse, grisâtre; uretères, calices et bassinets distendus par du pus; reins contenant quelques abcès disséminés; rein gauche décoloré, grisâtre, dur. (*Id.*)

14. Douleurs assez fortes à la région lombaire, beaucoup plus vives à droite. Picotements dans les jambes, surtout dans la jambe droite. Faiblesse très-grande s'opposant à la station debout. Guérison de la paraplégie. Puis, urines

purulentes, sanglantes, vomissements, diarrhée. — Distension énorme du rein droit; de ce côté, l'orifice de l'uretère est oblitéré par deux calculs. Communications de la tumeur purulente formée par le rein droit avec le côlon dans lequel le liquide s'épanche. Lésion analogue du rein gauche, mais moins avancée. (Charcot et Vulpian.)

15. Pertes séminales (?). Démarche chancelante, jambes fléchissant sous le poids du corps. Congestion cérébrale. — Pie-mère un peu injectée, cerveau peu injecté et mou, cervelet très-mou. Néphrite droite. Suppuration de la prostate. La moelle n'a pas été examinée. (Lallemand.)

Nous croyons devoir nous en tenir à ce relevé des observations suivies d'autopsies, observations desquelles il résulte que la paraplégie accompagne assez fréquemment certains états pathologiques de l'appareil urinaire.

Il nous reste à examiner maintenant quelles relations peuvent exister entre ces deux ordres de phénomènes morbides.

D'après M. R. Leroy d'Étiolles, le mécanisme général de la paraplégie des sujets atteints de maladies des voies urinaires serait le suivant :

« Le point de départ est souvent dans l'urètre, mais le plus ordinairement au col de la vessie qui se tuméfie, soit par l'effet d'une ou de plusieurs blennorrhagies, soit par l'effet d'excitation souvent répétée, comme la masturbation; quelques autres causes concourent à la tuméfaction de la prostate. Cette tuméfaction détermine bientôt une barrière qui s'oppose à l'évacuation complète de l'urine; la portion qui n'est pas expulsée s'altère, devient ammoniacale. Ordinairement on diagnostique un catarrhe de la vessie contre lequel on administre les balsamiques et les résineux de toute espèce; le catarrhe persiste parce que sa véritable cause est méconnue, et que le seul remède qui pourrait être efficace, le cathétérisme, n'est pas pratiqué. La vessie s'enflamme et s'altère, l'inflammation gagne les reins, et par continuité de tissu, et aussi par la stase habituelle dans les bassinets et les calices d'une certaine quantité d'urine que la demi-réplétion de la vessie empêche de descendre librement. Bientôt il se passe dans le rein ce qui avait lieu dans la vessie : l'urine retenue s'altère, devient irritante; il survient une pyélite et une pyélo-néphrite et la paraplégie. Les autopsies n'ont pas laissé de doute à cet égard. »

L'opinion de M. Leroy d'Étiolles ne nous paraît pas devoir être adoptée, au moins d'une manière exclusive.

Si les accidents notés du côté des voies urinaires semblent, dans certains cas, avoir précédé toute autre condition morbide, il est d'autres cas dans lesquels cet ordre de subordination des phénomènes est plus que douteux. La coïncidence de la paraplégie avec diverses affections des voies urinaires étant établie, la relation qui existe entre elles peut s'expliquer par deux hypothèses dont l'une ferait dépendre l'affection nerveuse de la lésion des voies urinaires, tandis que l'autre subordonnerait, au contraire, l'affection urinaire à l'affection nerveuse. M. Leroy d'Étiolles adopte la première explication; la seconde nous paraît plus d'accord avec les faits pathologiques observés chez l'homme ou provoqués chez les animaux.

En effet, si la paraplégie était sous la dépendance de la maladie des voies urinaires, on verrait moins rarement la néphrite, la pyélite, la cystite, la prostatite, l'urétrite, affections très-communes, être suivies de paraplégies. Cette objection n'a pas échappé à M. Leroy d'Étiolles.

Dans les expériences tentées par l'auteur que nous citons, dans le but de déterminer la paraplégie chez des animaux sains en produisant artificiellement sur eux des lésions des voies urinaires, le résultat a été constamment négatif.

Enfin la contre-épreuve donne des résultats analogues à ceux offerts par les observations pathologiques que nous avons citées plus haut. M. Leroy d'Étiolles rapporte les expériences de Krimer, de Bellingeri, de Prout et de Hunkel, dans lesquelles des altérations de l'urine ont été produites par des violences exercées sur la moelle; il cite même deux cas de fractures vertébrales observés à l'hôpital Saint-Barthélemy, de Londres, et qui furent suivis d'altération de l'urine et de sphacèle de la muqueuse vésicale. A ces faits, qui nous paraissent peu compatibles avec l'opinion à laquelle s'arrête M. Leroy d'Étiolles, on peut ajouter l'expérience de Marchand, répétée par J. Müller, par Peipers, par

M. Armand Moreau, et montrant que l'animal qui survit à l'ablation d'un rein succombe rapidement et d'une manière inévitable à la section des nerfs du rein, lésion qui détermine en peu de jours la fonte purulente de l'organe.

Nous pensons que, dans la plupart des observations rapportées plus haut, les lésions urinaires se sont trouvées sous la dépendance d'un état nerveux antérieur; qu'elles reconnaissaient pour point de départ des paralysies appartenant à une même espèce quoique un peu différentes par la configuration de leur localisation anatomique.

Qu'on lise les observations, et l'on verra que la marche des phénomènes s'explique mieux par cette hypothèse que par l'hypothèse contraire.

Enfin, lorsque des cas terminés par la mort nous passons à ceux qui ont été suivis de guérison ou d'amélioration, nous voyons que, si quelquefois le traitement dirigé contre l'état morbide des voies urinaires a paru influencer favorablement la marche de la maladie, il est un bon nombre de cas dans lesquels ce résultat a été obtenu consécutivement à l'emploi de moyens dirigés contre une lésion spinale présumée.

Les paraplégies qui accompagnent quelquefois chez la femme, et très-probablement chez l'homme, certaines affections de l'appareil génital, doivent-elles être considérées encore comme constituant, en général, des paralysies primitivement nerveuses? —

Les raisons qui nous portent à regarder comme telles la plupart des paraplégies qu'accompagnent des lésions de l'appareil urinaire rendent cette supposition très-admissible.

Cependant, l'opinion soutenue par M. R. Leroy d'Étiolles relativement au mécanisme des paraplégies urinaires nous paraîtrait plus facile à défendre à l'occasion des paraplégies utérines. Dans celles-ci, en effet, l'influence déterminante que peut exercer le fait de la grossesse, de la parturition, d'une métrorrhagie, de la suppression du flux menstruel, semble agir très-évidemment comme affection de la sensibilité capable de réagir sur le mouvement.

Mais ici encore la rareté des paraplégies à la suite d'affections fréquentes indique la nécessité d'une prédisposition liée à des conditions organiques plus générales que celles créées immédiatement par l'état de l'appareil utérin. Ainsi, M. Garreau rapporte l'histoire de 14 vaches atteintes de paraplégies, 8 fois après avoir mis bas, 4 fois avant le part et une fois sans que la bête fût pleine ; les causes de ces paraplégies parurent être des conditions hygiéniques mauvaises, étable humide, étroite et obscure, marche forcée, lutte.

Trois de ces animaux périrent, deux après une marche forcée, un à la suite d'une lutte ; les autres n'ont pas tardé à se rétablir sous l'influence d'un changement d'étable et d'un traitement (saignées aux veines abdominales et caudales, purgatifs, boissons émollientes), qui ne s'adressait pas directement à l'utérus.

En résumé, l'existence simultanée d'une paraplégie et d'une affection des appareils génital ou urinaire offre à l'observation deux conditions morbides dont l'influence réciproque ne saurait être niée.

Relativement à cette influence et à la part qui lui revient dans la production de l'ensemble morbide, trois hypothèses sont possibles : 1° affection primitive et jusqu'à un certain point indépendante de ces appareils et de leur centre particulier d'innervation, 2° affection primitive du centre nerveux, 3° affection primitivement périphérique de l'appareil génital ou urinaire.

Nous croyons que les relations de cause à effet peuvent, dans les circonstances pathologiques, se présenter sous ces trois formes ; — que la première existe rarement d'une manière tranchée, mais qu'elle favorise l'apparition de l'état morbide complexe qui nous occupe, dans des circonstances où chacune des conditions *composantes* serait elle-même insuffisante ; — que la seconde, répondant à un état morbide primitif d'un centre d'innervation rachidien ou splanchnique, est la plus fréquente dans les paraplégies dites urinaires, surtout lorsque la maladie se termine d'une manière fâcheuse ; — que la troisième, répondant à un état morbide primitif de l'appareil périphérique, se présente surtout dans les paraplégies dites utérines, mais qu'elle n'est efficace qu'autant que des conditions antérieures, sur la nature et le rôle desquelles on ne saurait actuellement se prononcer, auront établi une idiosyncrasie spinale.

Les indications thérapeutiques qui découlent de l'examen auquel nous venons de nous livrer sont assez précises ; malheureusement nous ne sommes guère en mesure d'y satisfaire. Le traitement devra s'adresser soit au trouble de l'innervation, soit à la maladie organique, soit aux deux à la fois.

Lorsque la marche de la maladie et l'étude attentive des symptômes permettront d'arrêter une opinion probable sur leur enchaînement, on s'adressera de préférence à celui qui paraîtra avoir ouvert la scène. C'est ainsi que certaines paraplégies urinaires et utérines ont guéri ou sont restées stationnaires sous l'influence de moyens qui s'adressaient à l'état de ces appareils.

Mais la terminaison funeste d'un certain nombre de ces affections, et le rôle prépondérant qu'il semble impossible de refuser dans ces circonstances à une névropathie, veulent qu'on essaie de modifier cet état morbide.

L'électricité est-elle appelée à y concourir ? — Il est impossible de se prononcer actuellement sur ce point ; cependant l'application dorso-lombaire des courants continus nous semble pouvoir être tentée sans danger.

Nous ne nous arrêterons pas ici sur les indications

particulières variées que comportent les affections des reins, de la vessie ou de l'utérus envisagées comme symptômes.

Quant au symptôme *paraplégie*, s'il persistait après la guérison de l'affection génitale ou urinaire et après l'amendement présumé de la névropathie, nous croyons qu'il pourrait être combattu avantageusement par la faradisation musculaire. Il serait important, alors, de régler sa conduite sur les caractères fournis par l'exploration électro-musculaire, caractères qui n'ont pas été étudiés dans les maladies qui nous occupent, mais qui pourraient servir à rattacher chaque cas particulier de paralysie à quelqu'un des types précédemment décrits.

8° *Paralysies par lésion traumatique des nerfs mixtes.* — Nous avons indiqué déjà que les paralysies produites par la section d'un tronc nerveux mixte offraient le type des paralysies locales du mouvement et du sentiment par soustraction de l'influence de la moelle; — que, dans ces paralysies, la motricité nerveuse disparaissait rapidement (en moins de quatre jours); — que la contractilité musculaire, déjà affaiblie d'une manière appréciable après un septénaire, paraissait presque complétement abolie au bout de six semaines; — que le tissu musculaire, en même temps qu'il perdait sa contractilité, était atteint d'une atrophie qu'on a vue quelquefois très-considérable.

Les caractères anatomiques de cette atrophie présenteraient un grand intérêt ; mais ils n'ont pas encore été déterminés, et les opinions émises sur sa nature ne reposent pas sur des observations suffisantes. A une première période, elle paraît consister en une diminution du tissu conjonctif qui relie entre eux les faisceaux musculaires ; en même temps la fibre musculaire perd de sa coloration et devient plus pâle. On a admis qu'à une période plus avancée la fibre musculaire était altérée dans sa structure et subissait un commencement de substitution conjonctive ; qu'enfin, une dernière période était caractérisée par la transformation graisseuse. Il est constant que ces divers états du tissu musculaire ont été observés dans des circonstances pathologiques ; mais il n'est pas démontré qu'ils doivent nécessairement se succéder les uns aux autres, et qu'ils représentent les phases diverses d'une évolution constante. Chacun d'eux paraît, au contraire, en rapport avec des conditions particulières dont la coexistence ou la succession n'est pas un fait nécessaire. Sans doute les observations de muscles atrophiés par suite de la section ou de la contusion des troncs nerveux mixtes ont pu ne pas porter sur des faits assez nombreux, sur des lésions assez anciennes ; mais nous n'avons pu trouver notée, comme ayant été constatée directement, que l'atrophie musculaire simple, sans dégénérescence.

Les observations pathologiques ne suppléent pas à l'insuffisance des faits notés dans la pratique des vivisections. Cela tient à ce que l'habitude d'explorer l'état de la contractilité dans les paralysies commence à peine à se répandre. D'ailleurs, les exemples de division complète ou de résection des nerfs mixtes sont relativement rares, et l'histoire des paralysies traumatiques de ces nerfs ne peut guère reposer aujourd'hui que sur des observations de contusions ou de tiraillements qui n'offrent vraisemblablement qu'une image incomplète des faits observables à la suite des résections nerveuses. Le plus grand bénéfice qu'on puisse retirer de ces observations tient à ce qu'elles offrent quelquefois des exemples de paralysies très-anciennes; mais nous ne sachons pas qu'on ait recherché dans les autopsies de malades atteints de semblables paralysies quel était l'état de la fibre musculaire.

M. Duchenne a rapporté quelques exemples de paralysies *récentes*, datant de un à six septénaires au moment où fut pratiquée l'exploration électrique et où fut commencé le traitement des symptômes par la faradisation musculaire. Ces observations sont relatives à des paralysies du membre supérieur, occasionnées par des luxations scapulo-humérales ou des contusions.

La succession des phénomènes notés alors est la suivante : perte de la motricité volontaire; perte ou diminution notable de la motricité nerveuse et de la contractilité musculaire constatées par la faradisation. La sensibilité peut être d'abord conservée ou perdue ; dans les cas où elle est d'abord conservée, on peut la voir ensuite diminuer dans les muscles et à la peau. On a enfin noté, dans la plupart des cas, un abaissement de température du membre paralysé.

Si l'on commence à faradiser les muscles à une époque rapprochée du début de l'affection, on voit que, malgré la faradisation, l'atrophie musculaire se prononce et progresse d'une façon notable.

Lorsque, pendant le traitement électrique, la maladie suit une marche rétrograde, le premier phénomène observé est le retour et même l'exaltation de la sensibilité ; — en même temps, la partie paralysée devient le siége d'une calorification anormale, qui, jointe à l'hypéresthésie, doit faire redouter un procès inflammatoire et oblige quelquefois à suspendre le traitement pendant un certain nombre de jours. L'atrophie musculaire commence alors à diminuer ; puis les mouvements volontaires reviennent lentement, sans que la faradisation fasse encore contracter les muscles. En résumé, la succession des phénomènes de *réparation serait : retour et exaltation de* la sensibilité avec calorification exagérée, retour de la nutrition musculaire, des mouvements volontaires, et enfin de la contractilité musculaire.

Dans les cas où des parties un peu étendues, un membre entier par exemple, sont le siége de la paralysie, la série des phénomènes qui viennent d'être énumérés se montre successivement dans les diverses parties du membre.

Ainsi, les muscles du bras peuvent être déjà en possession de leurs mouvements volontaires quand les masses musculaires de l'avant-bras en sont encore à la période d'hypéresthésie avec calorification exagérée.

Quelques-unes des observations de paralysies par lésions traumatiques des nerfs mixtes rapportées dans l'ouvrage de M. Duchenne sont relatives à des cas anciens. Ici l'influence curative de la faradisation musculaire a été beaucoup plus prompte; et la succession des phénomènes observables dans les cas récents ne se retrouve plus. Peut-être cela tient-il à ce qu'une partie du travail de réparation a pu se faire, avec le temps, sous la seule influence des forces nutritives.

Une de ces observations offre un intérêt particulier en raison de la nature de la lésion qui avait produit la paralysie, de la marche lente de la guérison, et de ses traits de ressemblance avec les cas de paralysie récente. Nous en donnerons le sommaire :

Obs. Arrachement du nerf cubital. — Paralysie atrophique des muscles de la main droite. — Attitude vicieuse des phalanges avec déformation de leurs surfaces articulaires.

Sous l'influence de la faradisation musculaire, pratiquée quatre ans après l'accident, on note :

1° Retour de la calorification; — 2° retour de la nutrition des muscles animés par le nerf lésé; — 3° retour de la tonicité musculaire; — 4° retour des mouvements volontaires de ces muscles; — 5° enfin, l'attitude vicieuse des phalanges s'améliore par l'augmentation de la tonicité des interosseux et des lombricaux.

L'exploration électrique des muscles paralysés à la suite d'une affection traumatique d'un nerf mixte ne donne pas constamment des réactions identiques, bien que la diminution ou l'abolition de la contractilité reste comme trait le plus saillant.

Les muscles qui sont sous la dépendance du nerf lésé peuvent avoir perdu également l'aptitude à se contracter sous l'influence de la volonté et sous l'influence de la stimulation électrique. Dans d'autres cas, ces muscles paraissent inégalement atteints dans leurs propriétés par la lésion de leur source commune d'innervation. Ce sont là des différences en rapport avec l'étendue variable du traumatisme et sa répartition égale ou inégale dans le tronc du nerf. Dans d'autres circonstances, la différence ne porte plus sur la quantité des réactions, mais sur leur nature. Ainsi les muscles paralysés seront également incapables de mouvements volontaires, tandis que l'épreuve électrique indiquera chez eux un affaiblissement inégal de la contractilité; — ou bien les mouvements volontaires seront abolis, les mouvements électriques persistant à des degrés variables; — d'autres fois enfin, le contraire s'observera.

Le témoignage de M. Duchenne est une garantie que ces faits ont été bien observés; mais nous ne sommes pas encore en mesure d'en donner l'explication. Les cas dans lesquels les muscles se montrent rebelles à l'excitation volontaire tandis qu'ils répondent à l'excitation électrique ne seraient-ils pas l'indice d'une lésion affectant plus les nerfs moteurs que les nerfs sensitifs ou que les nerfs trophiques? — C'est une question que nous ne pouvons que poser en attendant que l'expérimentation prononce. La solution de cette question permettrait, d'après les signes fournis par l'exploration électrique, de caractériser la nature des désordres nerveux produits par la cause traumatique; et des indications thérapeutiques particulières pourraient découler de cette constatation.

On voit enfin, dans la première série d'observations de M. Duchenne, que peu de jours après l'accident il y a perte des mouvements volontaires et conservation relative de la contractilité électro-musculaire. Ce résultat concorde avec les faits observés dans les vivisections. Vers la guérison, au contraire, les mouvements volontaires reviennent les premiers. La conséquence qu'on peut en tirer est que la guérison n'est possible qu'après la réparation de la lésion nerveuse, et que la faradisation musculaire rétablit les rapports physiologiques interrompus du nerf et du muscle avant d'être efficace contre la lésion fonctionnelle du muscle lui-même.

L'influence nerveuse nous semble s'exercer plus immédiatement ou plus activement sur les parties profondes des muscles que sur leurs couches superficielles. Il semble en outre parfaitement rationnel d'admettre que les fibres profondes étant plus voisines de l'axe du muscle, et affectant vis-à-vis de lui une direction plus proche du parallélisme, ces fibres sont celles qui contribuent le plus utilement à la production des mouvements que détermine normalement le muscle. On s'expliquerait, par cette double condition, comment des mouvements volontaires peuvent s'exécuter à une période de la guérison où l'on ne peut encore, agissant sur les muscles à travers la peau, obtenir aucune contraction locale appréciable à l'œil. L'explication que nous hasardons ici nous semble encore emprunter une grande vraisemblance à une circonstance notée dans l'une des observations de M. Duchenne : on pouvait faire contracter, par la faradisation de leurs nerfs, des muscles qui ne se contractaient ni volontairement ni par excitation directe, et qui semblaient avoir perdu jusqu'à leur tonicité.

Nous avons vu, au contraire, dans un cas de *tremblement paralytique* (*paralysis agitans*), affection peu étudiée et dont les caractères physiologiques restent à déterminer tout entiers, la couche superficielle des muscles de l'avant-bras répondre assez énergiquement à la faradisation en présentant un gonflement très-visible, sans que les mouvements qui sont la conséquence de l'activité de ces muscles fussent produits. Les mouvements volontaires étaient très-affaiblis chez le sujet de cette observation. Le phénomène paralysie ne reconnaît-il pas ici le même mécanisme que dans la première période de la paralysie par affection traumatique des nerfs mixtes, l'abolition de la contractilité, d'origine très-vraisemblablement nerveuse, procédant du centre des muscles à leur surface?

Quelle que soit la valeur des vues que nous venons d'émettre relativement au mécanisme de la production et de la curation de la paralysie musculaire d'origine nerveuse, les faits qui leur ont servi de point de départ établissent la nécessité de ne pas s'en tenir, dans les études diagnostiques, à l'exploration de la contractilité musculaire, comme on a fait jusqu'ici. On devra interroger en même temps la motricité nerveuse; le rapprochement des résultats de ce double examen fournira un certain nombre de caractères différentiels d'une grande importance au point de vue du diagnostic et du pronostic.

Faut-il comprendre au nombre des paralysies par lésion traumatique des nerfs mixtes celles consécutives à la compression des membres? — C'est une question sur laquelle on ne peut, faute d'observations faites à ce point de vue, prononcer actuellement.

La compression est, nous a-t-on assuré, le procédé qu'emploient, pour atrophier un de leurs membres, les comparses de certaines cérémonies religieuses où se jouent des scènes renouvelées de la cour des Miracles. Nous avons eu occasion d'examiner l'état de la contractilité musculaire chez une femme qui vivait d'une infirmité de ce genre; elle se montra d'abord nulle, mais réapparut bientôt sans que l'atrophie eût diminué d'une manière appréciable.

Obs. Une femme de trente-cinq ans environ, grande et bien constituée, se présenta chez moi, envoyée, disait-elle, par des gens que je ne connais pas. Son membre supérieur gauche était paralysé dans un état de demi-flexion de l'avant-bras sur le bras et de la main sur l'avant-bras. J'omets les histoires évidemment mensongères qu'elle me raconta sur l'origine de l'affection : elle n'était pas venue pour me consulter.

L'extra-courant de l'appareil de M. Duchenne, au maximum, provoqua un peu de douleur, mais ne fit contracter ni les muscles de l'avant-bras ni ceux du bras. A la quatrième séance, les muscles se contractèrent assez bien ; en même temps la malade accusait des douleurs qui m'ont paru simulées. Cette femme n'est pas revenue ; mais l'ayant rencontrée plusieurs fois depuis, j'ai pu me convaincre qu'en la guérissant on lui eût enlevé son principal moyen d'existence.

Suivant M. Duchenne, la contractilité électro-musculaire demeurerait intacte dans la paralysie occasionnée par la compression des membres. Nous ne prétendons pas opposer à cette assertion l'observation qui précède, n'ayant aucune donnée sur la signification à y attacher.

L'opportunité d'une intervention thérapeutique dans les paralysies consécutives aux lésions traumatiques des nerfs mixtes est subordonnée à la possibilité de la guérison, qui suppose elle-même une réparation de la lésion nerveuse.

En effet, les vivisections montrent qu'après la division d'un nerf ou même après la résection d'une petite longueur de ce nerf, le rétablissement des facultés perdues peut s'effectuer spontanément. La guérison est donc possible. Lorsque, ce fait constaté, il s'est agi d'en expliquer le mécanisme, on s'est trouvé en présence de deux hypothèses : l'une veut que les anastomoses nerveuses soient comparables à celles des vaisseaux, et qu'elles entretiennent la continuité d'action du tronc principal; — l'autre regarde le retour de la fonction comme la conséquence possible de la réparation du tissu. La première de ces hypothèses, en opposition avec les notions acquises, repose uniquement sur une analogie forcée et ne saurait être acceptée. En adoptant la seconde, mieux d'accord avec les faits observés, on se trouve conduit à admettre que les chances de réparation sont en raison inverse de l'étendue de la perte de substance et qu'elles peuvent être, en outre, diminuées par la nature du traumatisme. Le pronostic ne peut donc être établi d'une manière générale.

Ces éléments du pronostic doivent nous arrêter un instant, et nous indiquerons sommairement les données fournies par les vivisections sur le phénomène de la restauration des nerfs et sur les phases qu'elle présente :

Lorsqu'un nerf mixte, moteur ou sensitif a été divisé, les deux bouts peuvent se réunir par première intention et les accidents paralytiques n'avoir qu'une courte durée.

Mais lorsque la réunion ne peut s'effectuer par première intention, comme c'est le cas lorsqu'au lieu de diviser simplement le nerf on en a reséqué une portion, ce nerf s'altère dans toute l'étendue de son segment périphérique (1). Toutefois, les fibres anastomotiques émanant de rameaux dont la communication avec la moelle a été respectée demeurent intactes au sein du tronc en voie de destruction. Les fibres sensitives récurrentes doivent être comprises au nombre de ces fibres anastomotiques.

Le retour à l'état anatomique normal se ferait par une véritable régénération, suivant M. Waller et M. Lent; par une simple restauration de la substance médullaire, suivant M. Schiff et MM. Philipeaux et Vulpian.

MM. Philipeaux et Vulpian ont établi, de plus, que cette restauration peut s'effectuer, alors même que les nerfs coupés ou reséqués demeurent encore séparés des centres nerveux. Ils ont enfin vu se régénérer un segment du nerf lingual isolé à la fois, par une double résection, du centre et de la périphérie, et admettent, d'après ce fait, la régénération autogénique des nerfs (2).

Lorsque, après la division ou la résection d'un nerf,

(1) Suivant M. Waller, cette altération répond à une destruction complète du tissu nerveux. M. Schiff admet qu'il y a alors destruction de la substance médullaire de la fibre élémentaire avec conservation de la gaîne et du cylindre axile. Suivant M. Lent, le cylindre axile serait détruit en même temps que la substance médullaire. MM. Philipeaux et Vulpian se rallient à l'opinion de M. Schiff.

(2) *Mémoires de la Société de biologie.* 1859. 3e série, t. I.

les bouts séparés doivent se réunir, cette réunion s'effectue par l'intermédiaire d'un tractus de substance conjonctive au sein de laquelle apparaissent des tubes nerveux, rares d'abord, mais qui deviennent de plus en plus nombreux. La tendance à la réunion est tellement prononcée que si, deux nerfs voisins étant divisés, on essaie de réunir par un point de suture le bout central de l'un au bout périphérique de l'autre, et réciproquement, les précautions prises en vue d'assurer ces rapports anormaux restent souvent vaines, et la réunion se fait, après déplacement, entre les bouts appartenant au même tronc.

Lorsqu'un tractus cicatriciel a pu se former et réunit les bouts séparés, la restauration du bout périphérique se fait beaucoup plus rapidement que dans les cas où cette réunion n'a pu s'effectuer.

En même temps qu'a lieu l'altération du segment périphérique d'un nerf coupé ou reséqué, il y a perte progressive de ses propriétés physiologiques. Mais la réapparition de ces dernières accompagne ou suit la régénération des nerfs. La motricité peut ainsi reparaître dans des nerfs séparés du centre nerveux. Tout porte à admettre qu'il en est de même de l'aptitude à conduire les impressions sensitives, bien que la preuve n'en puisse être fournie directement.

Enfin, une question qui reste à élucider est celle de la régénération des muscles. MM. Philipeaux et Vulpian admettent (*loc. cit.*, p. 410) que l'altération des muscles après la division de leurs nerfs propres est un fait non moins constant que l'altération des tubes nerveux dans le bout périphérique de ces nerfs. Toutefois il n'est pas indiqué, dans la relation de leurs expériences, que le tissu musculaire ait été l'objet d'un examen spécial. Comme dans d'autres expériences où les muscles ont été trouvés atrophiés, il n'y avait pas eu la moindre régénération nerveuse (Landry), on reste dans le doute si la restauration musculaire est possible, et dans quelle dépendance elle serait de la restauration nerveuse.

Nous avons insisté, d'autre part, sur ce point que la complexité des lésions produites dans ces vivisections ne permet pas d'en déduire actuellement les relations qui existent entre les diverses aptitudes nerveuses et les conditions de la nutrition musculaire.

Enfin, les observations précédentes portent exclusivement sur des sections de nerfs mixtes, moteurs ou sensitifs, pratiquées dans un point situé entre le ganglion intervertébral et la périphérie. Les mêmes observations devront être reprises sur les racines sensitives prises entre la moelle et le ganglion intervertébral. Les expériences de M. Waller, établissant que le bout périphérique resté attaché au ganglion ne se détruit pas alors, permettent de supposer que la réparation du traumatisme pourra offrir, dans ce cas, des particularités intéressantes.

Relativement aux ganglions du grand sympathique, M. Cl. Bernard a déjà noté qu'ils jouent un rôle important dans la régénération des nerfs, qui semblerait, d'après des observations suivies pendant deux ans et demi, subordonnée à leur conservation.

Dans les cas de simple contusion ou de tiraillement des nerfs, la paralysie est le plus souvent incomplète. La motricité est toujours la propriété la plus compromise; la sensibilité profonde vient ensuite; la sensibilité cutanée est rarement abolie complétement. Comme il est rationnel d'admettre que la conservation de la sensibilité suppose un traumatisme d'autant moins considérable que cette propriété persiste à un plus haut degré; comme, d'autre part, le pronostic général est subordonné à l'importance de la lésion matérielle du tronc nerveux, l'état de la sensibilité plus ou moins conservée ou abolie doit faire augurer une terminaison plus ou moins prompte, plus ou moins favorable.

Les procédés d'électrisation qui ont rendu le plus de services dans le traitement des paralysies par lésion traumatique des nerfs mixtes sont l'électrisation des membres paralysés par étincelles et par secousses, la faradisation des muscles inertes, et, d'après M. Remak, les courants continus dirigés suivant le trajet des nerfs. Nous n'examinerons ici que la faradisation, les données relatives à l'action des courants continus étant encore trop vagues et trop incertaines.

On a expliqué l'action curative de la faradisation musculaire en admettant qu'après la guérison du traumatisme nerveux, les muscles soumis à une longue inaction avaient perdu l'habitude d'obéir à leur excitant normal; — que la gymnastique des contractions artificielles avait pour effet de réveiller la contractilité et la nutrition musculaires, en même temps qu'elle rétablissait des rapports physiologiques suspendus; — que, d'autre part, le retour de la motricité nerveuse n'accompagnerait pas nécessairement le rétablissement de la continuité des nerfs, et qu'une stimulation artificielle pouvait être nécessaire pour rendre à ces organes l'aptitude à fonctionner. Quoi qu'il en soit de ces vues théoriques, l'utilité d'une intervention thérapeutique, et surtout de la médication électrique, est maintenant un fait bien établi.

Relativement à l'époque de la maladie vers laquelle il convient de recourir à la faradisation, deux opinions différentes ont été émises. Les uns pensent qu'il faut attendre assez longtemps pour que la réparation nerveuse soit présumable; d'autres, parmi lesquels M. Duchenne, sont d'avis que quand les muscles ont conservé une partie de leur contractilité électrique, on ne saurait agir trop tôt.

La première de ces deux manières de voir nous paraît la mieux fondée, et les observations mêmes de M. Duchenne nous semblent l'appuyer en montrant que c'est dans les cas de paralysies déjà anciennes que la faradisation conduit le plus rapidement à un résultat satisfaisant.

En conseillant d'intervenir de bonne heure, M. Duchenne se préoccupe d'une condition dont il importait de tenir compte dans les appréciations sur lesquelles a dû être réglée la marche des premiers essais. Tout en reconnaissant que les mouvements volontaires ne reviendront qu'après la guérison des nerfs, il y avait lieu de se demander si l'on ne doit pas se préoccuper aussi de l'état de la nutrition du tissu musculaire, si son atrophie ne peut pas être prévenue ou combattue utilement avant la guérison du nerf, si un excitant artificiel ne peut, à ce point de vue, remplacer jusqu'à un certain point l'action nerveuse. — Or les observations de paralysies récentes, dans lesquelles on a vu l'atrophie se produire et progresser malgré une faradisation active, doivent porter à répondre négativement à ces questions, et éloigner de commencer trop tôt la faradisation. Puisque ce n'est qu'au bout de six à neuf mois que la nutrition a commencé à reparaître dans les membres dont l'innervation était profondément lésée, nous croyons superflu de commencer le traitement avant cette limite minimum de six mois.

Il faut éviter que la faradisation devienne une cause de fatigue, soit pour les muscles en particulier, soit pour le patient. Des séances courtes et fréquemment répétées seront préférables, pour cette raison, aux séances prolongées et plus rares. M. Duchenne estime que la durée totale des séances ne doit pas excéder 15 minutes; et qu'une minute seulement doit être, en plusieurs fois, accordée à chaque muscle. Ces conseils nous paraissent convenir surtout aux cas où l'on agit à une époque rapprochée du début; plus tard, les circonstances peuvent souvent sans inconvénient conduire à se départir de cette réserve.

Les courants employés seront d'autant plus intenses et les intermittences d'autant plus rapides que les muscles seront plus atrophiés, moins contractiles, moins sensibles.

9° *Paralysies par lésion traumatique des nerfs moteurs.* — Une appréciation exacte des phénomènes qu'offrent à observer les paralysies des nerfs mixtes ne sera possible qu'alors qu'on connaîtra les effets de la paralysie isolée des nerfs moteurs et des nerfs sensitifs. Malheureusement cette question est loin d'être assez élucidée pour fournir à la pathologie des enseignements utiles. Examinons cependant les rares données que l'on possède sur ce sujet :

« Sur deux chiens d'une assez forte taille, dit M. Longet (1), je mis à nu les trois branches du facial et les reséquai dans une longueur assez considérable pour ne pas craindre le rétablissement des fonctions de ce nerf. Comme mes recherches antérieures m'avaient appris que l'excitation immédiate

(1) *Anatomie et physiologie du système nerveux de l'homme et des animaux vertébrés.* Paris, 1842, t. I, p. 62.

de ses bouts libres ne donnait plus lieu à la moindre contraction des muscles de la face après le quatrième jour, tandis qu'immédiatement stimulés ces muscles se contractaient encore, je résolus de laisser passer un laps de temps considérable entre cette dernière époque et le moment où de nouveau j'agirais avec des stimulants directement appliqués à la fibre musculaire. Un nerf moteur (facial) étant reséqué, les dernières ramifications de ses bouts libres sont galvanisées après le quatrième jour sans susciter, avons-nous dit, le moindre frémissement de la fibre musculaire ; et néanmoins, au bout de douze semaines, celle-ci se contracte encore fortement sous l'influence du moindre stimulus qui lui est immédiatement appliqué. Il est important de faire savoir que le facial n'avait point recouvré ses fonctions ; en effet, ni le clignement d'un côté, ni les mouvements de l'aile du nez, de la joue et de la lèvre correspondantes n'avaient reparu, chez nos deux chiens, depuis le moment de l'opération. Ainsi pendant près de trois mois, aucun influx nerveux moteur n'avait été transmis aux muscles faciaux, qui néanmoins, avec leur irritabilité, avaient conservé leur coloration normale. Ce dernier fait ne permettrait-il pas de supposer que bien longtemps encore ces muscles seraient demeurés irritables ? »

M. Landry (1) a répété l'expérience sur la branche

(1) *Traité des paralysies*, p. 56.

moyenne du facial, à une certaine distance au-devant de l'oreille, sans avoir noté si la section portait avant ou après l'anastomose auriculo-temporale; il a vu la contractilité des muscles abolie avec toutes les circonstances observées dans les cas de résection des nerfs mixtes.

Nous ne savons comment expliquer ces résultats contradictoires. Peut-être, dans les expériences de M. Longet, la section a-t-elle porté sur le facial pris avant l'anastomose auriculo-temporale qu'il reçoit de la cinquième paire, tandis qu'elle aurait porté au delà dans celles de M. Landry?

Il faut noter encore que, même en arrière du point où il reçoit l'anastomose auriculo-temporale, le facial n'est déjà plus un nerf moteur pur. M. Cl. Bernard a prouvé, en effet, qu'à sa sortie du canal de Fallope le facial a déjà une sensibilité directe et que celle-ci lui vient du filet anastomotique qu'il reçoit du pneumo-gastrique dans le canal spiroïde du temporal. Toutefois ce filet ne saurait représenter, dans la partie extérieure du facial, qu'une fraction extrêmement minime du volume total du nerf.

Dans les cas de destruction du facial chez l'homme, et les observations qu'on en possède sont assez nombreuses, l'état de la contractilité musculaire n'a été recherché que depuis peu; mais l'état de la sensibilité a été noté la plupart du temps, et nous voyons que cette propriété a pu être regardée à peu près constamment comme parfaitement intacte. Comme la plupart de ces observations, dues à Bogros, Ch. Bell, P. Bérard, etc. répondent à des destructions du facial en arrière de l'anastomose auriculo-temporale, et en avant ou au niveau du filet anastomotique fourni par le pneumo-gastrique, on est en droit de conclure que ce dernier n'a pas une influence très-évidente sur la sensibilité générale de la face.

Ce n'est que dans un petit nombre d'observations plus récentes que l'état de la contractilité musculaire a été examiné.

Nous rapporterons deux de ces observations faites sur des sujets dont le nerf facial était lésé depuis peu de temps, et une portant sur une résection des deux branches supérieures du nerf facial qui datait de cinq ans.

Obs. (1). En 1853, M. A. Robert enleva une tumeur ostéo-graisseuse développée chez une jeune fille dans la fosse zygomatique. Pendant l'opération, le nerf facial fut coupé, et presque tous les muscles auxquels il se distribue restèrent paralysés. Au bout de trente-cinq jours la plaie était complétement cicatrisée. Quinze jours après la guérison, j'essayai d'appliquer l'électricité aux muscles de la face : je n'obtins pas la moindre oscillation, même avec des courants énergiques qui convulsaient la joue de l'autre côté. Il en fut de même pendant tout le reste du séjour que cette fille fit à l'hôpital (trois mois). La sensibilité cutanée était intacte.

(1) Landry, *loc. cit.*, p. 57.

Obs. (1). J'ai eu occasion d'observer à la Pitié un jeune artilleur à son retour de Crimée ; il avait eu le typhus, et à la suite du typhus, une volumineuse parotidite gauche qui passa à la suppuration.

On fit deux incisions avec le bistouri dans cette tumeur, et lorsqu'il arriva à la convalescence, on s'aperçut qu'il existait du même côté une paralysie faciale. Cette paralysie était-elle due à la destruction du nerf par la suppuration, ou bien ce nerf avait-il été coupé par l'opérateur chargé d'ouvrir l'abcès. C'est ce qu'il est difficile de dire, et le malade, qui n'avait pas sa connaissance, ne put en rendre compte. Ce qu'il y eut à noter, c'est que la contractilité électro-musculaire était complétement anéantie dans le côté paralysé. J'employai, malgré cela, les courants électriques pendant plus d'un mois, et leur influence fut à peu près nulle.

Obs. M. V., 59 ans, portait dans la région parotidienne gauche une tumeur dont nous n'avons pas à faire ici l'histoire. Craignant que cette tumeur ne fût de mauvaise nature, on en décida l'ablation ; l'opération fut pratiquée le 20 juin 1855.

Immédiatement apparurent les signes d'une paralysie des deux branches supérieures du facial se distribuant à la joue, à l'orbiculaire de l'œil et au front. La guérison de la plaie fut rapide. Bientôt les muscles privés du mouvement s'atrophièrent ; la commissure labiale resta pendante ; l'œil ne put être fermé.

Est-il survenu postérieurement quelque amélioration spontanée, ou bien le malade s'est-il habitué à son infirmité ? — C'est ce dont il ne m'est pas possible de juger. Toujours est-il qu'à l'époque où je le vis (mai 1860), cinq ans environ après l'accident, les muscles ne répondaient

(1) A. Becquerel, *loc. cit.*, p. 269.

aucunement à une faradisation aussi énergique que le permettait l'état de la sensibilité. Le malade accusait cependant une amélioration irrégulièrement intermittente de la sensibilité de la face du côté lésé, sensibilité qui aurait, à la suite de l'opération, présenté des troubles portant plutôt sur la forme des sensations que sur leur quantité ; l'état de la sensibilité du côté sain donnait le terme de comparaison auquel étaient ramenées toutes les observations faites sur le côté paralysé. Obligé souvent de parler pendant un temps assez long dans une de nos assemblées politiques, M. V. peut le faire sans trop de difficulté, en maintenant soulevée avec le doigt la commissure labiale gauche ; la prononciation est alors assez correcte, et certaines lettres, les *p* et les *f*, qui n'étaient émises autrefois que d'une manière confuse sont aujourd'hui assez distinctes.

La tumeur avait été conservée dans l'alcool avec un lambeau cutané triangulaire qui avait dû être enlevé pour permettre d'obtenir une cicatrice régulière. Il était facile ainsi de se rendre compte de sa position et de ses rapports : j'en fis la dissection.

Le tissu morbide ressemblait alors à une bille de feutre, du volume d'une grosse noisette, adhérant intimement au tissu de la parotide qui conservait son apparence normale. La tumeur était traversée dans son diamètre antéro-postérieur par la branche moyenne du facial, assez volumineuse, et dont une portion de deux centimètres et demi de long environ avait été reséquée. La branche fronto-palpébrale traversait obliquement l'hémisphère supérieur de la tumeur dans laquelle elle se bifurquait. Deux centimètres environ de cette branche se retrouvaient dans la tumeur. Les troncs nerveux étaient parfaitement distincts du tissu morbide auquel ils n'adhéraient même pas quoiqu'ils le traversassent.

Bien que l'étendue de la perte nerveuse fût relativement considérable, et la région peu favorable à la cicatrisation de ce tissu, en raison de la densité de la couche conjonctive, l'absence de précédents m'engagea à tenter l'emploi de la faradisation musculaire, afin de ne pas laisser échapper les chances de guérison qui pouvaient rester.

Dans les premières séances, les muscles restèrent complétement inertes sous l'influence d'extra-courants de faible tension assez énergiques pour agir vivement sur la sensibilité. — Quatrième séance : mouvements du canin. — Cinquième séance : légers mouvements du buccinateur et de la partie supérieure gauche de l'orbiculaire des lèvres. Dans les séances suivantes, qui se succédèrent très-irrégulièrement, au nombre de 24 en 10 mois, nous obtînmes des mouvements de l'élévateur commun et des zygomatiques. Les contractions électro-musculaires purent quelquefois rendre à toute la partie moyenne de la face son attitude normale.

Il n'y a pas encore de mouvements volontaires. La tonicité musculaire ne m'a pas paru augmentée ; cependant le sillon naso-labial me semble un peu mieux accusé ; la nutrition de ce côté de la face aurait un peu gagné au dire du malade, qui mesure comparativement avec les doigts l'épaisseur des joues des deux côtés. Rien n'a encore été tenté sur les muscles animés par la branche supérieure du facial, M. V. craignant, à tort selon moi, de fatiguer l'œil par l'excitation de son muscle orbiculaire, et préférant attendre, pour agir sur lui, le résultat de l'essai que nous tentons sur les muscles qui reçoivent leurs nerfs de la branche moyenne.

Cette observation, bien qu'encore incomplète, nous paraît intéressante en ce qu'elle offre un exemple de l'abolition de la contractilité musculaire examinée à une époque très-éloignée de la section du facial. Le retour partiel de cette propriété, qui n'avait pu être obtenu dans les deux cas rapportés précédemment, tient-il à ce que la lésion nerveuse est ici assez ancienne pour s'être réparée ou à ce qu'il s'est fait une régénération isolée de la portion périphérique du facial, semblable aux régénérations autogéniques observées par MM. Philipeaux et Vulpian? — C'est un point sur lequel nous ne désespérons pas d'arriver à nous faire une opinion probable.

Les faits qui précèdent, bien qu'ils doivent être rattachés surtout à la paralysie des nerfs moteurs, ne fournissent encore à l'histoire physiologique ou thérapeutique de cette affection aucune donnée permettant des conclusions arrêtées. Le rétablissement de la contractilité musculaire longtemps perdue doit-il faire attendre le retour des mouvements volontaires? — Cela devait paraître très-probable avant qu'on eût constaté la régénération et le retour de la motricité dans les nerfs séparés du centre nerveux; mais il semble démontré aujourd'hui que le retour de la contractilité, bien qu'il soit nécessaire au rétablissement des mouvements volontaires, ne permet pas de conclure que ceux-ci reparaîtront.

Quant aux relations qui peuvent exister entre la perte de la contractilité et l'abolition isolée de la motricité nerveuse, nous ne les connaissons pas : on a vu précédemment que les résultats obtenus en expérimentant sur des animaux ne sont pas encore de nature à faire cesser l'incertitude qui règne à cet égard.

Le rôle que peut jouer la destruction des filets

sensitifs dans les paralysies par lésion traumatique des nerfs mixtes ne saurait aujourd'hui être apprécié plus exactement.

M. Cl. Bernard a vu la locomotion compromise dans des expériences de section des racines postérieures lombaires entre la moelle et le ganglion. Un certain degré de faiblesse des membres postérieurs et la perte du sens musculaire ont été la conséquence prochaine de cette opération ; malheureusement les animaux n'y survivent pas assez longtemps pour qu'on puisse facilement observer son influence sur la nutrition et sur la contractilité musculaires.

D'autres expériences intéressantes à ce point de vue sont celles instituées par Magendie sur le trijumeau (1822). En coupant ce nerf dans le crâne, on voit que les effets de l'opération diffèrent suivant que la section a porté entre les origines du nerf et le ganglion de Gasser, ou suivant qu'elle a porté entre ce ganglion et la périphérie. Magendie avait noté que la section du trijumeau entraîne des troubles profonds de la nutrition des parties auxquelles ce nerf se distribue ; que quand la section a été faite avant le ganglion, les altérations de nutrition sont plus lentes à se produire. Enfin M. Cl. Bernard a vu ces phénomènes manquer complétement quand on arrive à couper le trijumeau dans le cerveau même, suffisamment loin du ganglion. « Il est donc permis de penser, ajoute M. Cl. Bernard, que ces désordres de nutrition sont en rapport avec la lésion du ganglion. Cette interprétation est d'accord avec ce que l'on sait de l'influence des ganglions intervertébraux sur la nutrition des nerfs; elle est d'accord aussi avec ce qui s'observe chez l'homme où l'on rencontre des paralysies de la cinquième paire avec les deux ordres de lésions (1). »

Mais les animaux survivent trop peu de temps aux lésions de nutrition qui sont la conséquence de la section de la cinquième paire entre le ganglion et la périphérie, pour qu'il soit facile de suivre chez eux les altérations des propriétés musculaires.

M. Longet a fait cependant l'expérience, au point de vue qui nous occupe ici, en opérant sur un rameau seulement du trijumeau : « Sur d'autres chiens, ayant d'abord excisé du nerf sous-orbitaire une longueur assez grande pour empêcher tout contact ultérieur des deux bouts, j'ai reséqué le buccal au-devant du masséter, et l'anastomose au-devant de l'oreille, du nerf auriculo-temporal avec la branche moyenne de la septième paire. En agissant de la sorte, je me suis proposé de supprimer l'action de tous les filets du trifacial qui, d'un côté, pénètrent les muscles des narines et de la lèvre supérieure. Six semaines après l'opération, ceux-ci furent trouvés décolorés, et pourtant irritables, *mais à un degré beaucoup moins marqué que ceux du côté sain*. Du reste

(1) « J'ai eu autrefois l'occasion de suivre à la Salpêtrière une observation de paralysie de la cinquième paire, avec troubles de la nutrition et destruction de l'œil. Dans ce cas, l'autopsie montra que le ganglion de Gasser était comprimé et détruit par une tumeur de la fosse temporale moyenne. » (Cl. Bernard, *Leçons sur la physiologie et la pathologie du système nerveux*, t. II, p. 61.)

les poils de la lèvre supérieure (côté malade) tombèrent, et celle-ci conserva un léger empâtement dû évidemment à un trouble de nutrition (1). »

M. Longet, admettant que la contractilité musculaire demeure intacte trois mois après la section des nerfs moteurs, la regarde comme subordonnée à l'intégrité des nerfs sensitifs.

Il serait nécessaire, pour arriver à élucider cette question, d'explorer l'état de la contractilité musculaire chez un animal auquel on aurait, depuis longtemps, coupé le trijumeau dans le crâne, suffisamment en arrière du ganglion de Gasser pour ne produire qu'une paralysie de la sensibilité.

Toutefois la question ne serait pas encore complétement résolue : il resterait à déterminer à quelles conditions physiologiques répondent les désordres de nutrition observés après la section périphérique de la cinquième paire, et quels rapports existent entre les propriétés musculaires et l'intégrité ou la paralysie des branches de l'appareil nerveux sympathique.

10° *Paralysie par atrophie musculaire graisseuse progressive.* — La transformation graisseuse du tissu musculaire peut, ainsi que nous l'avons vu précédemment, se montrer comme phénomène consécutif dans un certain nombre de paralysies, notamment dans les paralysies spinales de Marshall Hall et dans

(1) Longet, *Système nerveux*, 1842, t. I, p. 70.

la paralysie saturnine que nous sommes très-disposé à regarder également comme une paralysie spinale. Dans ces circonstances, la perte de la contractilité précède la substitution graisseuse; une paralysie dont les caractères physiologiques ne sont pas encore déterminés ouvre la scène, et l'altération anatomique du muscle en est la conséquence.

Mais l'ordre de succession des phénomènes sensibles peut être inverse. Le muscle peut être atteint dans sa nutrition et détruit sans que sa contractilité soit directement atteinte. Le tissu musculaire conserve alors jusqu'au bout ses propriétés, et ce n'est que lorsqu'il cesse d'exister que le mouvement est aboli : la contractilité a disparu avec le tissu contractile.

Nous ne sommes pas actuellement en mesure de préciser la nature de cette grave affection, bien observée et caractérisée par M. Duchenne comme espèce morbide distincte sous le nom d'*atrophie musculaire graisseuse progressive*.

Avant les recherches de M. Duchenne, cette maladie avait été nécessairement observée souvent et confondue, sous le titre de paralysie, avec la plupart des affections qui, à une période quelconque de leur évolution, présentent le symptôme *abolition du mouvement*. Aujourd'hui, ce symptôme peut être déclaré d'origine musculaire.

Mais doit-on en rester là dans l'analyse des faits ? — Nous ne le pensons pas : la lésion de nutrition musculaire procède très-vraisemblablement à son tour d'une paralysie nerveuse portant, non plus sur l'élément histologique auquel est dévolue la motricité consciente, mais sur quelque autre. La transformation graisseuse qui survient dans les paralysies spinales et celle qui se montre primitivement dans l'atrophie musculaire graisseuse progressive reconnaissent sans doute un mécanisme prochain identique. C'est ce mécanisme qu'il importe de déterminer; car si les progrès de l'observation tendent à multiplier les espèces morbides en faisant un type distinct de chacune des combinaisons de symptômes, l'analyse physiologique doit tendre à ramener les phénomènes pathologiques à un petit nombre d'éléments dont l'association, suivant des formes et des proportions diverses, donne lieu à cette variété d'ensembles morbides qui déroute tous les jours le praticien et montre l'insuffisance de l'observation comme moyen d'étude des faits pathologiques.

La cause de l'atrophie musculaire graisseuse progressive ne paraît pas à M. Duchenne pouvoir être attribuée à une lésion appréciable des centres nerveux, et il la rapporte à une lésion périphérique. Centrale ou périphérique, l'origine d'une affection qui tend ainsi à se généraliser ne nous paraît pouvoir être attribuée qu'à la mort prématurée d'un élément histologique particulier; et la coïncidence fréquente de l'atrophie musculaire avec des névropathies circonscrites nous porte à admettre que l'élément histologique primitivement atteint dans l'atrophie musculaire graisseuse appartient au système nerveux.

Les premiers troubles apparents, dans l'atrophie musculaire graisseuse, portent sur le mouvement volontaire, et débutent d'ordinaire par les membres supérieurs, atteints quelquefois inégalement, mais souvent d'une manière symétrique.

La transformation graisseuse des muscles y est précédée de convulsions fibrillaires et s'accompagne d'un abaissement de température de la partie.

L'exploration électrique montre d'abord la contractilité normale; puis celle-ci s'affaiblit, restant toujours subordonnée dans sa disparition au degré de l'altération musculaire; tant qu'il existe des fibres musculaires, celles-ci restent contractiles.

La maladie est progressive en ce sens que, locale au début, elle tend toujours à se généraliser. Les muscles qui président à la respiration et à la déglutition sont atteints les derniers.

Du côté de la sensibilité, on peut noter l'anesthésie musculaire, quelquefois même une anesthésie cutanée plus ou moins marquée; mais ces phénomènes ne sont pas constants.

Les cas d'atrophie musculaire graisseuse progressive observés ont offert une durée d'au moins deux ans. Ordinairement la mort n'arrive qu'au bout d'un temps beaucoup plus long, soit que la maladie ait suivi une marche continue mais lente, soit qu'elle ait présenté des temps d'arrêt. M. Duchenne l'a vue rester stationnaire et semble admettre que ce temps d'arrêt peut constituer une guérison relative; mais le plus souvent, après ces périodes de suspension des accidents, l'atrophie reprend sa marche envahissante.

Lorsqu'ils ne succombent pas à une affection intercurrente, les sujets atteints d'atrophie musculaire graisseuse progressive meurent asphyxiés par l'immobilité des muscles respirateurs. Jusqu'au dernier moment leurs facultés intellectuelles demeurent intactes.

Parmi les causes assignées à cette affection, une seule nous paraît mériter d'être indiquée, c'est l'hérédité. Le travail musculaire forcé contribuerait à hâter l'apparition de la maladie.

Les caractères sur lesquels se fondera le diagnostic sont : la conservation de la contractilité partout où du tissu musculaire existe encore; — la répartition inégale et bizarre de l'atrophie dans des régions très-différentes, circonstance qui ne s'observe ni dans la paralysie générale spinale, ni dans la paralysie générale des aliénés, ni dans la paralysie saturnine qu'on n'a jamais vue d'ailleurs affecter la parole; — l'absence de déformation du squelette, qui fera distinguer l'atrophie musculaire graisseuse progressive des atrophies qui survivent à la paralysie atrophique graisseuse de l'enfance; — l'absence des douleurs, spontanées ou provoquées par la contraction musculaire, qui précèdent et accompagnent quelquefois les atrophies consécutives au rhumatisme et à la névralgie.

L'autopsie des sujets atteints d'atrophie musculaire graisseuse progressive n'a montré jusqu'ici qu'une lésion constante : la substitution graisseuse du tissu musculaire. Une observation de M. Cruveilhier, dans laquelle il y avait atrophie d'un certain nombre de racines spinales antérieures, avait fait croire que la maladie musculaire était sous la dépendance de cette lésion; mais les cas nombreux dans lesquels il n'a été trouvé rien d'analogue ne permettent pas de s'arrêter à cette supposition.

Dans l'ignorance où nous sommes du siége initial de l'atrophie musculaire graisseuse progressive et des conditions qui pourraient en faire espérer la guérison ou du moins l'arrêt dans les cas les plus favorables, il n'y a pas lieu de songer à lui apporter un traitement rationnel.

M. Remak prétend qu'au début les courants constants (continus ou interrompus?) sont utiles.

M. Duchenne recommande la faradisation intense *des muscles en voie d'atrophie par des courants rapidement interrompus*. Les séances durent dix minutes; le traitement est long. On renoncera aux muscles graisseux pour s'attacher de préférence à ceux dont la conservation importe le plus.

Sans prétendre qu'on réussira constamment ni même souvent à enrayer par ce traitement la marche de la maladie, M. Duchenne pense qu'on y arrivera quelquefois, et que la faradisation musculaire est encore le meilleur moyen qu'on ait de prolonger les jours du malade.

II. *De quelques paralysies partielles.* — Certaines paralysies partielles sur l'origine ou le mécanisme desquelles règne encore une grande obscurité doivent être ici l'objet d'une mention particulière. Il en est de même de plusieurs autres paralysies qui, rentrant vraisemblablement dans quelqu'une des espèces précédemment examinées, présentent des indications thérapeutiques spéciales.

On connaît peu les conditions pathologiques sous l'influence desquelles les muscles moteurs du globe de l'œil cessent d'agir. Leur paralysie s'observe dans deux affections graves dont il sera bientôt question : la *paralysie alterne* et l'*ataxie locomotrice progressive.* En dehors de ces circonstances, dans lesquelles la perte de quelques-uns des mouvements du globe oculaire ne constitue qu'un phénomène accessoire et ne nous paraît pas réclamer une intervention thérapeutique locale qui pourrait être contre-indiquée par l'état des centres nerveux, on a rencontré assez souvent la paralysie des muscles de l'œil comme phénomène sensible isolé, et on l'a rattachée à une cause rhumatismale ou syphilitique. Quelquefois, enfin, on en est réduit à regarder cette paralysie comme essentielle, c'est-à-dire d'origine inconnue.

La faradisation des muscles inertes à l'aide de fortes aiguilles mousses recouvertes jusque vers leur extrémité d'un enduit isolant a donné quelquefois de bons résultats, c'est-à-dire une guérison temporaire ou définitive, selon que la cause de la paralysie persistait ou avait cessé d'agir.

Ce traitement peut être utile dans les paralysies dues à la compression exercée par une tumeur syphilitique, lorsque la paralysie persiste après que sa cause anatomique a disparu.

L'état de la contractilité musculaire dans les paralysies des mouvements du globe de l'œil n'a pas été encore et ne pourra sans doute jamais être déterminé directement.

La chute de la paupière supérieure (blépharoptose) a été combattue heureusement par la faradisation du muscle releveur. Il est impossible de prévoir quel sera le résultat du traitement dans un cas donné.

La faradisation peut être encore opposée à la paralysie du constricteur de l'iris (mydriase). Des excitateurs mousses appliqués sur la sclérotique, un peu au delà des extrémités du diamètre transversal de la cornée, serviront alors à diriger à travers les parties des secousses d'induction rares, de faible tension et d'intensité doucement croissante. M. Duchenne cite une observation de guérison obtenue de cette façon. Il est possible, dans ce cas, de faire usage d'excitateurs recouverts de peau mouillée ; et c'est une précaution qui ne devrait pas être négligée.

M. Millard (1) a le premier observé et décrit en

(1) *Bulletin de la Société anatomique*, 1856.

les rattachant à une lésion encéphalique, des paralysies caractérisées extérieurement par la perte simultanée ou successive du mouvement dans un côté de la face et dans la moitié du corps du côté opposé. L'étude de cette affection a été reprise par M. Gubler qui lui a donné le nom de *paralysie alterne.*

La lésion centrale porte alors sur l'un des lobes de la protubérance, dans la partie de cet organe située au-dessous de l'entre-croisement des filets d'origine de la septième paire. La paralysie alterne, en même temps qu'elle affecte la septième paire, intéresse souvent un ou plusieurs des nerfs moteurs de l'œil, le trijumeau, le nerf acoustique.

Dans des cas qui n'ont pas été suivis d'autopsie il est vrai, mais que leur ensemble symptomatique semble devoir faire rattacher à la paralysie alterne, M. Duchenne a trouvé la contractilité musculaire affaiblie ou abolie à la face et normale dans les membres. Or, on sait que dans l'hémiplégie faciale occasionnée par l'hémorrhagie cérébrale et siégeant du même côté que la paralysie des membres, la contractilité musculaire est conservée quoique le mouvement volontaire soit aboli.

En conservant les dénominations de Marshall Hall avec la signification que nous leur avons attribuée au commencement de ce paragraphe, on peut dire que la paralysie faciale avec conservation de la contractilité est *cérébrale*, tandis que celle qui survient dans la paralysie alterne est *spinale*. Mais, malgré les recherches anatomiques les plus récentes, on ne peut encore préciser le point des masses encéphaliques où cesse physiologiquement l'organe cérébral et où commence l'organe spinal considéré comme centre d'origine des racines motrices (1).

Il ne saurait être question d'un traitement spécial aux paralysies alternes. Les vues générales exposées plus haut à l'occasion des paralysies qui sont sous la dépendance d'une lésion encéphalique guideront, ici encore, la conduite du praticien.

M. Duchenne vient de décrire comme espèce distincte une paralysie compromettant la déglutition, l'articulation des sons et la respiration, et pour laquelle il propose le nom de *paralysie musculaire progressive de la langue, du voile du palais et des lèvres* (2).

Cette paralysie envahit successivement les muscles de la langue, ceux du voile du palais et l'orbiculaire des lèvres. Les conséquences en sont d'abord une gêne dans l'articulation des mots, un embarras de la déglutition avec tendance au passage

(1) La perte de la contractilité des muscles de la face dans les cas de paralysie alterne semblerait, au premier abord, devoir résoudre la question de l'influence des nerfs moteurs sur les propriétés musculaires. Malheureusement il est impossible d'établir que les filets d'origine du facial soient seuls atteints; le contraire peut même être souvent constaté. Enfin l'état de nutrition des muscles paralysés n'a pas été examiné, que nous sachions, sur des malades chez lesquels on aurait constaté une intégrité complète ou à peu près complète de la sensibilité.

(2) *De l'électrisation localisée*, 2e édition, Paris, 1861, p. 621 et suiv.

des aliments et des boissons dans le larynx, un écoulement permanent de la salive qui n'est plus avalée et ne se trouve pas retenue par la contraction de l'orbiculaire des lèvres.

A une période avancée, la phonation s'affaiblit ; il survient des étouffements fréquents, enfin les sujets succombent, avec toute leur intelligence, soit à l'impossibilité de se nourrir, soit pendant une syncope.

Les cas observés ont offert une durée d'un an au moins et de trois ans au plus ; tous se sont terminés d'une manière fâcheuse.

La paralysie progressive de la langue, du voile du palais et des lèvres, lorsqu'elle existe sans complication, ne produit pas l'atrophie des muscles. La contractilité musculaire est conservée.

M. Duchenne recommande contre cette affection la faradisation localisée qui lui aurait permis d'obtenir quelquefois une amélioration passagère.

C'est un conseil que nous reproduisons sans y insister et dont l'utilité nous paraît douteuse. Pour nous, en effet, la paralysie décrite par M. Duchenne est une paralysie cérébrale, et non une paralysie musculaire ou une paralysie spinale. La perte simultanée du mouvement dans des muscles qui, bien qu'animés par des nerfs différents, appartiennent à un même appareil physiologique, nous semble accuser la lésion d'un centre de mouvements associés ; l'intégrité de la contractilité et de la nutrition musculaires ajoute encore à la vraisemblance de cette opinion.

Les indications thérapeutiques fournies par l'inertie des muscles s'effacent dès lors devant les exigences d'une situation commandée par l'état de l'encéphale ; et l'on doit, lorsqu'on voudra combattre cette maladie, rechercher d'abord s'il n'est aucun moyen de s'opposer aux progrès de la lésion centrale infiniment probable (1), puis se demander si le traitement local des muscles par la faradisation n'est pas de nature à aggraver l'affection principale.

Quant au mécanisme de la mort, que M. Duchenne cherche à rattacher à une déperdition exagérée de salive, à l'inanition, à l'introduction des aliments, des boissons ou de la salive dans les voies aériennes, il nous paraît s'expliquer bien plus naturellement par l'arrêt du cœur, dans une maladie qu'on doit supposer intéresser directement ou médiatement les origines du pneumogastrique. Les malades meurent souvent dans une syncope, disent les observations ; c'est assurément là une cause de mort très-suffisante.

La *paralysie du diaphragme* se reconnaît à la dépression des hypochondres et de l'épigastre se produisant pendant la dilatation de la poitrine qui accompagne l'inspiration. Un soulèvement de ces parties coïncide, au contraire, avec le resserrement de la poitrine qui

(1) Il n'a été fait jusqu'à présent aucune autopsie de sujet ayant succombé à la paralysie progressive de la langue, du voile du palais et des lèvres. En l'absence de ce renseignement, nous avons dû nous arrêter à la seule hypothèse qu'autorise le rapprochement des faits mieux connus.

accompagne l'expiration. L'inspiration est alors plus courte et moins large, la parole entre-coupée, tous les efforts qui provoquent naturellement une inspiration large déterminant une ascension des viscères abdominaux et de l'étouffement.

La paralysie du diaphragme a été notée par M. Stokes (1), de Dublin, comme pouvant se rencontrer dans quelques affections inflammatoires des organes voisins. De l'ensemble de ses recherches, M. Stokes a cru pouvoir conclure que lorsqu'il existe un épanchement pleurétique, la paralysie du diaphragme indique un épanchement purulent, tandis qu'elle ne se rencontrerait pas dans l'hydrothorax.

Quelques observations de M. Duchenne, bien qu'insuffisantes pour juger la question, tendraient à confirmer les vues de M. Stokes. Nous donnons le résumé d'une de ces observations qui a été suivie d'autopsie.

Obs. — Épanchement pleurétique gauche abondant, datant de quatre semaines.

La différence entre les mouvements des deux côtés du diaphragme n'était pas appréciable à l'œil; mais elle pouvait être constatée par la palpation des parois abdominales, les mains étant appliquées simultanément à gauche et à droite entre l'ombilic et la base de la poitrine.

Autopsie : Empyème considérable à gauche. Décoloration du diaphragme, dont la partie gauche, d'une teinte jaune orangée, contraste avec la partie droite qui a conservé sa coloration normale. Ce muscle est atrophié à gauche où son tissu ne présente plus ni stries longitudi-

(1) *Journal de Dublin* et *Archives générales de médecine*, 1836.

nales ni stries transversales ; il ne reste des fibres musculaires qu'un amas de granulations. Du côté droit, les fibres musculaires du diaphragme ont conservé une grande partie de leurs stries transversales ; mais on voit que quelques-unes de ces fibres ont subi un commencement d'altération, et que leurs stries transversales sont interrompues de distance en distance par des granulations.

« On voit, ajoute M. Duchenne, que cette altération du tissu du diaphragme est due à l'inflammation qui s'est étendue de la plèvre au diaphragme. » Cette conclusion ne nous paraît pas être la conséquence nécessaire des faits observés. Au cas où les vues de M. Stokes devraient être confirmées par les observations ultérieures, il y aurait lieu de se demander, en présence des différences que présenteraient relativement à l'état du diaphragme l'empyème et l'hydrothorax, si la nature purulente de l'épanchement n'est pas plutôt, dans la première de ces maladies, une conséquence de l'affection musculaire du plancher de la poitrine. L'observation précédente nous semble appuyer plutôt cette opinion que *celle à laquelle se range M. Duchenne :* en effet, le peu d'ancienneté de l'épanchement et l'existence d'un commencement d'altération de la moitié droite du diaphragme portent à penser que l'affection musculaire a au moins précédé l'apparition de la collection pleurétique.

La *paralysie du diaphragme* a été observée par M. Duchenne dans une période avancée de l'atrophie musculaire graisseuse progressive et dans les paralysies saturnines et hystériques.

Cette lésion fonctionnelle ne cause pas la mort, les autres muscles respirateurs pouvant mettre en mouvement une quantité d'air qui suffit aux besoins de l'hématose. Mais la paralysie, du diaphragme, rendant l'expectoration difficile, donne une gravité extrême à la moindre affection thoracique intercurrente.

Le meilleur traitement à opposer à la paralysie du diaphragme d'origine saturnine, hystérique, ou reconnaissant pour cause l'atrophie graisseuse, est, suivant M. Duchenne, la faradisation localisée de ce muscle par l'intermédiaire des nerfs phréniques.

A la question du traitement de la paralysie du diaphragme par la faradisation indirecte se rattache celle de la respiration artificielle qu'il sera souvent possible de pratiquer à l'aide de ce moyen, et qui, dans certains cas, constitue une ressource extrême que rien ne saurait remplacer.

La suspension des mouvements respiratoires peut être liée, dans les circonstances accidentelles où il est indiqué de recourir à la respiration artificielle, ou à une suspension de l'action musculaire ou à la perte des sensations inconscientes qui sont le point de départ des mouvements respiratoires reflexes ; il est probable, enfin, que ces deux causes d'asphyxie s'ajoutent souvent l'une à l'autre.

De là ressortent deux indications auxquelles l'électrisation satisfera mieux qu'aucun autre moyen. La sensibilité sera stimulée plus vivement et d'une manière plus soutenue par une faradisation cutanée énergique et longtemps continuée que par les moyens (sinapismes, vésicatoires, flagellation, marteau de Mayor, cautère actuel) employés jusqu'ici dans les asphyxies par submersion, ou liées à l'empoisonnement par l'opium, par l'oxyde de carbone, etc.

Le rétablissement des mouvements des parois thoraciques s'obtiendra par la faradisation des nerfs phréniques. Deux excitateurs olivaires seront appliqués sur les muscles scalènes antérieurs, au niveau des points où ils sont croisés de dehors en dedans par les nerfs phréniques. On fera usage de courants rapidement interrompus, suspendant de temps en temps l'action de l'électricité pour permettre un affaissement de la poitrine qui sera en outre favorisé par des pressions exercées sur les parois thoraciques et abdominales.

Dans les cas pressants, où il faut agir vite et où les précautions qui font perdre du temps doivent être négligées, on emploiera des excitateurs humides à surface un peu large : on agira ainsi à la fois sur le nerf phrénique, sur le plexus brachial et sur la branche externe du spinal. Cette faradisation en masse aura encore l'avantage de favoriser l'ampliation de la poitrine en faisant contracter, outre le diaphragme, quelques-uns des muscles qui contribuent à l'élévation des côtes supérieures.

La *paralysie de la tunique musculeuse de la vessie* rend l'émission des urines difficile ou impossible.

La faradisation de la vessie est généralement efficace contre cette forme de dysurie lorsqu'elle ne reconnaît pas pour cause une paraplégie par lésion spinale, mais semble liée à une simple inertie dont la nature ne saurait être actuellement déterminée d'une manière exacte.

On doit employer des courants de haute tension, qui agissent moins vivement sur la sensibilité des organes contenus dans le bassin. Quant au mode d'application des excitateurs, il pourra varier : un excitateur olivaire urétral étant introduit dans la vessie, l'autre excitateur sera placé dans le rectum. — On pourra encore exciter la vessie au moyen de l'excitateur vésical double (p. 154). — Enfin, l'impossibilité ou les inconvénients du cathétérisme peuvent mettre dans la nécessité de faire traverser la vessie par le courant dirigé d'un excitateur placé dans le rectum à l'autre appliqué sur la région hypogastrique.

Dans d'autres circonstances, où l'introduction de la sonde donne issue à un jet d'urine assez énergique, M. Duchenne admet que la dysurie tient au défaut d'action des muscles de la paroi abdominale et en recommande la faradisation par les courants de faible tension. Nous admettons parfaitement que l'émission des urines devient plus difficile lorsqu'elle n'est pas aidée par les contractions abdominales, mais l'existence d'une dysurie de cette nature ne nous paraît nullement établie par le fait que la vessie a conservé sa contractilité spontanée. L'existence d'un obstacle urétral, écarté par l'introduction de la sonde, est vraisemblablement alors l'empêchement principal à la miction naturelle.

La nature de l'*inertie intestinale* qui occasionne des constipations habituelles très-opiniâtres chez des sujets à peu près bien portants ne saurait non plus être actuellement déterminée. Cependant, si l'on considère combien la constipation est fréquente chez les rhumatisants, chez les goutteux, chez les hystériques, et combien elle diffère de la constipation des gens qu'on dit vulgairement *échauffés*, on sera très-disposé à rattacher la constipation par inertie intestinale à quelqu'une des formes de paralysie examinées précédemment.

Cette constipation a cédé quelquefois à la faradisation recto-épigastrique après avoir résisté à tous les autres moyens. Toutefois la faradisation ne nous paraît pouvoir être considérée dans ces circonstances que comme un expédient, utile en ce qu'il permet d'attendre l'action lente des modificateurs réclamés par l'état général du sujet.

M. Leroy, d'Étiolles, a proposé (1) de tirer parti des mouvements intestinaux que peut provoquer la galvanisation pour tenter la guérison des étrangle-

(1) *Sur l'emploi du galvanisme dans les hernies étranglées et les étranglements internes.* (Archives gén. de médecine).

ments internes par enroulement ou invagination de l'intestin. M. Leroy tenta sans succès l'emploi de ce moyen, en 1825, dans un cas qui, il est vrai, paraissait ne plus offrir de chances favorables.

La faradisation est ici bien préférable à la galvanisation, en ce qu'elle détermine des mouvements plus énergiques sans être d'une application aussi douloureuse. M. Duchenne y a eu recours trois fois, dont une avec succès; l'un des insuccès pourrait être rapporté à une cause étrangère à l'étranglement.

Il y a lieu de s'étonner que l'électrisation n'ait pas été appelée plus souvent à remplir les indications mécaniques que comporte l'étranglement intestinal, lorsqu'on passe en revue les moyens variés et souvent bizarres préconisés contre cette affection ou dans le but d'éviter la herniotomie.

Les paralysies locales que nous venons d'examiner devaient être l'objet d'une mention spéciale en raison des questions que soulève leur mécanisme, de leur siége ou des procédés particuliers de traitement qu'elles réclament.

Nous rapporterons maintenant, d'après M. Le Roy de Méricourt, professeur à l'école de médecine navale de Brest, une observation de paralysie partielle intéressante surtout en ce que, déterminée par une commotion électrique reçue dans un poste télégraphique, elle a cédé néanmoins à un traitement par la faradisation musculaire (1).

(1) *Courrier médical*, août 1860.

Obs. — Le 9 août 1859, M. L... se trouvait de service au poste de Quimper. Depuis une heure ou deux, les palettes des appareils, vivement attirées par intervalles contre les électro-aimants, indiquaient la présence d'un violent orage sur la ligne. Depuis 45 minutes à peu près, il avait interrompu le circuit en mettant la communication à terre. A 2 heures 35 minutes, il travailla quelques instants avec son correspondant; au moment où il terminait, il reçut dans la face palmaire de la main droite une très-violente commotion, et entendit un bruit semblable à celui que produit une forte capsule en éclatant. En même temps il fut renversé sur le sol et eut immédiatement une forte attaque de nerfs. Des soins lui furent donnés aussitôt; dans le premier moment, les personnes qui l'entouraient lui frottèrent les bras avec de l'alcool. On remarqua sur la face antérieure de l'avant-bras une traînée rouge de la largeur d'un travers de doigt à peu près, et qui s'étendait du poignet au coude et avait l'aspect d'une brûlure au premier degré. La main et l'avant-bras étaient le siége d'un engourdissement profond. Il ne put naturellement continuer son service. Le lendemain, les mouvements de flexion des doigts et ceux de la main sur l'avant-bras étaient impossibles. Le surlendemain, l'état était le même; mais en outre, le bras et tout le côté droit, depuis et y compris la région cervicale jusqu'au genou inclusivement, étaient complétement engourdis. MM. Gestin et Lecaër, médecins à Quimper, lui délivrèrent un certificat constatant l'état à peu près absolu de paralysie de ces parties du corps.

Comme traitement, on mit successivement en usage des bains alcalins, des frictions avec l'alcool camphré, une pommade camphrée laudanisée, la teinture d'arnica. Peu à peu l'engourdissement et la gêne des mouvements diminuèrent, mais ces phénomènes persistèrent à la face antérieure de l'avant-bras et surtout à la main.

Peu de temps après cet accident, M. L... fut appelé à continuer ses services à Brest. Ce fut au commencement d'avril de cette année seulement que j'eus occasion de lui donner des soins et qu'il me communiqua ces détails commémoratifs.

A cette époque, ce jeune homme présentait les symptômes suivants :

Sensation très-marquée de pesanteur dans tout le membre supérieur droit. Impossibilité à peu près absolue d'exécuter les mouvements de flexion des doigts, et surtout ceux d'opposition du pouce ; par suite la préhension était impossible. Diminution notable de la sensibilité cutanée de la face antérieure de l'avant-bras. — M. L... ne pouvait plus apprécier avec la main droite les dimensions des corps, leur forme, la nature de leur surface, s'il ne s'aidait de la vue. Il ne pouvait plus reconnaître les objets que contenait une de ses poches, tels par exemple que ses différentes clefs. On comprend sans peine toute la gêne qui en résultait pour l'accomplissement de la plupart des actes de la vie ordinaire, et surtout des obligations de son service.

Je lui proposai de le soumettre à la faradisation, ce qu'il accepta. La première séance eut lieu le 26 avril. Je me servis de l'appareil électro-médical de M. Ruhmkorff. Je constatai, à l'aide de la faradisation musculaire (courant du premier ordre ou extra-courant), une diminution notable de la contractilité électro-musculaire des muscles des régions antérieures de l'avant-bras, de ceux de la main, mais surtout de ceux de *l'éminence thénar.*

Par la faradisation cutanée, il me fut possible de dessiner d'une manière précise, avec la plume, la surface de la limite cutanée anesthésiée : elle comprenait exactement toute la face palmaire de la main, et l'anesthésie disparaissait brusquement au point où cessent ces sillons particuliers à cette région qui semblent tracés avec la pointe d'une aiguille, et serpentent entre les papilles. Ainsi, lorsque tous les fils métalliques du petit balai électrique étaient en dedans de cette ligne, la sensation produite, même avec un courant d'une grande intensité, était presque nulle; elle ressemblait à un simple chatouillement; mais si un seul des fils venait à toucher un point de la peau en dehors de cette limite, la douleur était des plus vives, comme cela avait lieu sur toute l'étendue de la main gauche et sur la face dorsale de la main droite. L'anesthésie, à la région du poignet, avait pour limite le premier pli de flexion.

Je m'appliquai, dans cette séance et dans les suivantes, à faire contracter successivement, pendant un quart d'heure, les muscles fléchisseurs superficiels et profonds, ainsi que ceux de l'éminence thénar. Deux séances eurent lieu par semaine; à chacune d'elles, il était facile de constater les progrès rapides du retour de la contractilité électro-musculaire et du mouvement volontaire. Après la troisième, la main pouvait serrer les objets avec une certaine force; enfin, après la huitième, les mouvements et la sensibilité étaient suffisamment revenus à l'état normal pour qu'il ne fût plus nécessaire de continuer la faradisation.

M. L... pouvait se servir de la main droite comme avant l'accident. En raison, cependant, de la pesanteur qui persistait encore dans le membre supérieur, je lui délivrai un certificat qui lui permit de solliciter près de l'administration son envoi aux eaux thermales sulfureuses pour achever sa guérison. Le laps de temps qui s'est écoulé entre l'accident et l'emploi de l'électrisation a été assez long pour qu'il ne soit pas permis de supposer que le résultat favorable attribué au traitement n'ait été tout simplement que le retour graduel et naturel vers l'état normal, comme cela a lieu assez souvent après les commotions électriques même très-violentes.

Avant d'abandonner l'étude des paralysies et des conditions physiologiques auxquelles elles se rattachent, nous devons rappeler une question souvent débattue et résolue dans des sens opposés d'après des observations dont l'analyse n'était pas encore possible : nous voulons parler des anomalies de la calorification. Quelques observateurs ont cru que les paralysies entraînaient constamment un abaissement de température des parties privées du mouvement; d'autres, au contraire, admettent que la perte de la motilité s'accompagne d'une élévation de température. Les deux cas peuvent se présenter, comme l'a démontré M. Cl. Bernard, qui a déterminé en même temps les circonstances dans lesquelles s'observe chacun d'eux.

Opérant sur des animaux, M. Cl. Bernard a pu, par des sections de nerfs, produire à volonté, dans les membres antérieurs, la paralysie avec élévation de température, la paralysie avec abaissement de température, et l'élévation de température sans paralysie.

L'élévation de la température est la conséquence de la section des filets du sympathique qui se rendent au membre. Après avoir constaté que les origines apparentes de la partie supérieure de l'appareil nerveux sympathique se confondent avec les racines antérieures de la deuxième paire dorsale rachidienne, M. Cl. Bernard a vu la section d'une de ces racines déterminer une élévation notable de la température du membre thoracique correspondant et de la moitié de la face du même côté. Une très-petite portion de la deuxième paire dorsale se jette dans le ganglion premier thoracique qui donne ensuite des filets dont quelques-uns accompagnent les nerfs du plexus brachial et les vaisseaux du bras. L'élévation de température dépend de la section du rameau qui se rend au ganglion : les phénomènes produits par sa section sont les mêmes, en effet, que ceux déterminés par l'arrachement du ganglion. Voilà donc un exemple d'élévation de température d'un membre qui n'est nullement paralysé.

Si l'on coupe les nerfs brachiaux après qu'ils ont reçu l'anastomose du sympathique, il y a à la fois paralysie et calorification exagérée.

Si, au contraire, on coupe les nerfs brachiaux entre la moelle et l'anastomose qu'ils reçoivent du sympathique, il y a paralysie avec refroidissement du membre.

Cette analyse expérimentale n'a encore porté que sur les nerfs du membre supérieur. Il n'est pas douteux que des résultats identiques seront obtenus quand on opérera sur les nerfs dans lesquels se jettent des filets émanant de l'origine inférieure du sympathique (1).

L'exagération de la calorification dans les parties paralysées doit donc être regardée comme l'indice d'une paralysie ou d'une destruction des filets du

(1) M. Cl. Bernard avait déjà noté autrefois que la section du nerf sciatique à sa sortie du bassin est suivie de paralysie avec élévation de température du membre. Il vient de constater, tout récemment, que l'origine rachidienne des filets vaso-moteurs du train postérieur se confond avec la racine antérieure de la deuxième paire lombaire.

sympathique qui se rendent à ces parties; tandis que leur refroidissement suppose l'intégrité du sympathique, ou une prépondérance anormale de son action qui peut d'ailleurs reconnaître des causes variées.

Bien que nous ayons surtout en vue, dans cet ouvrage, les questions de thérapeutique, et que nous nous soyons imposé d'insister le moins possible sur les considérations pathologiques, l'histoire physiologique des paralysies du mouvement devait être au moins indiquée. Indépendamment des services que l'électricité est appelée à rendre dans le traitement de ces paralysies, elle joue en effet un rôle important dans le diagnostic différentiel des diverses espèces et constitue le réactif le plus précieux dont on puisse faire usage dans leur étude.

Il nous paraît résulter de l'observation attentive des faits exposés dans ce paragraphe, que les paralysies du mouvement peuvent, dès à présent, être ramenées à quatre formes simples :

1° *Suppression de l'excitation motrice initiale.* — Caractérisée par l'abolition des mouvements volontaires avec persistance de la contractilité musculaire et de la motricité nerveuse, cette forme a été observée dans les vivisections et dans des cas pathologiques. On reconnaît qu'elle existe indépendamment des autres formes, à la conservation de la motricité reflexe.

2° *Perte de la motricité nerveuse.* —C'est, dans son

plus grand état de simplicité, la paralysie des nerfs moteurs. Les expériences de M. Cl. Bernard sur le curare montrent que cette propriété peut être abolie isolément, la contractilité musculaire demeurant intacte, au moins pendant un temps assez long.

Cette paralysie n'a peut-être pas été observée chez l'homme comme condition isolée; il serait d'ailleurs difficile de reconnaître dans la plupart des cas pathologiques si elle existe seule ou si elle complique la forme précédente. Le défaut d'excitabilité des nerfs moteurs est l'indice de leur paralysie; d'autres caractères devraient être appelés à faire constater l'existence ou l'absence de complication.

3° *Perte de la contractilité musculaire.* — Cette lésion a été produite par M. Cl. Bernard dans quelques empoisonnements aigus. C'est par elle qu'il faut expliquer la mort subite des individus ou des animaux chez lesquels la température du sang s'élève jusque vers quarante-cinq degrés : à cette température, la fibre musculaire perd sa contractilité en même temps qu'elle devient rigide, et la mort survient par arrêt des mouvements du cœur.

On manque d'observations établissant nettement l'existence de la paralysie musculaire chronique et bornée aux muscles de la vie de relation; elle semble néanmoins très-admissible. En présence d'un cas de ce genre, on se trouverait embarrassé de reconnaître si la perte de la contractilité musculaire est isolée ou si elle est compliquée d'une paralysie de la motricité nerveuse. Cette détermination ne serait possible que dans le cas où la paralysie, suffisamment circonscrite, n'affecterait qu'une partie des muscles animés par un même nerf.

Nous avons cependant indiqué un caractère capable d'éclairer ce point de diagnostic dans le cas où la paralysie est incomplète ; il s'agit de la disproportion entre les mouvements produits par une excitation comparative des nerfs et des muscles proportionnelle à leur excitabilité relative normale. Si les mouvements produits par l'excitation des nerfs étaient notablement plus prononcés que ceux produits par une excitation équivalente des muscles, on serait en droit de conclure que les muscles sont seuls compromis ou qu'ils le sont plus que les nerfs, tandis qu'on devrait admettre le contraire, lorsque, comme nous l'avons vu dans un cas de tremblement paralytique, le muscle paraît se contracter énergiquement sans que l'effet mécanique de sa contraction normale soit produit ; ou, d'une manière plus générale, lorsque l'excitation directe du muscle se montre moins efficace que celle du nerf.

4° Destruction des muscles sans abolition préalable de la contractilité. — Il est facile de constater l'existence isolée de ce genre de paralysie, qui a été bien observé dans la métamorphose graisseuse des muscles. Mais la combinaison fréquente de cette forme avec quelqu'une des précédentes nous amène à poser la question de son origine. Dans un certain nombre de cas, nous voyons des muscles perdre leur contractilité sans être atteints de substitution graisseuse;

dans d'autres cas, au contraire, on constate l'intégrité de la contractilité dans des muscles en voie de transformation graisseuse. Il résulte évidemment du rapprochement de ces faits que la métamorphose graisseuse n'est pas la conséquence de l'abolition de la contractilité; que ces deux affections sont distinctes; et que la première ne représente pas une phase nécessaire de la paralysie musculaire. Comme, d'autre part, ces lésions se rencontrent souvent réunies dans des affections qui intéressent primitivement le système nerveux, on doit penser que la métamorphose graisseuse est la conséquence d'une modification du milieu dans lequel s'accomplit l'évolution de l'élément musculaire, modification qui est sous la dépendance du système nerveux. Donc, bien que l'atrophie graisseuse manifeste au premier abord une lésion musculaire, on doit la regarder comme l'indice de l'altération d'un élément nerveux particulier.

On voit, en somme, que chaque espèce de paralysie répond à la lésion d'un tissu physiologiquement et histologiquement distinct.

Ces divers tissus concourant en proportions variées à la formation de la plupart des organes ou des appareils, les cas pathologiques représentent la plupart du temps des affections complexes. De là le grand nombre des espèces admises et la variété des individualités morbides consacrées par une anatomie pathologique trop exclusivement descriptive, variété que l'analyse des phénomènes doit tendre, dès à présent, à réduire à quatre formes simples, susceptibles de combinaisons plus ou moins variées, mais qu'il ne faut pas renoncer à reconnaître au milieu des manifestations complexes de l'ensemble symptomatique.

§ 3. — NÉVRALGIES.

D'après la plupart des définitions qui ont été données des névralgies, ces affections seraient caractérisées par l'existence *isolée* du symptôme douleur. Mais il est clair qu'on ne saurait admettre une classe spéciale de maladies en se basant sur une condition aussi difficile à apprécier, sur une condition qu'on doit même, *à priori*, supposer n'être jamais réalisée. Aussi préférons-nous, avec M. Martinet, voir dans les phénomènes groupés sous le nom générique de névralgies l'expression des douleurs spontanées qui apparaissent dans les maladies des nerfs. La névralgie devient dès lors un symptôme : *douleur ayant son siége dans les cordons nerveux*.

Quant à la définition négative que nous rappelions en commençant, elle avait évidemment en vue d'éliminer de l'espèce qu'elle prétendait embrasser certains états douloureux complexes, notamment l'inflammation et le rhumatisme. Toutefois, si elle atteignait son but pour ce qui concerne l'inflammation, elle ne pouvait empêcher qu'il ne subsistât entre les névralgies et certains rhumatismes des points de rapprochement tels que la distinction est souvent fort difficile et qu'on peut être tenté de se demander si le rhumatisme n'est pas la névralgie des organes musculaires, ou la névralgie le rhumatisme des cordons nerveux.

La douleur, dans les névralgies superficielles, est généralement vive et procède par élancements ; elle répond au trajet d'une branche nerveuse ; elle est exaspérée par une pression faible et passagère, et soulagée par une pression longtemps continuée. Dans les névralgies splanchniques ou viscéralgies, la douleur est ordinairement sourde et continue ; mais quelquefois elle est passagère et lacérante comme dans les névralgies superficielles. C'est notamment ce qui s'observe dans l'angine de poitrine, dans la névralgie ilio-scrotale, souvent aussi dans les céphalalgies.

La douleur peut réagir ensuite sur la motricité des nerfs musculaires et des nerfs vaso-moteurs, et provoquer des troubles de la nutrition et du mouvement ; mais ces phénomènes de réaction sont passagers et ne prennent de l'importance que par le fait de leur continuité ou de leur fréquente répétition. Les névralgies sont donc généralement apyrétiques, ne déterminant qu'une réaction en rapport avec la douleur et cessant avec elle.

Bien que la douleur représente un mode d'activité du tissu nerveux sensitif, nous ne pensons pas qu'on doive regarder les névralgies comme l'expression d'une fonction exagérée. L'observation commune établit déjà que les conditions qui prédisposent à ce genre d'affection sont surtout asthéniques.

C'est dans les névralgies que le traitement électrique compte ses succès les plus nombreux ; quelquefois cependant il échoue complétement dans des circonstances qu'on croirait pouvoir assimiler à celles dans lesquelles on l'a vu réussir.

Tous les procédés employés : bain électrique, électrisation par souffle, par étincelles, par secousses, acupuncture, galvanisation, applications magnétiques et métalliques, faradisation indolore et douloureuse, ont été successivement présentés comme étant d'une très-grande efficacité dans le traitement de ces affections.

En présence de pareils résultats, on comprendra que nous n'ayons pas à nous arrêter sur le traitement de chaque névralgie en particulier. La relation même des observations publiées ne saurait offrir aucun intérêt dans l'ignorance complète où nous sommes de la cause, de la nature, du mécanisme de la production et de la curation des névralgies, données qui pourraient seules permettre d'établir les points sur lesquels doivent porter l'appréciation et la comparaison des faits.

Quant à la marche à suivre dans les tâtonnements thérapeutiques, elle nous paraît toute tracée par le précepte qui veut que l'on s'applique tout d'abord à ne pas nuire.

Les procédés les moins douloureux devront être

les premiers essayés : applications métalliques et magnétiques, électrisation par souffle ou par aigrettes. On recourra ensuite aux courants continus de faible intensité et de haute tension, puis à la faradisation par les courants d'une bobine à fil gros et court, et enfin, si c'est nécessaire, à la faradisation par les courants d'une hélice à fil long et fin, remplaçant même au besoin les excitateurs humides par le balai métallique.

Les applications métalliques ou magnétiques seront surtout commodes dans les *viscéralgies*. Les faits publiés portent à admettre d'une manière générale que, dans ces affections, elles sont aussi avantageuses qu'aucun autre procédé.

M. Duchenne a réussi à arrêter des accès d'*angine de poitrine* au moyen de courants induits de haute tension, dirigés avec le balai métallique sur le mamelon. La douleur produite par cette opération est atroce. Il serait bon d'essayer si quelque autre procédé ne pourrait pas donner des résultats équivalents au prix d'une souffrance moindre.

La faradisation cutanée à l'aide du balai métallique est le procédé le plus généralement employé aujourd'hui dans les cas de *névralgies des membres* ou de *névralgies dorso-intercostales*. On obtient assurément ainsi de beaux succès; mais nous conseillons d'expérimenter comparativement la faradisation indolore et les courants continus.

Ce n'est pas sans idée préconçue qu'on s'est adressé à la faradisation douloureuse de la peau dans le but de guérir les névralgies : à l'époque où cette pratique a commencé à se répandre, Valleix avait mis en faveur la cautérisation transcurrente, et c'est elle qu'on a voulu remplacer par un agent qui donnait en quelque sorte une cautérisation sans eschares et susceptible d'être répétée à de courts intervalles. Les bons effets obtenus ainsi ont fait négliger à tort l'examen comparatif des autres procédés qui avaient cependant fait tous plus ou moins leurs preuves.

Nous avons vu plusieurs fois des accès violents de *céphalalgie* céder à quelques minutes de faradisation par des courants de faible tension dirigés d'une tempe à l'autre au moyen de rhéophores armés d'éponges humides. Il ne restait, à la suite de l'électrisation, qu'un léger sentiment de pesanteur, mais plus de douleur. D'autres fois le même moyen échoue complétement.

N'admettant pas qu'on puisse considérer les névralgies comme une classe d'effets sans causes, nous croyons devoir rapporter à cet ordre d'affections les *coliques* de l'empoisonnement saturnin.

Un grand nombre d'opinions ont été émises touchant la nature et le siége des douleurs dans la colique saturnine; on admet généralement aujourd'hui, avec M. Briquet, que la colique de plomb consiste dans une hyperesthésie des muscles de la paroi abdominale. Ce serait donc une névralgie des branches musculaires.

La faradisation de la surface abdominale par des courants de haute tension appliqués à l'aide du balai métallique, a donné à M. Briquet de beaux résultats dans le traitement de la colique saturnine. Une séance de cinq minutes environ suffit le plus souvent pour faire disparaître ce symptôme ; deux sont quelquefois nécessaires; rarement plus de trois. Toutefois ce traitement ne saurait être efficace que contre le symptôme névralgique, et il ne dispensera pas de recourir aux moyens employés d'ordinaire dans le but de faire cesser la constipation, et de rechercher s'il n'est pas possible de favoriser autrement l'évacuation du plomb resté dans l'organisme.

Le procédé de faradisation employé par M. Briquet étant fort douloureux, il importerait d'expérimenter comparativement les autres modes d'électrisation, et de voir s'ils ne peuvent donner aussi de bons résultats. Les observations anciennes de Gardane (1764) et de Lovet (1778), qui ont annoncé s'être bien trouvés de l'emploi de l'électrisation statique, sont de nature à faire bien augurer de ces essais. Enfin M. Becquerel dit avoir examiné comparativement la faradisation douloureuse de la peau et la faradisation par les excitateurs humides, mais il ne parle pas des résultats de cette épreuve.

L'histoire physiologique des névralgies étant toute

à faire, les vues émises touchant le mécanisme de leur curation par l'électricité sont nécessairement vagues et hypothétiques.

La faradisation cutanée a été présentée comme une méthode révulsive. On a encore revendiqué pour tous les procédés le titre de moyens perturbateurs.

Les auteurs qui ont admis l'identité de l'agent électrique et de l'agent nerveux rattachaient les faits de guérison à une modification physique des conditions électriques de l'innervation.

Enfin, M. A. Becquerel, partant de quelques résultats obtenus par des physiologistes sur des nerfs d'animaux préalablement sacrifiés, et s'appuyant sur des expériences entreprises par lui chez l'homme avec des courants continus énergiques, admet que les courants continus émoussent la sensibilité générale des nerfs, et que lorsque ces nerfs sont atteints de névralgie les courants continus font disparaître d'abord la sensibilité morbide. On doit regretter que M. Becquerel se soit contenté d'une mention trop sommaire de ses expériences sur l'homme, expériences qui, dans les conditions où il annonce s'être placé, paraissent à peu près impraticables (1). Quoi qu'il en soit, M. Becquerel n'a pas adopté cette manière de procéder ; il a recours à la faradisation des nerfs par des courants très-énergiques et très-rapidement interrompus ; l'effet anesthésique serait encore plus marqué qu'avec les courants continus.

(1) *Loc. cit.*, p. 340.

M. Becquerel emploie comme excitateurs des éponges mouillées appliquées sur divers points du nerf. « La direction du courant doit être prise en considération. Cependant il ne faut pas y attacher une trop grande importance; il est incontestable qu'il vaut mieux employer un courant direct (centrifuge). Les effets sont plus complets, plus positifs et plus rapides. Nous ne pouvons cependant méconnaître que, quand il s'agit de courants très-intenses à forte tension et à intermittences rapides, on peut tout aussi bien obtenir l'hyposthénisation avec le courant inverse (centripète) (1). »

M. Becquerel a donné à sa *méthode* le nom de méthode *hyposthénisante*.

Sans avoir à s'arrêter à l'examen des préoccupations systématiques, insuffisantes et prématurées qui viennent d'être énumérées, on peut conclure de la simple observation des faits que l'électrisation réussit quelquefois alors que les médications habituelles ont échoué, — qu'il est actuellement impossible, dans le plus grand nombre des cas, de reconnaître l'existence des conditions qui rendent le traitement électrique inutile, — que tous les procédés d'électrisation comptent des succès, sans qu'on soit en mesure de préciser les indications qui pourraient recommander l'adoption de chacun d'eux, — que l'électricité ne saurait être employée avec chance

(1) *Loc. cit.*, p. 343.

d'un succès durable dans le cas où la névralgie est liée à l'existence d'une lésion organique incurable, par exemple dans les névralgies faciales entretenues par la présence de dents cariées ou dans les névralgies sciatiques en rapport avec l'existence de tumeurs carcinomateuses intra-pelviennes. Enfin, nous nous rangerions volontiers à l'avis des auteurs qui conseillent de ne recourir à l'électrisation qu'après avoir épuisé les autres moyens, si ces autres moyens étaient plus rationnels, plus simples, plus innocents. Dans la persuasion qu'il n'en est pas ainsi, nous regardons l'électrisation comme la première ressource à tenter dans le traitement des névralgies non périodiques et non liées à une affection organique reconnaissable.

Dans sa thèse inaugurale, M. Bonnefin (1) a réuni un certain nombre d'observations d'atrophie musculaire consécutive à des névralgies anciennes des membres.

Les parties qui sont le siége de cette atrophie, ordinairement peu considérable, offrent un abaissement de température. Assez souvent la transpiration y paraît augmentée. Les contractions musculaires sont moins prononcées ; cependant l'épreuve électrique montre que la contractilité est le plus souvent conservée ; quelquefois la contractilité semble diminuée en proportion de l'atrophie ; rarement

(1) *De l'atrophie musculaire consécutive aux névralgies.* Thèses de Paris, 1860.

cette propriété est abolie. Les réactions différentes provoquées par la faradisation musculaire nous paraissent indiquer que les observations rapportées par M. Bonnefin sont relatives à des cas dans lesquels le symptôme névralgie reconnaissait des origines différentes. D'autres phénomènes non constants ont été notés dans ces circonstances : secousses musculaires et mouvements convulsifs dans le membre affecté ; plus rarement, contractions fibrillaires des muscles et troubles de la sensibilité ; assez souvent, anesthésie plus ou moins grande de la peau, très-rarement hypéresthésie.

La faradisation musculaire s'est montrée plusieurs fois efficace contre l'atrophie consécutive aux névralgies.

Dans les cas où elle a été utile, il semble qu'elle ait procuré une amélioration d'autant plus rapide et plus marquée que la contractilité musculaire était mieux conservée. Dans un cas cependant où cette propriété subsistait intacte, la faradisation échoua complétement ainsi que toutes les autres médications.

§ 3. — AFFECTIONS CONVULSIVES.

Tous les *mouvements involontaires ne procédant pas immédiatement d'une excitation extérieure* ont été compris par les pathologistes sous le titre générique de *convulsions*.

Il s'en faut de beaucoup cependant que ces désordres de la motilité reconnaissent un mécanisme identique; et l'étude symptomatique des affections convulsives permet déjà de les rattacher à deux types physiologiques bien distincts. Dans son remarquable travail sur les formes anormales de la chorée (1), M. Roth distingue la *musculation irrésistible* de la *musculation désordonnée*, et établit très-nettement les caractères différentiels de ces deux formes convulsives :

« Chez un certain nombre de choréiques, les mouvements, quoique involontaires, ne sont jamais stériles ni altérés. Leurs mouvements ne diffèrent ni sous le point de vue de la forme, ni sous celui de la direction, de ceux que les organes exécutent lorsqu'ils sont dominés par la volonté. L'action est involontaire, par conséquent anormale; mais le *modus agendi*, la manière dont cette action involontaire s'exécute, n'offre rien d'anormal, de maladif. Par exemple, lorsque la musculation est involontairement sollicitée de courir, ou de remuer le bras en avant ou en arrière, ces mouvements ne diffèrent pas de ceux qui s'exécuteraient lorsque l'homme bien portant et en pleine possession de la liberté de ses mouvements se mettrait à courir ou à remuer le bras. La musculation est alors normale quant au *modus agendi*, mais anormale parce qu'elle n'est pas dominée par la volonté. Nous la nommons, dans ce cas, *musculation irrésistible*.

(1) *Histoire de la musculation irrésistible ou de la chorée anormale*. Paris, 1850.

« Dans une autre série de faits, on remarque que non-seulement un certain nombre des organes musculateurs sont forcés de fonctionner involontairement, mais qu'en outre leurs fonctions, leur *modus agendi* est altéré, perverti, stérile, désordonné, déraisonnable. Ainsi, lorsqu'un malade voudra porter un verre ou une cuiller à sa bouche, on observera qu'il remuera en même temps la jambe, la tête ; qu'il fera des grimaces, c'est-à-dire qu'il exécutera des mouvements irrésistibles, et, en même temps, en voulant porter la cuiller à sa bouche, il la promènera sous la table, auprès de son oreille, ce qui prouve que le *modus agendi* de la musculation est également affecté. Nous appelons ce second ordre de musculation involontaire, *musculation désordonnée*, ou mieux encore, d'après M. Bouillaud, *folie musculaire*, *musculation folle.* »

Les phénomènes convulsifs étant ramenés à ces deux expressions : *mouvements irrésistibles* et *mouvements désordonnés*, essayons maintenant de remonter à la lésion qui les tient sous sa dépendance.

On voit que les mouvements irrésistibles, involontaires, mais régulièrement coordonnés, sont tout à fait comparables aux mouvements reflexes. On peut donc, bien qu'il ne soit pas encore possible de les rattacher à une excitation définie de la sensibilité, admettre qu'ils répondent à une lésion de cette propriété ou à celle d'un centre de mouvements associés.

Quant aux mouvements désordonnés, il semble tout d'abord qu'ils ne puissent procéder que d'une lésion (très-probablement d'une paralysie) de la coordination ou du sens musculaire.

Toutefois on pourrait reprocher à cette dernière hypothèse d'être trop exclusive en supposant à tous les mouvements désordonnés une origine purement nerveuse.

Cette objection doit paraître très-fondée. Il est, en effet, une classe de manifestations convulsives qu'on a constatées accessoirement dans un certain nombre d'affections, mais sans se préoccuper de leur mécanisme possible, et qui pourraient bien être de nature musculaire. L'étude de ce phénomène est toute à faire ; et, si nous nous y arrêtons, c'est seulement dans le but de réserver sa place parmi les éléments physiologiques des maladies convulsives.

Les mouvements irrésistibles signalés précédemment, depuis les mouvements de transport jusqu'aux simples tics, répondent évidemment à des anomalies de la motricité dont nous n'avons pas à rechercher ici l'origine. Ils sont l'indice d'une névropathie.

Mais la chose est moins évidente pour les mouvements désordonnés. Si quelques-uns accusent nettement une lésion nerveuse, une affection de la coordination, de la motricité ou du sens musculaire, les convulsions alternatives de certains muscles antagonistes qui s'observent souvent, les actes de musculation désordonnée greffés en quelque sorte sur des mouvements d'ensemble régulièrement équilibrés, ne pourraient-ils pas être quelquefois en rapport avec une affection de la contractilité ? En d'autres termes, à côté des convulsions nerveuses, n'y a-t-il pas une place à faire aux convulsions musculaires ? — *A priori*, il n'y a pas de raison pour que la contractilité ne soit pas affectée de la même manière que la motricité, et nous croyons qu'il y a lieu de rechercher si, à côté des éléments *motricité irrésistible* et *motricité désordonnée*, on ne doit pas admettre une *musculation fibrillaire convulsive*.

Les phénomènes de motilité irrésistible et de motilité désordonnée, se combinant en proportions variables et se localisant diversement, pourront offrir chacun des types nombreux admis par les pathologistes comme individualités morbides.

Quelque opinion qu'on se fasse sur la part qui revient, dans un cas donné, à chacune de ces conditions élémentaires, il nous paraît difficile d'expliquer les phénomènes observés autrement que par leur concours et de rendre actuellement compte de leur action par des mécanismes autres que ceux indiqués précédemment.

Le rôle que jouent, dans la production des convulsions, les lésions de la sensibilité et celles de la coordination, rend compte des rapprochements souvent établis entre certaines affections convulsives et les névralgies ou les paralysies. Il est constant que certaines espèces convulsives sont fort difficiles à classer lorsqu'on les envisage en masse. C'est ainsi que l'*ataxie locomotrice progressive* et l'*asthme*, que nous examinerons dans ce paragraphe, auraient pu bien aussi être rangés, l'une parmi les paralysies, l'autre parmi les névralgies.

La prédominance de l'une des formes paralytique ou névralgique cessera d'être indifférente au point de vue du traitement des convulsions lorsqu'on connaîtra mieux l'action des modificateurs à employer contre l'une ou l'autre. On peut noter déjà que les médicaments dits antispasmodiques sont préconisés en même temps contre les névralgies et contre les convulsions.

D'autres conditions, auxquelles sont plus immédiatement subordonnées les indications thérapeutiques, restent à déterminer :

Le mouvement involontaire ou désordonné est un symptôme; mais de quelle lésion est-il symptomatique?

Dans certains cas, il est possible de combattre ce symptôme ; quels sont ceux où il convient de le faire?

Quels sont enfin ceux où il est possible de combattre directement la lésion initiale ?

— Ces questions ne sauraient actuellement être résolues. Cependant des succès ont été obtenus empiriquement ; nous les rappellerons à l'occasion des maladies auxquelles ils se rapportent.

Les faits de musculation irrésistible rapportés dans le travail de M. Roth sont divisés par cet auteur en deux catégories : les uns ont pour résultat un *déplacement* du corps *en totalité ;* les autres n'intéressent qu'une partie circonscrite et constituent ce qu'on appelle les *tics.*

Les mouvements irrésistibles de transport ne s'offrent pas très-fréquemment à l'observation ; cependant M. Roth a pu en réunir cinquante-huit cas.

Les formes les plus graves paraissent être les mouvements de propulsion, soit en ligne droite, soit en mouvement de manége, et les mouvements de recul. Aucune guérison n'a été constatée jusqu'ici lorsque la propulsion irrésistible existe indépendamment de toute autre forme convulsive.

Le contraire peut avoir lieu lorsque, comme cela s'est vu surtout chez les enfants, la propulsion irrésistible existe en même temps que la folie musculaire.

Les autres formes de mouvements irrésistibles de transport sont, plus souvent que la propulsion dans une direction définie, accompagnées de phénomènes de motilité désordonnée, et leur pronostic est moins grave.

Un petit nombre seulement des observations de motilité irrésistible de transport ont été suivies d'autopsies. Dans ces cas on a trouvé constamment des lésions des centres nerveux ; mais ces lésions étaient diversement localisées, et leur constatation ne saurait actuellement éclairer le mécanisme physiologique des affections qu'on doit supposer être sous leur dépendance.

Les conclusions thérapeutiques que permettent aujourd'hui les faits observés nous paraissent être les suivantes :

On peut tout oser dans les cas de propulsion irrésistible sans folie musculaire. C'est sur les centres nerveux qu'il paraît jusqu'à présent le plus rationnel de diriger l'action du modificateur employé.

En raison du pronostic moins grave qu'elle entraîne, la coïncidence de phénomènes de musculation désordonnée commandera une plus grande réserve. Elle porte à penser, par la gravité moindre des cas dans lesquels elle se rencontre, que la motilité irrésistible est jusqu'à un certain point sous la dépendance des conditions anormales qui provoquent la folie musculaire.

Quant aux indications thérapeutiques, il est impossible actuellement de les asseoir sur une base rationnelle. Tantôt on sera tenté d'agir sur les centres ; tantôt on préférera modifier par une action portée à la périphérie le symptôme convulsif ; le vague qui règne encore dans l'histoire de ces affections ne permet pas au praticien de se tracer d'avance une ligne de conduite générale.

Si l'anatomie pathologique n'a pu éclairer la question du mécanisme de la motilité irrésistible de transport, elle fournit cependant quelques données grossières sur le siége des lésions d'où procède vraisemblablement cet ordre d'anomalies du mouvement, en montrant qu'il coïncide avec des altérations matérielles de la protubérance ou des parties voisines. On est moins avancé en ce qui concerne les *tics* ou *mouvements irrésistibles circonscrits* exécutés sans déplacement du corps. Le peu de gravité qu'offrent généralement ces derniers donne seulement à présumer qu'ils ne répondent pas à une altération matérielle profonde de quelque organe important.

L'électrisation par étincelles tirées de la partie convulsée a paru quelquefois efficace contre les tics.

Certaines formes convulsives constituent, en raison de leur durée et de leur marche, de véritables affections aigües dans lesquelles on doit admettre une lésion de l'innervation qui, bien que passagère, domine l'appareil morbide.

Lorsque le trouble de l'innervation est sous la dépendance d'une cause matérielle que l'électrisation ne saurait éloigner, comme dans les *convulsions vermineuses* des enfants ou dans celles de l'*ergotisme*, l'opportunité des essais tendant à supprimer les manifestations convulsives est au moins douteuse.

On ignore quelle est, dans l'*éclampsie*, la nature de la condition morbide principale. Cependant cette affection cédant quelquefois spontanément ou sous l'influence de modificateurs dont l'action est passagère, on est autorisé à essayer prudemment contre elle les procédés d'électrisation les moins violents.

La plus grande modération doit présider à ces tentatives empiriques ; et il ne faut pas perdre de vue que dans l'ignorance où l'on est de la cause des convulsions, on n'est pas en droit de dire qu'on guérira en les faisant cesser. Les études dont cette maladie a été l'objet laissent subsister d'ailleurs la plus grande incertitude sur le mécanisme de la mort dans les cas fâcheux et sur la part qu'y peuvent prendre les phénomènes convulsifs envisagés, indépendamment de leur origine, comme causes de lésions accidentelles.

D'autres formes convulsives, caractéristiques d'un état morbide chronique, se manifestent, à des intervalles plus ou moins éloignés, par des accès entre lesquels existe une rémission complète ou à peu près complète. Telles sont l'*hystérie*, l'*épilepsie*, la *catalepsie*.

Les indications thérapeutiques peuvent être ici très-variables. Dans ces affections, que leur durée doit faire rattacher à une condition organique persistante, le traitement empirique ou systématique s'adresse tantôt à l'état général du sujet, tantôt à la cause présumée de la maladie, tantôt aux symptômes qui en sont l'effet.

On a annoncé avoir obtenu des succès remarquables de l'emploi de l'électricité dans le traitement de l'épilepsie, de la catalepsie, de la forme convulsive de l'hystérie. Les faits avancés ne sont assurément pas tous dignes de foi; cependant il en est qu'on ne saurait récuser. Tous les procédés ont été employés: l'électrisation par souffle et par étincelles, les courants continus dirigés sur les centres nerveux, la faradisation même. Ne sachant quel est, dans les cas heureux, le rôle joué par l'électrisation, il n'est pas permis actuellement de recommander un de ces procédés à l'exclusion des autres; l'expérience ne supplée pas d'ailleurs à l'insuffisance des indications qui pourraient ressortir d'une interprétation scientifique des faits.

Les médications instituées dans le but de combattre l'épilepsie et l'hystérie convulsive sont dirigées contre la maladie à laquelle on rattache ces manifestations et non contre l'attaque convulsive elle-même. Nous ne sachons pas que l'électricité ait été essayée dans d'autres vues. Il serait intéressant cependant de voir si quelque mode d'électrisation n'offre pas un moyen d'enrayer l'attaque, et, au cas où il en serait ainsi, si la maladie ne pourrait pas être modifiée favorablement par ce traitement du symptôme.

Le galvanisme et l'électricité d'induction auraient été essayés contre la *catalepsie* avec quelque succès. Les séances d'électrisation ont eu lieu jusqu'à présent dans l'intervalle des attaques. Quant à l'application, elle s'est faite en dirigeant les courants d'une main à l'autre, d'un pied à l'autre, d'une main à un pied, etc., méthode très en vogue chez certains électriseurs qui n'ont pas de raison pour adopter un procédé plutôt qu'un autre, pour agir localement plutôt que généralement, et qui préfèrent un moyen qu'on puisse, en raison même de l'incertitude de son action, appliquer à tous les cas indistinctement. Il est certain néanmoins qu'en agissant ainsi on produit une perturbation et qu'on peut guérir accidentellement. Mais ces procédés, peu définissables physiquement et physiologiquement, qui agissent d'une certaine façon sur un membre et peut-être d'une manière opposée sur l'autre, nous paraissent *les derniers à essayer* parce qu'ils réalisent des conditions complexes et qu'ils sont les derniers dont l'emploi pourra être rattaché à des vues rationnelles, en admettant, chose très-douteuse pour nous, qu'on doive leur reconnaître un jour quelque avantage sur les procédés mieux définis.

. . . .

M. Simon, directeur de l'observatoire d'Alger, nous a dit avoir fait cesser brusquement l'état cataleptique d'un sujet hypnotisé en appliquant à chacune de ses mains l'un des pôles d'une pile. Alors même que les attaques de la catalepsie spontanée pourraient être supprimées comme les attaques de la catalepsie provoquée, nous ne conseillerions de les combattre qu'avec les plus grandes précautions. La catalepsie est, en effet, une affection peu grave par elle-même ; mais on la voit quelquefois conduire à l'épilepsie ; or, dans l'ignorance où l'on se trouve des conditions qui peuvent favoriser cette terminaison fâcheuse, il faut être très-réservé dans l'emploi des agents perturbateurs.

Nous n'avons pas à revenir ici sur les anomalies de la sensibilité et sur les paralysies du mouvement qui peuvent survenir dans l'*hystérie*. On sait déjà que la plupart de ces conditions morbides ont été souvent modifiées très-avantageusement de nos jours par la faradisation. Quant aux attaques convulsives, elles sembleraient, d'après d'anciennes observations, avoir quelquefois cédé à l'électrisation statique pratiquée pendant la rémission.

Nous ne savons rien encore sur la possibilité d'arrêter par l'électrisation la marche d'une attaque convulsive hystérique, ni, par conséquent, sur l'opportunité ou le danger qu'il y aurait à le faire.

On se trouve fréquemment, dans la pratique, en présence de symptômes variés qu'on rapporte communément à l'hystérie, bien que ces symptômes s'observent chez des femmes qu'on ne saurait déclarer hystériques d'après les descriptions qui ont été données de cet état maladif.

Si nous essayons de remonter à l'origine de cette contradiction apparente, nous voyons que l'hystérie des auteurs est surtout caractérisée par les convulsions et par un ensemble de symptômes névralgiques assez constants; — que l'hystérie coïncide assez souvent avec des anomalies reconnaissables des fonctions utérines pour que ces dernières soient généralement regardées comme la cause, prédisposante ou déterminante suivant les circonstances, d'une névrose susceptible d'être à peu près définie par l'énumération de ses symptômes prédominants; — enfin que certaines femmes présentent des troubles fonctionnels variés qui, ne pouvant s'expliquer directement par l'existence d'une lésion organique, sont regardés comme d'origine nerveuse et déclarés de nature hystérique pour peu qu'il y ait déviation du type normal de la menstruation ou qu'on rencontre une lésion de forme, de situation ou de sécrétion de la matrice.

La confusion tient donc à ce qu'habituellement on se fonde sur ce postulatum plus ou moins justifié que l'hystérie a son point de départ dans un état de souffrance de l'utérus, pour lui rapporter tous les symptômes nerveux qui semblent reconnaître une origine de cette nature. Nous ne discuterons pas ici l'utilité d'une distinction qui n'a pas été faite, faute peut-être d'un mot qui l'exprimât, parce que, l'analyse physiologique devant fournir désormais les bases des classifications nosologiques, nous ne voyons aucun avantage à augmenter le nombre des espèces morbides actuellement admises, celles-ci ne nous semblant pas devoir être conservées comme individualités pathologiques.

Il suffit de s'expliquer : si l'on réserve le nom d'hystérie à la forme convulsive, on voit qu'elle peut se présenter chez des femmes qui n'offrent pas les attributs du tempérament nerveux, tandis qu'elle manque chez des femmes d'un nervosisme extrême se traduisant par les symptômes les plus variés. En observant ces dernières, on voit souvent des états spasmodiques ou névralgiques exister en même temps qu'un dérangement des fonctions utérines. Doit-on voir là une simple coïncidence ou admettre entre ces deux ordres de phénomènes une relation de cause à effet? — Quelques observations nous portent à admettre que la seconde hypothèse est souvent l'expression exacte des faits.

Obs. — *Vomissements nerveux.* — Mademoiselle M. G. a été prise, vers l'âge de 12 ans, de vomissements incoercibles revenant un grand nombre de fois dans la journée. L'établissement de la menstruation, qui eut lieu vers l'âge de 13 ans, ne parut modifier en rien cette affection à laquelle on avait opposé vainement l'administration prolongée des ferrugineux, de la vératrine, de la digitale, les vésicatoires sur l'épigastre. Après avoir tourmenté la malade durant deux ans, ces vomissements cessèrent spontanément. La menstruation, qui avait toujours été très-peu abondante, resta douloureuse.

Dernièrement (la malade a aujourd'hui 20 ans), les vomissements reparurent. Le toucher n'indiquait rien d'anormal. La menstruation étant toujours difficile et peu abondante, je fis passer deux fois, dans la semaine qui précédait l'apparition des règles, des courants d'induction de l'hypogastre au rectum. Les règles ne furent pas sensiblement plus abondantes, mais un peu moins douloureuses. Les vomissements ont disparu.

Je reconnais qu'ici la cessation des vomissements peut très-bien avoir été spontanée, et ne donne cette observation que pour engager à essayer la faradisation de l'utérus dans les circonstances analogues.

Obs. — *Toux nerveuse.* — Mademoiselle R., 19 ans, assez vigoureuse, est tourmentée *depuis trois ans* par une toux continuelle qui ne s'interrompt même pas la nuit et la fatigue surtout en raison de la privation de sommeil qui en est la conséquence. — Rien d'anormal à l'auscultation.

La menstruation ayant toujours été peu abondante et douloureuse, je me demande s'il ne s'agit pas d'une toux nerveuse qui serait sous la dépendance de l'état de l'utérus.

Dans les dix jours qui précèdent le retour présumé des règles, je dirige trois fois, pendant dix minutes chaque fois, des courants d'induction de tension moyenne et d'énergie croissante du sacrum à l'hypogastre. La menstruation est moins douloureuse, toujours peu abondante; diminution légère de la toux. Nous recommençons le mois suivant : les règles sont toujours peu abondantes, mais la toux cesse complétement.

La malade s'est enrhumée quelques jours après, mais ce rhume n'a duré qu'une semaine. Elle n'est pas revenue le troisième mois; toutefois je l'ai engagée à ne pas cesser la faradisation avant que la menstruation soit bien établie.

Obs. — *Névralgie dorso-intercostale, palpitations et cardialgie, chlorose sans hystérie.* — Mademoiselle R., dont l'histoire sera rapportée plus loin, traitée par la faradisation recto-utérine pour un engorgement considérable de l'utérus avec métrorrhagies abondantes, voit cesser, au bout de trois séances, une névralgie dorso-intercostale droite et des élancements cardialgiques dont elle souffrait cruellement. Aucun moyen autre que la faradisation de l'utérus n'a été employé.

En compulsant les observations publiées, nous en

trouverions un assez grand nombre dans lesquelles une névrose autre que l'hystérie a cédé à un traitement dirigé contre les troubles concomitants de la menstruation. Nous nous contenterons d'en rappeler ici une dans laquelle la guérison paraît due à l'électrisation du bassin.

Obs. (1). — Élisabeth Raven, âgée de 16 ans, jouissant auparavant d'une santé généralement bonne, réglée depuis trois mois. La menstruation ayant été supprimée, elle fut prise de mouvements involontaires dans la main et le bras droits, lesquels augmentèrent d'intensité jusqu'à l'époque actuelle.

On eut recours à l'électricité au mois de juillet 1838. Des étincelles furent tirées de l'épine dorsale ; et l'on fit également des décharges sur le bassin.

Après que l'électricité eut été appliquée cinq fois, les cataménies reparurent et la chorée cessa. La jeune fille continua à se bien porter jusqu'au 19 novembre, où les règles n'ayant pas paru à l'époque, elle revint à l'hôpital. Quelques décharges électriques sur le bassin amenèrent la menstruation, et elle sortit parfaitement bien portante.

Les résultats obtenus dans les cas qui précèdent nous conduisent maintenant, toutes les fois qu'une malade présente un état névralgique ou convulsif coïncidant avec un trouble anatomique ou fonctionnel de l'appareil utérin et ne pouvant s'expliquer par quelque autre condition, à conseiller un traitement électrique contre l'affection utérine. Cette manière de procéder nous paraît devoir amener dans le

(1) Roth, *loc. cit.*, p. 212. D'après Bird, *Guy's hospital reports*. 1841.

plus grand nombre des cas une amélioration plus sûre et surtout plus prompte qu'aucune autre méthode de traitement.

On a autrefois employé l'électricité dans le traitement de l'aménorrhée et de la dysménorrhée. Cette indication, restée pendant un grand nombre d'années dans un oubli qu'explique le discrédit jeté sur l'électrisation par l'abus qu'on avait fait de ce moyen thérapeutique, mérite d'être largement expérimentée. On verra, dans le paragraphe suivant, d'après quelles vues et par quels procédés nous opposons l'électrisation de l'utérus aux ménorrhagies et aux engorgements de cet organe compliqués ou non de déplacements.

C'est encore à la motricité irrésistible que paraissent devoir être rattachés le *tétanos*, les *crampes* et les diverses *contractures*.

Nous avons rappelé précédemment l'efficacité des courants continus contre le symptôme caractéristique de ces affections, — l'observation de Nobili arrêtant par des courants constants le tétanos spontané des grenouilles, — et l'épreuve tentée en 1838 par MM. Matteucci et Farina sur l'homme. Il s'agissait, dans ce dernier cas, d'un tétanos traumatique : un courant continu dirigé du sacrum à la nuque fit cesser le tétanos ; cependant le malade mourut.

Le tétanos qui survient à la suite de l'empoisonnement par la strychnine cède aussi à l'action du courant continu. Le fait a été constaté depuis longtemps chez des grenouilles ; nous l'avons vu se reproduire chez un très-jeune chat et chez un lapin. Cependant la suppression des convulsions n'a pas empêché, dans ces expériences, les animaux de succomber ; peut-être serait-on plus heureux en employant des doses de strychnine peu supérieures à celles qui sont nécessaires pour produire la mort.

Les grenouilles que l'on conserve dans des capsules dont l'eau n'est pas suffisamment renouvelée sont prises assez souvent de tétanos spontané. Nous avons, sur une de ces grenouilles tétaniques, faradisé la face ventrale dans le but d'opposer aux contractions de l'opisthotonos des contractions ayant lieu dans le sens de la flexion. L'opération durait chaque fois moins d'une minute, et fut répétée trois fois à des intervalles peu éloignés. Les convulsions, qui cessaient pendant la faradisation, se reproduisirent d'abord aussitôt qu'on l'arrêtait ; cependant elles ne se reproduisirent plus après la troisième faradisation, et la grenouille se rétablit. Le maintien de la guérison fut-il dû ici exclusivement à la faradisation ? Le changement de milieu n'y a-t-il pas contribué pour la plus large part ? — C'est un point sur lequel l'absence d'épreuves comparatives ne nous permet pas de nous prononcer.

Il est fort difficile, en somme, de décider actuellement si quelqu'un des procédés de l'électrisation est appelé à rendre des services dans le traitement du tétanos. Ignorant quelle est la nature de cette maladie et par quel mécanisme elle produit la mort, on ne peut affirmer que la suppression des convulsions favorise la guérison. Cependant les bons résultats obtenus en 1859, à Turin, par M. Vella, au moyen du curare qui n'agit vraisemblablement que contre le symptôme convulsif en paralysant les nerfs moteurs, doivent encourager à essayer l'action de l'électricité. Les courants continus dirigés du sacrum à la nuque ou des extrémités des membres au centre rachidien seront d'abord expérimentés.

Il est sans doute plus difficile de produire l'emprosthotonos chez l'homme que chez la grenouille ; cependant on pourra tenter d'y parvenir en faisant usage des courants induits peu douloureux d'une hélice à fil gros et court.

La *contracture aiguë des extrémités* (*spasme tonique, rétraction des extrémités, contracture idiopathique*) a été observée et décrite par Dance, de la Berge, J. P. Teissier et Hermel, Murdoch, M. Imbert-Gourbeyre et souvent depuis. Cette affection est caractérisée par le symptôme auquel elle emprunte son nom et par la périodicité irrégulière avec laquelle il se reproduit pour un temps variable. Les attaques convulsives sont séparées par des intervalles dans lesquels existe une rémission plus ou moins complète. On ne sait absolument rien sur la cause organique de la contracture aiguë dite idiopathique.

Nous lisons dans une thèse récente (1), à l'article

(1) Fosse, *Thèses de Paris*, 1860.

Traitement, que l'électricité a été essayée dans cette affection, après tous les médicaments antispasmodiques, les vomitifs, la saignée, etc., et que les essais qui en ont été faits n'ont pas été heureux. Cette mention est insuffisante à tous les points de vue. Et d'abord, tous les moyens employés ont paru et devaient paraître utiles dans une maladie, ordinairement sans gravité, qui, abandonnée à elle-même, guérit spontanément au bout d'un temps assez court; l'électricité aurait-elle aggravé les accidents? M. Fosse n'indique pas quels ont été les procédés employés ni dans quelles conditions on a eu recours à l'électrisation. Comme il n'est fait aucune mention du traitement électrique dans le travail très-complet de M. Imbert-Gourbeyre (1), on doit supposer que ces tentatives sont postérieures et que c'est à la faradisation qu'on s'est adressé. Il resterait à savoir si l'on a employé la faradisation indolore ou l'excitation douloureuse, si l'on a agi sur les muscles contracturés ou sur leurs antagonistes, pendant les accès ou durant les intervalles.

La question doit donc être reprise. Les courants continus nous semblent ici encore devoir être essayés d'abord.

La *contracture chronique* est un symptôme commun à un grand nombre d'affections et dont le mécanisme ne nous est pas plus connu que celui de la contracture aiguë.

(1) *Thèses de Paris*, 1844.

On l'observe à la suite de lésions de la moelle et de l'encéphale, — à la suite de certaines douleurs anciennes regardées comme rhumatismales ; — M. Duchenne l'a vue succéder assez souvent à la paralysie faciale rhumatismale ; — on peut se demander si, dans la paralysie atrophique de l'enfance, la contracture ne prend pas autant de part aux déformations du squelette que la paralysie ; — nous avons rapporté précédemment (page 321) l'observation d'un cas pathologique qui nous paraît fort obscur et dans lequel des symptômes gastriques se sont compliqués d'une contracture générale qui a persisté dans les extrémités inférieures ; — enfin, nous examinerons bientôt une affection décrite jusqu'ici comme maladie articulaire, mais dans laquelle la contracture musculaire nous paraît jouer le rôle le plus important.

On comprend l'impossibilité de formuler une méthode générale de traitement d'un symptôme qui, bien que reconnaissant sans doute un mécanisme prochain identique, procède évidemment d'affections variées. M. Duchenne admet cependant l'utilité de la faradisation par des courants à intermittences rares ; M. Remak, celle du courant continu. L'efficacité du courant continu contre les contractures du tétanos semble en indiquer l'emploi dans les cas où, comme dans ceux qui nous occupent, la contraction spasmodique du muscle constitue le symptôme principal. Nous l'avons essayé dans un cas (*obs. cit.*), mais irrégulièrement et concurremment avec d'autres moyens, sans que l'amélioration qui avait paru devoir être attribuée à la première séance ait fait ultérieurement des progrès bien marqués.

Dans un travail récent, M. Charcot (1) a rappelé l'attention sur l'existence et le rôle des lésions du système musculaire dans une affection autrefois décrite par Musgrave (2) comme *arthrite compliquant le rhumatisme* (*arthritis rheumatismo superveniens*) et étudiée sous les noms de *goutte asthénique primitive* (3), *nodosités des jointures* (4), *rhumatisme articulaire chronique primitif*, par les auteurs modernes qui se sont surtout préoccupés de l'état des articulations chez les sujets atteints de cette maladie.

L'affection musculaire, ou plutôt la lésion nerveuse qui tient sous sa dépendance l'état de rétraction des muscles, nous paraît ici la condition morbide principale et nous engage à comprendre cette maladie parmi les contractures sous le nom de *contracture arthritique primitive*.

Dans un cas de cette affection, nous avons eu recours à des procédés variés d'électrisation. Nous reproduisons ici l'histoire de ces tâtonnements dont

(1) *Études pour servir à l'histoire de l'affection décrite sous les noms de goutte asthénique primitive*, etc. Thèses de Paris, 1853.

(2) G. Musgrave, *De Arthritide symptomatica*. Genève, 1747.

(3) Landré-Beauvais. *Doit-on admettre une nouvelle espèce de goutte sous la dénomination de goutte asthénique primitive ?* Thèses de Paris, an VIII.

(4) J. Haygarth, *A clinical history of the nodosity of the joints*.

les résultats négatifs sont très-nets, tandis que les résultats avantageux restent jusqu'ici peu prononcés.

Obs. — Madame B. anémique sans chlorose, présente aux doigts médius et annulaire de chaque main, les déformations articulaires caractéristiques de la contracture arthritique primitive. En même temps qu'existe une tuméfaction des articulations phalango-phalanginiennes de ces doigts et des auriculaires qui commencent à se prendre, il y a flexion permanente de ces articulations avec extension exagérée des phalangettes sur les phalangines et des phalanges sur les métacarpiens. La déviation latérale du bord cubital de la main n'existe pas sensiblement à gauche et est peu marquée à droite. Les poignets ne sont pas fléchis sur les avant-bras.

Madame B. a souffert, il y a dix ans, de douleurs violentes de l'épaule qui furent regardées comme rhumatismales et cédèrent après avoir duré environ quinze jours. Vers le déclin de cette affection, la malade devint enceinte; sa grossesse n'offrit rien d'anormal, mais l'accouchement fut laborieux et laissa une affection utérine qui fut traitée dans la suite sans succès marqué par des cautérisations au nitrate d'argent, affection sur laquelle nous manquons de renseignements.

Quoique la menstruation ait toujours été régulière et facile, la région iliaque droite est, depuis un temps que la malade ne peut préciser, le siége d'une pesanteur gênante surtout à l'approche des règles. Cette sensation vague a augmenté notablement depuis quelques années et est parfois assez pénible pour empêcher le sommeil.

Il y a trois ans, survinrent des douleurs articulaires du poignet, du coude, de l'épaule et des articulations des doigts, douleurs sourdes et continues qui furent suivies plus tard de douleurs musculaires. Lorsque je vis la malade pour la première fois (octobre 1860), il y avait environ deux ans qu'elle s'était aperçue de la déformation des petites articulations des doigts. Les doigts médius et annulaire de chaque main avaient porté des anneaux. Ceux de la main droite, plus affectée que la gauche, avaient dû être sciés; les doigts de la main gauche avaient conservé leurs anneaux, trop larges pour la racine de doigts évidemment amaigris; mais il était tout à fait impossible de les retirer.

Du 15 octobre au 22 novembre 1860, c'est-à-dire pendant plus d'un mois, des courants furent dirigés tous les jours pendant une heure environ à travers les articulations malades au moyen d'excitateurs à demeure que j'avais fait faire dans ce but et qui consistent en des boutons métalliques recouverts de peau mouillée portés par une pince en bois. La main droite était traitée par le courant continu d'une pile de 30 couples au proto-sulfate de mercure, tandis que la main gauche était soumise aux courants rapidement interrompus d'un appareil volta-faradique. Il n'y eut aucune amélioration appréciable; seulement les articulations traversées par les courants d'induction recouvraient peut-être momentanément un peu plus de souplesse.

Du 22 novembre au 2 décembre, j'essayai comparativement les extra-courants de deux appareils volta-faradiques. La main droite était traitée par les extra-courants de haute tension de mon appareil, extra-courants qui décomposent l'eau; tandis que je faisais agir sur la main gauche, tantôt les courants induits de faible tension de mon appareil, tantôt les extra-courants de faible tension de l'appareil de Duchenne. Aucun changement ne survint.

C'est alors seulement que la configuration des articulations malades et la saillie des tendons me firent penser que la déformation était surtout en rapport avec une contracture musculaire. De ce moment je résolus d'agir sur les muscles et tentai l'action continue du courant d'une pile de 50 petits couples chargés avec du proto-sulfate *neutre* de mercure. Un rhéophore bifurqué venant se fixer aux deux boutons d'une même pince digitale, un autre aboutit à deux autres boutons serrés par des bandes élastiques contre les masses musculaires de l'avant-bras ; la direction du courant est centripète. L'application dure environ quarante minutes chaque fois, en changeant toutes les dix minutes la position de la pince digitale. Ce nouveau traitement fut commencé le 8 décembre ; mais les séances furent plus rares et n'eurent plus lieu que deux fois par semaine. Le 26 mars 1861 les bagues purent être retirées des doigts malades de la main gauche. Il y a donc eu amélioration évidente.

Le traitement continue dans les mêmes errements. L'amélioration de la main droite n'est pas sensible ; elle sera considérable quand nous pourrons y placer les bagues retirées de la main gauche.

Cette circonstance de la présence de bagues sur deux des doigts malades a permis de constater une amélioration incontestable survenue du 8 décembre au 26 mars ; mais doit-on en faire exclusivement honneur au traitement suivi ? — Je ne saurais l'affirmer pour les raisons suivantes : 1° Le passage d'un hiver rigoureux à une saison relativement douce pourrait avoir eu une influence favorable dont je crois devoir signaler la possibilité, mais sans y attacher une grande importance. 2° Pendant le cours de ce dernier traitement, j'ai fait prendre tous les soirs à la malade une pincée d'une poudre composée de rhubarbe 2, soufre sublimé 2, quinquina gris 1. Il n'est pas impossible que cette médication, opposée à un état d'atonie intestinale, ait exercé une influence favorable sur l'état des muscles ou des articulations. 3° Une amygdalite double aiguë, terminée par suppuration, est survenue vers la fin de janvier et a fait suspendre le traitement électrique pendant 15 jours environ. C'est une circonstance que je crois devoir noter, dans l'ignorance de son influence possible sur la marche de la contracture arthritique. 4° Enfin mon attention ayant été appelée sur la douleur de la région iliaque droite dans un moment où d'autres observations me portaient à regarder comme considérable et à m'exagérer peut-être l'importance des sympathies utérines, j'examinai l'appareil génital, et opposai, du 8 décembre 1860 au 16 mars 1861, 13 séances de faradisation de l'utérus à un engorgement chronique avec érosions du col et leucorrhée. L'examen de la malade ne m'avait rien fait découvrir du côté de l'ovaire ; l'utérus, manifestement engorgé, était élevé, en antéversion horizontale, le cul-de-sac antérieur effacé, le cul-de-sac postérieur inaccessible. Le redressement par le doigt ne pouvait s'effectuer, et je crois la déviation rendue incurable par des adhérences. Toutefois, sous l'influence de la faradisation de l'utérus, les douleurs iliaques ont diminué, l'engorgement du col a cessé, le corps paraît moins volumineux; la leucorrhée et les granulations ont disparu. Ces changements n'ont-ils pas pu être pour quelque chose dans l'amélioration constatée au niveau des articulations phalango-phalanginiennes?

Les *crampes* sont des contractures très-douloureuses dont la cause est inconnue et le mécanisme fort obscur. La contracture des crampes est-elle un phénomène reflexe ayant son point de départ dans une violente douleur spontanée, ou bien la douleur résulte-t-elle d'un tiraillement des nerfs occasionné par le fait d'une contraction qui reconnaîtrait pour cause une excitation primitivement centrale? — Ces deux hypothèses nous paraissent les seules par lesquelles il soit possible aujourd'hui de rendre compte des phénomènes observés; mais nous ne voyons aucune raison suffisante d'adopter l'une d'elles à l'exclusion de l'autre.

Dans les cas où les crampes constituent la seule

condition morbide nettement appréciable, elles sont généralement passagères et ne réclament aucune autre précaution que de changer la position dans laquelle on a été surpris par leur apparition.

Les crampes persistantes ou se reproduisant à des intervalles rapprochés, s'observent dans quelques empoisonnements et dans le choléra. C'est à ces dernières que les applications métalliques ont été opposées avec le plus de succès. Nous ne savons ce que donneraient les courants continus ou interrompus ; ils méritent d'être essayés.

La *crampe des écrivains* consiste en des contractions convulsives bornées aux muscles qui concourent à l'exécution d'un acte mécanique déterminé, et attaquent ces muscles surtout ou même exclusivement au moment où ils vont accomplir un travail exigeant leur activité synergique.

La cause première de la crampe des écrivains paraît être la fatigue causée par un travail non suffisamment varié. Elle aurait ainsi pour point de départ une affection de la sensibilité qui retentirait ensuite sur le centre d'un ordre limité de mouvements associés. Cette affection est exclusivement nerveuse et n'intéresse pas les muscles, puisque ceux-ci restent libres de prendre part à tous les mouvements qui font entrer leur activité dans d'autres combinaisons de musculation. Cependant toutes les observations ne sont pas explicites à cet égard, et il est infiniment probable qu'à une époque un peu éloignée du début les muscles sont consécutivement lésés dans leurs aptitudes fonctionnelles.

La crampe des écrivains se rattache aux paralysies par l'impossibilité qu'elle apporte dans l'exercice de certaines synergies musculaires ; mais elle est caractérisée surtout par les convulsions reflexes qui s'emparent d'un groupe donné de muscles toutes les fois que ces muscles sont appelés à agir ensemble.

Des guérisons de la crampe des écrivains ont été rapportées à tous les procédés d'électrisation : au courant continu (Remak), à la faradisation musculaire localisée (Duchenne), etc. ; mais tous les moyens employés comptent aussi de nombreux insuccès. La relation des faits publiés n'ajouterait rien à cette indication sommaire. Parmi les moyens de traitement antérieurement essayés dans cette affection, la ténotomie des muscles qui se rétractent paraît avoir seule donné des résultats avantageux : l'électrisation est donc la première ressource à tenter.

C'est à la *chorée* qu'on a rapporté tous les phénomènes de motilité désordonnée. Les nombreuses variétés décrites, sinon comme types du moins comme formes isolées, s'expliquent par la combinaison fréquente en proportions diverses des symptômes *motilité irrésistible* et *motilité désordonnée*.

On a pu ouvrir un grand nombre de sujets morts dans le cours d'une chorée : chez ceux-ci, les centres nerveux, bien que souvent lésés, n'ont offert aucune altération constante; quelquefois ils ont paru tout à fait sains. Il faut noter d'ailleurs que les choréiques qui meurent dans le cours de cette affection convulsive succombent presque toujours sinon toujours à quelque complication. Les lésions non constantes rencontrées dans les autopsies doivent donc être regardées comme étrangères à la chorée ou comme n'ayant avec elle que des rapports plus ou moins éloignés.

L'anatomie pathologique de la chorée devra être étudiée sur des cas exempts de complications; c'est dire que la pathologie humaine ne saurait contribuer en rien à élucider cette question. Mais l'affection qui nous occupe est assez fréquente chez les animaux mammifères, et M. Delafond a pu en sacrifier un grand nombre à différentes époques de chorées confirmées : les autopsies de ces animaux n'ont donné jusqu'ici que des résultats négatifs :

« Les appareils organiques de la digestion, de la respiration, de la circulation et de la sécrétion urinaire étaient dans un état parfait d'intégrité. Les masses musculaires où se passaient les spasmes *n'offraient absolument rien de notable*; les nerfs et leurs divisions étaient dans l'état normal. Les grands centres nerveux ont particulièrement fixé notre attention ; nous les avons examinés seul ou accompagné du docteur Calmeil, médecin habitué aux recherches de lésions cérébrales, et jamais nous n'avons constaté la moindre altération du cerveau et de ses dépendances, de la moelle allongée, de la moelle épinière, des deux faisceaux latéraux qui la composent, de son cordon supérieur ou inférieur, de ses substances blanche ou grise, des racines des nerfs qui en émanent, des ganglions rachidiens, des nerfs des plexus thoraciques et lombo-sacrés. Les enveloppes cérébrales et rachidiennes, les liquides arachnoïdien et céphalo-rachidien étaient dans la même quantité et possédaient les mêmes qualités que chez un animal sacrifié bien portant. Cependant lorsque la chorée avait été suivie de paraplégie, nous avons constaté un ramollissement sensible du renflement lombaire de la moelle épinière (1). »

On ne peut donc actuellement demander à l'anatomie pathologique la détermination de la lésion d'où procède immédiatement la folie musculaire, lésion qui semble ne pouvoir être que centrale. Cependant il paraît légitime de voir dans un grand nombre de chorées un symptôme en rapport avec des conditions organiques diverses, et, à défaut d'une cause prochaine centrale insaisissable, de soupçonner à la maladie une cause éloignée périphérique. Ainsi M. Roth donne le nom de *fausse chorée* à une affection choréiforme qui paraît sous la dépendance d'une hypéresthésie musculaire ; il admet encore une chorée utérine et une chorée rheumo-cardique en rapport avec des affections du cœur et des gros vaisseaux notées quatorze fois dans cinquante-quatre autopsies.

(1) Delafond, cité par Franquet : *De la chorée.* Thèses de Paris, 1837.

Ignorant encore la nature et le siége organique de la chorée, ne possédant aucun moyen d'agir efficacement sur le symptôme par lequel elle se manifeste, on ne lui a opposé et on ne pouvait lui opposer jusqu'ici que des médications empiriques au nombre desquelles figure l'électrisation.

Nous avons assez insisté sur la multiplicité vraisemblable des causes premières de la chorée et sur l'obscurité des réactions intermédiaires à l'action de ces causes et à la manifestation convulsive, pour être en droit de n'attribuer qu'une valeur restreinte et qu'une signification vague aux observations publiées. Ces réserves posées, nous rappellerons que l'électrisation statique par étincelles tirées le long du rachis paraît avoir souvent donné de bons résultats ; que le retour des règles par l'électrisation du bassin a pu, dans un cas noté plus haut (p. 521), faire cesser une chorée dont l'apparition avait coïncidé avec leur suppression ; que M. Remak a préconisé l'emploi des courants continus ; que M. Briquet a eu à se louer de la faradisation douloureuse de la peau pratiquée tous les jours ou tous les deux jours pendant cinq minutes environ.

Les convulsions dans lesquelles dominent les caractères névralgiques sont l'*hydrophobie*, la *laryngite striduleuse*, l'*asthme*, la *coqueluche*.

On n'a aucune donnée sur les modifications que pourrait imprimer l'électrisation aux phénomènes convulsifs de l'hydrophobie, de la laryngite striduleuse, de la coqueluche.

Elle a été cependant conseillée comme moyen de traitement de la coqueluche, mais ne l'a été jusqu'ici que par les auteurs qui y ont recours dans toutes les maladies indistinctement.

Quelque opinion qu'on se fasse sur la nature de l'*asthme*, il est impossible, en présence des causes qui ramènent l'apparition des accès (occlusion de l'appartement, obscurité, impression de l'air, odeurs, variations barométriques, causes morales), de refuser à l'élément nerveux la plus large part dans sa production, et de méconnaître le caractère convulsif de cette affection.

Les lésions des poumons ou du centre circulatoire auxquelles le *cum hoc ergo propter hoc* de certains anatomo-pathologistes a rattaché l'existence de l'asthme ne suffisent pas à en rendre compte, puisque ces lésions peuvent exister sans être compliquées d'asthme, et que réciproquement l'asthme peut se rencontrer en leur absence. Dans les cas mêmes où l'on peut noter la coïncidence, très-fréquente assurément, de l'asthme et d'un emphysème pulmonaire, tout porte à admettre que l'emphysème est bien plutôt l'effet que la cause de l'asthme; on pourrait en dire autant de la plupart des affections concomitantes du cœur et des gros vaisseaux.

Les succès obtenus par l'électrisation dans le traitement d'un grand nombre de névroses devaient conduire à l'essayer contre l'asthme. Tous les procédés ont été vantés comme efficaces dans un certain nombre de cas; mais on n'a indiqué nettement ni les procédés suivis, ni les circonstances d'où pourraient découler quelques indications particulières. On a eu recours successivement à l'électrisation statique, à la galvanisation, à la faradisation indolore et à la faradisation douloureuse de la peau.

Le *hoquet* spasmodique a été, dans un cas, traité avec succès par Laennec au moyen des applications magnétiques.

Les vésicatoires appliqués sur l'épigastre ayant donné quelques bons résultats dans cette affection, on devra tenter de leur substituer la faradisation cutanée de la région.

Sous le nom d'*ataxie locomotrice progressive*, M. Duchenne a le premier décrit de manière à la faire aisément reconnaître, une affection que ses caractères sensibles les plus apparents portent tout d'abord à regarder comme convulsive. Après avoir rappelé sommairement la physionomie de cette maladie, nous examinerons jusqu'à quel point il est actuellement possible d'en déterminer la nature.

L'ataxie locomotrice progressive serait caractérisée essentiellement, d'après M. Duchenne, par une abolition progressive de la coordination du mouvement et par une paralysie apparente contrastant avec l'intégrité de la force musculaire.

Les troubles de la coordination du mouvement sont précédés d'une période de début, dans laquelle l'attention doit être éveillée par des accidents paralytiques : paralysie de la sixième ou de la troisième paire, quelquefois affaiblissement et même perte de la vue. Ces désordres sont tantôt persistants, tantôt passagers ; ils peuvent disparaître d'une manière définitive spontanément ou sous l'influence de traitements variés.

En même temps que s'observent les phénomènes paralytiques que nous venons d'indiquer, ou peu de temps après, surviennent des accidents névralgiques. Le malade est pris de douleurs térébrantes erratiques, de courte durée, procédant par élancements, revenant par crises, et attaquant toutes les régions du corps.

Après un temps qui varie de quelques mois à plusieurs années, se dessine une seconde période durant laquelle apparaissent des troubles de la coordination des mouvements et de l'équilibration que la vue ne peut corriger. Bientôt après, quelquefois en même temps, surviennent des troubles de la sensibilité générale et tactile qui s'éteint d'abord dans les membres inférieurs, plus rarement dans les membres supérieurs. Enfin la maladie se généralise.

Pendant le cours de cette affection, on observe souvent des désordres dans les fonctions du rectum et de la vessie. La composition des urines est normale. L'intelligence reste intacte. La parole n'offre ni hésitation ni embarras. La contractilité musculaire n'est pas affaiblie, et les muscles ne sont le siége d'aucune altération appréciable. Quant à la paralysie du sens musculaire, elle est généralement incomplète et n'explique pas les troubles de la coordination. Un des cas observés par M. Duchenne a été suivi d'autopsie : on n'y a rencontré aucune lésion des centres nerveux.

Avant de rechercher comment il est possible de caractériser actuellement l'ataxie locomotrice progressive, nous croyons devoir rapporter un cas de cette curieuse maladie dans lequel il nous a été possible de noter quelques particularités intéressantes :

Obs. — M. le Bon N. de R., âgé aujourd'hui de 45 ans, est un homme vigoureux, cité parmi les sportsmen comme l'un des plus habiles à tous les exercices du corps, équitation, natation, jeu de paume, etc. Lorsqu'on cherche dans ses antécédents une cause à son affection actuelle, on n'y trouve que des chutes de cheval dont quelques-unes furent assez rudes.

Il y a 7 à 8 ans environ, on s'aperçut que la démarche de M. de R. était souvent mal assurée; mais qu'il eût ou n'eût pas conscience de son état, il le cachait, et, faisant quelquefois des chutes en marchant, il s'emportait contre ceux qui venaient le ramasser. Bientôt la vision s'était affaiblie, à gauche d'abord, puis à droite, et les troubles de la locomotion avaient progressé lentement mais d'une manière continue.

Voici quel était l'état du malade à l'époque où je le vis (septembre 1860) :

Cécité complète. — Abolition du sens musculaire, complète vers les extrémités des membres, incomplète vers le niveau de leurs insertions au tronc. La pression des membres n'éveille que des sensations de contact. La sensibilité au contact et à la température paraît intacte. Les membres inférieurs et la masse musculaire sacro-spinale sont parfois le siége de douleurs spontanées très-vives. Le goût et l'ouïe ont conservé une grande délicatesse.

C'est lorsque le malade est à table que la perte du sens musculaire est le plus facilement observable. On lui met dans la main une fourchette, pendant qu'une personne placée derrière lui et armée d'une autre fourchette le fait manger. M de R. croit manger lui-même et n'a jamais soupçonné cette fraude ingénieusement imaginée dans le but de lui cacher autant que possible la gravité de son état.

M. de R. se tient ordinairement assis, la jambe droite croisée sur la gauche.

Pour prendre cette position, il lance obliquement le membre droit au moyen d'un effort qui semble n'intéresser que les muscles qui font mouvoir le fémur sur le bassin; le reste du membre semble être tout à fait passif dans ce mouvement.

Cependant les muscles moteurs du pied sur la jambe et de la jambe sur la cuisse ne sont pas paralysés. En effet, si l'on demande au malade de faire mouvoir les membres inférieurs, il leur fait exécuter une gesticulation effrénée, désordonnée, à laquelle prennent part toutes les parties. Les mouvements qui intéressent la racine des membres sont évidemment les seuls dont le malade ait conscience, encore n'en a-t-il conscience que d'une manière imparfaite.

L'appétit est bon; les fonctions digestives s'exécutent bien aujourd'hui. — Incontinence d'urine, mais la nuit seulement.

L'intelligence est restée parfaite, et M. de R. a pu conserver la direction d'affaires très-importantes; il peut, aussi facilement que par le passé, converser en même temps avec plusieurs personnes dans des langues différentes.

Je n'ai observé ce malade que pendant peu de jours. La

contractilité musculaire était intacte. Un courant continu très-faible, mais de haute tension, dirigé des yeux à la nuque ne provoquait des phosphènes à l'établissement et à la rupture que dans l'œil le dernier perdu. Je n'ai pas éprouvé sur l'autre œil l'action d'un courant plus intense. Quant à l'essai que je voulais faire des courants continus centripètes dans le but de modifier un état que je regarde comme une affection de la sensibilité, il fut interrompu au bout de quelques jours par le départ de M. de R., qui allait passer l'hiver dans le midi.

Si l'on examine la série des opérations qui concourent à la motilité, et si l'on cherche à déterminer celle qui se trouve lésée dans l'ataxie locomotrice progressive, on voit tout d'abord que la contractilité musculaire est intacte. La motricité nerveuse paraît être dans le même cas ; toutefois nous pensons que de nouvelles recherches doivent être dirigées sur ce point, et qu'il serait intéressant de suivre l'état de cette propriété aux différentes périodes de la maladie.

La coordination des mouvements est compromise. Mais de quelle manière et dans quelles limites ? — Il faut revenir ici sur les considérations précédemment exposées relativement aux centres coordinateurs, non encore localisés anatomiquement, mais dont l'observation physiologique établit l'existence distincte. Les uns, encéphaliques, présideraient aux mouvements généraux d'équilibration et établiraient le lien qui règle les synergies des centres secondaires, rachidiens, tenant sous leur dépendance l'association des mouvements reflexes et assurant leur régularité chez les animaux décapités. En voyant l'habitude extérieure de M. de R., sa tranquillité lorsqu'il est assis, on doit admettre que les centres coordinateurs encéphaliques sont intacts ; la lésion porte sur les centres rachidiens d'association des mouvements. Ces derniers sont restés sous la dépendance de l'excitation générale qu'ils reçoivent de l'encéphale, mais ils ont perdu leurs propriétés autonomes.

Il resterait à déterminer maintenant si les lésions de la coordination spinale sont primitives ou secondaires. Les deux cas peuvent sans doute se présenter. On n'a aucune raison pour refuser d'admettre la possibilité d'une affection primitive de la coordination ; quant à sa lésion secondaire, elle semble devoir être regardée comme fréquente si l'on tient compte des anomalies concomitantes ou antérieures de la sensibilité qui s'observent dans cette maladie.

Faut-il voir dans les phénomènes du début une affection des fibres sensitives, remontant de la périphérie jusque dans la moelle ? Et les paralysies, prodromiques en quelque sorte, du mouvement (strabisme, diplopie) ne seraient-elles pas elles-mêmes sous la dépendance de quelque lésion de la sensibilité ? — Dans l'impossibilité où nous sommes de répondre à ces questions, il n'y a pas lieu de se préoccuper encore de la cause organique de la maladie; chercher à la déterminer, serait se prendre à une difficulté actuellement insoluble.

Quant à l'appareil nerveux moteur artériel, il doit

être écarté, la caloricité des parties affectées restant normale.

M. Duchenne assure qu'en intervenant au début on peut améliorer la diplopie et calmer les douleurs musculaires par la faradisation. Il conseille en outre la faradisation douloureuse de la peau contre l'anesthésie musculaire. Nous avions entrepris chez M. de R. l'essai des courants continus, mais l'interruption du traitement à peine commencé ne nous permet aucune opinion sur l'utilité ou l'inutilité de ces pratiques.

A la forme paralytique se rattachent encore les mouvements involontaires du *delirium tremens* et du *tremblement nerveux* (paralysis agitans).

L'électrisation statique aurait été employée avec succès par de Haën (1) dans douze cas de tremblements dont la nature n'est pas suffisamment précisée.

M. Remak annonce quelques succès et beaucoup d'insuccès dans le traitement du tremblement paralytique par la galvanisation.

Obs. — Dans un cas de cette affection, j'ai essayé l'emploi des courants continus dirigés des pieds aux lombes et des mains à la nuque. M. C. prétend s'en trouver bien, mieux dormir, avoir la tête plus libre, être moins sujet aux étourdissements; l'embarras de la parole est un peu moindre; les mains peuvent être ramenées derrière le cou et le malade y attacher sa cravate, ce qu'il ne pouvait

(1) *Ratio medendi*, t. I.

faire auparavant; mais le tremblement des membres n'a pas diminué. Le traitement dure depuis plus de six mois; je vois M. C., une fois par semaine; il se galvanise chez lui pendant un quart d'heure tous les jours.

L'amélioration générale ne me paraît pas, dans cette circonstance, prouver l'utilité de la galvanisation, parce que, dès le début du traitement, j'ai fait cesser au malade l'usage périodique des sangsues à l'anus et des purgatifs drastiques, et qu'il n'est pas démontré que ce traitement fût favorable. Quant à la facilité plus grande des mouvements du membre supérieur, elle pourrait bien tenir à ce que j'ai faradisé les extenseurs de ce membre.

En résumé, les symptômes *convulsifs* ou de motilité involontaire sont trop dissemblables pour pouvoir constituer un genre morbide bien défini. On conçoit la possibilité de les ramener par l'analyse physiologique aux formes *névralgiques* et *paralytiques*, dont ils représentent presque toujours sinon toujours des combinaisons.

Quant aux indications thérapeutiques, elles sont soumises à des conditions en rapport avec la forme, la nature présumée et le siége des accidents.

Par l'électrisation statique, par les courants continus dirigés sur les centres nerveux, par la faradisation généralisée, on a pu prétendre agir sur l'affection principale (hystérie, épilepsie, éclampsie, catalepsie, tétanos, chorée, delirium tremens).

Par la faradisation localisée, on a essayé d'agir sur des conditions locales regardées comme paralytiques (ataxie locomotrice, tremblement nerveux) ou comme névralgiques (asthme, coqueluche, hoquet, œsophagisme, vomissement nerveux). On a employé dans ce but tantôt la faradisation indolore (excitateurs mouillés, courants de faible tension), tantôt la faradisation douloureuse dite révulsive (balai métallique et courants de haute tension).

Les essais de faradisation utérine, qui nous ont donné quelques résultats très-satisfaisants dans certains états névralgiques et convulsifs, constituent une autre sorte de médication locale, dirigée, non plus contre le symptôme, mais contre sa cause probable.

Enfin, les applications locales des courants continus semblent pouvoir être essayées comme médication du symptôme dans les convulsions dites toniques. Toutefois la double question de leur efficacité et de leur utilité exige, pour être résolue, de nouvelles recherches.

§ 4. — LÉSIONS DE NUTRITION.

On ne peut plus admettre aujourd'hui l'existence d'un état morbide qui ne procéderait pas d'une lésion de *nutrition*, reconnaissant elle-même pour origine, soit quelqu'une de ces aberrations de la force initiale de développement auxquelles Virchow a tenté récemment de ramener presque toute la pathologie (1), soit quelque influence extérieure venant modifier par l'intermédiaire des systèmes nerveux

(1) *La Pathologie cellulaire basée sur l'étude physiologique et pathologique des tissus.* Berlin, 1858, et Paris, 1861.

sensitif et sanguin le milieu physico-chimique dans lequel s'accomplit l'évolution de la cellule. Mais bien qu'il soit possible de se faire une idée assez nette du mécanisme général de la vie et de la maladie, on ne peut encore songer à chercher dans l'analyse de chaque cas particulier quelle est la lésion organique et par quel mécanisme il peut être donné d'agir sur elle. Sans rien préjuger des services que l'électricité peut être un jour appelée à rendre à divers titres dans la thérapeutique des lésions de nutrition, nous ne pouvons donc en rattacher encore l'application qu'à un nombre restreint d'indications. Certaines hypertrophies conjonctives et quelques anomalies de sécrétion seront examinées dans ce paragraphe.

HYPERPLASIES CONJONCTIVES DES ORGANES CONTRACTILES.

Les résultats satisfaisants obtenus, au moyen d'une gymnastique bien entendue ou de l'excitation électrique, dans certaines atrophies des muscles de l'appareil locomoteur, nous ont conduit à proposer de combattre par les courants d'induction, dans les organes splanchniques aussi bien que dans les organes de la vie de relation, les lésions de nutrition caractérisées par une hypertrophie du tissu conjonctif entraînant l'atrophie ou l'impuissance fonctionnelle du tissu contractile (1).

(1) *Comptes rendus de l'Académie des sciences*, 1er août 1859, et *Clinique européenne*, 6 août 1859.

Un muscle ne se nourrit qu'à la condition d'*assimiler*, de renouveler sa substance ; il n'assimile qu'à la condition de *désassimiler*, c'est-à-dire de se débarrasser des matériaux qui doivent être remplacés. Or, la désassimilation physiologique des muscles ne se fait guère que pendant et par la contraction. A défaut de celle-ci, le blastème qui devrait être destiné à nourrir le muscle s'organise en tissu conjonctif qui se substitue au tissu contractile, ou s'ajoute simplement à lui, mais en le disséminant dans une gangue plus considérable et gênant ainsi de plus en plus l'accomplissement de ses fonctions. Provoquer des contractions dans un muscle est donc un moyen d'y activer la nutrition languissante.

Mais en même temps que les contractions provoquées favorisent la nutrition du tissu contractile, elles amènent une modification passagère de la forme des organes capable de remédier, dans un grand nombre de cas, à certaines déformations passives. Cette méthode de traitement, que nous n'avons encore opposée qu'aux lésions physiques de l'utérus et de la prostate, comporte sans doute des applications plus variées; elle constitue une véritable orthopédie médicale pour l'organe, en même temps qu'elle crée pour le tissu les conditions d'une nutrition plus active.

Affections utérines. — Après avoir décrit une tunique moyenne musculeuse dans l'oviducte, Kölliker, à qui l'on doit les études les plus complètes sur l'histologie des organes en particulier (1), passe à l'examen de la tunique musculeuse de l'utérus.

Il y constate trois couches, moins nettement séparées que dans d'autres organes, dans l'intestin, par exemple. L'une, plus extérieure, est constituée par une lame mince de fibres longitudinales embrassant le fond et les faces antérieure et postérieure de l'organe jusqu'au col; cette lame musculeuse fait corps avec une couche plus épaisse de fibres circulaires qui se perdent latéralement dans les ligaments et dans la tunique musculeuse de l'oviducte. La seconde couche, ou couche moyenne, est la plus importante et la plus vasculaire; elle représente un feutrage constitué par des faisceaux musculaires plats, longitudinaux, transversaux et obliques, dans lequel serpentent des veines volumineuses. Enfin, la troisième couche ou couche sous-muqueuse est mince et constituée encore par un lacis de fibres longitudinales, transversales et obliques.

La couche moyenne offre son maximum d'épaisseur au fond de l'organe. Dans le col, les fibres longitudinales sont moins abondantes et les fibres transversales prédominent; cette condition, jointe à la circonstance de l'insertion du vagin au niveau de l'orifice cervical interne, rend compte de la production des flexions dans ce point lorsque des pressions agissent d'une manière un peu soutenue sur les faces ou sur le fond de la matrice. Kölliker a indiqué également

(1) *Traité d'histologie humaine*. Paris, 1856.

lement que les éléments des faisceaux musculaires de l'utérus sont reliés entre eux par une grande quantité de tissu conjonctif; enfin que ce tissu forme la trame fondamentale de la muqueuse qui est tellement unie à la couche musculeuse qu'on peut bien les distinguer l'une de l'autre sur des corps, mais non les séparer exactement par la dissection. Peu d'organes présentent donc à un aussi haut degré le mélange intime des tissus musculeux et conjonctif qui prédispose l'utérus à l'atrophie musculaire ou à la perte de sa contractilité.

Quant aux troubles de sécrétion de la muqueuse utérine et à la quantité considérable des exsudations dont elle est le siége dans les affections qui modifient la structure du parenchyme de l'organe, elle s'explique par la gêne qu'oppose l'hypertrophie conjonctive au trajet de retour d'une circulation veineuse et lymphatique extrêmement abondante.

Engorgement chronique de la matrice. — (Métrite chronique, inflammation parenchymateuse chronique de la matrice.) Qu'il soit consécutif à la métrite aiguë ou qu'il apparaisse lentement sous l'influence répétée des causes capables de congestionner l'utérus, abus de l'acte vénérien, avortement, retrait incomplet de l'utérus à la suite de l'accouchement, etc., l'engorgement chronique de la matrice peut-être facilement reconnu, tant d'après les symptômes généraux et locaux qu'il produit que par les moyens physiques d'exploration.

Le premier symptôme observé est une sensation incommode de plénitude dans le bassin avec douleurs vagues à l'hypogastre et dans les régions sacrée et inguinales, douleurs qu'augmentent la station verticale, la marche et surtout les secousses de la voiture. Dans ces conditions, tout effort qui tend à réduire la capacité de l'abdomen provoque une sensation très-pénible, que les malades comparent à ce qu'elles éprouveraient si l'utérus devait être expulsé par le vagin; fréquemment cette sensation est suivie de ténesme vésical et rectal. En même temps les malades souffrent généralement d'une constipation opiniâtre; la défécation est souvent très-pénible. Une leucorrhée plus ou moins abondante s'observe aussi presque constamment, tantôt d'une manière continue, tantôt plus spécialement à l'approche des époques menstruelles. L'établissement des règles est extrêmement douloureux; leur écoulement est très-irrégulier, ordinairement diminué, quelquefois même supprimé pendant un temps plus ou moins long; quelquefois enfin, mais plus rarement, le retour de la menstruation a lieu à des intervalles rapprochés et la quantité de sang perdu est considérable.

Comme conséquence de ces accidents locaux, on observe des troubles généraux de la nutrition et de l'innervation qui reproduisent les ensembles symptomatiques de la chlorose et de l'hystérie.

La palpation abdominale permet quelquefois de reconnaître l'augmentation de volume de l'utérus dont le fond remonte souvent au-dessus du pubis où il peut être senti sous forme d'une tumeur peu sensible à la pression et légèrement mobile. Par le toucher vaginal on constate habituellement un abaissement de l'organe.

Ces caractères sont, bien entendu, ceux de l'hypertrophie simple : les résultats de l'inspection directe sont différents lorsque, comme cela arrive très-fréquemment, l'engorgement chronique de la matrice est compliqué d'antéversion, de rétroversion ou de flexion vers le niveau de l'orifice cervical interne. Quant à l'examen à l'aide du spéculum, il montre l'hypertrophie des lèvres du museau de tanche, déjà constatée par le doigt, et permet de reconnaître exactement l'état de la muqueuse ordinairement ulcérée ou couverte de granulations. On voit en même temps sourdre de l'orifice du col les produits de sécrétion de la cavité utérine accusant un état catarrhal de sa muqueuse.

Enfin, lorsqu'on examine après la mort un utérus atteint d'engorgement chronique, on constate que son augmentation de volume est due à un épaississement des parois. « A l'examen microscopique du tissu de la matrice, dit M. de Scanzoni (1), on reconnaît dans cette affection une augmentation du tissu cellulaire provenant de l'organisation du liquide épanché entre les fibres musculaires ; la nature de cette maladie serait donc, au point de vue anatomique, une *hypertrophie du tissu cellulaire*. Lorsque

(1) *Traité pratique des maladies des organes sexuels de la femme*, traduction H. Dor et A. Socin. Paris, 1858.

cette hypertrophie est uniforme dans tout l'organe, elle produit nécessairement une compression ou peut-être même une oblitération partielle des vaisseaux ; mais, lorsqu'elle est plus développée dans quelques points, plus faible ou complétement nulle dans d'autres, il arrive que dans ces derniers points les vaisseaux et surtout les veines se dilatent par suite de la durée des troubles circulatoires et donnent lieu aux hypérhémies partielles dont nous avons parlé. Il arrive aussi quelquefois que, la pression du sang augmentant, les vaisseaux dilatés se rompent, et il en résulte des épanchements sanguins plus ou moins étendus que l'on rencontre surtout dans les couches les plus internes et les plus externes du tissu de la matrice.

« Les mêmes causes qui donnent lieu aux troubles circulatoires et aux hypérhémies dans les parois de l'organe amènent ordinairement aussi une stase chronique dans les vaisseaux de la muqueuse utérine, stase qui produit les altérations pathologiques que nous décrirons en parlant du catarrhe chronique de l'utérus, altérations qui s'étendent ordinairement sur la totalité de la muqueuse utérine, jusqu'à la muqueuse de la portion vaginale où elle se caractérise par de simples érosions ou par une ulcération plus profonde. »

Une pratique commune aux divers traitements, et qui paraît seule en constituer l'efficacité temporaire, est l'application locale d'un petit nombre de sangsues, application qu'on répète fréquemment. Mais ce moyen ne peut être que palliatif, et le soulagement qu'il procure n'est pas durable. Quant aux topiques résolutifs variés qu'on emploie accessoirement, la plupart sont d'une utilité douteuse ou nulle.

Or, les accidents généraux caractéristiques de la chlorose ou de l'hystérie, qui accompagnent tout engorgement utérin un peu considérable ou un peu ancien, nous paraissent contre-indiquer formellement les émissions sanguines répétées, quelque peu abondantes qu'elles soient. On est d'autant plus fondé à s'autoriser de cette contre-indication pour proscrire d'une manière absolue les applications de sangsues, que les malades ne viennent presque jamais consulter le médecin qu'à l'occasion des troubles de la nutrition et de l'innervation qui apparaissent comme conséquence de l'affection locale.

Avant de recourir à l'électrisation, nous retirions des avantages marqués d'un traitement que nous croyons pouvoir encore recommander comme moyen adjuvant dans l'intervalle des séances, surtout lorsque celles-ci sont un peu éloignées les unes des autres.

1. Administration quotidienne ou presque quotidienne d'une cuillerée à café de la poudre suivante :

Poudre de rhubarbe...............	2 parties.
Soufre sublimé....................	2 —
Poudre de quinquina gris..........	1 —

à prendre au repas du soir. Cette poudre provoque

le lendemain matin une selle facile précédée de quelques coliques qui ne sont peut-être pas sans avantages pour vaincre la paresse intestinale des sujets atteints du nervosisme chlorotique ou hystérique. Si ce but était dépassé ou n'était pas atteint, la dose devrait être un peu diminuée ou augmentée.

2. Tous les matins, un quart de lavement froid contenant 15 grammes d'huile camphrée émulsionnée.

3. Tous les deux ou trois jours, badigeonner largement le col avec un gros pinceau trempé dans la teinture d'iode camphrée, avec la précaution de ramasser avec une éponge la teinture d'iode restée au fond du spéculum avant de retirer celui-ci.

Quant au traitement électrique, il a pour but de provoquer des contractions qui réveillent la nutrition du tissu musculaire, d'aider par le mouvement la circulation de retour et de faciliter par là la résorption de la trame conjonctive hypertrophiée, empêchant en même temps la stase des liquides dans le parenchyme de l'organe et dans le réseau vasculaire de sa muqueuse.

Nous procédons comme il suit :

La malade étant couchée sur le dos, on introduit le spéculum pour arriver à mettre l'excitateur utérin A en rapport avec l'orifice extérieur du col. Après quoi on engage dans le rectum l'excitateur olivaire B. La sonde de femme ordinaire, recouverte d'une bougie creuse dont on a coupé l'extrémité, constitue un excitateur utérin très-commode; la sonde étant re-

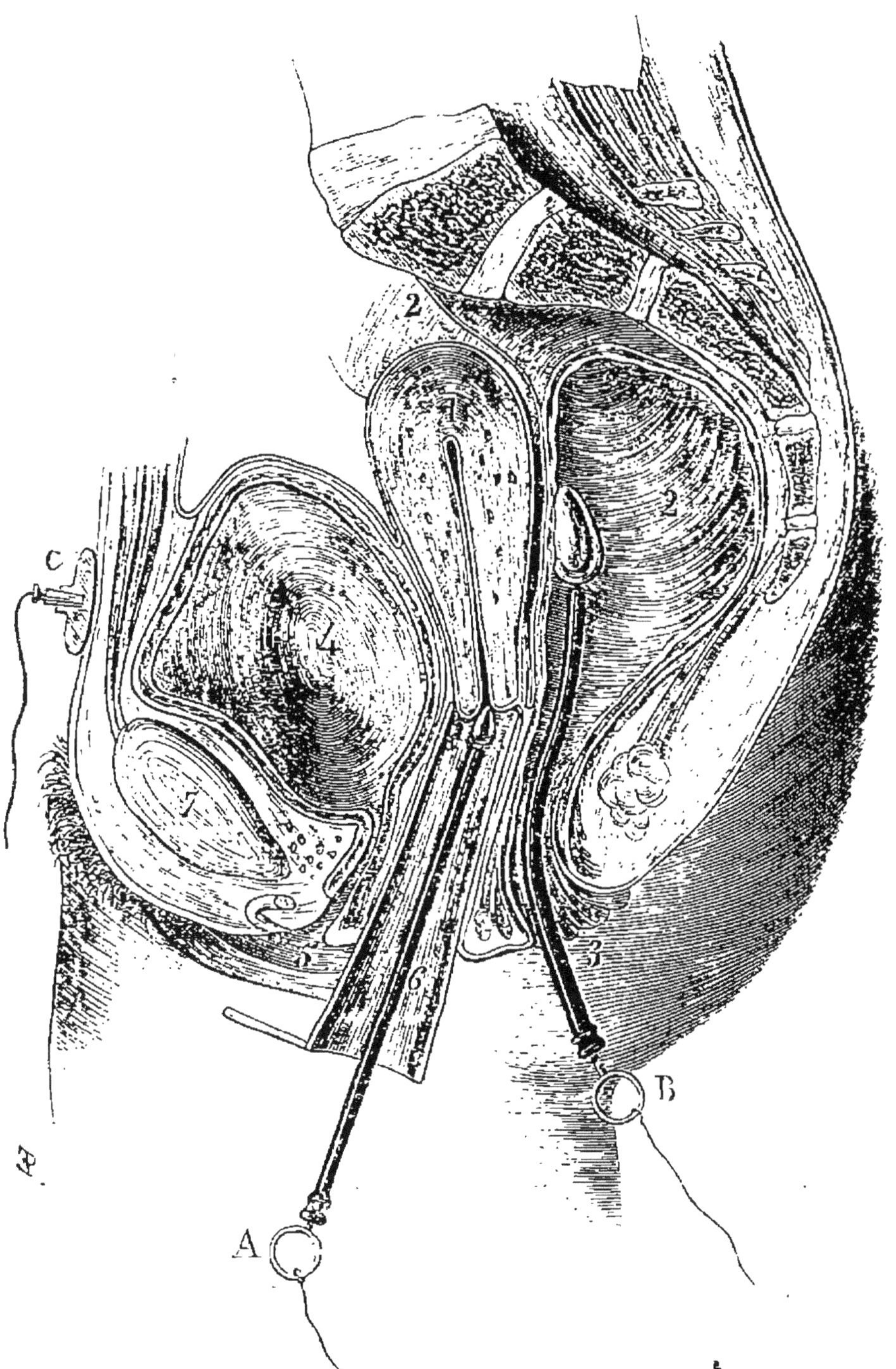

Fig. 84. *Électrisation de l'utérus* (coupe médiane antéro-postérieure).

couverte d'un enduit isolant, on peut faire usage, pour l'introduire et la maintenir en place, d'un spéculum métallique. Ensuite on applique sur l'abdomen, à un travers de doigt au-dessus de l'arcade pubienne, un bouton ou une plaque métalliques C recouverts de peau mouillée. L'excitateur rectal et l'excitateur sus-pubien communiquent par un rhéophore bifurqué avec l'un des pôles de l'appareil, tandis que l'autre pôle est en rapport avec l'excitateur utérin.

Chez les filles vierges ou chez les femmes qui présentent un engorgement non compliqué de déplacement, circonstance que nous croyons être l'exception, la faradisation de l'utérus peut s'effectuer en employant pour excitateurs une plaque mouillée appliquée sur la région lombaire et le bouton sus-pubien.

La durée qu'il convient de donner à la séance ne saurait être fixée d'avance d'une manière absolue ; on devra la modifier suivant diverses conditions : énergie de l'appareil, impressionnabilité de la malade, état de la contractilité musculaire. En général, il ne nous a pas paru utile de prolonger l'application au delà de cinq minutes.

On reconnaît, en pratiquant ces manœuvres, que les contractions de l'utérus sont très-douloureuses

— 1 Utérus atteint d'engorgement simple, repoussé en haut par le spéculum. — 2 Rectum. — 3 Anus. — 4 Vessie. — 5 Méat urinaire. — 6 Vagin distendu par le spéculum. — 7 Symphyse pubienne. — A Excitateur utérin. — B Excitateur rectal. — C Excitateur abdominal. (Nous nous sommes aidé, pour dessiner cette figure et la suivante, de l'atlas d'*Anatomie chirurgicale homalographique* de M. Legendre. Paris, 1858.)

lorsqu'elles sont énergiques. Aussi se trouve-t-on dans la nécessité de commencer par des courants faibles dont on augmente ensuite petit à petit l'intensité.

Lorsqu'on opère avec les excitateurs engagés dans le rectum et dans le canal cervical du col, les courants de haute tension sont infiniment moins douloureux que les courants de tension faible. Ces derniers sont mieux supportés lorsqu'on agit extérieurement au moyen d'un excitateur lombaire et d'un excitateur sus-pubien. Comme, d'autre part, les courants de tension faible semblent déterminer des contractions plus énergiques et sont avantageux à ce point de vue, il importe de faire usage d'hélices qui tiennent le milieu entre celles des appareils de la pratique habituelle. Nous nous servons maintenant d'une bobine de résistance moyenne que nous substituons à l'une de celles de notre appareil volta-faradique.

L'orientation des courants n'est pas indifférente : en général, l'excitateur positif dans le col utérin avec l'excitateur négatif dans le rectum nous a paru mieux supporté ; mais dans quelques circonstances il nous a semblé voir le contraire.

Après que l'excitation a duré un certain temps, variable suivant les sujets, des contractions ont lieu dans le parenchyme de l'utérus. L'impression qui en résulte est comparée par la patiente tantôt aux secousses produites pendant la gestation par les mouvements du fœtus, tantôt aux efforts d'expulsion de l'accouchement.

Les séances d'électrisation ne nous ont paru laisser après elles aucun sentiment de malaise, ni aucune appréhension de la séance suivante. Nous n'avons pas observé non plus de douleurs consécutives qui puissent être attribuées à ce mode de traitement.

Ici vient se poser une question d'une certaine importance au point de vue médico-légal.

L'électrisation pouvant déterminer des contractions utérines, son emploi chez une femme enceinte n'aurait-il pas pour résultat d'amener l'avortement? — Cela paraît infiniment probable.

Ce serait donc un moyen à ajouter à ceux qui sont recommandés pour les cas où l'avortement provoqué est indiqué.

Quant à l'abus qui pourrait en être fait, nous n'avons pas à nous y arrêter ici; seulement nous ferons remarquer à ceux qui, de peur de l'abus, seraient tentés de proscrire l'usage, qu'en raison de la stérilité si fréquente des femmes qui sont affectées d'engorgement chronique de l'utérus ou de flexion de cet organe, les médecins ne seront guère exposés à servir des desseins coupables en instituant le traitement qui vient d'être décrit toutes les fois qu'ils auront constaté l'existence de la lésion pour laquelle on réclame leurs soins.

Les engorgements utérins sont, dans la grande majorité des cas, compliqués de *versions* ou de *flexions*. Les indications qui ressortent de ces complications sont les mêmes pour les antéversions et les antéflexions, pour les rétroversions et les rétroflexions. Dans ces circonstances, on doit essayer d'agir sur l'une des faces de l'utérus plutôt que sur l'autre, faire contracter la face postérieure dans les antéversions ou les antéflexions et la face antérieure dans les rétroversions ou les rétroflexions. Pour cela, on remplacera le rhéophore bifurqué recto-abdominal par un rhéophore simple aboutissant à l'excitateur sus-pubien lorsqu'on se propose de faire contracter surtout la face antérieure, ou à l'excitateur rectal si l'on veut agir plutôt sur la face postérieure.

Nous manquons d'observations suivies et complètes sur les résultats de notre méthode de traitement des engorgements utérins. Beaucoup de malades se trouvent suffisamment soulagées après deux ou trois séances, et on ne les revoit plus. L'exemple suivant, malgré l'irrégularité du traitement et le défaut de renseignements sur l'état actuel de la malade, nous paraît cependant établir assez nettement l'utilité de la faradisation dans les engorgements utérins. Il y avait ici complication d'antéflexion.

Obs. — En août 1858, mademoiselle R., âgée de 20 ans environ, eût, vers la fin d'une grossesse, des métrorrhagies assez abondantes. Lorsque je fus appelé, l'écoulement du sang était arrêté; le travail venait de commencer. Douze heures après, je terminai l'accouchement par une application de forceps que rendaient nécessaire l'absence des contractions et l'arrêt du fœtus au-dessus de la vulve. Le placenta fut amené une demi-heure plus tard. La quantité du sang perdu pendant et après les manœuvres ne fut pas considérable ; mais la malade était très-affaiblie par les hémorrhagies antérieures.

Ce n'est qu'en novembre 1860 que je revis mademoiselle R. Son état était alors le suivant :

Chlorose sans anémie ; — souffle cardiaque et carotidien ; — palpitations fréquentes et douloureuses par élancements ; — névralgie dorso-intercostale droite ; — impossibilité de se baisser sans éprouver une sensation qui fait croire à l'issue de l'utérus par la vulve ; — leucorrhée abondante ; — règles extrêmement copieuses et revenant à des intervalles très-rapprochés (3 et 26 juillet, 19 août, 10 septembre, 2, 14 et 31 octobre) ; — utérus pesant et volumineux ; — antéversion et antéflexion peu considérables.

Les 8, 12 et 15 novembre, faradisation de la face postérieure de l'utérus par des courants induits de haute tension. Les règles reviennent le 26 novembre seulement. Le sang, au dire de la malade, est plus rouge, mais toujours abondant. Mademoiselle R. peut, sans difficulté, ramasser une épingle par terre.

Le 13 décembre, quatrième séance. Les règles reviennent le 21. Elles sont beaucoup moins abondantes ; leur établissement a encore été douloureux. Depuis un mois bientôt la névralgie intercostale a disparu ; le teint est meilleur, les chairs plus fermes.

Le 12 février 1861, cinquième séance. Les règles avaient paru le 12 janvier et le 3 février, assez abondantes encore, mais sans causer de douleurs. Depuis cette époque je suis sans nouvelles de la malade.

Flexions de la matrice. — Quand on examine sur le cadavre un utérus fléchi, on constate tout d'abord la déformation à laquelle la maladie doit son nom. Vers le niveau de l'orifice intérieur du col, l'organe est plié sur lui-même, l'axe du corps faisant avec celui du col un angle plus ou moins grand dont l'ouverture regarde en avant dans les antéflexions, en arrière dans les rétroflexions. Du côté de la cavité, on trouve une obturation plus ou moins prononcée de l'orifice cervical interne, et diverses altérations de la sécrétion et de la texture de la muqueuse. Enfin, dans presque tous les cas, on voit que la partie de l'utérus située au-dessus de la flexion présente les altérations de texture notées précédemment à l'occasion de l'engorgement chronique : augmentation de volume et changement de consistance en rapport avec la marche et la durée de la maladie.

Les opinions ont singulièrement varié sur la gravité de ces lésions ; mais les dissidences ne portent au fond que sur la fréquence plus ou moins grande des accidents qu'elles peuvent déterminer. Ainsi le professeur de Scanzoni a constaté à l'autopsie des flexions utérines qui, du vivant des malades, paraissaient n'avoir pas déterminé de gêne notable ; cependant il reconnaît avec la plupart des auteurs que le marasme et la mort peuvent être la conséquence des complications qu'entraînent fréquemment à leur suite ces affections.

Ce que nous avons dit de l'engorgement chronique de l'utérus nous permet d'abréger la description symptomatologique des flexions, et de n'insister que sur les différences que présentent ces deux ordres de lésions. En effet, la plupart des symptômes locaux leur sont communs, ainsi que les symptômes généraux caractéristiques de la chlorose et de l'hystérie. Mais les troubles de la menstruation présentent dans les deux cas des différences importantes. Tandis que dans la métrite chronique l'écoulement menstruel est le plus ordinairement retardé et diminué de quantité, il est, au contraire, très-abondant dans les flexions, en même temps qu'il apparaît à des intervalles moins éloignés.

Par le toucher vaginal, on peut constater l'état du col : tantôt volumineux et dur, tantôt ramolli, et plus ouvert qu'il ne l'est dans les circonstances normales.

Le doigt qui déprime le cul-de-sac vaginal antérieur dans les antéflexions et le cul-de-sac postérieur dans les rétroflexions arrive sur le point fléchi ; la déformation peut être ainsi constatée en suivant à partir du col la surface du segment inférieur de l'utérus. On reconnaît en outre par la position de l'orifice externe du col que l'antéflexion est accompagnée d'antéversion, et que la rétroflexion est accompagnée de rétroversion. Il est, dit-on, possible de sentir le fond de l'utérus par le palper abdominal dans l'antéflexion ; nous n'avons pu y parvenir dans quelques cas d'antéflexion bien marquée qui se sont présentés à notre observation. Dans les cas prononcés de rétroflexion, le toucher rectal peut être d'une précieuse ressource en permettant de circonscrire la face postérieure de l'utérus devenue inférieure.

Un degré prononcé d'antéflexion ou de rétroflexion rendant inévitables les altérations de sécrétion dont la cavité utérine est le siége, on a dirigé le traitement à la fois et contre ces troubles de sécrétion et contre les déformations. A l'état morbide de la cavité utérine, divers modificateurs chimiques ont été opposés sans succès. Quant aux moyens mécaniques de redressement de l'utérus, pessaires, sondes, redresseurs, tout le monde en reconnaît l'insuffisance et les dangers.

Le traitement nous a paru devoir être dirigé surtout contre les altérations de structure du parenchyme utérin. Que celles-ci soient primitives, comme l'admet M. Rokitansky, ou qu'elles soient consécutives, comme le pense avec plus de raison M. Virchow, la guérison de la flexion n'est possible qu'à la condition de leur cessation pour laquelle ne peuvent évidemment rien les moyens insuffisants recommandés jusqu'à ce jour. Or, ces lésions de nutrition du parenchyme utérin se résument dans une hypertrophie de la gangue conjonctive qui s'étend à tout l'organe, dans l'affaiblissement de l'action musculaire qui en est la conséquence inévitable, et dans l'atrophie presque complète du tissu contractile au niveau du point où siége la flexion. En même temps, le tissu conjonctif a souvent perdu de sa consistance, et, au lieu de fournir à l'utérus une charpente ferme et résistante, il n'offre plus qu'une masse moins nettement limitée et relativement molle, insuffisamment bridée par une enveloppe musculaire devenue à peu près inerte.

Dans ces conditions, l'électrisation musculaire aura pour effet de rétablir, par une véritable gymnastique, l'équilibre nutritif que des conditions morbides de diverses natures avaient détruit ; elle pourra réduire à leur volume normal le corps et le fond de l'organe, en régulariser la circulation toujours plus ou moins compromise, en tarir les sécrétions morbides, et faire cesser ainsi la dilatation de la cavité utérine. En déterminant surtout des contractions de la face postérieure dans les antéflexions et de la face antérieure dans les rétroflexions, nous employons, en outre, le moyen le plus capable de rendre à l'utérus son attitude normale.

La médication électrique est donc appelée à remplir ici deux indications : 1° Faire cesser la déformation primitive, en rendant aux fibres musculaires de la face postérieure dans l'antéflexion, de la face antérieure dans la rétroflexion, une tonicité qui mette obstacle à la tension passive de cette face et contribue ainsi au redressement de la face opposée.

2° Rappeler les conditions normales de la nutrition en agissant sur le tissu musculaire, qui, s'il n'est pas toujours atrophié d'une manière absolue, est du moins divisé par le développement exagéré qu'a pris sa gangue conjonctive, au point d'avoir perdu ses aptitudes fonctionnelles.

Le procédé opératoire varie suivant qu'il s'agit d'une antéflexion ou d'une rétroflexion.

Dans l'*antéflexion*, c'est, autant que possible, sur

la face postérieure de l'utérus qu'il faut agir. La malade étant couchée sur le dos, on engagera dans l'orifice externe du col l'excitateur utérin communiquant avec le pôle positif de l'appareil; puis, l'excitateur rectal en communication avec le pôle négatif. Pendant la séance, dont la durée variable est déterminée par les conditions indiquées plus haut à l'occasion du traitement de l'engorgement chronique, on promènera sur la face postérieure de l'utérus l'olive de l'excitateur rectal.

Il est bon qu'en même temps une main comprime doucement et de haut en bas la région hypogastrique.

Dans le cas de *rétroflexion*, la malade reposant sur le lit par les genoux et les coudes, on introduit dans l'anus un pessaire Gariel, dans le but de relever autant que possible le fond de l'utérus et d'opérer le redressement de l'organe (1).

La malade étant couchée ensuite sur le dos, on place le spéculum, et l'excitateur utérin en communication avec le pôle positif de l'appareil; puis on insuffle le pessaire rectal. Enfin, un excitateur plat

(1) L'introduction du pessaire dans le rectum est le temps le plus difficile de l'opération. On pourra le rouler dans un spéculum anal, ou bien l'introduire directement après l'avoir rendu rigide par une canule qui le traverse sans obturer le tube insufflateur. Relativement à la forme de ce pessaire, nous ferons remarquer que tous ceux qu'on trouve dans le commerce prennent, lorsqu'ils sont insufflés, une forme trop globuleuse. Une épaisseur plus grande des parois au voisinage de l'insertion du tube de caoutchouc, leur donnerait une forme allongée bien préférable à celle qu'ils prennent généralement.

répondant au pôle négatif de l'appareil est appuyé un peu fortement sur la région hypogastrique.

La séance terminée, on laissera la malade couchée reposer pendant un quart d'heure environ ; après quoi seulement on retirera le pessaire rectal. Cette dernière précaution ne doit pas être négligée, parce que l'effet produit se prolonge quelquefois après qu'a cessé la faradisation ; il peut alors survenir encore des contractions assez énergiques qu'on utilise autant que possible en laissant le pessaire en place.

Nous n'avons pu nous assurer du siége exact des contractions qui surviennent dans les parois utérines, ni voir, par conséquent, si elles intéressent des parties plus étendues que celles sur lesquelles on a la prétention d'agir. Cependant il est vraisemblable que la face sur laquelle on dirige le courant est plus vivement que l'autre sollicitée au mouvement.

Hypertrophie prostatique. — *L'hypertrophie prostatique* simple a été autrefois décrite d'une manière très-incomplète au point de vue anatomique sous les noms d'*engorgement chronique*, *engorgement froid*, *engorgement squirrheux* de la prostate. Les études histologiques modernes permettant d'apprécier assez exactement la nature de cette affection, la part que prennent à sa formation les différents tissus qui concourent à former la prostate, et pouvant fournir ainsi des indications thérapeutiques, on nous permettra de rappeler brièvement quelques détails relatifs à la structure de l'organe à l'état sain et à l'état pathologique.

La prostate doit être regardée comme une masse musculaire pénétrée par des glandes urétrales. D'après les observations de Kölliker, elle constituerait un organe tellement musculeux que la substance glandulaire formerait à peine plus du tiers ou de la moitié de sa masse totale. Voici d'ailleurs comment cet auteur décrit la distribution des fibres musculaires et des éléments glanduleux dans le parenchyme prostatique : en procédant de dedans en dehors, on trouve, après la muqueuse, « une couche de fibres longitudinales jaunâtres, étendue en partie entre le trigone vésical et la crête urétrale, et en partie indépendante des muscles de la vessie. Cette couche est formée en égale quantité de tissu conjonctif avec des fibres élastiques et de fibres musculaires lisses. On rencontre ensuite une couche épaisse de fibres circulaires qui se continue avec le sphincter vésical et qui s'étend jusqu'au *caput gallinaginis* ; cette couche a la même structure que la précédente, je l'appellerai sphincter de la prostate.

« Ces différents plans musculaires enlevés, on tombe enfin sur le véritable tissu glandulaire de la prostate, lequel forme, par conséquent, la partie la plus externe de l'organe ; mais dont quelques lobules, cependant, plongent dans les couches musculeuses, et dont les nombreux canaux excréteurs traversent les fibres circulaires et longitudinales pour s'ouvrir sur les côtés du *verumontanum*. La substance glandulaire, très-dense et d'une couleur gris rougeâtre, rayonne des côtés du *verumontanum* vers tous les points de la surface extérieure, et se compose, d'une part, d'un certain nombre de gros faisceaux évidemment musculaires, réunis par du tissu conjonctif, d'autre part, de glandules prostatiques. Celles-ci, au nombre de trente à cinquante, appartiennent aux glandes acineuses composées ; elles sont piriformes ou coniques, et se distinguent des glandes en grappes ordinaires par leur texture très-lâche, par leurs vésicules nettement pédiculées et par leurs lobules primitifs peu développés, particularités qui tiennent en partie au tissu musculaire abondant qui sépare leurs divers éléments. »

Les conditions anatomiques qui précèdent permettent de soupçonner le rôle que doit jouer dans l'hypertrophie prostatique l'inertie musculaire, que celle-ci soit primitive ou qu'elle soit consécutive à l'hyperplasie conjonctive.

Pour que la sécrétion prostatique soit évacuée, deux conditions sont nécessaires : action des fibres musculaires extérieures pressant les culs-de-sac glandulaires, et intégrité des canalicules excréteurs qui traversent les parties musculeuses profondes. Or, l'observation anatomo-pathologique montre dans l'hypertrophie prostatique des lésions qui accusent assez nettement l'insuffisance des forces chargées d'évacuer le contenu des glandules, en même temps qu'un obstacle au passage dans l'urètre du fluide prostatique sécrété, obstacle qui paraît occasionné par l'augmentation de consistance de la trame musculeuse et conjonctive hypertrophiée qu'ont à traverser les canaux excréteurs. En effet, la dilatation des cavités glandulaires est le fait le plus saillant. En même temps les canaux excréteurs sont plus difficiles à découvrir : M. Caudmont, dont l'attention s'est portée sur ce point, avoue que la compression de l'organe ne peut plus parvenir à les faire gonfler comme cela a lieu dans les circonstances normales ; il n'a jamais vu d'une manière bien distincte le fluide prostatique suinter par leurs orifices lorsque l'engorgement était considérable. Comme conséquences de ces altérations, on trouve dans les cavités glandulaires ou dans les canaux excréteurs les concrétions connues sous le nom de calculs prostatiques et qui, d'après Virchow, seraient formées d'une substance protéique. Enfin les coupes de la prostate laissent voir des marbrures, indices de la gêne apportée dans la circulation des vaisseaux afférents du plexus veineux prostatique.

Quant aux modifications de forme que présente la prostate hypertrophiée et aux changements qui surviennent dans ses rapports avec les organes voisins, ils n'apprennent rien sur la nature de la maladie. Leur principal intérêt est dans l'explication qu'ils fournissent de la plupart des symptômes observés du côté des voies urinaires.

Bridée par des plans fibreux résistants, la prostate,

en s'hypertrophiant, proémine surtout du côté de la vessie, où son extension est plus facile ; il en résulte une ascension quelquefois considérable du col de la vessie avec allongement, déformation et déviation de la partie postérieure de l'urètre, et déformation de l'orifice urétro-vésical. Il importe de tenir compte de toutes ces circonstances dans la pratique du cathétérisme rendu trop souvent nécessaire par les rétentions d'urine qui sont la conséquence, tantôt de l'affection elle-même et tantôt des accidents qui la compliquent fréquemment : rétrécissement de l'urètre, calculs vésicaux, inertie des parois vésicales.

La thérapeutique des engorgements de la prostate s'adresse surtout aux accidents qui compliquent cette affection. C'est ainsi que la compression par des sondes d'un fort calibre a pour effet, bien moins de diminuer le volume de l'organe que de faciliter le cathétérisme rendu si souvent nécessaire par la rétention de l'urine. Quant aux autres moyens chirurgicaux, ligature, excision, incision, leur emploi ne saurait jamais s'introduire dans la pratique habituelle, tant en raison des dangers qu'ils font courir aux malades que de la spécialité des indications auxquelles chacun d'eux satisfait. Nous devons mentionner cependant comme pouvant rendre momentanément des services les applications de sangsues faites sur la face inférieure de la prostate à travers la paroi antérieure du rectum ; Amussat a recommandé ce moyen lorsque la prostate est douloureuse au toucher (1), et il a imaginé un spéculum fenêtré qui facilite cette petite opération.

L'action des agents médicaux n'a jamais suffi à procurer des guérisons; cependant le soulagement que certains malades ont retiré de l'usage interne de l'iodure de potassium, des mercuriaux, du chlorhydrate d'ammoniaque, de la ciguë, des eaux iodobromurées de Kreuznach, doit engager à utiliser ces ressources, au moins comme moyens adjuvants.

L'électrisation de la prostate à l'aide d'un courant d'induction rapidement interrompu nous paraît devoir donner, dans les cas d'hypertrophie simple, des résultats curatifs qu'on a vainement demandés aux procédés employés jusqu'ici. Une observation que nous rapportons plus loin établit, en effet, même en faisant assez large la part des erreurs d'appréciation, la possibilité de réduire notablement le volume de cet organe.

Pour agir sur la prostate, on peut procéder de deux manières :

Toutes les fois que le cathétérisme est praticable avec une sonde d'un calibre un peu fort, et qu'il est bien supporté, on introduira dans l'urètre, jusque vers le col de la vessie, l'excitateur métallique (p. 153) dont la tige est recouverte d'un enduit isolant. L'au-

(1) Amussat, *Leçons sur les rétentions d'urine causées par les rétrécissements du canal de l'urètre et sur les maladies de la prostate*, publiées par le docteur A. Petit. Paris, 1832.

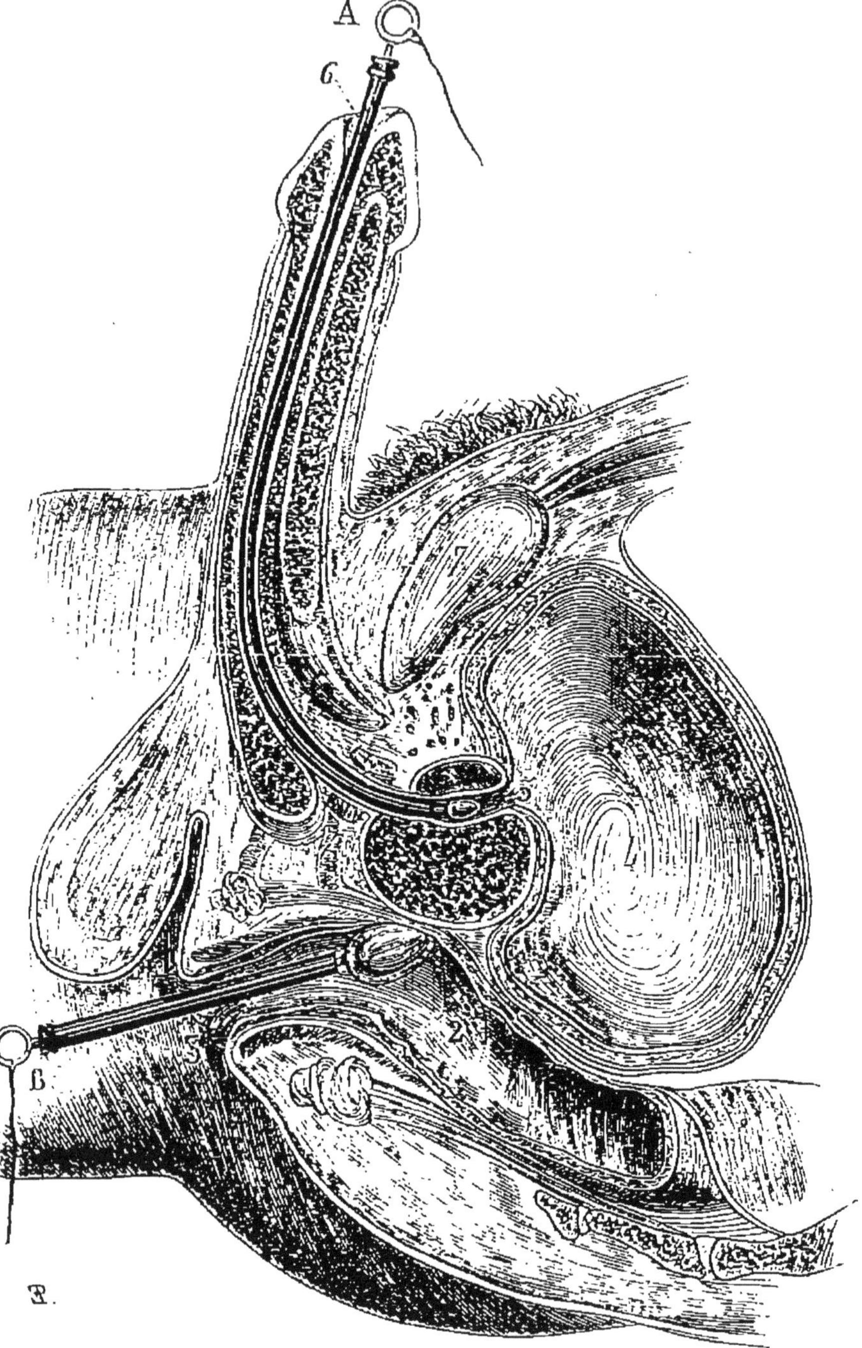

Fig. 85. *Électrisation de la prostate* (coupe médiane antéro-postérieure). 1 Prostate hypertrophiée. — 2 Rectum. — 3 Anus. — 4 Vessie. — 5 Col

tre excitateur, de forme semblable mais à olive volumineuse, sera conduit par le rectum sur la face postéro-inférieure de la prostate (*fig.* 85). On fera ensuite communiquer chacun des excitateurs avec l'une des extrémités polaires d'un appareil d'induction à intermittences rapides.

Si le cathétérisme était mal supporté, on pourrait essayer d'agir sur les parties postérieure et latérales de la glande en introduisant les deux excitateurs dans le rectum. Mais le premier procédé devra être préféré toutes les fois qu'il sera possible d'y recourir.

Obs. — M. F., 44 ans. Occupations sédentaires. Dans les premiers jours de 1859, contracte une blennorrhagie; au bout de quinze jours de traitement par les injections de nitrate d'argent et de sulfate de zinc avec administration du cubèbe à l'intérieur, la maladie se réduit à un suintement très-peu abondant, tachant légèrement le linge le matin, et tout à fait rebelle aux moyens précédemment employés.

Espérant obtenir la guérison de son suintement, M. F. se fit, à la fin de juillet, cautériser la partie profonde de l'urètre avec le porte-caustique de Lallemand. La douleur fut très-vive pendant deux jours, mais tout paraissait rentré dans l'ordre, lorsque, 6 jours après cette cautérisation, la miction devient impossible. Un bain chaud qui n'amène aucun résultat est suivi d'une prise d'aloès qui détermine une purgation, mais est bien loin d'améliorer la situation.

C'est le 2 août, 12 heures après l'administration de l'a-

vésical. — 6 Méat urinaire. — 7 Symphyse pubienne. — A Excitateur urétral. — B. Excitateur rectal.

loès, 36 heures après le début de la rétention d'urine, que je suis appelé. La vessie était fortement distendue, la souffrance vive, l'anxiété extrême. Le cathétérisme, pratiqué avec une sonde d'un fort calibre qui passait très-librement dans l'urètre, donne environ un litre et demi d'urine. En arrivant à la partie prostatique de l'urètre, le bec de la sonde avait éprouvé une déviation marquée à gauche; la longueur introduite avant d'entrer dans la vessie était plus considérable que dans l'état normal; retirée de l'urètre la sonde avait conservé une double courbure très-prononcée. Toutes ces circonstances me firent soupçonner une hypertrophie du lobe droit de la prostate, supposition que je me réservai de vérifier directement quand le cours de l'urine serait rétabli. Prescription : trois quarts de lavement d'eau de goudron fraîche dans la journée, — enduire l'hypogastre d'un liniment térébenthiné, additionné de teinture de digitale et de belladone. 3, 4 et 5 août : cathétérisme matin et soir, même prescription. Le 6, le malade a uriné spontanément; continuation des lavements frais et du liniment. L'amélioration continue sans que cependant la miction devienne tout à fait libre; de temps en temps l'écoulement de l'urine s'arrête subitement avant que la vessie soit vidée. Le toucher rectal fait constater une hypertrophie notable du lobe droit qui, confondu avec le gauche vers le sommet, le déborde de 2 centimètres au moins du côté de leur base. Sur un croquis fait immédiatement après le toucher, je note les dimensions suivantes : diamètres transversaux, à droite 33 millimètres; à gauche 22 millimètres; — diamètres longitudinaux : à droite 62 millimètres, à gauche 48 millimètres (1).

(1) Ce mode de mensuration laisse sans doute beaucoup à désirer; mais j'ai dû l'employer, à défaut d'un plus satisfaisant, pour mon édification personnelle, et en donner les résultats tels que je les ai notés. L'excès des diamètres longitudinaux sur les diamètres transversaux se trouve peut-être exagéré par suite d'une estimation insuffisante de ces derniers. C'est du moins ce

Du 9 septembre au 3 décembre, j'électrise le malade 30 fois, pendant 10 minutes chaque fois, d'après le procédé indiqué plus haut et en ayant soin de faire porter l'olive rectale autant que possible sur le lobe droit de la prostate.

Durant les cinq premières séances l'extra-courant de l'appareil volta-faradique de Duchenne fut employé : il causa une douleur très-vague d'abord, qui ensuite se localisa dans l'urètre ou au méat urinaire. De temps en temps cette douleur cessait pour faire place à des mouvements du rectum. Il semblait alors au malade que les excitateurs urétral et rectal se rapprochaient l'un de l'autre. A la sixième séance j'essayai le courant induit : il occasionna des contractions plus énergiques et causa moins de douleur que l'extra-courant; aussi fut-il conservé jusqu'à la fin du traitement.

Le 3 décembre, après 30 séances, je pratiquai de nouveau le toucher rectal et dessinai la prostate telle que je pensais l'avoir sentie, sans avoir sous les yeux le croquis de l'exploration précédente. Les différents diamètres étaient devenus : diamètres transversaux, à droite 25 millimètres, à gauche 18 millimètres; diamètres longitudinaux, à droite 50 millimètres, à gauche 42 millimètres.

Enfin, le 17 mars 1860, après 70 séances, l'évaluation des dimensions de la prostate me donna les résultats suivants : diamètres transversaux, à droite 20 millimètres, à gauche 15 millimètres; — diamètres longitudinaux, à droite 41 millimètres, à gauche 39 millimètres. Lors de cette dernière exploration, l'épaisseur du lobe droit se montra surtout réduite; il n'était que très-peu saillant et difficile à bien circonscrire, tandis que le lobe gauche, d'abord relativement sain, formait encore un bourrelet très-prononcé.

que me porterait à admettre une légère erreur faite dans ce sens lorsque j'essayai sur le cadavre de me rendre compte du degré de confiance que méritaient les évaluations rapportées ici. D'autre part, en admettant qu'on ne se soit pas trompé, on ne peut répondre que de la somme des diamètres transversaux.

L'électrisation fut cessée ; la miction se faisait alors parfaitement. Mais je dois noter qu'au dire de M. F., il urinait très-librement avant la rétention pour laquelle il a réclamé mes soins.

Plusieurs circonstances notées durant le cours des séances méritent d'être rapportées ici :

Le malade supportait mal d'abord la présence de l'excitateur urétral ; mais elle lui était infiniment moins pénible pendant le passage du courant, même quand celui-ci causait de la douleur.

Les piles qui faisaient fonctionner mon appareil d'induction furent souvent changées et le sens des courants vraisemblablement renversé ; aussi n'ai-je pas noté quel excitateur devait être en rapport avec le pôle positif.

C'est là une négligence d'autant plus regrettable qu'il n'est pas indifférent de faire répondre l'urètre ou le rectum à un des pôles plutôt qu'à l'autre. Une direction des courants donnant dans le rectum une sensation gravative qui n'a rien de pénible, la direction opposée détermine une douleur aiguë dans l'urètre.

Les courants de la bobine induite à fil long et fin sont mieux supportés que l'extra-courant de la bobine inductrice.

Les appareils magnéto-électriques seraient sans doute très-convenables dans ces circonstances.

Enfin, l'observation de ce malade a présenté depuis une particularité assez intéressante : Le suintement d'origine blennorrhagique n'ayant été modifié ni en plus ni en moins par l'électrisation de la prostate, j'essayai de le combattre par les injections urétrales profondes de nitrate d'argent conseillées par M. Diday (1). Ces injections, qui avaient paru d'abord devoir donner de bons résultats, restèrent définitivement sans effet (2); mais bien que la sonde n'arrivât pas jusqu'à la vessie, le liquide y pénétrait, comme le prouvait l'expulsion de bulles d'air rendues avec l'urine une demi-heure après l'opération, lorsque le malade négligeait de remplir la sonde avant de l'introduire. Ce passage du liquide de l'urètre dans la vessie ne témoigne-t-il pas d'une déformation du col vésical? Cette déformation, si elle existe, n'est-elle pas une circonstance favorable au point de vue de la rétention d'urine? Ne préexistait-elle pas au traitement? — Ce sont là des questions qu'il importerait de résoudre et sur lesquelles nous appelons l'attention des observateurs.

ANOMALIES DE L'ABSORPTION ET DE L'EXHALATION.

Les divers procédés d'électrisation peuvent modifier d'une manière très-appréciable les phénomènes d'endosmose et d'exosmose dont les tissus organiques sont le siége; ils exercent aussi, dans certaines circonstances, une influence évidente sur les sécrétions. Ces faits ont été jusqu'ici constatés empiriquement dans quelques conditions pathologiques; mais leur mécanisme est loin d'être déter-

(1) *Annuaire de la syphilis et des maladies de la peau*. Paris, 1859.

(2) J'ai obtenu, quelque temps après, la cessation de ce suintement au moyen d'injections profondes faites avec une solution aqueuse d'iodure de potassium et d'iode (iode 1, iodure de potassium 5, eau 1000) étendue d'abord, pure ensuite; une injection tous les trois jours.

miné, et nous ne pourrons que mentionner les diverses hypothèses émises à ce sujet.

Épanchements séreux. — Sous l'influence de l'électrisation statique, de la galvanisation ou de la faradisation, localisées dans des parties qui sont le siége d'épanchements séreux, on a vu quelquefois ceux-ci être résorbés avec une assez grande rapidité.

L'emploi des courants continus et des courants d'induction a donné quelques guérisons de l'*hydrocèle*, et de l'*hydarthrose*. On devrait les essayer dans les *ascites* regardées comme essentielles et dans les *hydropisies de l'ovaire* simples ou enkystées. La faradisation d'une *hydrocèle enkystée du cordon* nous a donné une réduction notable de cette tumeur (V. p. 283). Nous n'hésiterions pas à essayer l'action du courant continu dans les cas de *collections pleurétiques* anciennes.

La précaution de faire pénétrer les courants par des aiguilles à acupuncture implantées dans la tumeur dont on veut obtenir la résolution, nous paraît présenter des inconvénients qui compensent et au delà la plus grande rapidité d'action attribuée par quelques auteurs à cette manière d'opérer.

Les vues théoriques par lesquelles on pourrait chercher actuellement à rendre compte des bons effets de l'électrisation dans les cas d'épanchements séreux sont de deux ordres :

On a généralement rapporté ces effets à des actions physico-chimiques analogues à celles qui se produisent en dehors de l'organisme, en attribuant la disparition du liquide de l'épanchement à son électrolyse. Restant dans cet ordre d'idées, on aurait pu encore expliquer les faits observés en établissant leur analogie avec les phénomènes de transport de liquides qui ont lieu, sous l'influence des courants voltaïques, dans un vase cloisonné par des membranes perméables. Il est infiniment probable que ces conditions toutes physiques jouent un rôle dans la résorption des épanchements séreux; mais la disproportion entre leur influence possible et les effets obtenus dans certains cas ne permet pas de leur attribuer exclusivement ces effets, ni même de leur accorder le rôle principal dans leur production.

L'électrisation provoque, dans certaines circonstances encore indéterminées, des modifications très-appréciables de la circulation. Nous avons constaté (Obs. cit., p. 283) une activité plus grande de la circulation artérielle pendant la faradisation d'une tumeur du cordon spermatique. Rien ne prouve, d'autre part, que l'électrisation soit sans influence sur les fonctions veineuses et lymphatiques. C'est à ces actions dynamiques que nous semble devoir être surtout rapportée la résolution des épanchements séreux, résolution qui s'obtient peut-être aussi bien, peut-être mieux, avec les courants d'induction qu'avec les courants continus.

Les guérisons d'*adénites chroniques* par l'électrisation se rapprochent vraisemblablement par leur mécanisme des résorptions d'épanchements séreux. Mauduyt, Adams, Lowet, Cavallo ont eu à se louer de l'électrisation statique dans le traitement des adénites cervicales. Fabré-Palaprat a eu recours, contre des tumeurs de cette nature, à la galvanopuncture; mais, loin de produire ainsi la délitescence, il a provoqué la suppuration. La faradisation cutanée a donné quelques bons résultats à M. Duchenne. M. Boulu prétend recourir à la faradisation profonde; malheureusement il a imaginé, pour la pratiquer, des excitateurs à pointes métalliques nombreuses et mousses qui vont à l'encontre du but qu'il se proposait et donnent une faradisation cutanée moins énergique que celle de M. Duchenne.

Pour agir profondément sur les tumeurs lymphatiques, le meilleur procédé consiste à les comprendre entre deux ou plusieurs excitateurs coniques recouverts de peau mouillée, en ayant soin de dessécher préalablement la peau dans les points autres que ceux où a lieu l'application.

La possibilité de fondre par l'électrisation des tumeurs lymphatiques qui finissent souvent par suppurer a conduit à conseiller l'emploi des courants continus ou interrompus dans le but d'obtenir la résolution d'abcès froids ou d'abcès en voie de formation. Une observation nous porterait à admettre que les résultats heureux obtenus dans les cas de tumeurs lymphatiques ne doivent donner qu'un médiocre espoir de prévenir la suppuration des collections développées dans d'autres tissus, dans le tissu conjonctif notamment.

Obs. — Il s'agissait d'une tumeur sous-cutanée, du diamètre d'une pièce de cinquante centimes, développée à la partie postérieure de la cuisse vers le sommet de la région poplitée. Cette tumeur, dure, bien circonscrite, insensible à la pression, mais occasionnant des douleurs spontanées assez vives, datait de plusieurs mois. Je la faradisai deux fois à deux jours d'intervalle, la faisant traverser, à l'aide d'excitateurs coniques humides, par l'extra-courant de haute tension de mon appareil. Les douleurs spontanées disparurent; mais le troisième jour il y avait de la fluctuation, et la terminaison eut lieu par suppuration. Il me semble très-évident que dans cette circonstance la faradisation a accéléré le ramollissement de la tumeur et la formation du pus.

Une question intéressante à étudier, mais sur laquelle on manque complétement de documents, est celle de l'influence possible de l'électrisation sur la résorption des collections séro-purulentes.

Dans le cas où les signes indiqués par M. Stokes permettraient de distinguer les collections pleurétiques purulentes des collections séreuses, il importerait de savoir si ces deux lésions comportent des indications communes, ou si la nature purulente de l'épanchement ne contre-indique pas des moyens thérapeutiques qui conviendraient dans les cas d'épanchements séreux.

Parmi les exsudations dont on a demandé la résorption à la thérapeutique électrique, il faut citer celles qui produisent les opacités de la cornée. M. Althaus rapporte que Willebrand, M. de Graëfe et M. Meyer ont retiré les meilleurs résultats de l'électrisation des yeux ainsi affectés. M. Meyer attache au rhéophore négatif d'un appareil d'induction un excitateur à éponge mouillée qu'on applique sur les paupières fermées de l'œil malade; le patient tient dans sa main l'excitateur en rapport avec le pôle positif. Dans un cas d'opacité des deux cornées, M. de Graëfe a expérimenté comparativement ce moyen et les applications topiques de nitrate d'argent et de laudanum : l'œil traité par l'électrisation fut guéri le premier.

On a eu recours encore au courant continu dans le but d'activer le travail de réparation de certains ulcères. M. Crussel (de Saint-Pétersbourg), qui a employé ce moyen à l'hôpital de la marine de Cronstadt, en a retiré de très-bons résultats : les plaies prennent un meilleur aspect; des bourgeons charnus se développent à leur surface, et la cicatrisation progresse rapidement. M. Spencer Wells regarde le courant continu comme l'agent le plus utile en pareille circonstance. Faisant usage d'un disque de zinc relié à un disque d'argent, et appliquant en même temps chacun des disques sur une surface ulcérée, il a vu que la partie recouverte par l'argent (positif) se cicatrisait rapidement, tandis que la partie recouverte par le zinc (négatif) offrait au bout de deux jours une eschare superficielle dans laquelle la réparation s'effectuait très-lentement. Il convient donc, lorsqu'on traite des ulcères atoniques par le courant continu, de les mettre en rapport avec une plaque qui représente une expansion de l'électrode positif, tandis que le zinc reposera sur une partie voisine saine, nue ou recouverte d'une compresse imbibée d'eau pure, salée ou acidulée.

Arrêt des excrétions et des sécrétions. — A la suite de nombreuses observations sur l'action du bain électrique positif, Mauduyt avait conclu qu'en général ce mode d'électrisation provoque ou facilite la sudation, qu'il augmente la transpiration insensible, qu'il facilite les évacuations intestinales et provoque même quelquefois de la diarrhée, qu'il rend plus abondante la suppuration des exutoires, qu'il fait quelquefois réapparaître des évacuations habituelles supprimées, enfin, qu'il modifie la qualité des urines les rendant troubles et sédimenteuses. Peu après l'apparition du travail de Mauduyt, l'électrisation statique fut abandonnée pour les procédés localisateurs de la galvanisation, abandonnée elle-même plus tard pour la faradisation; aussi les recherches modernes n'ont-elles rien ou presque rien ajouté aux données encore vagues qu'on possédait relativement aux effets généraux de l'électrisation. On a vu cependant, ainsi que l'avaient autrefois constaté Cavallo, Parthington, Birch, Wilkinson, etc., l'évacuation menstruelle retardée ou diminuée reprendre ses caractères physiologiques sous l'influence de l'électrisation. Ce résultat ayant été observé par des auteurs qui expérimentaient des procédés variés et localisaient diversement l'action électrique, il y a sans doute lieu d'admettre une action générale emménagogue dont le mécanisme reste à déterminer.

Mauduyt avait encore noté que le bain électrique positif provoque quelquefois une salivation très-abondante.

Récemment, M. Aubert a fait réapparaître, par la faradisation de la glande mammaire, la sécrétion lactée supprimée, chez une femme de vingt-six ans, à la suite d'une suspension de l'allaitement nécessitée par une pneumonie du nourrisson. Quatre séances furent nécessaires. M. Aubert se servait d'excitateurs humides. Depuis, M. A. Becquerel a observé un fait semblable ; il a obtenu le retour de la lactation en trois séances.

§ 5. — ÉTATS MORBIDES DIVERS.

Inflammation. — L'inflammation est aujourd'hui regardée *à priori* comme contre-indiquant l'emploi de l'électrisation. Si l'on cherche la raison de cette manière de voir, on reconnaît qu'elle est fondée sur deux propositions tout à fait hypothétiques, à savoir que l'inflammation est le type de ce qu'on a appelé l'état *sthénique*, et que l'électricité est un agent *excitant*. Ces prémisses n'ont plus guère de sens aujourd'hui; et ce ne peut être que par habitude qu'on continue à en accepter les conséquences. L'expérience seule doit actuellement prononcer sur ce point.

Or, quelques faits isolés permettent de penser que, si l'état inflammatoire constitue une contre-indication à l'emploi de l'électricité, il ne constitue pas une contre-indication absolue; que certaines inflammations peuvent, au contraire, être modifiées avantageusement par certains procédés d'électrisation.

Cavallo et Wilkinson sont d'accord pour recommander l'électrisation par souffle ou par aigrettes dans les cas d'*ophthalmie.* « On électrise, dit Cavallo, en présentant une pointe de bois à distance convenable de chacun des yeux, ou de celui qui est affecté, s'il n'y en a qu'un. La pointe doit être tenue assez loin pour qu'il ne sorte pas d'étincelles; car il faut éviter soigneusement toute irritation. On emploie ce traitement une fois chaque jour pendant trois ou quatre minutes chaque fois, et l'on permet au malade d'essuyer de demi-minute en demi-minute les larmes qui coulent abondamment. Lorsque les yeux ont une très-grande sensibilité, on se sert d'une pointe de métal, et souvent on réussit en peu de jours. » D'après Wilkinson, l'électrisation par commotion aurait également donné des succès; il préfère cependant le procédé qui vient d'être décrit.

La plupart des auteurs anglais qui, vers la fin du

siècle dernier, ont écrit sur les applications médicales de l'électricité, conseillent d'y recourir contre les *entorses* et les *contusions*. Ils ne donnent toutefois à cet égard que des appréciations vagues et n'indiquent pas le procédé qu'ils croient le meilleur. M. Remak conseille de recourir en pareilles circonstances à l'emploi des courants continus. Nous avons, dans un cas de contusion toute récente de deux articulations métacarpo-phalangiennes, fait traverser l'épaisseur de la main par des courants d'induction de moyenne tension et d'intensité croissante, jusqu'à produire l'engourdissement de la partie ; il ne survint ni douleur spontanée ni gêne dans les mouvements, bien qu'une ecchymose étendue, un peu de gonflement et une légère sensibilité à la pression témoignassent de l'existence d'un traumatisme. La faradisation fut répétée au bout de vingt-quatre heures.

Jalabert, Sauvages, Masars de Cazeles et Mauduyt ont obtenu des guérisons nombreuses d'*engelures* en tirant des étincelles des parties qui en étaient affectées.

Rhumatisme. — Les éléments symptomatiques de l'état inflammatoire (douleur, rougeur, chaleur, fluxion) se retrouvent dans beaucoup de rhumatismes qu'on ne distingue des inflammations qu'en se fondant sur leur localisation dans les tissus musculaire et fibreux et sur leur non-tendance à la suppuration; encore ce dernier caractère est-il fort contesté. La difficulté est au moins aussi grande lorsqu'on cherche à établir une ligne de séparation entre le rhumatisme et les névralgies : on est tenté de se demander si ces deux affections ne représentent pas un même état morbide localisé dans des points différents des cordons nerveux. Cliniquement, le rhumatisme se distingue surtout de l'inflammation par ses causes présumées : l'inflammation est une condition accidentelle, tandis que le rhumatisme suppose une prédisposition générale chronique et permanente, congénitale ou acquise sous l'influence prolongée du froid humide. A ce dernier point de vue, il sera souvent facile de confondre le rhumatisme avec la névralgie.

Le traitement d'un état morbide aussi peu défini physiologiquement est nécessairement empirique.

L'électrisation compte de nombreux succès dans le traitement des manifestations rhumatismales; mais on n'a constaté que son utilité contre un symptôme, et rien n'indique que la condition diathésique antérieure qui préside à l'apparition de ce symptôme complexe soit heureusement modifiée par le traitement électrique. Ce serait là le point le plus important à étudier.

Tous les procédés d'électrisation statique ont donné de bons résultats dans les cas de douleurs rhumatismales récentes; on a généralement échoué dans les cas anciens. La galvanisation réussit également quelquefois; il en est de même de la faradisation musculaire et de la faradisation douloureuse de la peau. L'électricité se montre ici d'une efficacité variable, comme tous les remèdes qu'on a opposés au rhumatisme. C'est aux progrès de la physiologie pathologique à faire saisir les nuances qui entraînent des variations dans les indications; ils permettront sans doute de prévoir un jour l'action d'un modificateur déterminé.

Fièvres. — Les auteurs du siècle dernier admettent généralement que l'électrisation statique, et notamment le bain électrique, accélère le cours du sang et active les excrétions; aussi regardent-ils cette médication comme produisant une sorte de fièvre artificielle. Voyant, d'autre part, dans les fièvres un effort éliminateur de la *nature médicatrice*, une manifestation critique, ils devaient songer à essayer de favoriser ce travail organique par l'électrisation. Cette idée d'employer l'électrisation à produire des crises artificielles a été émise et formulée assez nettement par Paets van Troostwyk et Krayenhoff.

Cependant il semble qu'on n'ait pas osé passer des spéculations de la théorie à l'expérimentation clinique; car les observations qui nous sont parvenues sont toutes relatives à des *fièvres intermittentes*.

L'efficacité des préparations quiniques et de l'hydrothérapie enlève une partie de leur intérêt pratique aux essais d'électrisation entrepris dans cette voie ; il ne faudrait cependant pas les perdre de vue complétement, les circonstances pouvant contre-indiquer l'emploi des moyens habituellement utiles ou empêcher d'y recourir. Nous regardons d'ailleurs comme bonne la tendance à substituer aux agents pharmaceutiques des modificateurs physiques qui ne compliquent d'aucune intoxication l'état morbide contre lequel ils sont dirigés.

Il serait intéressant de soumettre à l'épreuve clinique les vues autrefois émises relativement à la possibilité de provoquer, au moyen de l'électrisation, des crises salutaires dans certaines maladies fébriles. Nous ne doutons pas qu'on ait recours, dans ce but, à l'électrisation généralisée ou diversement localisée lorsque l'observation aura suffisamment édifié sur la direction la plus utile à imprimer aux crises et sur les moyens à employer pour y parvenir.

Le traitement des *fièvres intermittentes* par l'électrisation statique a été assez largement expérimenté en Angleterre et en Suède avec des résultats souvent satisfaisants, quelquefois nuls. On employait le bain électrique, les étincelles tirées du corps à travers les vêtements, les commotions; mais on manque de détails précis sur les points d'où étaient tirées les étincelles et sur les parties qu'on soumettait aux commotions. Les séances avaient lieu un peu avant l'heure présumée du retour de l'accès.

Affections dans lesquelles on agit sur la motricité

ou sur la contractilité dans le but de produire un effet mécanique passager. — Le but poursuivi dans cet ordre d'applications de l'électrisation est assez bien défini pour qu'il suffise d'énumérer les circonstances dans lesquelles on y a recours.

Herder a conseillé l'excitation électrique de l'utérus en vue de le faire contracter lorsqu'il est indiqué de provoquer l'*avortement* ou l'*accouchement prématuré*. Horninger, Jacobi, Demsly, Robert Barnes, Mansford ont éprouvé l'utilité de ce moyen.

Clevand, Houghton, Robert Barnes, Mackenzie se sont servis de l'électrisation pour réveiller les contractions insuffisantes dans l'*accouchement naturel*; Radford, Houghton, Mackenzie, pour arrêter les *hémorrhagies consécutives* à l'accouchement et dues au défaut de rétraction de l'utérus.

L'électrisation par étincelles, la galvanisation, et surtout la faradisation permettent d'obtenir ces résultats.

M. Duchenne et M. Demarquay ont eu recours à la faradisation pour augmenter la tonicité du sphincter de l'anus dans des cas de *chute du rectum*.

CHAPITRE VI

APPLICATIONS CHIRURGICALES.

§ 1. — APPLICATIONS PHYSIQUES.

Galvano-caustique. — Le courant galvanique peut être employé à produire de la chaleur et à porter au rouge des fils de platine. On a obtenu ainsi des cautères filiformes et des anses capables d'opérer la section des tissus par ustion en même temps que par écrasement.

Le cautère électrique est, sous bien des rapports, préférable au cautère actuel. *En supposant la source galvanique assez énergique pour porter au rouge le fil plongé au sein des tissus,* cette source agit d'une manière permanente et maintient le cautère à la température voulue sans qu'il soit nécessaire de le retirer à chaque instant pour le remplacer par un autre plus chaud. — Le refroidissement n'étant plus à craindre, il est inutile de donner au cautère électrique une masse considérable, qui s'opposerait d'ailleurs à son échauffement ; il devient ainsi plus léger et plus facile à employer dans les opérations délicates à pratiquer sur des parties anfractueuses, en même temps qu'il expose moins les parties voisines aux effets du rayonnement. — Enfin, la facilité de n'échauffer le cautère électrique qu'après son application, et de l'éteindre presque instantanément, permet de l'introduire dans des cavités inaccessibles pour le cautère actuel. On voit, en somme, que les avantages du cautère électrique tiennent surtout à son peu de masse.

Mais ce défaut de masse rend le cautère électrique inférieur au cautère actuel dans toutes les circonstances où il est nécessaire de carboniser en peu de temps des tumeurs volumineuses et gorgées de liquides. M. J. Regnauld, qui a étudié avec le plus grand soin les conditions dans lesquelles se produit l'échauffement de l'anse caustique, s'est trouvé amené à conclure qu'il présente de grandes difficultés toutes les fois que le fil de platine doit rester plongé dans les tissus, comme cela a lieu lorsqu'il s'agit de cautériser de longs trajets fistuleux ou d'enlever des tumeurs volumineuses. Dans ces circonstances, l'opérateur doit craindre de fondre le fil métallique dans les points voisins de ceux où il pénètre, *ou de ne pas le porter à la température nécessaire* pour produire une vraie cautérisation.

On a cru voir une contradiction entre les expériences de M. J. Regnauld et les faits annoncés par M. Middeldorpff, M. Amussat et autres. Or, la différence des résultats obtenus peut fort bien s'expliquer par la différence des conditions physiques dans lesquelles ont été faites les observations. M. Regnauld a opéré sur des fils de platine de 0,^{mm}50 à 0,^{mm}75 de diamètre sur 6 à 8 centimètres de longueur, reconnaissant qu'on ne peut arriver à rougir au blanc un fil métallique d'une plus grande section ou d'une plus grande longueur qu'à la condition d'employer des piles d'une puissance hors de toute proportion avec le but qu'on se propose d'atteindre. Cette réserve n'était pas imposée aux chirurgiens qui ont fait les premières applications du cautère galvanique; ceux-ci, après avoir choisi suivant les indications opératoires des fils d'une section et d'une longueur convenables, ont employé pour les porter au rouge blanc autant de couples qu'il était nécessaire. M. Middeldorpff notamment s'est servi de batteries d'une puissance très-considérable.

Enfin, un auteur au témoignage duquel on accorde généralement quelque autorité avance que « les expériences de M. Regnauld *ayant été faites sur le cadavre, elles ne sauraient en aucune manière être comparées à celles qui auraient été faites sur le corps vivant, l'effet du calorique présentant de notables différences dans les deux cas.* » — Nous croyons inutile de relever cette assertion, qui ne peut être qu'un lapsus. Aucun des autres travaux de M. Becquerel ne révèle, en effet, les tendances d'un vitalisme aussi radical.

Les appareils galvano-caustiques sont de deux ordres : les uns sont simplement des cautères; dans les autres, une anse métallique opère la division des tissus à la fois par cautérisation et par écrasement.

Les cautères galvaniques se fixent sur un manche commun isolant en ivoire ou en bois sec (*fig.* 86, 87 et 88). Ce manche est traversé dans le sens de sa longueur par deux tiges de cuivre qui continuent les électrodes par une de leurs extrémités, tandis que leurs bouts opposés sont reliés par l'anse de platine que doit porter au rouge le passage du courant (*fig.* 87). Dans l'épaisseur de ce manche isolant, l'un des électrodes est brisé en biseau, de manière qu'il est facile, agissant sur un bouton extérieur, d'établir ou d'interrompre à un moment voulu la continuité du circuit métallique, et, par suite, d'échauffer ou d'éteindre l'anse caustique.

Celle-ci est diversement conformée suivant le but qu'on se propose d'atteindre :

Tantôt on dispose le fil en pointe; il représente un angle plus ou moins aigu dont les côtés sont libres ou séparés par une aiguille d'ivoire, afin d'éviter une dérivation accidentelle qui empêcherait l'anse de rougir dans toute sa longueur. On a ainsi un stylet qui permet de cautériser les trajets fistuleux étroits et la cavité des dents cariées.

Lorsqu'on veut porter l'agent caustique sur un point rétréci de l'urètre, on donne au manche la forme d'une sonde sur l'extrémité arrondie de laquelle s'applique l'anse de platine.

Dans d'autres cautères, l'anse de platine est formée par une lame mince, large de 3 à 4 millimètres; suivant qu'on l'applique à plat ou par sa tranche, on obtient une eschare superficielle ou linéaire.

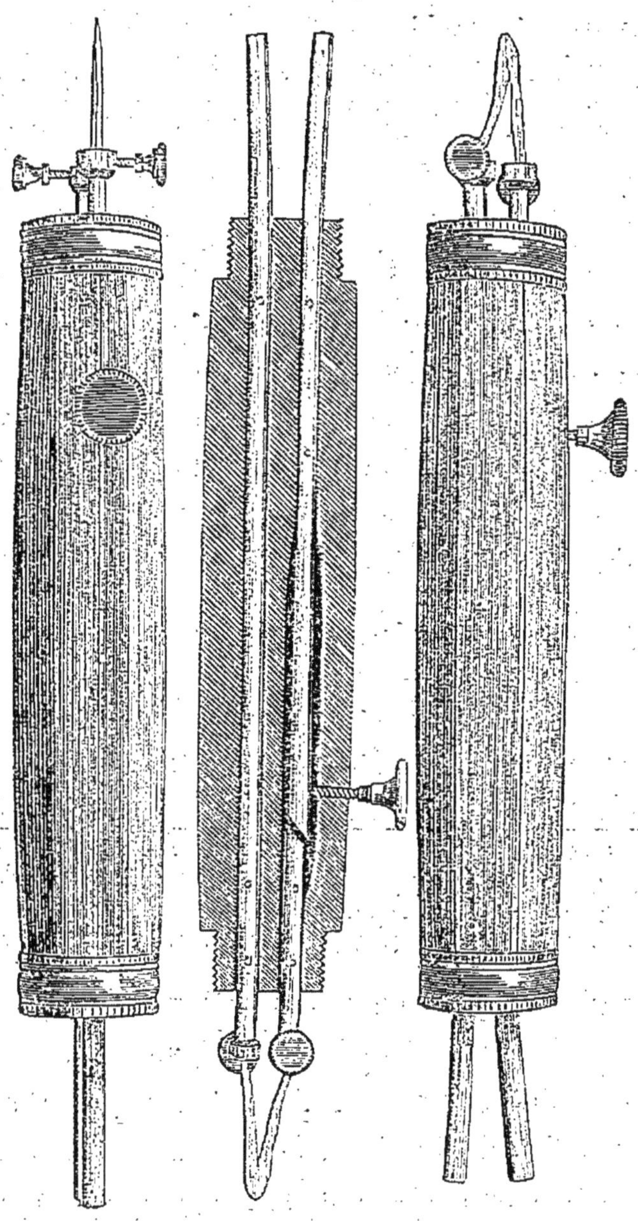

Fig. 86, 87 et 88. *Manche porte-cautère*, — Fig. 86. Profil du manche armé d'un fil de platine disposé en anse droite. — Fig. 87 et 88. Manche armé de l'anse plate, représenté de face pour montrer les deux électrodes. — La figure 87 offre une coupe du manche et laisse voir la brisure de l'un des électrodes, et la disposition de la vis ou du bouton qui sert à fermer et à ouvrir le circuit.

La lame métallique peut être alors taillée de manière que sa surface reste plane, figurant un fer à cheval, ou de manière qu'elle soit cylindrique ou conique.

Enfin, une disposition très-ingénieuse, mais dont l'utilité nous paraît médiocre, tend à imiter le cautère actuel. En enroulant le fil de platine sur une olive de porcelaine, on peut porter celle-ci à une température élevée, et même au rouge. Toutefois, un pareil cautère doit perdre bien vite, au contact des tissus, une grande partie de sa chaleur; et il ne saurait être substitué au fer rouge que dans les circonstances où il n'est pas nécessaire d'agir à une température très-élevée : lorsqu'il s'agit d'arrêter une hémorrhagie, par exemple, ou de modifier la surface du col utérin.

Le plus simple des cautères galvaniques est un séton filiforme en platine, dont on met les extrémités en rapport avec les électrodes ; mais on ne peut songer à l'employer que dans les cas où il convient d'agir à une faible profondeur sur des parties qui présentent une convexité marquée.

L'écraseur à anse caustique est monté sur un manche un peu différent de celui du cautère galvanique. Ici, l'anse coupante doit pouvoir offrir une circonférence variable. Ce résultat s'obtient en ne conservant qu'un contact par glissement entre les électrodes et le fil de platine dont les extrémités s'enroulent sur des barillets d'ivoire (A, *fig.* 89). L'enroulement et le déroulement du fil font varier l'amplitude de l'anse caustique B autant qu'il est nécessaire pour la mettre en place, pour bien embrasser les parties, et pour les couper quand passe le courant. L'anse B, en rapport par ses deux extrémités avec les électrodes, est la seule partie du fil de platine qui entre dans le circuit ; elle se trouve donc seule parcourue et échauffée par le courant.

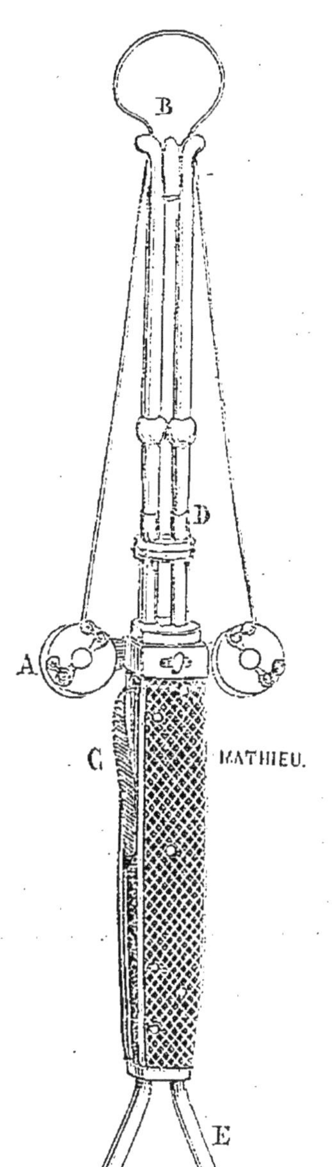

Fig. 89. *Porte-ligature de Mathieu.* — A Barillets d'ivoire, sur lesquels s'enroulent les chefs terminaux du fil de platine. — B anse coupante. — D insertions sur le porte-cautère ordinaire de tiges qui prolongent les électrodes. — Le manche est commun au porte-cautère et au porte-ligature. — E électrodes. — C Bouton à l'aide duquel on ouvre ou ferme le circuit. — F et G cautères.

Nous avons déjà vu que l'électro-moteur destiné à produire de la chaleur doit mettre en circulation une quantité d'électricité considérable, condition qu'on réalise en choisissant un couple à action chimique vive, et en lui donnant une grande surface. Quant à la tension, on doit pouvoir la faire varier avec les diverses résistances que présentent les anses caustiques employées.

On se sert généralement aujourd'hui, en France, de la pile Grenet, déjà décrite p. 86. Cette pile a le défaut de s'affaiblir trop vite, malgré l'agitation du liquide, pour faire un bon service durant une séance un peu longue; on peut encore lui reprocher de donner un courant d'une tension sensiblement uniforme.

M. Middeldorpff emploie des couples de Grove disposés comme nous l'avons indiqué, p. 92, en attribuant par erreur cette modification à M. Zeigmondy. Quatre de ces couples, d'assez forte dimension, suffisent à M. Middeldorpff, qui, suivant les indications à remplir, les associe deux à deux ou tous les quatre en surface ou en tension.

Le premier essai de cautérisation galvanique est dû à Fabré-Palaprat, qui se servit d'un fil de platine rougi par la pile pour remplacer la cautérisation du moxa. Récamier et Pravaz (1841) cherchèrent à détruire par ce moyen un cancer du col utérin. Or, c'était là précisément une des opérations dans lesquelles le cautère électrique remplace le moins bien le cautère actuel; aussi ne fut-il pas donné suite à cette tentative. En 1845, Heider (de Vienne) cautérise les nerfs dentaires. En 1846, M. Crusell (de Saint-Pétersbourg) propose de diviser les tissus en les sciant au moyen d'un fil de platine rougi, auquel on imprime un mouvement de va-et-vient aidé d'une légère pression. Plus tard, M. Hilton (de Londres) fait l'ablation d'une tumeur embrassée par l'anse coupante. En 1849, M. Sédillot détruit, au moyen du séton galvanique, une tumeur érectile. En 1850, M. J. Marshall cautérise un trajet fistuleux de la joue, et répète les différentes opérations pratiquées ou conseillées avant lui.

Depuis, les applications de ce genre se sont multipliées et les procédés ont été notablement perfectionnés. Parmi les physiciens et les chirurgiens qui ont le plus contribué au progrès ou à la vulgarisation de la galvano-caustique, on doit citer M. J. Regnauld, M. Alph. Amussat, M. Middeldorpff, M. Broca. M. Middeldorpff, à qui l'on doit le travail le plus complet qui ait paru sur la matière (1), recommande l'usage du cautère électrique dans les hémorrhagies profondes ou intéressant des parties sur lesquelles on ne peut porter que très-difficilement le cautère actuel (alvéoles dentaires, amygdales, langue, pharynx, orbite, sinus frontaux et maxillaire, rectum, vagin), — dans les névralgies, soit pour détruire les nerfs, soit pour remplacer la cautérisation transcurrente,—dans le traitement des ulcérations, des diverses fistules, des rétrécissements de l'urètre; —il conseille de recourir à l'anse coupante galvanique pour amputer les tumeurs pédiculées et celles dont la base peut être embrassée par des ligatures;— il emploie le séton galvanique

(1) *Die Galvanocaustik*. Breslau, 1854.

pour produire la coagulation du sang, l'inflammation et la suppuration dans les tumeurs vasculaires. M. Middeldorpff a tenté quelques autres applications de la cautérisation électrique sur lesquelles nous croyons inutile de nous arrêter parce qu'elles sont loin de constituer un progrès sur les moyens actuellement en usage. Enfin, récemment, M. Tavignot a vanté l'efficacité du cautère électrique pour perforer le cristallin dans la cataracte, et pour pratiquer l'iridectomie.

Introduction des médicaments dans l'organisme. — Lorsqu'une suite de décharges disruptives a lieu entre deux corps, on peut quelquefois constater qu'un transport de matière a eu lieu de l'un des corps sur l'autre. Est-ce l'observation de ce fait qui a conduit autrefois des médecins à prétendre qu'il était possible de faire, au moyen de l'électrisation par étincelles, pénétrer des médicaments dans le corps? — Il est permis d'en douter en présence du témoignage de Nollet, qui fit trois fois en vain le voyage d'Italie pour être témoin d'expériences que, sous divers prétextes, on refusa toujours de répéter devant lui. Les médicaments à introduire étaient d'ailleurs contenus dans des flacons bien bouchés que le patient tenait à la main : mise en scène absurde, qui ne pouvait parer qu'une jonglerie.

Les décompositions avec transport de matière, qui s'effectuent sous l'influence de la pile, dans un milieu liquide, pouvaient plus légitimement faire admettre la possibilité de faciliter par un courant voltaïque l'absorption cutanée de certaines substances.

Fabré-Palaprat (1) dit avoir appliqué sur un de ses bras une compresse trempée dans une solution d'iodure de potassium et recouverte d'un disque en platine répondant à l'électrode négatif d'une pile de trente couples. Sur l'autre bras fut placée, en rapport avec le pôle positif de la même pile, une compresse imbibée d'empois d'amidon. Au bout de quelques minutes, l'amidon aurait pris la teinte bleue caractéristique du passage de l'iode. L'auteur conclut de là à la possibilité d'utiliser le galvanisme dans le but de faire pénétrer des médicaments, et d'en provoquer l'expulsion. Depuis, on a tenté sans succès de répéter l'expérience de Fabré-Palaprat.

Quant aux essais thérapeutiques basés sur cette donnée et aux guérisons qui pourraient survenir, ils ne sauraient absolument rien prouver, représentant des phénomènes très-complexes observés dans des conditions trop peu définies. Les expériences de M. Richardson, ayant pour but de produire l'anesthésie en favorisant par la galvanisation l'absorption locale d'une préparation narcotique n'ont pas plus de valeur. Leur interprétation sommaire est même infirmée par les expériences de M. Waller (2), qui

(1) *Archives générales de médecine*, 1833.
(2) *Medical Times and Gazette*, 1859.

obtint les mêmes effets que M. Richardson en se contentant de l'application topique du mélange de chloroforme et de teinture d'aconit, sans recourir au galvanisme.

Aujourd'hui, la possibilité de favoriser, au moyen de la pile, l'absorption de certains médicaments est généralement niée. Malgré le peu d'avantage que la thérapeutique aurait vraisemblablement à retirer de la solution de cette question, il importerait de la résoudre. Bien qu'on ait, faute sans doute de l'avoir lu, donné Fabré-Palaprat pour une sorte d'illuminé, et bien que cette appréciation une fois émise ait été reproduite un peu par tout le monde, il est certainement, parmi les auteurs qui se sont occupés d'électricité médicale, un de ceux qui l'ont fait le plus sérieusement et avec le plus de compétence. Ses assertions méritent d'être vérifiées avec plus de soin qu'elles ne l'ont été, et ses expériences devront être reprises en se plaçant, autant que possible, dans les conditions où lui-même opérait.

Extraction des métaux contenus dans l'organisme. — Il en est de l'extraction des métaux contenus dans l'organisme comme de l'introduction des médicaments : des expériences et des résultats ont été annoncés ; on a tenté de les reproduire sans y réussir, et on doute.

Dans une baignoire tubulaire en métal, isolée du sol, M. Poey (1) étend le malade sur un banc de

(1) *Comptes rendus de l'Acad. des sciences*, 1855.

bois, de manière qu'il ne soit pas en contact avec la baignoire. Celle-ci est en communication avec le pôle négatif d'une pile de trente couples, tandis que le patient tient à la main un excitateur humide en rapport avec le pôle positif de la pile. S'il s'agit d'extraire du mercure, de l'argent ou de l'or, le bain est acidulé avec de l'acide azotique ou avec de l'acide chlorhydrique; si c'est du plomb qu'on veut retirer, avec de l'acide sulfurique.

Suivant M. Poey, le courant, traversant le corps dans toutes ses parties, entraînerait de partout le métal; il le déposerait ensuite sur toute la surface de la baignoire, mais toujours plus abondamment sur la paroi située en regard de la région dans laquelle on doit supposer que l'agent toxique était localisé.

Les assertions de M. Poey ont trouvé beaucoup d'incrédules. Un malade, dont la peau était restée fortement ardoisée à la suite de l'usage interne du nitrate d'argent, a été, à la connaissance de M. Althaus, soumis sans le moindre bénéfice à cette médication.

M. Raspail a annoncé des résultats analogues, qu'il aurait obtenus par l'application de plaques de cuivre doublées de zinc; mais il les a annoncés dans des termes obscurs et embarrassés. Le fait n'est donc pas même pour lui un article de foi, condition qui ne nous suffirait pas encore.

§ 2. — APPLICATIONS CHIMIQUES.

Coagulation du sang dans les sacs anévrysmaux et dans les veines variqueuses.—Lorsqu'on fait, en dehors de l'animal vivant, passer à travers du sang un courant électrique d'une tension suffisante, un caillot résistant se forme au niveau de l'électrode positif.

On devait essayer de produire le même effet dans un sac anévrysmal : M. Pétrequin y a réussi le premier. Il fait usage d'une pile à couples nombreux et à action chimique faible ; deux aiguilles de platine, implantées dans la tumeur, y font pénétrer le courant. L'opération doit durer une demi-heure.

Cette méthode présente quelques inconvénients : la douleur est assez vive et très-pénible en raison de la durée ; — une inflammation consécutive est à craindre ; — les bords d'une au moins des piqûres sont sujets à s'ulcérer ; — enfin la cautérisation lente du trajet des aiguilles donne lieu à des eschares dont l'élimination est longue et difficile.

Or, ces inconvénients peuvent être considérablement atténués par une modification du procédé opératoire.

Au lieu d'implanter les deux électrodes dans la tumeur, on se contentera d'implanter au centre de celle-ci l'électrode positif, autour duquel se forme le caillot. L'électrode négatif, au niveau duquel se produisent surtout la douleur et la cautérisation des tissus, aboutira à un excitateur humide plus ou moins large, appliqué extérieurement à la tumeur ou sur une partie voisine. On diminuera ainsi notablement la douleur et les chances d'inflammation, d'ulcération, d'escharification.

On devra recourir en même temps aux moyens accessoires qui favorisent la coagulation du sang. L'influence des conditions mécaniques qui apportent une entrave à la circulation artérielle est généralement utilisée; mais il en est une autre, tout aussi importante moins peu connue, qu'on ne devra pas négliger de faire concourir au but que l'on se propose. Nous voulons parler de la *chaleur*. L'élévation de température facilite singulièrement la coagulation du sang; aussi M. Cl. Bernard, qui a récemment signalé cette influence, recommande-t-il de la mettre à profit, concurremment avec les autres moyens, dans le traitement des anévrysmes. Le procédé le plus commode pour élever la température de la partie sur laquelle on opère, nous paraît être son enveloppement dans un bain de sable chaud. Il sera sans doute possible d'abréger ainsi la durée de l'opération, et de diminuer d'autant les inconvénients auxquels elle expose.

Le même mode de traitement a été conseillé pour les tumeurs variqueuses : nous ne sachons pas qu'il ait été appliqué avec succès.

On pourrait encore recourir, pour détruire les tumeurs érectiles, à ce procédé opératoire, qui nous paraît, en pareil cas, bien préférable à la galvanocaustique.

Dissolution des calculs urinaires. — La possibilité d'employer le galvanisme pour opérer la dissolution des calculs urinaires fut indiquée par Bouvyer Desmortiers, par Mongiardini et Lando, par Harle, de Norwich, par Gruithuisen; mais les premiers essais de cette application sont dus à MM. Prevost et Dumas (1). Ces auteurs ont opéré d'abord sur des calculs placés dans un verre à expérience, rempli d'eau dans laquelle plongeaient les électrodes de platine d'une pile assez forte. Ils ont vu ainsi que certains calculs se désagrégeaient. Un calcul phosphatique assez volumineux fut réduit, au bout d'une double opération de seize heures, en une poussière fine telle que les plus gros fragments pouvaient passer par le canal de l'urètre. Afin de se rendre compte du degré de tolérance de la vessie pour cette opération, MM. Prevost et Dumas ont injecté de l'eau tiède dans la vessie d'un chien, et y ont fait arriver les *électrodes de leur pile : l'animal n'en* a pas paru sensiblement incommodé. Tout autorisait donc jusque-là à tenter sur l'homme l'application de cette méthode lithontriptique.

Enfin, en variant leurs expériences, MM. Prevost et Dumas ont reconnu l'inefficacité du courant pour la destruction des calculs qui ne sont pas formés par

(1) *Annales de chimie et de physique*, 1823.

des phosphates alcalins, mais par de l'acide urique; ils ont vu, de plus, que le milieu le plus favorable à la dissolution des calculs est une solution de nitrate de potasse.

Bonnet, de Lyon (1), a répété ces essais avec les mêmes résultats ; il a échoué dans ses tentatives sur les calculs d'oxalate de chaux.

Bence Jones (2) a repris cette étude, et constaté de nouveau qu'une solution plus ou moins concentrée de nitrate de potasse est le milieu le plus favorable à la dissociation des calculs, quelle que soit la nature de ceux-ci. Il a même réussi à désagréger des calculs d'oxalate de chaux renfermant aussi des phosphates ; mais les calculs d'oxalate de chaux pur ou mélangé d'urates n'ont pas été entamés.

Les deux seuls cas heureux d'application de cette méthode sur l'homme ont été annoncés par M. Melicher, de Vienne (3). La dissolution aurait été obtenue en employant une pile en colonne de cent couples, et une pile de Bunsen de trente couples ; les fragments auraient été expulsés avec l'urine.

§ 3. — ANESTHÉSIE ÉLECTRIQUE.

Lorsque, par suite d'inflammation, de rhumatisme ou de névralgie, une région est douloureuse, il n'est pas rare de voir la douleur disparaître, au moins

(1) *Biblioth. univ. de Genève*, 1835.
(2) *Philosoph. Transact.*, 1853.
(3) *Œsterreichische Medicinische Jahrbücher*, 1848.

momentanément, sous l'influence d'un courant continu, d'un courant rapidement interrompu, ou d'une succession de secousses d'induction.

Suit-il de là que l'électrisation pratiquée dans ces conditions doive être considérée comme un agent anesthésique? — Il faudrait, avant de pouvoir répondre affirmativement ou négativement à cette question, bien préciser ce qu'est l'anesthésie, et quels rapports existent entre la sensibilité normale et la douleur spontanée ; quelle est, dans chacune de ces manières d'être de la sensibilité, la part des propriétés du tissu et celle du milieu au sein duquel s'accomplit son évolution. En l'absence de ces données physiologiques premières, on en est réduit à une appréciation sommaire, basée sur les caractères fournis par l'épreuve clinique ; or ceux-ci établissent, entre les manifestations de la sensibilité normale et celles de la douleur spontanée ou même de la simple hypéresthésie, une différence marquée, en montrant que ces dernières peuvent être supprimées par des agents dont l'influence sur la sensibilité normale est nulle ou problématique.

On a cependant essayé d'obtenir l'insensibilité de nerfs sains, en faisant agir sur eux des courants électriques. Nous avons déjà rappelé que M. Althaus dit avoir obtenu une diminution notable de la sensibilité du nerf cubital, en le soumettant durant un quart d'heure à l'action de courants centrifuges continus ou rapidement interrompus. Il est à regretter que cet auteur se soit contenté d'une indication insuffisante des appareils dont il a fait usage. Dans une épreuve de ce genre, tentée sur le docteur Richardson, le résultat fut très-incomplet, et la sensibilité tactile parut seule abolie, la sensibilité générale demeurant intacte ou à peu près.

Par contre, il est souvent facile de constater que, lorsqu'on soumet un sujet à une succession rapide de courants induits, la sensibilité à l'action de ces courants diminue au bout d'un temps qui peut ne pas excéder une ou deux minutes.

En somme, les épreuves instituées sur l'homme sain n'apprennent jusqu'ici que fort peu de chose.

Quant aux résultats obtenus en opérant sur des parties douloureuses, on en a donné des explications qui n'expliquent rien, en disant que l'électricité a agi comme révulsif, comme hyposthénisant, comme contro-stimulant, par substitution, etc. M. Édouard Robin a proposé une théorie moins vague de l'anesthésie électrique : il prétend que, sous l'influence de courants électriques suffisants et convenablement dirigés, l'oxygène du sang entre en combinaison et disparaît en totalité ou en partie, et que le sang convenablement désoxygéné n'est plus propre à entretenir la sensibilité ; — que l'anesthésie sera, par conséquent, produite dans les parties où se trouvera le sang ainsi modifié par un courant électrique. Malheureusement, les prémisses de M. Éd. Robin ne sont pas encore établies expérimentalement : comme hypothèses, elles nous paraissent un peu hardies.

La question de l'anesthésie électrique reste donc, au point de vue physiologique, encore fort obscure.

Examinons ce qu'apprennent sur ce sujet les tentatives des chirurgiens.

M. Francis (de Philadelphie), ayant annoncé que la faradisation des dents en rendait l'extraction infiniment moins douloureuse, un assez grand nombre de personnes expérimentèrent ce moyen anesthésique. Un dentiste de Genève conseille d'attacher à la clef ou au davier le rhéophore négatif d'un appareil volta-faradique, tandis que le patient tiendra dans sa main l'excitateur positif. La dent doit être extraite *immédiatement* après l'application de la clef ou du davier excitateurs. Un courant de faible énergie suffirait et réussirait même mieux qu'un courant fort. Cette dernière assertion exigerait quelques éclaircissements.

Des expériences analogues ont été faites à Paris, dans le service de M. Morel-Lavallée, avec le concours de M. Bygrave. L'instrument employé était le davier anglais, qui, embrassant la couronne de la dent par une large surface, établit un contact étendu. L'appareil volta-faradique était celui de Legendre et Morin, les deux bobines réunies bout à bout, et le cylindre graduateur tiré à moitié. M. Morel-Lavallée dit que les courants de l'appareil ainsi montés sont faciles à supporter pour tout le monde : cela peut tout au plus s'entendre de l'application sur les dents.

Sur dix-sept avulsions, une seule parut douloureuse; encore cette exception s'est-elle trouvée expliquée par une interruption accidentelle du circuit.

L'anesthésie faradique a été essayée dans d'autres opérations par MM. Morel-Lavallée, Fonssagrives, Nélaton.

Les épreuves ont consisté généralement à ouvrir des abcès avec un bistouri attaché à l'un des rhéophores d'un appareil volta-faradique, l'autre rhéophore aboutissant à une partie voisine saine. M. Morel-Lavallée a pu ainsi ouvrir des abcès sans provoquer de douleur marquée. M. Fonssagrives a répété ces expériences avec les mêmes résultats. Dans des circonstances qu'on aurait pu croire analogues, M. Nélaton n'a pas retiré les mêmes avantages de la faradisation.

M. Morel-Lavallée s'est contenté, dans un cas, de comprendre une tumeur entre deux excitateurs humides, et a pu l'ouvrir à la manière ordinaire, sans que le malade ait paru souffrir. Il ajoute, qu'appliquant les deux excitateurs sur la peau, à une faible distance l'un de l'autre, on peut piquer assez fortement les parties molles intermédiaires sans éveiller de sensation douloureuse; la sensibilité tactile resterait alors intacte, et permettrait de sentir parfaitement l'aiguille traverser le derme.

De quelque manière qu'elle agisse, il semble démontré que la faradisation peut constituer un modificateur local fort avantageux dans la pratique de certaines opérations chirurgicales. Le fait une fois reconnu, on a agité la question de savoir de quelle nature est le bénéfice qu'elle procure, et jusqu'à quel point ses effets pourraient être comparés à ceux des anesthésiques. Nous rappellerons les diverses opinions émises à ce sujet :

1° On a supposé une anesthésie vraie. — Nous n'y croyons pas. Dans tous les cas où la faradisation a paru avantageuse, le temps a manqué pour qu'il se produisît une modification aussi profonde de la sensibilité.

2° La mise en scène amuserait le malade et détournerait son attention. — Cette explication n'est pas plus satisfaisante que la précédente : nous en appelons à tous ceux qui se sont fait arracher des dents.

3° La faradisation serait plus douloureuse que l'opération elle-même et la ferait passer inaperçue en vertu de l'aphorisme : *Duobus laboribus simul obortis, vehementior obscurat alterum.* — On a vu que telle n'est pas l'opinion de M. Morel-Lavallée. Sans croire les courants induits aussi faciles à supporter qu'il l'admet, nous ne pensons pas qu'on puisse comparer la douleur qu'ils déterminent à celle que cause l'avulsion d'une dent.

4° La coexistence de deux sensations différentes aurait pour effet d'amoindrir l'impression isolée de chacune d'elles. — De toutes les interprétations mises en avant, cette dernière, qui n'est d'ailleurs qu'une variante de la précédente, est celle que nous admettrions le plus volontiers, sinon comme cause unique, du moins comme condition principale d'une anesthésie réelle ou apparente.

FIN.

TABLE DES MATIÈRES

PREMIÈRE PARTIE.

De la force électrique et de ses origines. — Appareils destinés à en diriger l'action sur l'organisme. — Réactions physiologiques provoquées par les applications électriques.

CHAPITRE PREMIER.

Électrogénèse.

§ 1er. *Électrogénèse par frottement.*

§ 2. *Électrogénèse par action chimique.*

§ 3. *Électrogénèse par induction.*

§ 4. *Électrogénèse chez les êtres vivants.*

CHAPITRE II.

Appareils électriques.

§ 1er. *Appareils donnant l'électricité à l'état statique ou de tension.*

§ 2. *Appareils donnant l'électricité sous forme de courant. Couples et piles.*

§ 3. *Appareils d'induction.*

§ 4. *Parties accessoires des appareils électro-médicaux.*

CHAPITRE III.

Action de l'électricité sur les êtres vivants.

§ 1er. *Actions physiques générales.*

§ 2. *Réactions présentées par les systèmes histologiques.*

§ 3. *Réactions présentées par quelques appareils et organes.*

DEUXIÈME PARTIE.

Applications à la thérapeutique médicale et chirurgicale.

CHAPITRE IV.

Historique et procédés généraux.

§ 1er. *Électrisation statique.*

§ 2. *Galvanisation.*

§ 3. *Faradisation.*

§ 4. *Applications métalliques et magnétiques.*

§ 5. *De l'électrisation généralisée.*

CHAPITRE V.

Applications médicales.

§ 1er *Paralysies.*

§ 2. *Névralgies.*

§ 3. *Affections convulsives.*

§ 4. *Lésions de nutrition.*

§ 5. *États morbides divers.*

CHAPITRE VI.

Applications chirurgicales.

§ 1er. *Applications physiques.*

§ 2. *Applications chimiques.*

§ 3. *Anesthésie électrique.*

FIN DE LA TABLE.

CORBEIL, typ. et stér. de CRÉTÉ.

www.ingramcontent.com/pod-product-compliance
Ingram Content Group UK Ltd.
Pitfield, Milton Keynes, MK11 3LW, UK
UKHW020148250726
13967UKWH00002B/940

9 782012 940833